U0241218

中国北方植物花粉调研
——花粉形态及花粉过敏疑难病例

Mapping the vegetation and pollen distribution in Northern China
—— Pollen characterizations, clinical manifestations and complications of pollen allergies

王学艳　张　罗　主编

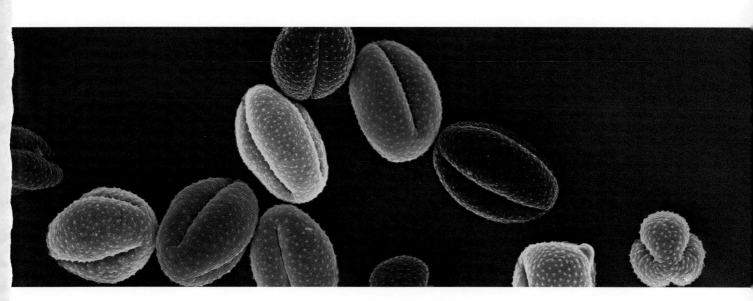

北京科学技术出版社

内容简介

本书分三部分：第一部分，中国北方主要气传花粉；第二部分，主要致敏花粉的流行病学调研；第三部分，花粉症及过敏相关疾病。

本书共选入97科、283属、456种（含变种和变型）中国北方地区主要致敏花粉及其植物，每种选用2～6张花粉光镜下照片及1～2张植物花粉期特写，涵盖了裸子植物7科14属33种，被子植物90科269属423种。另外，还选取了43种中国北方地区最为常见的致敏花粉进行了扫描电镜观察研究和显微拍摄，并附以中、英、蒙三种文字描述，其中仅中国北方主要变应原蒿属花粉植物就多达23种，这在国内已出版的花粉相关书籍中实属罕见。

本书图文并茂，照片清晰、典型、美丽，所有照片均是作者团队第一手资料，是一本具系统性、科学性、观赏性、工具书性质的图书，适合广大变态反应医务工作者、花粉症患者、花粉工作者、植物爱好者等阅读，也可供临床诊治、花粉鉴定、植物识别时参考。

图书在版编目（CIP）数据

中国北方植物花粉调研：花粉形态及花粉过敏疑难病例 / 王学艳，张罗主编. — 北京：北京科学技术出版社，2018.9

ISBN 978-7-5304-8764-8

Ⅰ.①中… Ⅱ.①王… ②张… Ⅲ.①花粉—研究 ②花粉症—研究 Ⅳ.①Q944.58②R562

中国版本图书馆CIP数据核字（2016）第292111号

中国北方植物花粉调研：花粉形态及花粉过敏疑难病例

作　　者：王学艳　张　罗
责任编辑：尤玉琢　刘瑞敏
责任校对：贾　荣
责任印制：吕　越
封面设计：申　彪
出 版 人：曾庆宇
出版发行：北京科学技术出版社
社　　址：北京西直门南大街16号
邮政编码：100035
电话传真：0086 - 10 - 66135495（总编室）
　　　　　0086 - 10 - 66113227（发行部）
　　　　　0086 - 10 - 66161952（发行部传真）
电子信箱：bjkj@bjkjpress.com
网　　址：www.bkydw.cn
经　　销：新华书店
印　　刷：北京捷迅佳彩印刷有限公司
开　　本：889 mm × 1194 mm　1/16
字　　数：700千字
印　　张：40.75
印　　数：1—2000
版　　次：2018年9月第1版
印　　次：2018年9月第1次印刷
ISBN 978 - 7 - 5304 - 8764 - 8 / R · 2237

定　　价：698.00元

本书内容课题支撑

教育部创新团队发展计划（IRT13082）

国家自然科学基金重点项目（8163002）

国家自然科学基金重点国际合作研究项目（81420108009）

2014-2016年国家临床重点专科建设项目

北京市医院管理局临床医学发展专项经费资助（ZYLX201826）

首都特色——生物标记物在变应性鼻炎特异性免疫治疗中的应用（2016-A19）

编者名单

（主编及编者按姓氏笔画排序）

主　　编：王学艳　　首都医科大学附属北京世纪坛医院
　　　　　张　罗　　首都医科大学附属北京同仁医院

编　　委：马婷婷　　首都医科大学附属北京世纪坛医院
　　　　　王成硕　　首都医科大学附属北京同仁医院
　　　　　王向东　　首都医科大学附属北京同仁医院
　　　　　王良录　　中国医学科学院中国协和医科大学北京协和医院
　　　　　王晓艳　　首都医科大学附属北京世纪坛医院
　　　　　王德云　　新加坡国立大学医学院
　　　　　乌日嘎玛拉　内蒙古锡林郭勒盟蒙医医院
　　　　　尹金淑　　首都医科大学附属北京世纪坛医院
　　　　　孔　瑞　　首都医科大学附属北京世纪坛医院
　　　　　石海云　　首都医科大学附属北京世纪坛医院
　　　　　宁慧宇　　首都医科大学附属北京世纪坛医院
　　　　　庄　严　　首都医科大学附属北京世纪坛医院
　　　　　杨秀敏　　中国医学科学院中国协和医科大学北京协和医院
　　　　　欧阳昱晖　首都医科大学附属北京同仁医院
　　　　　鄢　丹　　首都医科大学附属北京世纪坛医院

参编人员：于顺利　　中国科学院植物研究所
　　　　　于睿莉　　首都医科大学附属北京世纪坛医院
　　　　　马　琳　　首都医科大学附属北京儿童医院
　　　　　王　勇　　首都医科大学附属北京世纪坛医院
　　　　　王小亮　　中国科学院植物研究所内蒙古草原生态系统定位站
　　　　　王宁宇　　首都医科大学附属北京朝阳医院
　　　　　王兴河　　首都医科大学附属北京世纪坛医院
　　　　　王明玉　　内蒙古正蓝旗医院
　　　　　王俊阁　　首都医科大学附属北京中医医院
　　　　　王洪田　　中国人民解放军总医院
　　　　　申昆玲　　首都医科大学附属北京儿童医院
　　　　　包秀芝　　内蒙古开鲁县医院
　　　　　冯兴中　　首都医科大学附属北京世纪坛医院

兰天飞	首都医科大学附属北京世纪坛医院
刘袁铄	内蒙古西乌珠穆沁旗医院
闫　勇	首都医科大学附属北京世纪坛医院
闫卫军	内蒙古多伦县人民医院
孙劲旅	中国医学科学院中国协和医科大学北京协和医院
李　颖	内蒙古赤峰学院第二附属医院
杨巴特尔	内蒙古西乌珠穆沁旗医院
杨晓媚	河北省张北县医院
吴　静	首都医科大学附属北京世纪坛医院
何　欢	首都医科大学附属北京世纪坛医院
何思楠	首都医科大学附属北京世纪坛医院
何焱玲	首都医科大学附属北京朝阳医院
初绍敏	内蒙古通辽市科尔沁区第一人民医院
张　曼	首都医科大学附属北京世纪坛医院
张芳芳	内蒙古通辽市医院
张艳芬	内蒙古通辽市医院
张铁军	内蒙古扎鲁特旗人民医院
陈艳蕾	首都医科大学附属北京世纪坛医院
庞耀军	河北省张北县医院
郑　铭	首都医科大学附属北京同仁医院
郑长波	首都医科大学附属北京世纪坛医院
赵　岩	首都医科大学附属北京同仁医院
赵玉金	中国科学院植物研究所
赵兴辉	内蒙古扎鲁特旗人民医院
赵明哲	内蒙古赤峰学院第二附属医院
段　甦	首都医科大学附属北京同仁医院
贺茂林	首都医科大学附属北京世纪坛医院
贾大忠	内蒙古开鲁县医院
郭淼颖	首都医科大学附属北京世纪坛医院
黄红东	首都医科大学附属北京世纪坛医院
康振祥	内蒙古二连浩特市东城社区卫生服务中心
斯琴巴特尔	内蒙古锡林郭勒盟蒙医医院
雷　彤	内蒙古通辽市医院
潘　磊	首都医科大学附属北京世纪坛医院
戴德清	河北省张北县医院
魏　杨	首都医科大学附属北京世纪坛医院
魏庆宇	中国人民解放军第202医院
魏继福	江苏省人民医院

主编简介

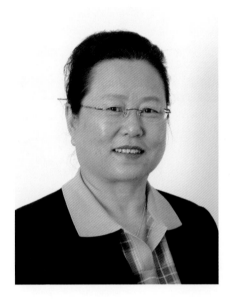

王学艳

主任医师，首都医科大学附属北京世纪坛医院变态（过敏）反应中心主任，国家临床重点专科项目负责人、变态反应科学科带头人。

现任第二十五届中华医学会理事、中国医疗保健国际交流促进会过敏科学分会副会长及副主任委员、中国研究型医院学会过敏医学专业委员会常务委员、中国医师协会变态反应医师分会常务委员、中华医学会变态反应学分会委员、北京医学会过敏变态反应学分会主任委员、北京中西医结合学会变态反应专业委员会副主任委员、北京中西医结合学会理事会常务理事、北京医师协会变态反应科专家委员会副主任委员、北京医师协会变态反应专科医师分会副会长、北京医学会理事、北京市海淀区医学会医疗事故技术鉴定专家、呼吸及过敏类药品临床专家咨询委员会等 22 项社会学术兼职。

从事变态反应临床工作 39 年，主编《食物过敏诊疗与病例分析》专著 1 部、副主编《儿童过敏防治问答》1 部、参编《临床变态反应学》《过敏性鼻炎》《变态反应门诊诊疗手册》等专业书籍 6 部，发表论文 80 余篇，其中 SCI 10 余篇。1999 年率先在国内开展了螨变应原注射液（阿罗格）的特异性免疫治疗；2005 年率先在国内开展皮下特异性免疫治疗；2008 年率先在国内开展类变应原的特异性免疫治疗。

研究方向为食物过敏、花粉过敏。特别对过敏性相关疑难病的诊治有着丰富的临床经验，擅长治疗如湿疹、皮炎、花粉病、变应性鼻炎、支气管哮喘、变应性结膜炎、复发性口腔溃疡、夜尿症、偏头痛、过敏性紫癜、小儿多动症等过敏相关常见病和疑难病。

曾获"京城好医生""人民好医生""北京中西医结合学会先进个人""首都精神文明先进个人""白求恩杯先进工作者""北京市温馨服务先进个人""首都医科大学附属北京世纪坛医院临床特殊贡献专家"等荣誉称号。此外，曾荣获"北京医学会个人突出贡献奖""百度健康风云榜最佳科普奖"。

主编简介

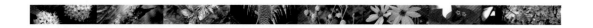

张 罗

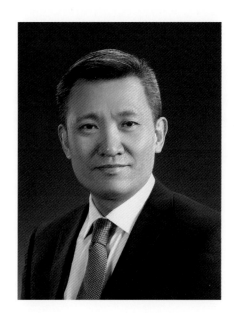

医学博士和管理学博士，教育部长江学者特聘教授、国家自然科学基金杰出青年基金获得者、中组部万人计划科技创新领军人才、北京学者。

现任首都医科大学附属北京同仁医院党委副书记、常务副院长，北京市耳鼻咽喉科研究所所长，鼻病研究北京市重点实验室主任，教育部耳鼻咽喉科学重点实验室副主任，首都医科大学慢性鼻炎和鼻窦炎临床诊疗与研究中心主任，中华医学会变态反应学分会第五届委员会主任委员，中国医疗保健国际交流促进会过敏科学分会主任委员，北京医学会过敏变态反应专业委员会第一届主任委员、第二届常委和第三届候任主任委员，北京医学会耳鼻咽喉头颈外科分会第十一届委员会副主任委员，《中华耳鼻咽喉头颈外科杂志》《中国耳鼻咽喉头颈外科》《中国耳鼻咽喉颅底外科杂志》和《中国医学文摘耳鼻咽喉科学》副主编。

主要从事以慢性鼻窦炎和变应性鼻炎为代表的鼻黏膜慢性炎性的发病机制和临床诊疗研究。发表文章400余篇，其中英文文章140余篇。

曾荣获"全国优秀科技工作者"称号和"中国青年科技奖"。

序一

近年来，随着社会经济的发展、环境污染以及外来植物的入侵，我国过敏性疾病的发病率呈上升趋势，其中，变应性鼻炎已经成为一个重要的公共健康问题，严重影响公众健康。中国是世界上草原最丰富的国家之一，内蒙古草原占全国草原总面积的22%，占内蒙古总面积的73%；草原地区植被丰富，种类繁多，主要变应原以蒿属和藜科植物花粉为主；尽管花粉过敏危害人群众多，但是对花粉过敏的研究仍未得到足够重视。

开展花粉致敏疾病的防治研究，首先要对该地区花粉进行精确的调查：花粉的种类有多少？哪些花粉会引起过敏？这是最基本但又是最必要的知识。要做到这一点，需要医务人员、植物科技及气象环境科技人员的共同努力。

近5年来，首都医科大学附属北京世纪坛医院变态反应中心利用国家重点专科项目在中国北方地区建立了17个花粉监测点，并首次对内蒙古地区进行了植被调研，掌握了气传花粉种类、数量及消长规律，并发现新的变应原沙葱和蒺藜，为中国北方过敏性疾病的诊治以及当地政府过敏性疾病防治示范区的建立提供了重要依据。该团队对内蒙古地区通过大规模的流行病学调查，掌握了草原地区常见花粉相关疾病的发病率、临床特征、流行趋势和相关危险因素。

首都医科大学附属北京同仁医院与北京市气象局合作在北京城郊各区建立了13个花粉监测点，每年3—10月持续监测各区的空气花粉浓度和种属，为北京地区花粉症的诊治和预防提供了可靠的依据。

随着过敏性疾病患病率升高，其临床表现也呈多样化趋势，呼吸系统、消化系统、循环系统、眼耳鼻喉、皮肤甚至神经系统均可受累。该书汇集了多例花粉相关疾病典型及疑难病例，对诊治方案进行了总结，为各级医生，尤其是内蒙古地区基层医师提供了宝贵的临床参考资料。

书中共收录 456 种花粉图像，主要在北京和内蒙古地区实地拍摄，制作标片，并对其中 43 种主要变应原进行电镜扫描研究，以中、英、蒙三种语言进行文字描述，图文并茂，展示知识性的同时又具备了观赏性。

　　该书的撰写前后共历时 4 年，作者团队将上述工作取得的成果及经验无私奉献给了广大读者。该书在撰写的科学性、严谨性、新颖性及实用性四个方面均达到了一定高度。这项研究工作及总结复杂而又烦琐，但通过作者团队的辛勤劳动，出色地完成了撰写任务，我对作者团队表示深深的敬意！希望该书可以成为广大医务工作者、花粉研究工作者、花粉症患者、植物爱好者阅读并收藏的工具书，成为植物花粉鉴定、植物识别的参考书，并为不同地区花粉症特异性免疫治疗提供依据。

中国工程院院士
国家呼吸系统疾病临床医学研究中心主任
2018 年 8 月 6 日

序二

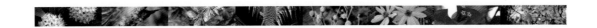

  花粉致敏导致的变应性鼻炎（花粉症）是一种严重危害人类健康的全球性疾病，在我国的发病率逐年上升，流行趋势严峻。气传致敏花粉调查在花粉症的诊断、治疗和预防中都具有不可替代的作用。

  《中国北方植物花粉调研——花粉形态及花粉过敏疑难病例》由王学艳和张罗两位教授主编、众多过敏科学领域相关专家参编，是国内过敏科学领域的重要专著。该书对中国北方456种致敏花粉及其植物进行了详细描述，并对主要致敏花粉增加扫描电镜观察，附以中、英、蒙三种文字描述，图文并茂，在很大程度上方便了使用蒙语的基层医师和研究人员阅读，为花粉工作者开展气传致敏花粉调查、准确有效地识别各种致敏花粉提供了重要参考。作者团队在内蒙古和北京地区通过设置花粉监测点并进行植被调查，掌握了气传花粉的种类、数量及其动态变化。这些开拓性的工作为我国北方过敏性疾病的预防和诊治提供了科学依据。

  该书收集了2000余张植物及花粉图片，照片清晰、科学性强，对每一种花粉均在光学显微镜下进行了测量，所有成果均是作者团队第一手研究资料。

  该书的出版将为花粉监测研究、花粉相关过敏性疾病的流行病学调查、花粉症的精准治疗以及国家有关部门决策提供可靠的依据，对促进我国花粉相关疾病及时诊治和监控起到积极的推动作用。

洪德元

中国科学院院士

中国植物学会名誉理事长

2018 年 9 月 13 日

序三

　　伴随着我国进入小康社会的建设进程，国民经济建设步入快车道，城乡人民群众的生活水平也随之有了大幅度提高。人们对美好生活的向往也大大促进了城市绿化、美丽乡村建设，移植栽培植物花卉、树木品种繁多，令人目不暇接。大量来自全球的植物花卉树木也在悄然改变我们的生态环境，大气中的花粉种类和数量有了很大的改变。因此，过敏性疾病的病因学研究、诊治研究也将面临新的挑战。

　　出于对变态反应学的热爱和社会使命感，王学艳和张罗教授带领各自的团队，历时4年、行程2万余千米，对中国北方地区主要花粉和植物，尤其是草原地区的主要致敏花粉种类、数量及其季节消长特点等，进行了关联过敏性疾病的流行病学调查研究，发现了很多以前相关书籍未有记载或描述的新植物及花粉，为花粉症等疾病开展精准治疗打下了坚实基础，为国家有关部门进行相关决策提供了可靠依据。

　　该书制作精美，附以中、英、蒙三种文字描述。共选入97科、283属、456种（含变种和变型）植物，每种选用2~6张花粉光镜下照片及1~2张植物花粉期特写，涵盖了裸子植物7科14属33种，被子植物90科269属423种，并选取43种我国北方地区最为常见的致敏花粉进行了扫描电镜观察研究和显微拍摄，其中仅我国北方主要变应原蒿属花粉植物就高达23种。

　　该书图文并茂，照片清晰，且书中所有照片均是作者团队第一手资料。更难能可贵的是，该书除了对中国北方植物形态及花粉进行图片和文字描述外，还增加了一定比重的主要致敏花粉的流行病学调研、花粉症及过敏相关疾病等内容，这较以往此类书籍的内容更加丰富完整，对相关研究领域的工作者以及植物爱好者来说，更是不可多得的参考工具书。

特别要指出的是，王学艳及张罗团队在历时 4 年的植物及花粉调查工作期间，还对华北地区的变态反应从业人员进行了规范化变态反应诊疗工作的培训，开展学习花粉相关的精准化特异性免疫治疗，大大提高了当地变态反应专业医务人员的诊疗水平，造福当地百姓。

该书是一本具有科学性、系统性，并兼顾观赏性的工具书，将对广大变态反应医务工作者、花粉工作者、植物爱好者及花粉症患者，在工作、生活等诸方面起到良师益友的帮助作用。

谨此，愿意为序。

中国工程院院士
中国医疗保健国际交流促进会会长
2018 年 9 月 16 日

前言

　　植物花粉过敏是一个重要的公共卫生问题，严重影响成人和儿童的健康。有证据表明，随着社会经济的发展以及环境绿化、美化的增加，花粉病患者逐年增多，尤其是在草原及周边地区已成为流行趋势。

　　目前首都医科大学附属北京世纪坛医院变态反应科利用国家重点专科项目在北方地区建立了 17 个花粉监测点，北京市耳鼻咽喉科研究所与北京市气象局合作在北京市的城郊各区建立了 13 个花粉监测点，通过花粉监测，掌握了气传致敏花粉种类、数量及消长规律。同时我们开展了植被分布调研，掌握了北方植被分布特点，采集了 23 种蒿属花粉，并发现了新的变应原，如沙葱、蒺藜等，对花粉病的防治工作具有重要意义。

　　通过长达 8 个月的内蒙古流行病学调查，我们掌握了草原地区常见花粉相关疾病的发病率、临床特征、流行趋势和相关危险因素。

　　花粉主要采自北京及内蒙古地区，每种花粉收集在专用的花粉袋内，并同时压制至少 3 张标片。所采花粉及植物标本统一编号，并将学名、采集日期及地点等登记在记录本和电脑中。供光学显微镜观察的花粉统一采用 95% 乙醇去脂及碱性品红甘油胶染色固定，应用 Olympus BX-53 光学显微镜进行花粉常见形态拍摄和测量，一般在 100 倍物镜（油镜）下拍摄，包括极面观、表面纹饰等；一般在 40 倍物镜下测量，测量花粉体积时不包括刺在内，通常花粉选择 20 个赤道面观测量其极轴和赤道轴，取其平均值，并记录最大值和最小值作为变异幅度（若不足 20 个，则在括号中注明）。供扫描电镜观察的花粉统一采用自然干燥法，应用 Hitachi S-4800 扫描电镜进行花粉形态拍摄，花粉整体放大 250 ~ 6000 倍，外壁纹饰放大 3500 ~ 11000 倍，相应的放大倍数在图片中有标注。

全书科、属、种的顺序主要按拉丁文首字母顺序排列。每种拉丁文名、中文名主要参考《中国植物志》（http://frps.eflora.cn）及《中国植物志》英文修订版（http://foc.eflora.cn/）；每种植物花期的确定主要基于我们近 4 年的调查结果，并参考了《中国植物志》《北京植物志》《内蒙古植物志》等植物学专著。花粉形态的描述一般按照形状、大小、萌发孔和外壁纹饰的顺序。

本书编纂人员历时 4 年、行程几万千米，对内蒙古、河北、北京等多地进行实地调研、花粉采集、实地拍摄，将花粉监测和流行病学调查结果、当地植被实地调研以及多年过敏相关疑难病临床经验的总结无私奉献给广大读者。本书是具有系统性、科学性、观赏性、工具性、指导性的图书，共收录 456 种花粉图像，并对 43 种主要变应原采用电镜扫描，运用中、英、蒙三种语言进行文字描述，图文并茂，适合广大医务工作者尤其是内蒙古地区的基层医师、花粉病患者、花粉研究工作者、植物爱好者阅读，可供植物花粉鉴定、植物识别参考，并为不同地区特异性免疫治疗提供依据。

感谢中国科学院植物研究所白永飞研究员在本书编纂过程中提供的专业性指导，尤其是在植物调研、花粉采集工作中给予的大力支持！感谢中国科学院植物研究所萨仁副研究员帮助审核本书中的英文翻译、蒙文翻译、植物学名和蒙文名！感谢中国医学科学院基础医学研究所单广良教授及其团队在内蒙古花粉相关疾病流行病学调查工作中给予的大力支持！感谢相关地区政府、卫生行政部门以及同行的大力支持！感谢本团队所有医护工作者的辛勤付出！

本书的出版时间比较仓促，可能有遗漏，不足之处希望大家批评指正！

最后让我们携手共同促进中国过敏科学事业的发展！

2018 年 6 月 18 日

目录

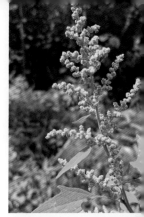

第一部分

中国北方主要气传花粉

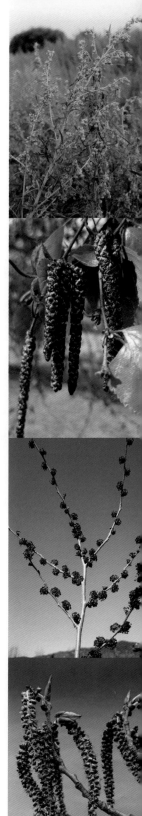

第一章 43 种北方常见致敏花粉

一、裸子植物中常见致敏花粉

1. 柏科 Cupressaceae 刺柏属 *Juniperus* L.

中文：圆柏
学名：*Juniperus chinensis* L.

常绿乔木，高达 20m。雌雄异株，稀同株。树皮灰褐色，呈条状纵裂。小枝直或稍弧状弯曲，生鳞叶的小枝呈近圆柱形或方形。叶二型，刺叶和鳞叶。幼树为刺叶，常 3 枚轮生，具 2 条白色气孔带。老树为鳞叶，交互对生。壮龄树两者兼有。球花单性，生于枝顶。雄球花黄色，雌球花褐绿色或紫绿色。

花期：3—4 月份。
分布：我国各地普遍栽培。
采集地点：北京市海淀区。
采集日期：2016 年 3 月 22 日。

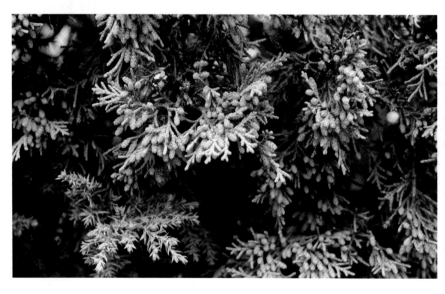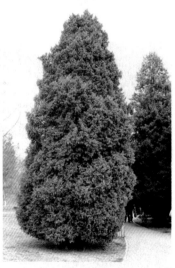

光学显微镜：花粉粒近球形，直径为 29.0（24.7 ~ 33.2）μm，常可见 1 个小而圆的萌发孔。花粉壁薄，中间凹陷呈不规则图形。表面具分布不均、大小不一的颗粒状纹饰。

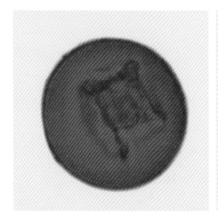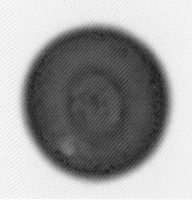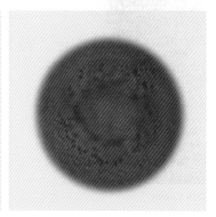

扫描电镜：花粉粒近球形，具多处薄壁区和 1 个小而圆的萌发孔。表面具分布不均、大小不一的颗粒，薄壁区凹陷，其内颗粒密集。

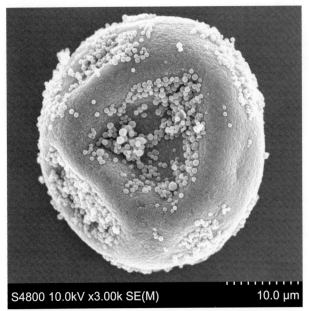 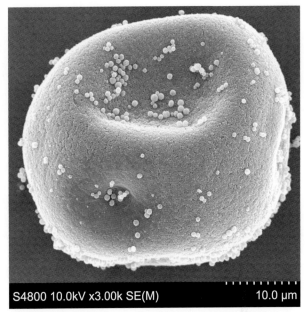

整体观 Overall view　　　　　　　　　　　整体观 Overall view

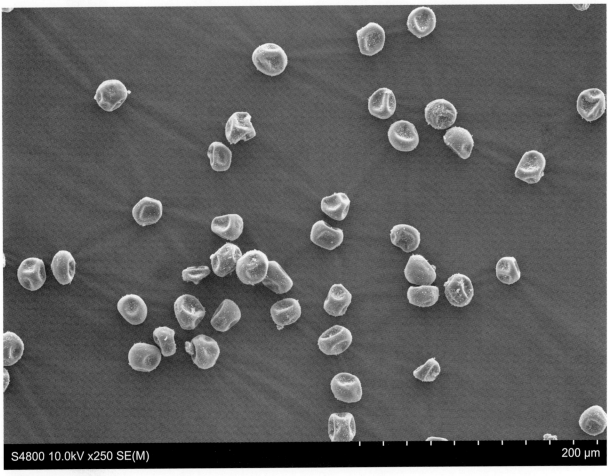

群体 Colony

3

Trees evergreen, up to 20 m tall, dioecious, rarely monoecious. Bark Grey-brown, narrowly longitudinally fissured. Branchlets straight or slightly curved, the one with scalelike leaves approximately terete or 4-angled. Leaves both scalelike or needlelike. Needlelike leaves on young plants, usually 3 in a whorl, with 2 white stomatic bands. Scalelike leaves on older trees, decussate. Both needlelike and scalelike leaves on adult trees. Cones unisexual, on top of branches. Male cones yellow, female cones brown-green or purple-green.

Flowering: March to April

Distribution: Widely cultivated throughout China

Place of collection: Haidian district, Beijing

Date of collection: March 22, 2016

Light Microscope (LM): Pollen grain subspherical, 29.0(24.7-33.2) μm in diameter. A small round germination aperture always present on the grain. Exine thin, irregularly concave in the middle. Granular texture on surface, granules unevenly scattered, vary in size.

Scanning electron microscope (SEM): Pollen grain subspherical, with multiple leptomas and a small, round germination aperture. Granular texture on surface, granules unevenly scattered, vary in size. Leptoma concave in shape, densely scattered with granules.

2. 松科 Pinaceae 松属 *Pinus* L.

中文：油松
学名：*Pinus tabuliformis* Carrière

落叶乔木，高达 25m。雌雄同株。树皮灰褐色，鳞块状开裂。一年生枝粗，淡红褐色。针叶 2 针一束，深绿色，粗硬较长，叶鞘宿存。球花单性，雄球花多数，圆柱形，聚生在新枝下成穗状。雌球花单生或数个，聚生于近新枝顶部。

花期：4—5 月份。
分布：广泛分布于华北、西北、东北等地。
采集地点：北京市海淀区。
采集日期：2016 年 4 月 19 日。

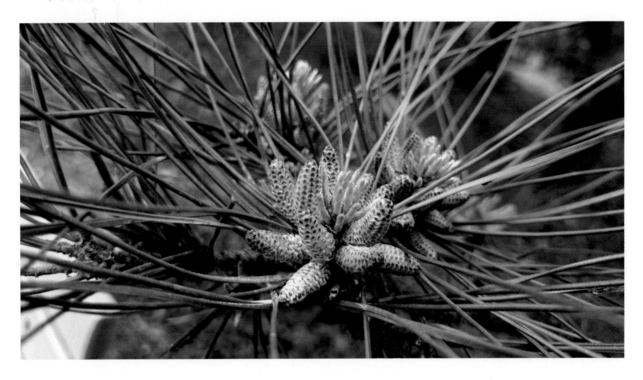

光学显微镜：花粉粒具 2 个气囊。极面观体椭圆形，气囊半圆形，体与气囊的宽度相近。帽缘明显，轮廓波浪状。花粉粒全长为 71.8（66.6 ~ 78.5）μm；体长为 54.8（50.9 ~ 62.8）μm；体高为 38.8（35.3 ~ 44.4）μm。具 1 远极沟。体具颗粒状纹饰，气囊具网状纹饰。

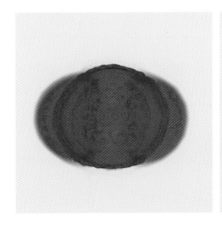 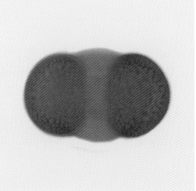 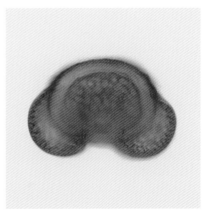

　　扫描电镜：花粉粒体扁球形，气囊半球形；赤道面观凹角明显，2个气囊相靠较近；气囊中间粗网状纹饰，边缘网状纹饰。

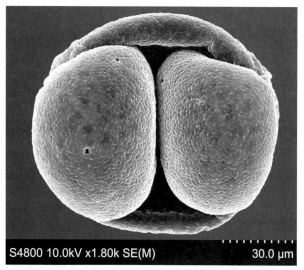

极面观 Polar view

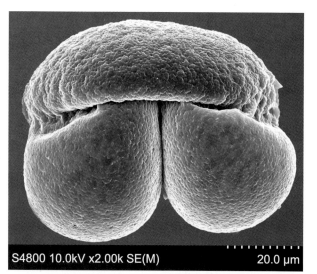

赤道面观 Equatorial view

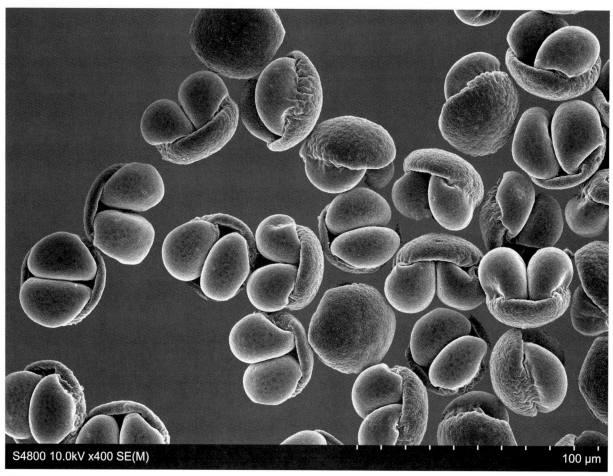

群体 Colony

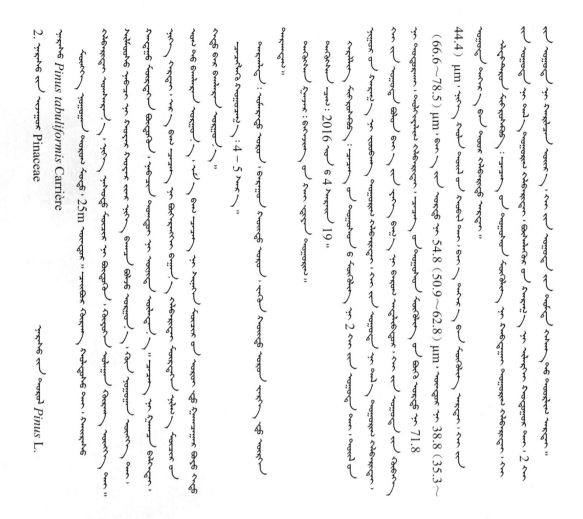

2. ᠵᠢᠷᠭᠤᠭᠠᠨ ᠤ ᠴᠤᠬᠤᠷ *Pinus* L.

Pinus tabuliformis Carrière ᠨᠠᠷᠠᠰᠤ ᠤᠨ ᠲᠥᠷᠥᠯ Pinaceae

Trees deciduous, up to 25m tall, monoecious. Bark grey-brown, scaly fissured. Annual branches thick, light red-brown. 2 needles in a bundle, dark green, stiff, thick and long. Sheath persistent. Cones unisexual. Male cones cylindrical, clustered in lower part of shoots, spicate. Female cones solitary or clustered near top of shoots.

Flowering: April to May

Distribution: Widely cultivated throughout North, Northwest and Northeast China

Place of collection: Haidian district, Beijing

Date of collection: April 19, 2016

LM: Pollen grain disaccate. Corpus elliptic, sacs semicircle in polar view. Corpus and sacs are similar in width. Cap edge obvious, outline undulate. 71.8(66.6-78.5) μm in length of whole pollen grain, 54.8 (50.9-62.8) μm in corpus length, 38.8 (35.3-44.4) μm in corpus height. Pollen grain single-anacolpate. Granular texture on corpus, reticular texture on sacs.

SEM: Corpus oblate-spherical, sacs hemispherical. Concave angle significant in equatorial view. Two Sacs close to each other, with coarse reticular texture in the middle, reticular texture on the edge.

二、被子植物中常见致敏花粉

1. 桦木科 Betulaceae 桦木属 *Betula* L.

中文：白桦
学名：*Betula platyphylla* Sukaczev

落叶乔木，高达 27m。树皮灰白色，有白粉，分层剥落。小枝暗灰色，无毛。叶三角状卵形或菱形、三角形，顶端渐尖或尾尖，基部平截，宽楔形或近心形。叶缘具重锯齿。花单性，雌雄同株。雄花序单生或成对顶生，常下垂。小坚果膜质翅与果近宽。

花期：4—5 月份。
分布：我国东北、华北、西北、西南等地区。
采集地点：北京市海淀区。
采集日期：2016 年 4 月 20 日。

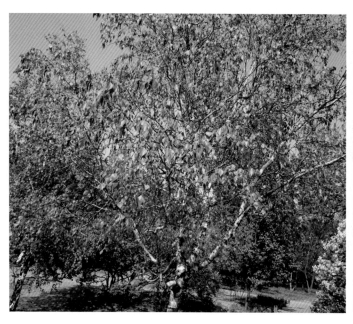
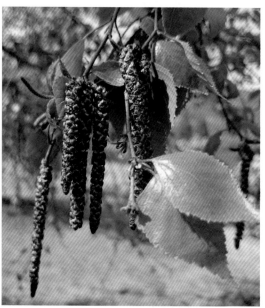

光学显微镜：花粉粒近球形。P/E（极轴与赤道轴长度的比值）=1.00（0.88 ~ 1.10）。极面观常为钝三角形，其形状依孔的数目而发生变化；赤道面观宽椭圆形；花粉粒大小不一，为 25.8（19.5 ~ 30.2）μm×26.0（20.9 ~ 30.8）μm，具 2 ~ 8 孔，多为 3 ~ 4 孔，孔缘显著加厚，明显突出于花粉表面。表面具颗粒状纹饰。

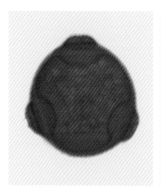
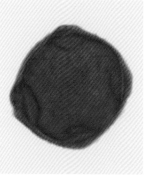
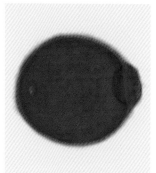
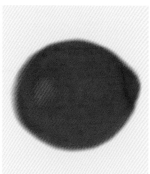

扫描电镜：花粉粒极面观钝三角形，赤道面观宽椭圆形。常具 3 ~ 4 孔，孔圆，孔周突出加厚。表面具不明显刺突，弯曲成条状排列。

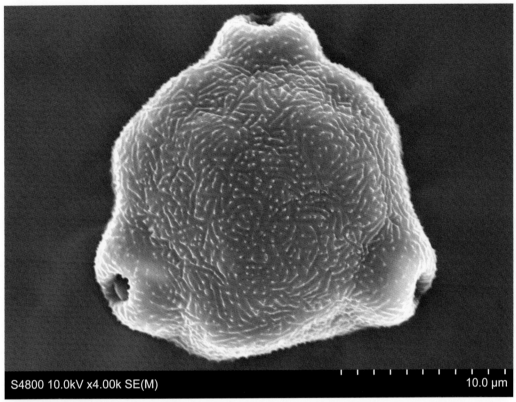

S4800 10.0kV x4.00k SE(M)　　　　　　　　　10.0 μm

极面观 Polar view

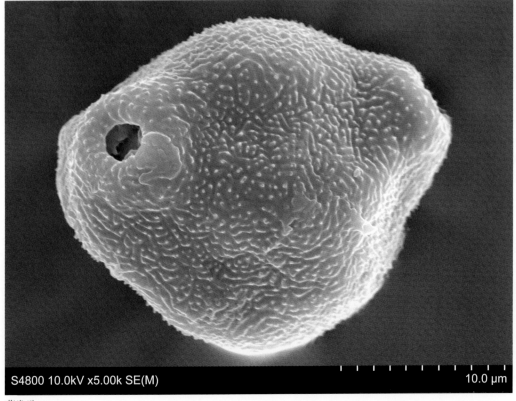

S4800 10.0kV x5.00k SE(M)　　　　　　　　　10.0 μm

萌发孔 Aperture

Trees deciduous, up to 27 m tall. Bark grayish white, glaucous, layered peeling off. Shoots dark grey, glabrous. Leaves triangular-ovate or rhombic, triangular, acuminate at apex or caudate, base truncate, broadly cuneate or subcordate. Leaves margin densely serrate. Flowers unisexual, monoecious. Male inflorescence solitary or geminate at apex, often pendulous. Nutlet with membranous wings about as wide as nutlet.

Flowering: April to May

Distribution: Northeast, North, Northwest and Southwest China and other places

Place of collection: Haidian district, Beijing

Date of collection: April 20, 2016

LM: Pollen grain subspherical, P/E (Length of Polar axis/ Length of equatorial axis) ratio: 1.00(0.88 to 1.10). Mostly obtuse triangular in polar view, the shape vary with number of pores. Wide elliptic in equatorial view. Pollen grain vary in size, 25.8(19.5-30.2)μm×26.0(20.9-30.8)μm. Pore: 2 to 8, mostly 3 or 4, significantly thickened on the edge, obviously prominent. Granular texture on surface.

SEM: Obtuse triangular in polar view, wide elliptic in equatorial view. Pore: mostly 3 or 4, round, protruded and thickened at periphery. Unconspicuous spikes on surface, bending into strips.

2. 藜科 Chenopodiaceae 藜属 *Chenopodium* L.

中文：藜（灰菜）
学名：*Chenopodium album* L.

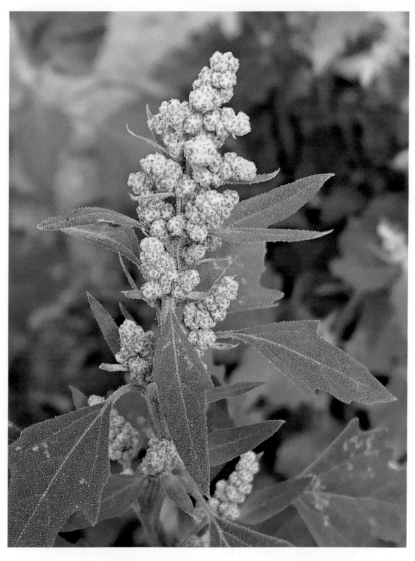

一年生草本，高 30 ~ 120cm。茎直立，多分枝，具条棱和绿色或紫红色条纹。叶菱状卵形至宽披针形，先端微钝或急尖，基部宽楔形。叶缘常具不整齐锯齿。花两性。花簇排成密集或疏散的圆锥状花序，黄绿色。

花期：5—10 月份。
分布：在全国广泛分布。
采集地点：内蒙古赤峰市。
采集日期：2016 年 8 月 13 日。

光学显微镜：花粉粒近球形。极面观圆形。直径为 25.4（23.1 ~ 29.3）μm。具散孔 60 ~ 80 个。表面具颗粒状纹饰。

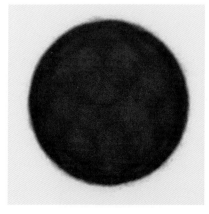
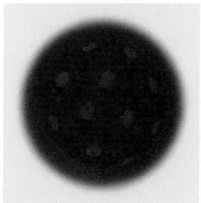
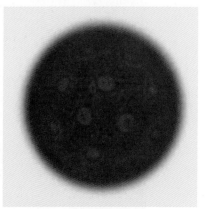

扫描电镜：花粉粒近球形。具散孔，孔膜可见颗粒。表面具颗粒状纹饰。

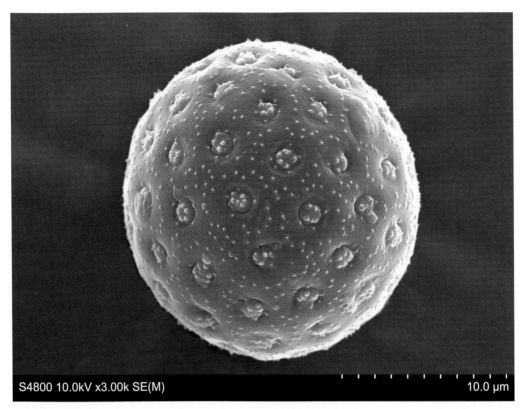

S4800 10.0kV x3.00k SE(M)　　　　　　　　　　　　　10.0 μm

整体观 Overall view

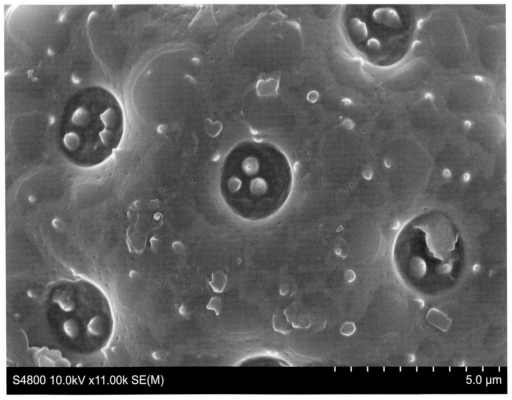

S4800 10.0kV x11.00k SE(M)　　　　　　　　　　　　5.0 μm

纹饰 Ornamentation

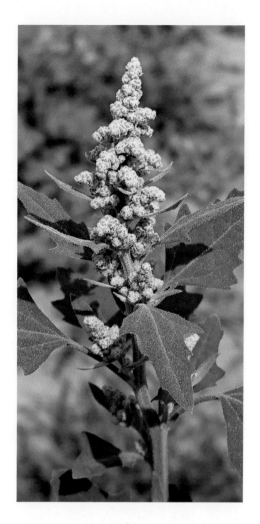

（蒙古文，竖排）

2. ᠬᠠᠷ᠎ᠠ Chenopodiaceae

Chenopodium L.

Chenopodium album L.

Herbs annual, 30 to 120 cm tall. Stems erect, multi-branched, ribbed, green or purple-red. Leaves rhombic-ovate or broadly lanceolate, subobtuse or acute at apex, widely cuneate at base. Leaves margin irregularly serrate. Flowers bisexual. Inflorescence conical, densely or sparsely arranged, yellow-green.

Flowering: May to October

Distribution: Widely distributed throughout China

Place of collection: Chifeng, Inner Mongolia

Date of collection: August 13, 2016

LM: Pollen grain subspherical. Round in polar view. 25.4(23.1-29.3)μm in diameter. Pore 60 to 80, scattered. Granular texture on surface.

SEM: Pollen grain subspherical. Pores scattered, with granules on membrane. Granular texture on surface.

3. 菊科 Compositae 豚草属 *Ambrosia* L.

中文：三裂叶豚草
学名：*Ambrosia trifida* L.

一年生草本，高 1 ~ 2.5m。茎粗壮，有分枝。下部叶掌状 3 ~ 5 裂，上部叶 3 裂或不裂。叶缘具锐锯齿。花单性，雌雄同株。雄头状花序多数，在枝端聚集成总状花序。雌头状花序在雄头状花序下或叶腋内聚成团伞状。

花期：8—9 月份。
分布：原产北美，分布于我国东北地区以及北京、河北秦皇岛、江西等地。
采集地点：北京市门头沟区。
采集日期：2016 年 8 月 24 日。

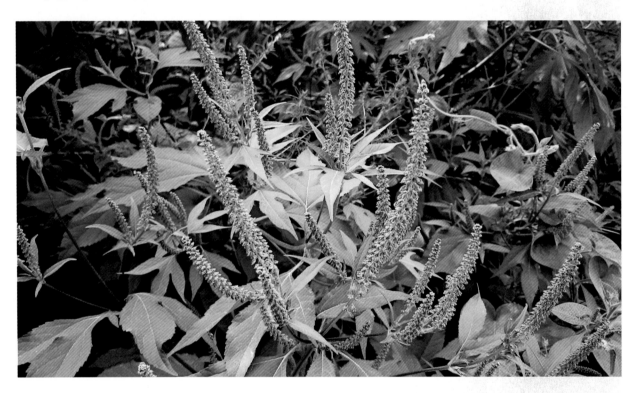

光学显微镜：花粉粒近球形。极面观三浅裂圆形，赤道面观圆形。直径为 19.5（18.2 ~ 20.1）μm。具 3 孔沟，沟短。表面具刺状纹饰。

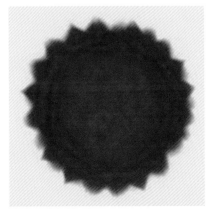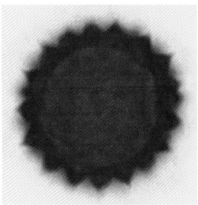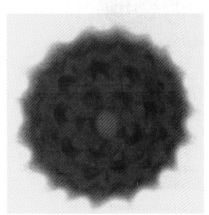

扫描电镜：花粉粒近球形。具3孔沟，沟短，常不明显，只可见圆形孔。表面具短刺状纹饰，刺长约1.5μm，刺末端锐尖，基部较宽。

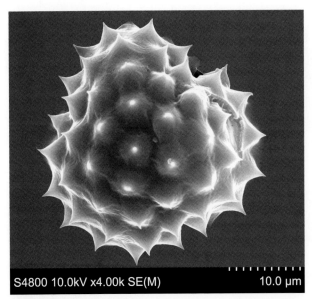

极面观 Polar view

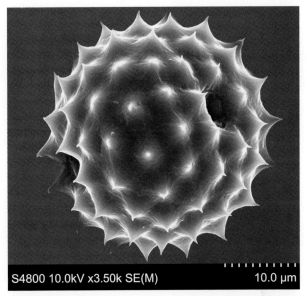

整体观 Overall view

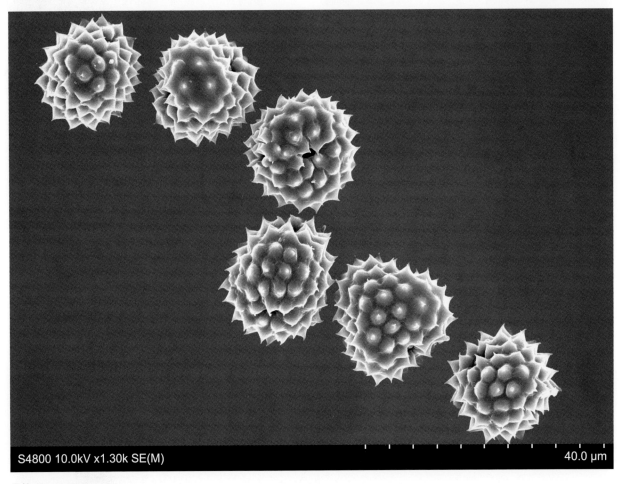

纹饰 Ornamentation

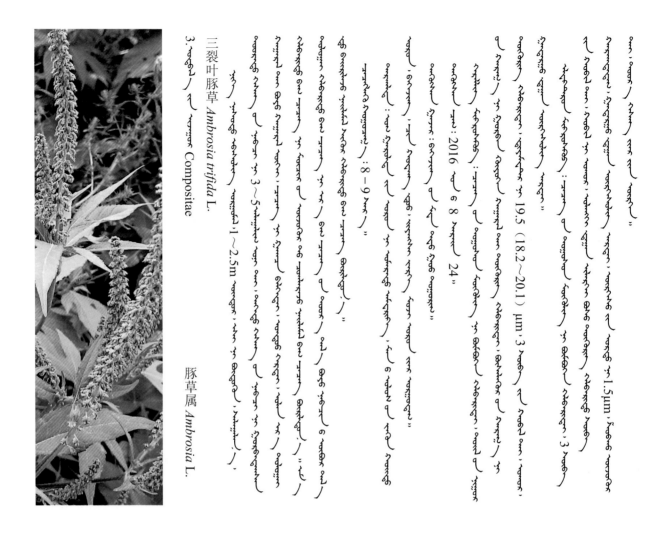

三裂叶豚草 *Ambrosia trifida* L.

豚草属 *Ambrosia* L.

3. ᠭᠤᠷᠪᠠᠨ ᠰᠠᠯᠠᠭᠠᠲᠤ Compositae

Herbs annual, 1 to 2.5 m tall. Stems stout, branched. Lower leaves 3- to 5- palmately partite, upper leaves 3-lobed or entire. Leaves margin sharply serrate. Flowers unisexual, monoecious. Male capitula many, racemose, clustered on top of branch. Female capitula umbellate, clustered under the male ones or in leaf axil.

Flowering: August to September

Distribution: Native to North America, distributed in Northeast China, Beijing, Qin Huangdao, Jiangxi and some other places in China

Place of collection: Mentougou district, Beijing

Date of collection: August 24, 2016

LM: Pollen grain subspherical. Trilobus circle in polar view, round in equatorial view. 19.5(18.2–20.1)μm in diameter, Furrow: 3, short. Pore: 3. Spiny texture on surface.

SEM: Pollen grain subspherical, Furrow: 3, short, mostly fuzzy. Pore: 3, only round holes are visible. Short spiny texture on surface. Spines 1.5μm long, sharp at end, wide at base.

4. 菊科 Compositae 蒿属 *Artemisia* L.

中文：碱蒿

学名：*Artemisia anethifolia* Weber ex Stechm.

一年生或二年生草本，高 10 ～ 40cm。茎直立或斜上，常带红褐色，具纵棱，基部常分枝。基部及下部叶 2 ～ 3 回羽状全裂，小裂片狭线形，具长柄。中部叶 1 ～ 2 回羽状全裂，具短柄或无柄。上部叶羽状全裂、3 裂或不裂，无柄。头状花序宽钟形，在茎上排成疏散、扩展的圆锥状。

花期：7—8 月份。

分布：我国东北、西北、西南等地区。

采集地点：内蒙古锡林郭勒盟正蓝旗。

采集日期：2017 年 8 月 2 日。

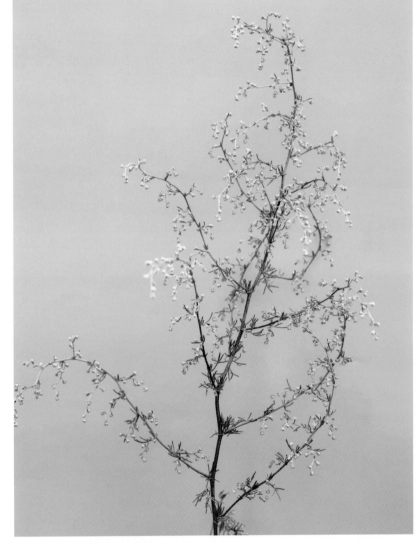

光学显微镜：花粉粒近球形。P/E=0.96（0.90 ～ 1.07）。极面观三裂圆形；花粉粒大小为 17.9（16.7 ～ 19.3）μm×18.7（16.9 ～ 21.3）μm。具 3 孔沟。表面具颗粒状纹饰。

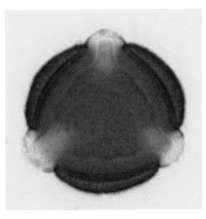
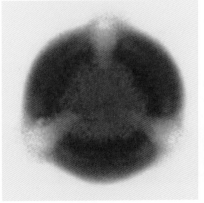
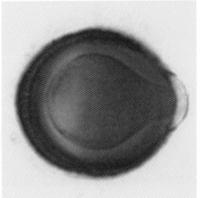

　　扫描电镜：花粉粒近球形，具3孔沟，孔膜突出，沟长且宽，沟缘锯齿状；表面具小刺状纹饰，刺较稀疏，刺基膨大，覆盖层有密集小颗粒，轮廓线波状。

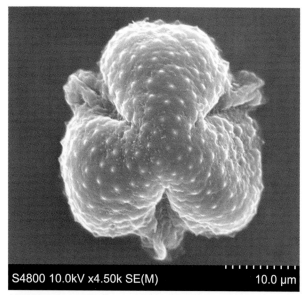

极面观 Polar view

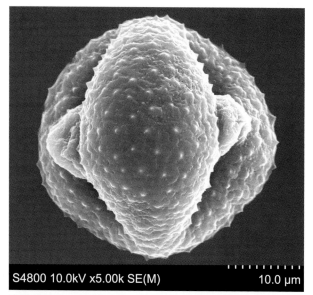

赤道面观 Equatorial view

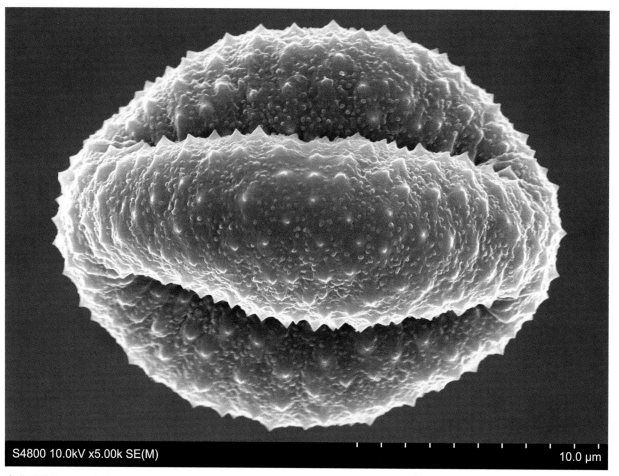

赤道面观 Equatorial view

4. Compositae *Artemisia* L.

Artemisia anethifolia Weber ex Stechm.

Herbs annual or biennial, 10 to 40 cm tall. Stems erect or ascending, mostly reddish brown, ribbed, branched at base. Basal and lower leaves 2- or 3-pinnatisect, small lobes filiform, with long petiole. Middle leaves 1- or 2-pinnatisect, with short petiole or petiole absent. Upper leaves pinnatisect, 3-partite or entire, petiole absent. Capitula wide campanulate, arranged into loose, extended conical shape on the stem.

Flowering: July to August

Distribution: Northeast, Northwest, Southwest and some other places in China

Place of collection: Zhenglan, Xilin Gol, Inner Mongolia

Date of collection: August 2, 2017

LM: Pollen grain subspherical, P/E ratio: 0.96(0.90 to1.07). Tricolporate in polar view, 17.9(16.7-19.3)μm×18.7(16.9-21.3)μm in size. Furrow: 3. Pore: 3. Granular texture on surface.

SEM: Pollen grain subspherical. Furrow: 3, long and wide, edge serrated. Pore: 3, membrane prominent. Small spines on surface, spines sparse and wide at base. Dense small particles on covering layer, contour wavy.

5. 菊科 Compositae 蒿属 *Artemisia* L.

中文：黄花蒿
学名：*Artemisia annua* L.

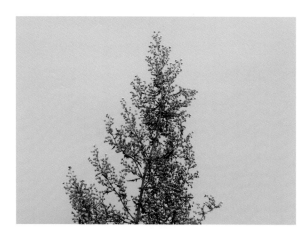

一年生草本,高 40～150cm。茎直立,具纵棱,多分枝。基部及下部叶花期常枯萎。中部叶卵形,常 3 回羽状深裂。上部叶小,无柄,常 1 回羽状细裂。头状花序球形,淡黄色,在分枝上组成总状或复总状花序,在茎上排成开展的圆锥花序。

花期：8—9 月份。
分布：在全国广泛分布。
采集地点：河北省张北县。
采集日期：2017 年 8 月 1 日。

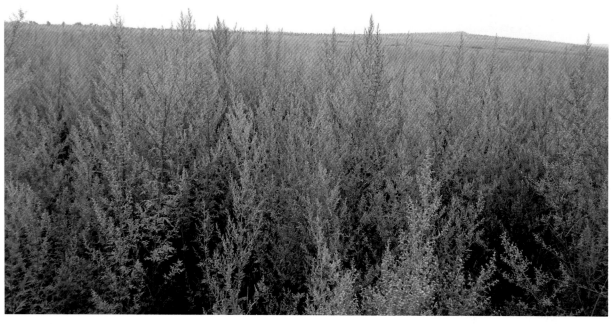

光学显微镜：花粉粒近球形。P/E=0.94（0.87～1.00）。极面观三裂圆形,赤道面观椭圆形。花粉粒大小为 15.4（14.3～16.5）μm×16.4（14.6～17.6）μm。具 3 孔沟。外层基柱明显。表面具小刺状纹饰。

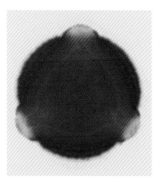
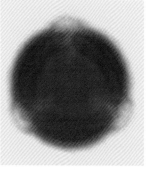
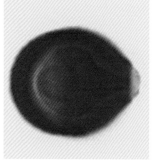
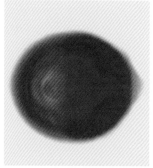

扫描电镜：花粉粒近球形，具 3 孔沟，孔膜突出，沟宽。表面具小刺状纹饰，刺稀疏，刺基稍膨大，覆盖层有小颗粒，轮廓线微刺状。

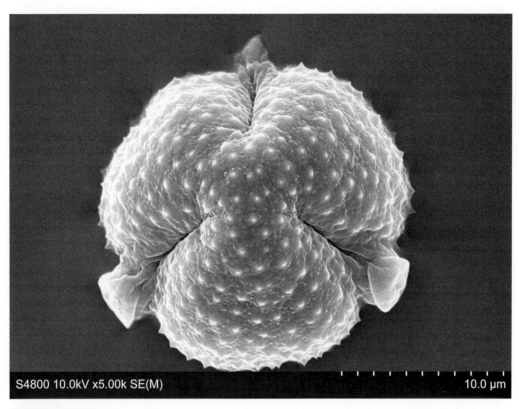

极面观 Polar view

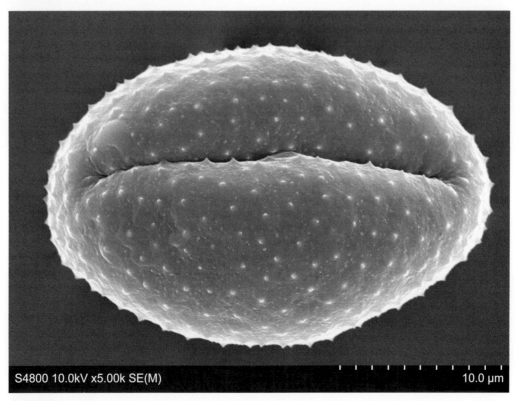

赤道面观 Equatorial view

5. Artemisia annua L.

Compositae

Artemisia L.

Herbs annual, 40 to 150 cm tall. Stems erect, ribbed, multi-branched. Basal and lower leaves often withered in anthesis. Middle leaves ovate, always 3- pinnatiparted. Upper leaves small, no petiole, often 1- finely pinnatifid. Capitula spherical, light yellow, forming a raceme or compound raceme, arranged into extended panicle on the stem.

Flowering: August to September

Distribution: Widely distributed throughout China

Place of collection: Zhangbei, Hebei province

Date of collection: August 1, 2017

LM: Pollen grain subspherical. P/E ratio: 0.94 (0.87 to1.00). Tricolporate in polar view, elliptic in equatorial view. 15.4(14.3-16.5)μm×16.4(14.6-17.6)μm in size. Furrow: 3. Pore: 3. Base column on exine obvious. Small spiny texture on surface .

SEM: Pollen grain subspherical. Pore: 3, membrane protruded. Furrow: 3, wide. Small spiny texture on surface, spines sparse and slightly wide at base. Small particles on covering layer, contour spinule-like.

6. 菊科 Compositae 蒿属 *Artemisia* L.

中文：艾蒿
学名：*Artemisia argyi* H. Lév. et Vaniot

多年生草本，高 20～100cm。茎直立，常带紫褐色，具纵棱，被灰色蛛丝状绒毛。基部和茎下部叶花期枯萎。中部叶 1～2 回羽状深裂或全裂，侧裂片 2～3 对，上面灰绿色，被灰白色短柔毛，密布白色腺点，下面被灰白色蛛丝状密绒毛。上部叶渐小，3 裂或不裂。头状花序长圆状钟形，在茎顶排成紧密而稍扩展的圆锥状。

花期： 8—9 月份。

分布： 除极干旱和高寒地区外，广布全国。

采集地点： 内蒙古西乌珠穆沁旗。

采集日期： 2017 年 8 月 7 日。

光学显微镜： 花粉粒近球形。P/E= 0.89（0.86～0.95）。极面观三裂圆形。花粉粒大小为 19.9（17.9～21.1）μm× 22.3（20.7～23.8）μm。具 3 孔沟，沟细长。表面具颗粒 - 网状纹饰。

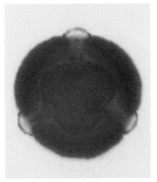
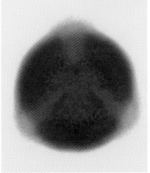
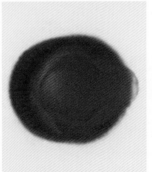
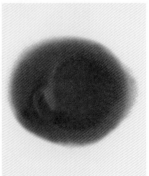

扫描电镜：花粉粒近球形，具 3 孔沟，沟较深。表面具小刺状纹饰，刺密集、较短，刺基稍膨大，覆盖层有小颗粒，轮廓线微刺状。

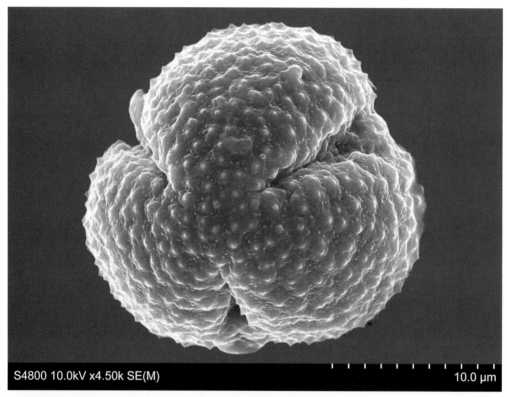

极面观 Polar view

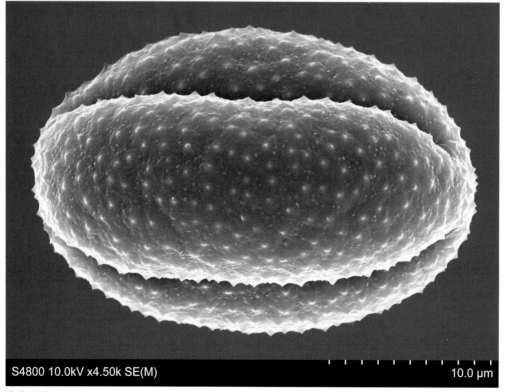

赤道面观 Equatorial view

Herbs perennial, 20 to 100 cm tall. Stems erect, often purplish brown, ribbed, covered with grey arachnoid tomentum. Basal and lower leaves withered in anthesis. Middle leaves 1- or 2-pinnatiparted or pinnatisect. Lateral lobes 2 to 3 pairs, adaxially gray-green tomentose, white glands dotted, abaxially densely arachnoid tomentose at base. Upper leaves gradually small, 3-partite or entire. Capitula long circular campanulate, arranged in a tight and slightly extended conical shape on stem top.

Flowering: August to September

Distribution: widely distributed throughout China except extreme drought and arctic-alpine region

Place of collection: Ujimqin, Inner Mongolia

Date of collection: August 7, 2017

LM: Pollen grain subspherical , P/E ratio: 0.89(0.86 to 0.95). Tricolporate in polar view. 19.9(17.9-21.1) μm ×22.3(20.7-23.8) μm in size. Pore: 3. Furrow: 3, narrow and long. Granular - reticular texture on surface.

SEM: Pollen grain subspherical. Pore: 3. Furrow: 3, deep. Small spiny texture on surface, spinules dense and short, slightly wide at base. Small particles on covering layer, contour spinule-like.

7. 菊科 Compositae 蒿属 *Artemisia* L.

中文：沙蒿（漠蒿）

学名：*Artemisia desertorum* Spreng.

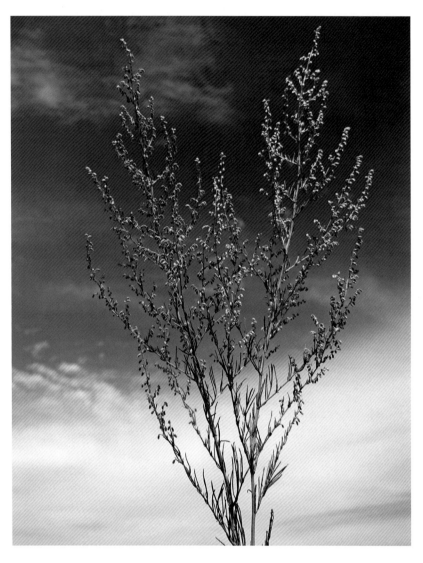

多年生草本，高 30 ～ 50cm。茎直立，单一或 2 ～ 4 簇生，淡褐色，偶带紫红色，具纵棱，有分枝。基部和茎下部叶花期生存，叶近圆形，羽状深裂，每侧有裂片 2 ～ 3 枚，条状披针形或宽楔形，裂片上又具 2 ～ 4 深裂片或全裂片。上部叶羽状深裂、3 裂或不裂。头状花序宽卵形或近球形，在茎及枝端排成狭窄的圆锥状。

花期：7—8 月份。

分布：我国东北、华北和西北等地区。

采集地点：内蒙古锡林郭勒盟正蓝旗。

采集日期：2017 年 8 月 4 日。

光学显微镜：花粉粒近球形。P/E=0.97（0.93 ～ 1.00）。极面观三裂圆形。花粉粒大小为 15.9（15.1 ～ 16.9）μm×16.3（15.5 ～ 18.0）μm。具 3 孔沟。外层基柱明显。表面具颗粒状纹饰。

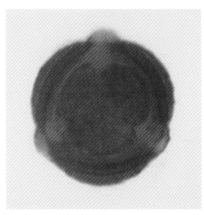
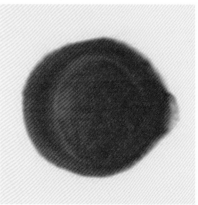
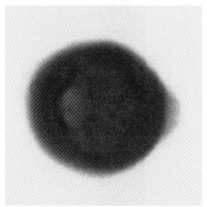

扫描电镜: 花粉粒近球形,具3孔沟,沟较宽。表面具小刺状纹饰,刺较稀疏,刺基稍膨大,覆盖层有小颗粒,轮廓线微刺状。

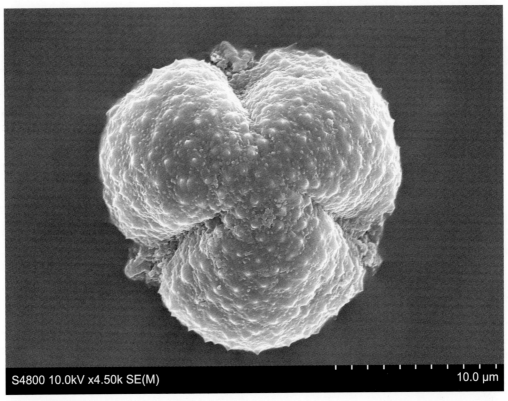

S4800 10.0kV x4.50k SE(M)　　　　　　　　10.0 μm

极面观 Polar view

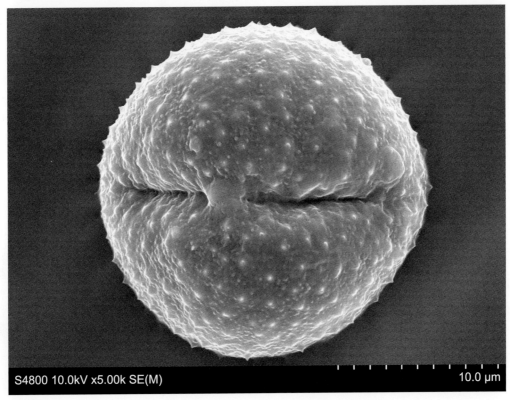

S4800 10.0kV x5.00k SE(M)　　　　　　　　10.0 μm

赤道面观 Equatorial view

Artemisia desertorum Spreng.

Artemisia L.

Compositae

Herbs perennial, 30 to 50 cm tall. Stems erect, solitary or 2 to 4 fascicular, light brown, occasionally purple-red, ribbed, branched. Basal and lower leaves persistent in anthesis. Leaves suborbicular, pinnatiparted, 2 to 3 lobes on each side, linear-lanceolate or broad-cuneate. Lobes then cleft into 2 to 4 deep lobes or entire. Upper leaves pinnatiparted, 3-partite or entire. Capitula broad-ovate or subspherical, arranged into narrow conical shape on stem top.

Flowering: July to August

Distribution: Northeast, North and Northwest China

Place of collection: Zhenglan, Xilin Gol, Inner Mongolia

Date of collection: August 4, 2017

LM: Pollen grain subspherical, P/E ratio:0.97(0.93 to 1.00). Tricolporate in polar view. 15.9(15.1-16.9) μm ×16.3(15.5-18.0) μm in size. Furrow: 3. Pore: 3. Base column on exine obvious. Granular texture on surface.

SEM: Pollen grain subspherical. Furrow: 3, wide. Pore: 3. Small spiny texture on surface, spinules relatively sparse, slightly wide at base. Small particles on covering layer, contour spinule-like.

8. 菊科 Compositae 蒿属 *Artemisia* L.

中文：狭叶青蒿（龙蒿）
学名：*Artemisia dracunculus* L.

多年生草本，高 20 ～ 100cm。植株无毛。茎直立，中部以上多分枝，下部木质化。下部叶花期枯萎。中部以上叶条形、条状披针形或披针形，先端渐尖，基部渐狭，全缘，两面无毛。上部叶小，宽约 1mm。头状花序球形，多数在茎枝顶端排成扩展的圆锥状。

花期：7—8 月份。
分布：我国北部及西北部地区。
采集地点：河北省张北县。
采集日期：2017 年 8 月 1 日。

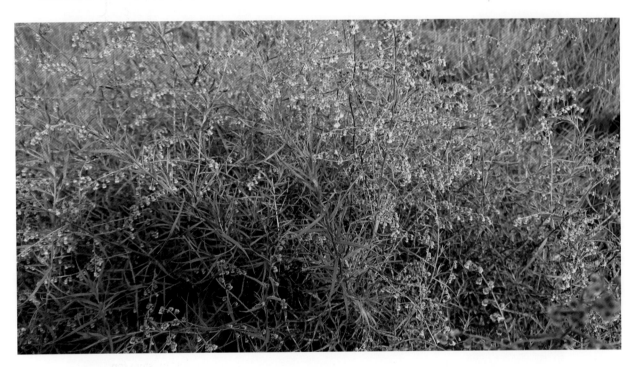

光学显微镜：花粉粒近球形。P/E=0.94（0.88 ～ 0.99）。极面观三裂圆形。花粉粒大小为 19.0（17.6 ～ 22.4）μm×20.2（19.1 ～ 23.6）μm。具 3 孔沟。表面具颗粒状纹饰。

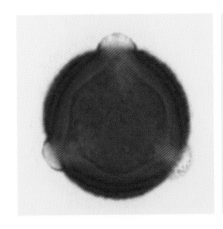 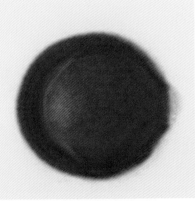 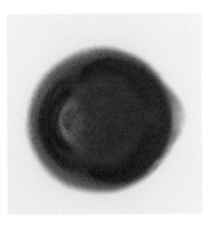

　　扫描电镜：花粉粒近球形，具 3 孔沟，沟宽。表面具小刺状纹饰，刺稍密集、较短，刺基稍膨大，覆盖层有小颗粒，轮廓线微刺状。

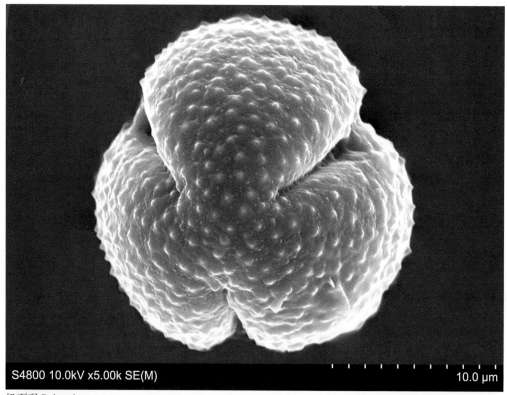

S4800 10.0kV x5.00k SE(M)　　　　　　　　　10.0 μm

极面观 Polar view

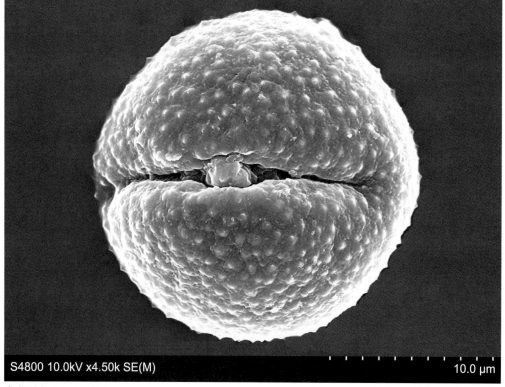

S4800 10.0kV x4.50k SE(M)　　　　　　　　　10.0 μm

赤道面观 Equatorial view

Herbs perennial, 20 to 100 cm tall, glabrous. Stems erect, middle and upper part muti-branched, lower woody. Lower leaves withered in anthesis. Middle and above leaves linear, linear-lanceolate or lanceolate, acuminate at apex, tapering at base, margin entire, glabrous on both sides. Upper leaves small, about 1 mm wide. Capitula spherical, mostly arranged into extended conical shape on stem top.

Flowering: July to August

Distribution: North and Northwest China

Place of collection: Zhangbei, Hebei province

Date of collection: August 1, 2017

LM: Pollen grain subspherical. P/E ratio:0.94(0.88 to 0.99). Tricolporate in polar view. 19.0(17.6-22.4)μm×20.2(19.1-23.6)μm in size. Furrow: 3. Pore: 3. Granular texture on surface.

SEM: Pollen grain subspherical. Furrow: 3, wide. Pore: 3. Small spiny texture on surface, spinules dense, short, slightly wide at base. Small particles on covering layer, contour spinule-like.

9. 菊科 Compositae 蒿属 *Artemisia* L.

中文：南牡蒿

学名：*Artemisia eriopoda* Bunge

多年生草本，高 30 ~ 70cm。茎直立，绿色或略带紫褐色，具纵条棱。基生叶和茎下部叶圆形、倒卵形或宽卵形，常羽状深裂，裂片 5 ~ 7，宽倒卵形，先端又掌状分裂。上部叶渐小，3 裂或不裂。头状花序近球形或宽卵形，在茎和枝端排成复总状花序，并在茎上组成扩展的圆锥状。

花期：6—8 月份。

分布：我国华北、华中、东北、东南等地区。

采集地点：河北省张北县。

采集日期：2017 年 8 月 1 日。

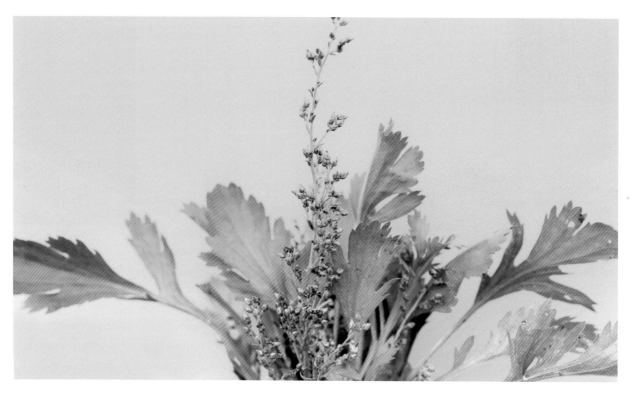

光学显微镜：花粉粒近球形。P/E=0.99（0.94 ~ 1.07）。极面观三裂圆形。花粉粒大小为 18.7（17.1 ~ 20.7）μm × 18.9（17.5 ~ 21.4）μm。具 3 孔沟。表面具颗粒状纹饰。

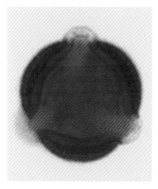 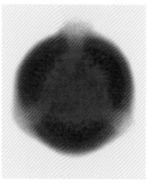 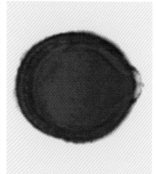 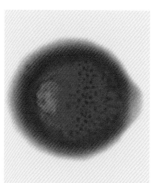

扫描电镜：花粉粒近球形，具 3 孔沟，孔膜稍外突，沟长且宽。表面具小刺状纹饰，刺稍密集，刺基稍膨大，覆盖层有小颗粒，轮廓线微刺状。

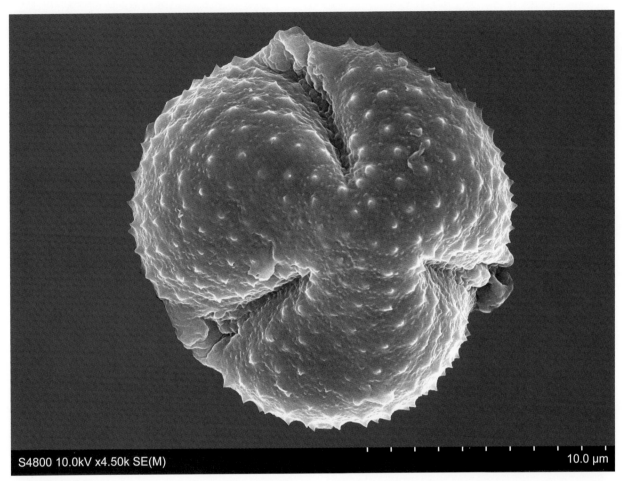

极面观 Polar view

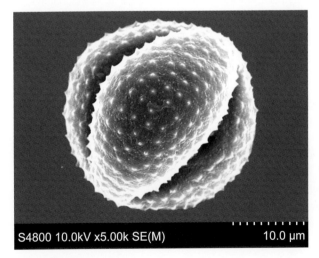

赤道面观 Equatorial view

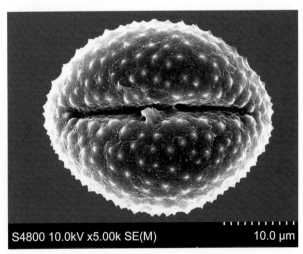

赤道面观 Equatorial view

Herbs prennial, 30 to 70 cm tall. Stems erect, green or slightly puce, ribbed. Basal and lower leaves round, obovate or broad-ovate, 5- to 7-pinnatiparted. Lobes broad-obovate, palmately cleft at apex. Upper leaves gradually small, 3-partite or entire. Capitula subspherical or broad-ovate, arranged into compound raceme on the stem and branch end, and forming extended conical shape on the stem.

Flowering: June to August

Distribution: North, Central, Northeast and Southeast China

Place of collection: Zhangbei, Hebei province

Date of collection: August 1, 2017

LM: Pollen grain subspherical. P/E ratio: 0.99(0.94 to 1.07). Tricolporate in polar view. 18.7(17.1-20.7) μm ×18.9(17.5-21.4) μm in size. Furrow: 3. Pore: 3. Granular texture on surface.

SEM: Pollen grain subspherical. Furrow: 3, long and wide. Pore: 3, membrane slightly protruded. Small spiny texture on surface, spinules slightly dense, wide at base. Small particles on covering layer, contour spinule-like.

10. 菊科 Compositae 蒿属 *Artemisia* L.

中文：冷蒿
学名：*Artemisia frigida* Willd.

多年生草本，高 40 ～ 70cm。茎直立，上部分枝，基部稍木质化。茎下部叶 2 ～ 3 回羽状全裂。中部叶 1 ～ 2 回羽状全裂。上部叶小，3 ～ 5 裂。头状花序球形、半球形或卵球形，在茎上组成狭长的总状或复总状花序。

花期：7—9 月份。
分布：我国东北地区、华北地区，以及内蒙古广泛分布。
采集地点：河北省张北县。
采集日期：2017 年 8 月 2 日。

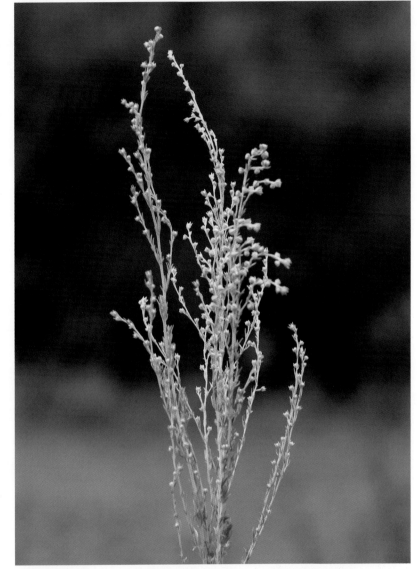

光学显微镜：花粉粒近球形。P/E=0.95（0.88 ～ 1.00）。极面观三裂圆形。花粉粒大小为 16.3（15.1 ～ 17.1）μm×17.2（16.2 ～ 18.2）μm。具 3 孔沟。表面具颗粒状纹饰。

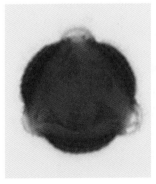
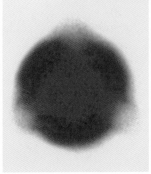
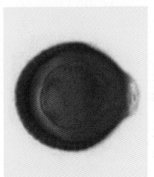
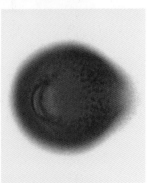

　　扫描电镜：花粉粒近球形，具 3 孔沟，孔膜外突，沟长且深。表面具刺状纹饰，刺稍密集、较大、分布均匀，刺基膨大，覆盖层可见小颗粒，轮廓线刺状。

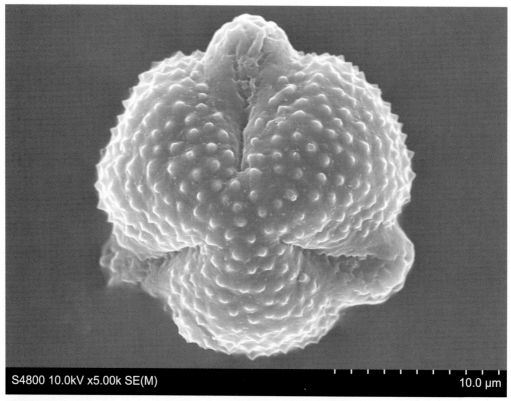

极面观 Polar view

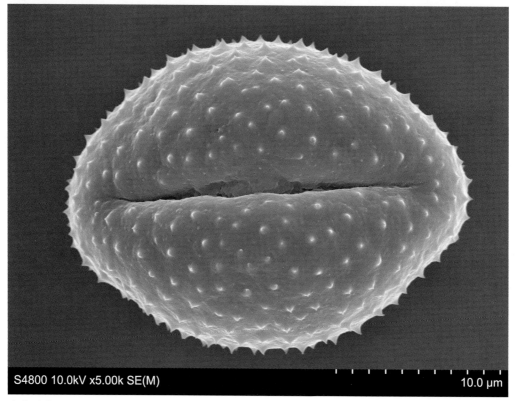

赤道面观 Equatorial view

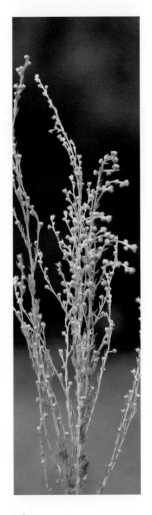

Herbs perennial, 40 to 70 cm tall. Stems erect, upper branched, base slightly woody. Lower leaves on the stem 2- or 3-pinnatisect. Middle leaves 1- or 2-pinnatisect. Upper leaves small, 3- to 5-pinnatifid. Capitula spherical, hemispherical or ovoid, arranged into raceme or compound raceme on the stem, narrow and long.

Flowering: July to September

Distribution: Widely distributed throughout Northeast, North China and Inner Mongolia.

Place of collection: Zhangbei, Hebei province

Date of collection: August 2, 2017

LM: Pollen grain subspherical, P/E ratio: 0.95(0.88 to 1.00). Tricolporate in polar view. 16.3(15.1-17.1) μm×17.2(16.2-18.2)μm in size. Furrow: 3. Pore: 3. Granular texture on surface.

SEM: Pollen grain subspherical. Furrow: 3. Pore: 3, membrane protruded, long and deep. Spiny texture on surface, spines slightly dense, biggish, evenly distributed, wide at base. Small particles on covering layer, contour spinule-like.

11. 菊科 Compositae 蒿属 *Artemisia* L.

中文：假球蒿

学名：*Artemisia globosoides* Ling et Y. R. Ling

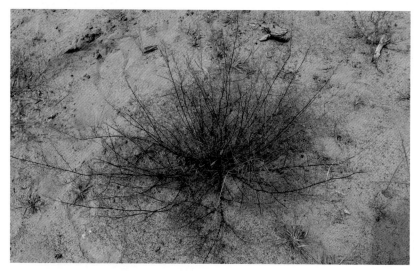

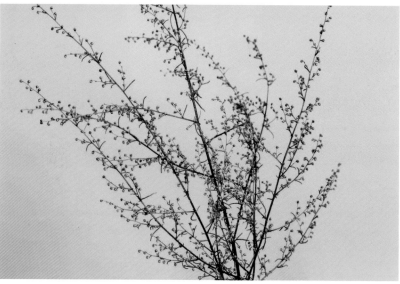

半灌木状草本，高 30 ～ 35cm。主根木质，侧根细、多。茎常成小丛，淡黄褐色，无毛，下部半木质，上部草质，分枝斜向上。茎下部与中部叶卵形、近圆形或长圆形，2 回羽状全裂，侧裂片 2 对，每裂片又 2 或 3 全裂，小裂片狭披针形或线形，基部有假托叶；上部叶 3 或 5 全裂，裂片披针形或线形。头状花序卵球形，下垂，基部有线形的小苞叶，在分枝的小枝上排列成穗状花序，在茎上组成狭窄或中等开展的圆锥花序。

花期：8—9 月份。

分布：我国内蒙古、宁夏。

采集地点：内蒙古锡林郭勒盟正蓝旗。

采集日期：2017 年 8 月 4 日。

光学显微镜：花粉粒近球形。P/E=0.97（0.89 ～ 1.00）。极面观三裂圆形。花粉粒大小为 19.1（17.8 ～ 20.2）μm×19.8（18.6 ～ 20.8）μm。具 3 孔沟。表面具模糊颗粒状纹饰。

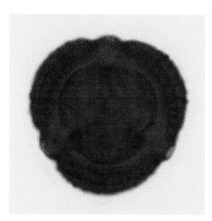
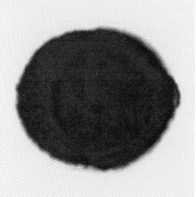
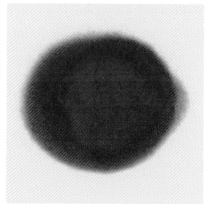

扫描电镜：花粉粒近球形，具3孔沟，孔膜稍外突，沟长。表面具小刺状纹饰，刺稀疏、较短，刺基膨大，覆盖层有小颗粒，轮廓线微刺状。

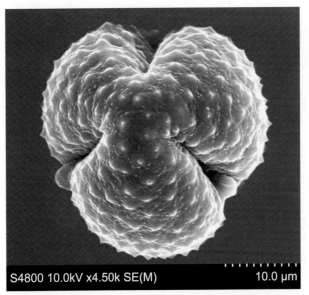 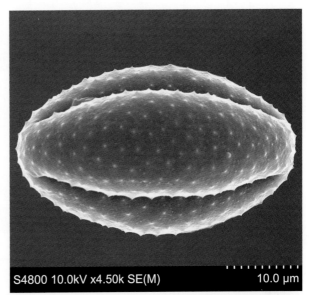

极面观 Polar view　　　　　　　　　　　　　　赤道面观 Equatorial view

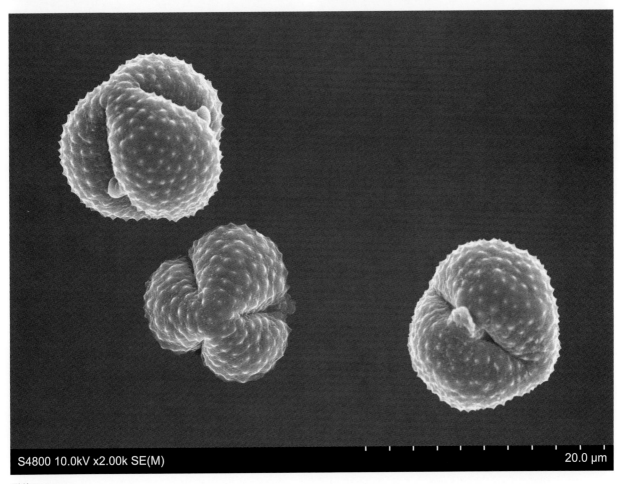

群体 Colony

11. ᠬᠠᠯᠠᠭᠤᠨ Compositae

Artemisia L. ᠬᠠᠯᠠᠭᠤᠨ

Artemisia globosoides Ling et Y. R. Ling

Subshrubs, 30 to 35 cm tall. Taproot woody, lateral roots thin and numerous. Stems in small bundle, yellowish brown, glabrous, lower half woody, upper herbaceous, branch ascending. Lower and middle stem leaves ovate, suborbicular or oblong, 2- pinnatisect. Lateral lobes 2 pairs, each lobe 2- or 3- pinnatisect, lobules narrow-lanceolate or linear. Pseudo-stipule at base. Upper leaves 3- or 5- pinnatisect, lobes lanceolate or linear. Capitula ovoid, pendulous, small linear bracts at base, arranged into spikes on branchlets, forming narrow or medium expanded panicles on the stem.

Flowering: August to September

Distribution: Inner Mongolia and Ningxia

Place of collection: Zhenglan, Xilin Gol, Inner Mongolia

Date of collection: August 4, 2017

LM: Pollen grain subspherical, P/E ratio: 0.97(0.89 to 1.00). Tricolporate in polar view. 19.1(17.8-20.2)μm×19.8(18.6-20.8)μm in size. Furrow: 3. Pore: 3. Fuzzy granular texture on surface.

SEM: Pollen grain subspherical. Furrow: 3, long. Pore: 3, membrane slightly protruded. Small spiny texture on surface, spinules sparse, short, wide at base. Small particles on covering layer, contour spinule-like.

12. 菊科 Compositae 蒿属 *Artemisia* L.

中文：歧茎蒿
学名：*Artemisia igniaria* Maxim.

多年生草本，高 60～120cm。茎直立，具纵棱，上部多分枝。下部叶花期枯萎。中部叶卵形，羽状深裂，裂片 5～7，裂片先端渐尖或钝，有短尖头，下面密被灰白色蛛丝状毛或黏毛，叶缘具粗齿。上部叶小，3 裂或不裂。头状花序钟形，在分枝上组成总状花序，在茎上部排成稀松、开展的圆锥花序。

花期：7—9 月份。
分布：我国东北、华北地区。
采集地点：北京市门头沟区。
采集日期：2017 年 9 月 10 日。

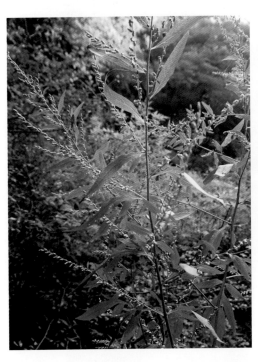

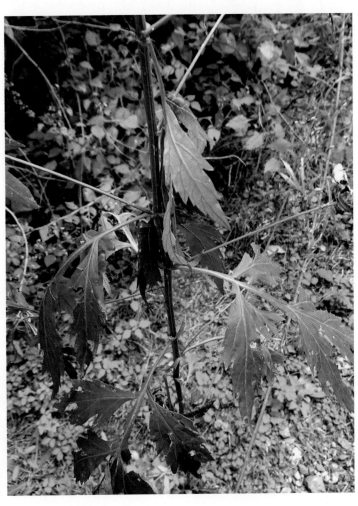

光学显微镜：花粉粒近球形。P/E=1.03（0.96～1.15）。极面观三裂圆形。花粉粒大小为 18.0（16.7～20.2）μm×17.5（16.3～18.5）μm。具 3 孔沟。表面具颗粒－网状纹饰。

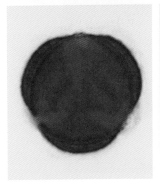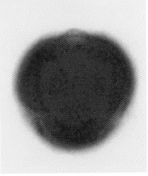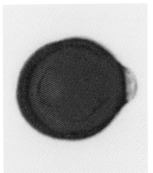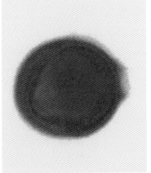

41

扫描电镜：花粉粒近球形，具 3 孔沟，孔膜稍外突，沟较窄。表面具小刺状纹饰，刺密集、较短，刺基膨大，覆盖层有小颗粒，轮廓线微刺状。

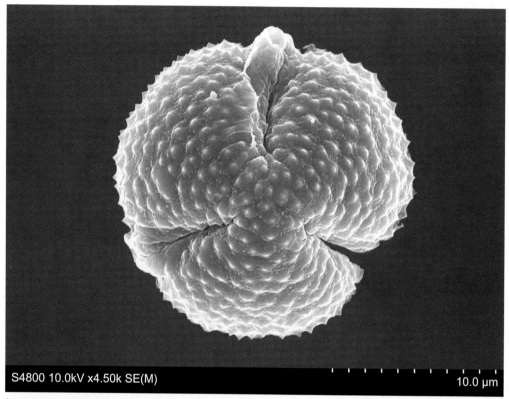

S4800 10.0kV x4.50k SE(M)　　　　　10.0 µm

极面观 Polar view

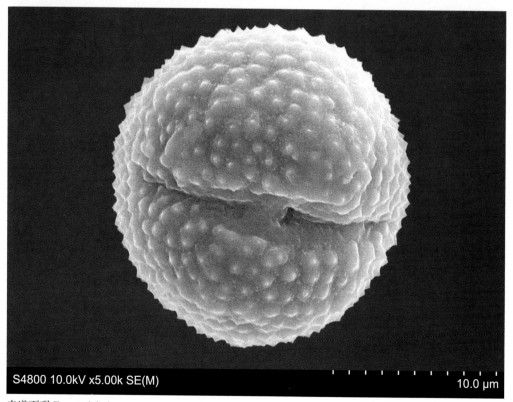

S4800 10.0kV x5.00k SE(M)　　　　　10.0 µm

赤道面观 Equatorial view

12. ᠮᠣᠳᠣ ᠶᠢᠨ ᠰᠢᠷᠠᠯᠵᠢ　Compositae Artemisia L.

Artemisia igniaria Maxim.

Herbs perennial, 60 to 120 cm tall. Stems erect, ribbed, multi-branched on the top. Lower leaves withered in anthesis. Middle leaves ovate, pinnatiparted. Lobes 5 to 7, acuminate or obtuse at apex, densely covered with grey arachnoid tomentum or sticky hairs, mucronulate at apex. Leaves margin coarsely serrate. Upper leaves small, 3-partite or entire. Capitula campanulate, forming raceme on branch, arranged into loose, expanded panicle on the upper stem.

Flowering: July to September

Distribution: Northeast and North China

Place of collection: Mentougou district, Beijing

Date of collection: September 10, 2017

LM: Pollen grain subspherical. P/E ratio:1.03 (0.96 to 1.15). Tricolporate in polar view. 18.0(16.7-20.2) μm×17.5(16.3-18.5)μm in size. Furrow: 3. Pore: 3. Granular and reticular texture on surface.

SEM: Pollen grain subspherical. Furrow: 3, narrow. Pore: 3, membrane slightly protruded. Small spiny texture on surface, spinules dense, short, wide at base. Small particles on covering layer, contour spinule-like.

13. 菊科 Compositae 蒿属 *Artemisia* L.

中文：柳叶蒿
学名：*Artemisia integrifolia* L.

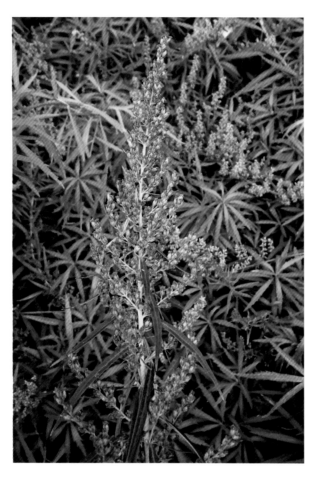

多年生草本，高 40 ～ 100cm。茎直立，具纵棱，紫褐色。基部及下部叶花期枯萎。中部叶披针形，羽状浅裂或深裂，基部常有假托叶。上部叶狭披针形。头状花序，在分枝中部以上组成总状花序，在茎上部排成狭窄的圆锥花序。

花期：7—8 月份。
分布：我国东北以及北部地区。
采集地点：内蒙古赤峰市。
采集日期：2017 年 8 月 3 日。

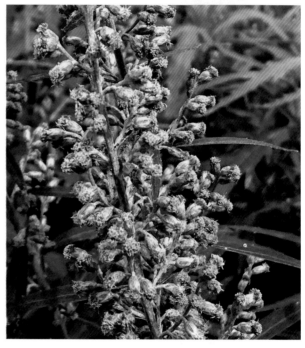

光学显微镜：花粉粒近球形。P/E=0.91（0.85 ～ 1.00）。极面观三裂圆形。花粉粒大小为 18.7（17.2 ～ 21.4）μm×20.5（18.4 ～ 23.1）μm。具 3 孔沟。外壁基柱明显。表面具颗粒－网状纹饰。

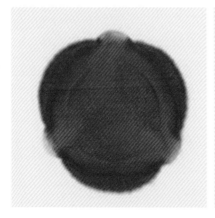
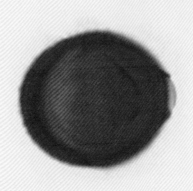
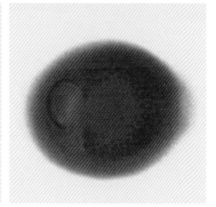

扫描电镜：花粉粒近球形，具 3 孔沟，沟深。表面具小刺状纹饰，刺较短，刺基膨大，覆盖层有小颗粒，轮廓线微刺状。

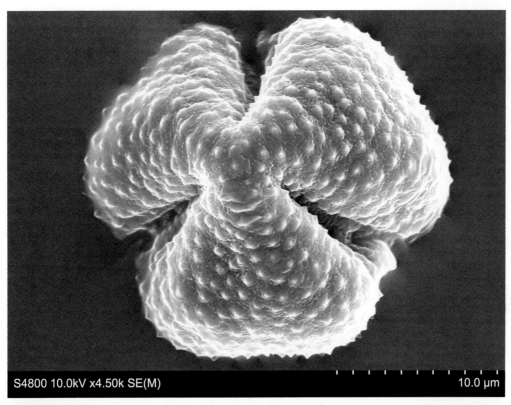

S4800 10.0kV x4.50k SE(M)　　　　　10.0 µm

极面观 Polar view

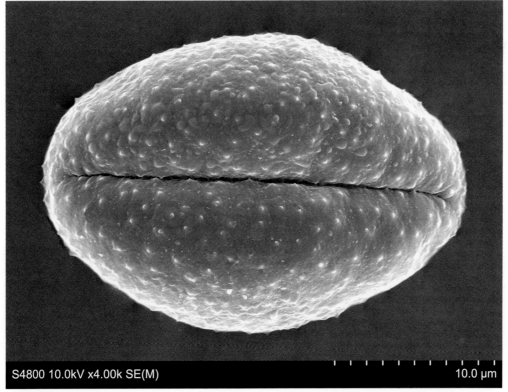

S4800 10.0kV x4.00k SE(M)　　　　　10.0 µm

赤道面观 Equatorial view

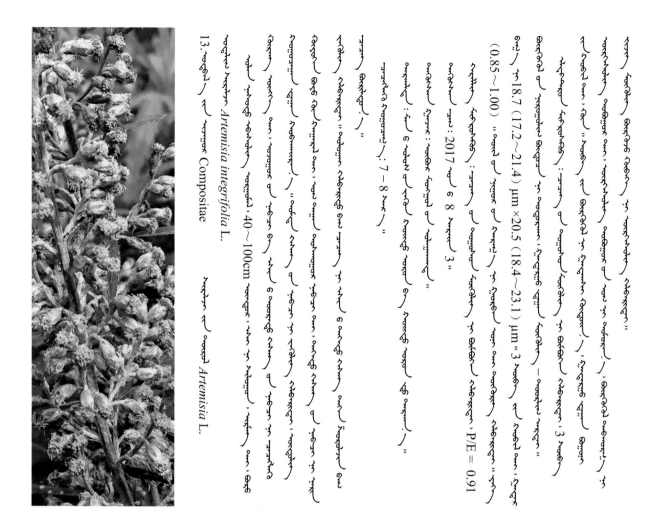

13. ᠬᠡᠰᠢᠭᠦᠨ ᠴᠠᠭᠠᠨ *Artemisia integrifolia* L.

ᠬᠡᠰᠢᠭᠦᠨ ᠤ ᠢᠵᠠᠭᠤᠷ Compositae   ᠬᠡᠰᠢᠭᠦᠨ ᠤ ᠲᠦᠷᠦᠯ *Artemisia* L.

Herbs perennial, 40 to 100 cm tall. Stems erect, ribbed, purple-brown. Basal and lower leaves withered in anthesis. Middle leaves lanceolate, pinnatilobate or pinnatifid, often with pseudo-stipule at base. Upper leaves narrow-lanceolate. Capitula forming raceme on branches above the middle, or arranged into a narrow panicle on the upper stem.

Flowering: July to August

Distribution: Northeast and Northern China

Place of collection: Chifeng, Inner Mongolia

Date of collection: August 3, 2017

LM: Pollen grain subspherical. P/E ratio: 0.91(0.85 to 1.00). Tricolporate in polar view. 18.7(17.2-21.4)μm× 20.5(18.4-23.1)μm in size. Furrow: 3. Pore: 3. Base column on exine obvious. Granular and reticular texture on surface.

SEM: Pollen grain subspherical. Furrow: 3, deep. Pore: 3. Small spiny texture on surface, spinules short, wide at base. Small particles on covering layer, contour spinule-like.

14. 菊科 Compositae 蒿属 *Artemisia* L.

中文：**褐沙蒿**

学名：*Artemisia intramongolica* **H. C. Fu**

半灌木，高 30 ～ 60cm。老枝多数自基部簇生，灰褐色或暗褐色，直立或斜升；当年生枝紫红色、黄色、褐色或暗褐色，具纵棱。不育枝叶基部有条形假托叶，不规则 2 ～ 3 回羽状全裂，每侧有裂片 2 ～ 4 枚，丝状条形或狭条形，小裂片先端具软骨质小刺头，边缘反卷，初时被灰白色或灰绿色长柔毛，后渐脱落；茎下部叶和中部叶不规则 1 ～ 3 回羽状全裂，每侧有裂片 1 ～ 3 枚；上部叶 3 ～ 5 全裂或不裂。头状花序长卵形或卵形，常直立，有短梗和苞叶，在枝端排成稍扩展的圆锥状。

花期：7—8 月份。

分布：内蒙古锡林郭勒盟、乌兰察布市。

采集地点：河北省张北县。

采集日期：2017 年 8 月 2 日。

光学显微镜：花粉粒近球形。P/E=0.98（0.94 ～ 1.00）。极面观三裂圆形。花粉粒大小为 17.8（17.0 ～ 18.7）μm × 18.2（17.3 ～ 19.4）μm。具 3 孔沟。外侧基柱明显。表面具颗粒 – 网状纹饰。

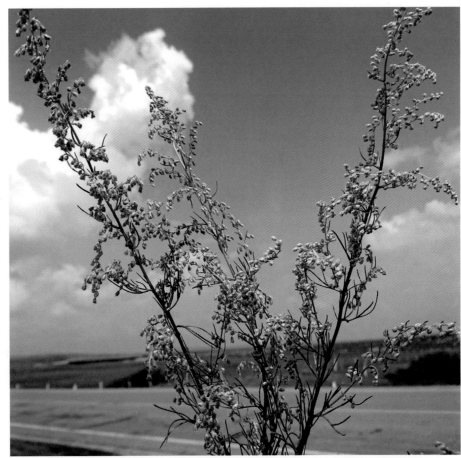

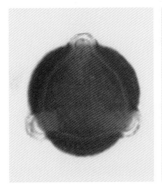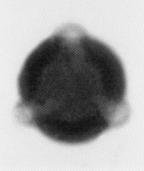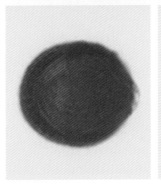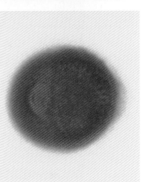

扫描电镜：花粉粒近球形，具 3 孔沟。表面具小刺状纹饰，刺较稀疏，刺基稍膨大，覆盖层有小颗粒，轮廓线微刺状。

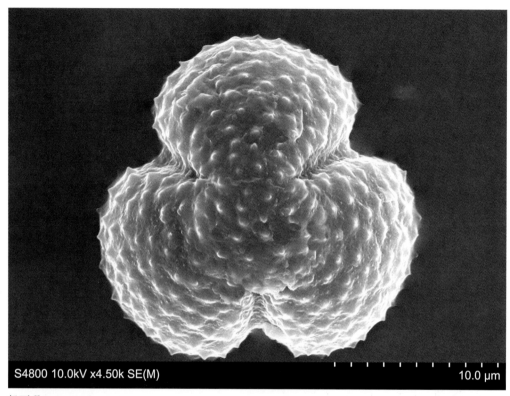

S4800 10.0kV x4.50k SE(M)　　　　　　　10.0 µm

极面观 Polar view

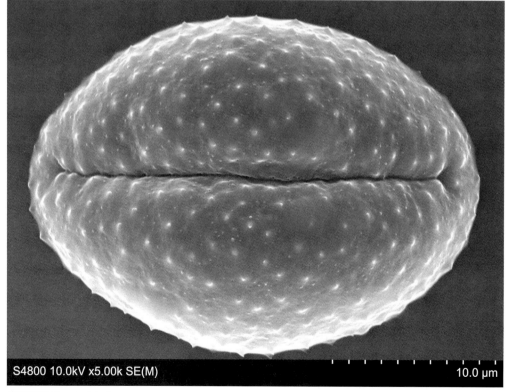

S4800 10.0kV x5.00k SE(M)　　　　　　　10.0 µm

赤道面观 Equatorial view

14. Compositae 菊科　*Artemisia* L. 蒿属
Artemisia intramongolica H. C. Fu

Subshrubs, 30 to 60 cm tall. Most of old branches clustered from base, greyish brown or dark brown, erect or ascending. Current shoots purplish red, yellow, brown or dark brown, ribbed. Linear pseudo-stipule at base of sterile branches, irregularly 2- or 3-pinnatisected, 2-4 lobes on each side, filiform or narrowly linear, cartilaginous small spines at apex. Lobes reflexed, covered by gray or celadon long tomentum early, then gradually caducous. Middle and lower leaves irregularly 1- to 3-pinnatisect, 1-3 lobes on each side. Upper leaves 3- to 5-pinnatisect or entire. Capitula long ovate or ovate, often erect, with short stalks and bracts, arranged into slightly expanded conical shape at the end of branch.

Flowering: July to August

Distribution: Xilin Gol and Ulanqab, Inner Mongolia

Place of collection: Zhangbei, Hebei province

Date of collection: August 2, 2017

LM: Pollen grain subspherical. P/E ratio: 0.98(0.94 to 1.00). Tricolporate in polar view. 17.8(17.0-18.7)μm× 18.2(17.3-19.4)μm in size. Furrow: 3. Pore: 3. Base column on exine obvious. Granular and reticular texture on surface.

SEM: Pollen grain subspherical. Furrow: 3. Pore: 3. Small spiny texture on surface, spinules sparse, slightly wide at base. Finely granular texture on covering layer, contour spinule-like.

15. 菊科 Compositae 蒿属 *Artemisia* L.

中文：野艾蒿
学名：*Artemisia lavandulifolia* DC.

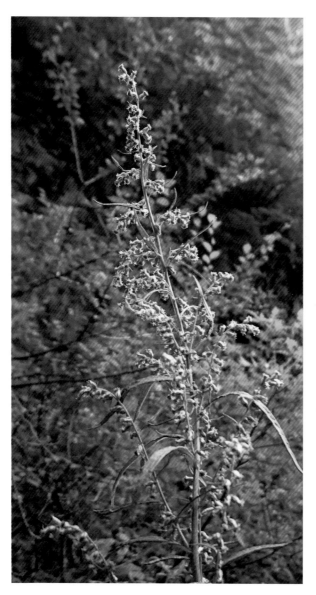

多年生草本，高 50～120cm。茎直立，具纵棱，多分枝。基部及下部叶花期枯萎。中部叶羽状深裂，侧裂片 1～2 对，裂片条状披针形，基部有假托叶。上部叶条形。头状花序筒状钟形，常下倾，多数在茎顶排成狭窄的圆锥状。

花期：7—9 月份。
分布：我国东北、内蒙古、山西等地。
采集地点：北京市门头沟区。
采集日期：2017 年 9 月 10 日。

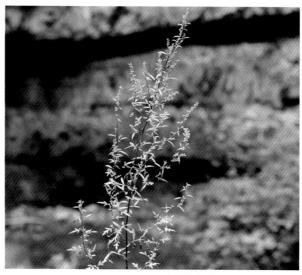

光学显微镜：花粉粒近球形。P/E=0.96（0.90～1.08）。极面观三裂圆形，赤道面观近圆形。花粉粒大小为 22.9（20.9～25.0）μm×23.8（21.8～27.1）μm。具 3 孔沟，孔圆形，沟较宽。外层基柱明显。表面具颗粒状纹饰。

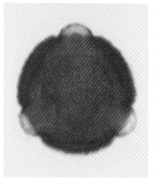

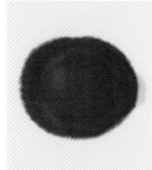
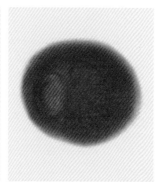

　　扫描电镜：花粉粒近球形，具 3 孔沟，孔膜稍外突，沟长且深。表面具小刺状纹饰，刺密集，刺基膨大，覆盖层有小颗粒，轮廓线微刺状。

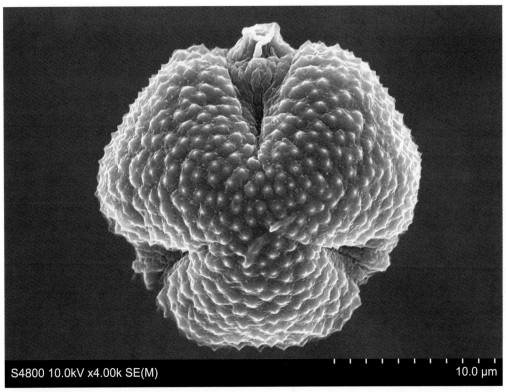

极面观 Polar view

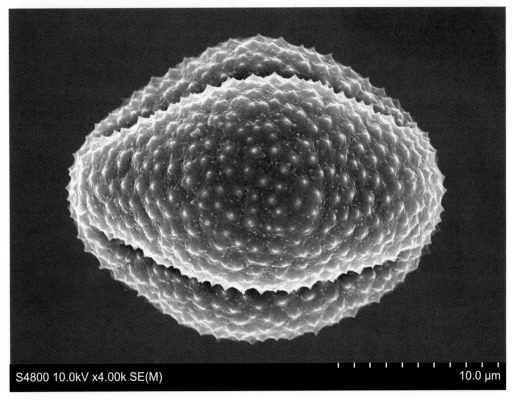

赤道面观 Equatorial view

Herbs perennial, 50 to 120 cm tall. Stems erect, ribbed, multi-branched. Basal and lower leaves withered in anthesis. Middle leaves pinnatiparted, lateral lobes 1-2 pairs, lobes linear-lanceolate, pseudo-stipule at base. Upper leaves linear. Capitula tubular-campanulate, often descending, mostly arranged into narrow conical shape at stem top.

Flowering: July to September

Distribution: Northeast China, Inner Mongolia, Shanxi province and some other places in China

Place of collection: Mentougou district, Beijing

Date of collection: September 10, 2017

LM: Pollen grain subspherical. P/E ratio: 0.96(0.90 to 1.08). Tricolporate in polar view, suborbicular in equatorial view. 22.9(20.9-25.0)μm×23.8(21.8-27.1)μm in size. Furrow: 3, wide. Pore: 3, round. Base column on exine obvious. Granular texture on surface.

SEM: Pollen grain subspherical. Furrow: 3, long and deep. Pore: 3, membrane slightly protruded. Small spiny texture on surface, spinules dense, wide at base. Finely granular texture on surface, contour spinule-like.

16. 菊科 Compositae 蒿属 *Artemisia* L.

中文：东北牡蒿

学名：*Artemisia manshurica* (Kom.) Kom.

多年生草本，高 40 ～ 100cm。茎单生或少数，深褐色或紫褐色，具纵棱。叶两面初被微毛，后渐脱落。叶楔形或匙形，先端圆钝，具浅裂缺和细锯齿，基部渐狭；茎下部叶倒卵状匙形或倒卵形，不规则齿裂或 5 深裂；中部叶椭圆状倒卵形或倒卵形，1（2）回羽状或掌状式全裂或深裂，侧裂片 1 ～ 2 对，基部具假托叶；上部叶椭圆状倒卵形或宽楔形，先端常不规则 3 ～ 5 全裂或深裂。头状花序宽卵球形或近球形，有短梗和小苞叶，在分枝上排列成穗形总状或复总状花序，在茎上组成狭长的圆锥花序。

花期：8—9 月份。

分布：主要分布在我国东北地区。

采集地点：内蒙古赤峰市。

采集日期：2017 年 8 月 3 日。

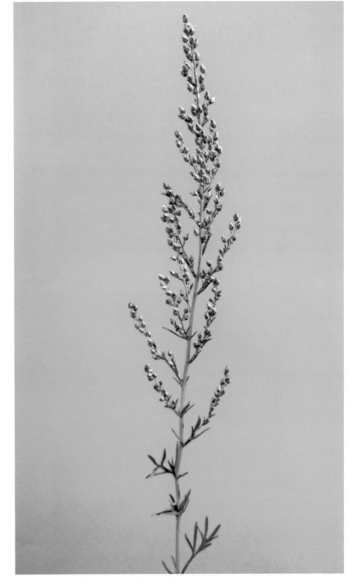

光学显微镜：花粉粒近球形。P/E=0.94（0.87 ～ 1.00）。极面观三裂圆形。花粉粒大小为 17.3（16.2 ～ 18.8）μm×18.4（16.4 ～ 21.0）μm。具 3 孔沟。外层基柱明显。表面具颗粒状纹饰。

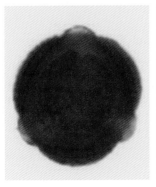
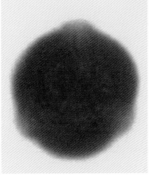
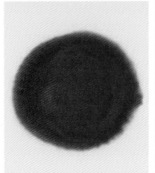
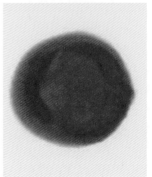

扫描电镜：花粉粒近球形，具3孔沟，孔膜稍外突，沟长且深。表面具刺状纹饰，刺稀疏，刺基膨大，覆盖层有小颗粒，轮廓线刺状。

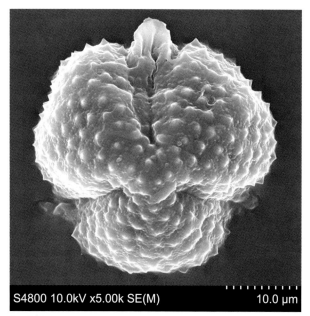

极面观 Polar view

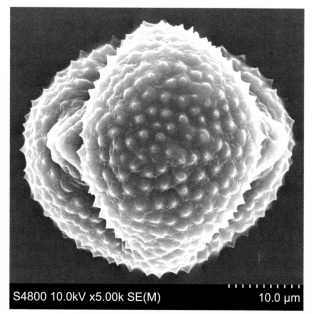

赤道面观 Equatorial view

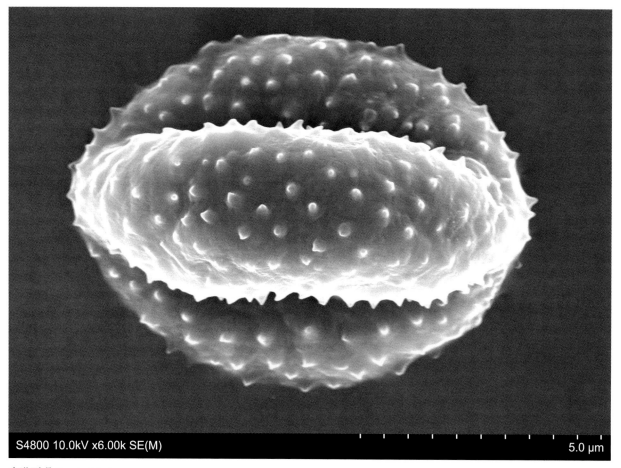

赤道面观 Equatorial view

Herbs perennial, 40 to 100 cm tall. Stems solitary or several, dark brown or purple-brown, ribbed. Leaves covered by tomentum on both sides, which gradually caducous later. Leaves cuneate or spatulate, obtuse at apex, shallowly fissured and serrulate, attenuate at base. Lower leaves on stem obovate-spatulate or obovate, irregularly toothed or deeply 5-cleft. Middle leaves elliptic-obovate or obovate, 1- or 2-pinnately or palmately total cleft or deeply cleft, lateral lobes 1-2 pairs, pseudo-stipule at base. Upper leaves elliptic obovate or broadly cuneate, often irregularly 3- to 5- totally or deeply cleft. Capitula broadly ovoid or subspherical, with short stalk or bractlet, arranged into spicate or complex raceme on branches, forming long and narrow panicles on the stem.

Flowering: August to September

Distribution: Mainly distributed in Northeast China

Place of collection: Chifeng, Inner Mongolia

Date of collection: August 3, 2017

LM: Pollen grain subspherical, P/E ratio: 0.94(0.87 to 1.00). Tricolporate in polar view. 17.3(16.2-18.8) μm ×18.4(16.4-21.0) μm in size. Furrow: 3. Pore: 3. Base column on exine obvious . Granular texture on surface.

SEM: Pollen grain subspherical. Furrow: 3, long and deep. Pore: 3, membrane slightly protruded. Spiny texture on surface, spines sparse, wide at base. Small particles on covering layer, contour spinule-like.

17. 菊科 Compositae 蒿属 *Artemisia* L.

中文：蒙古蒿
学名：*Artemisia mongolica* (Fisch. ex Besser) Nakai

多年生草本，高 20～120cm。茎直立，纵棱明显，常带紫褐色。基部叶花期枯萎。中部叶羽状深裂，侧裂片常 2～3 对，裂片条状披针形或条形，顶裂片常 3 裂。上部叶 3～5 全裂或不裂。头状花序椭圆形，在分枝上组成总密集的穗状花序，在茎上排成开展的圆锥花序。

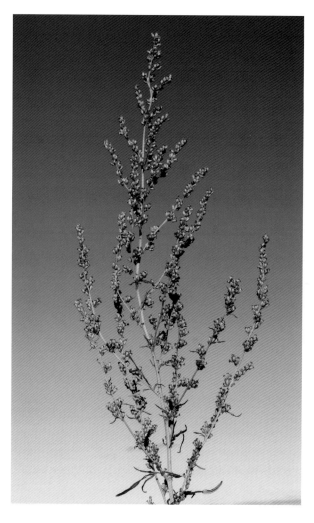

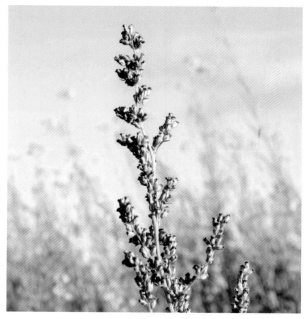

花期：8—9 月份。
分布：我国东北、内蒙古、山东、山西等地。
采集地点：内蒙古赤峰市。
采集日期：2017 年 8 月 4 日。
光学显微镜：花粉粒近球形。P/E=0.99（0.93～1.10）。极面观三裂圆形，赤道面观近圆形。花粉粒大小为 18.0（17.1～18.9）μm×18.3（17.2～19.0）μm。具 3 孔沟，孔扁圆形，沟较宽。外层基柱明显。表面具颗粒状纹饰。

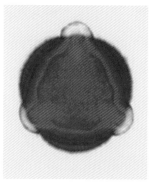
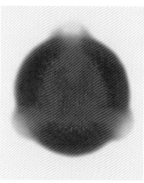
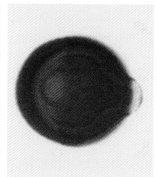
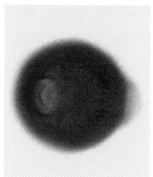

　　扫描电镜：花粉粒近球形，具 3 孔沟，孔膜外突，沟长且宽。表面具小刺状纹饰，刺稀疏，刺基膨大，覆盖层有小颗粒，轮廓线小波状。

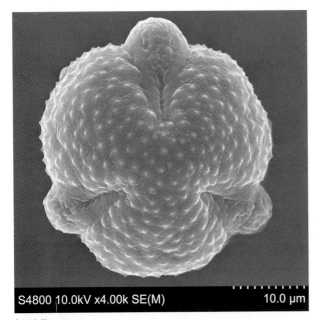

极面观 Polar view

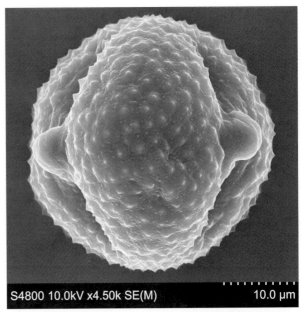

赤道面观 Equatorial view

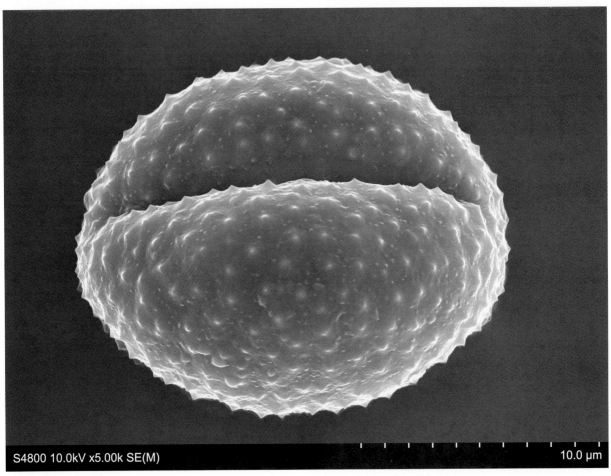

赤道面观 Equatorial view

17. ᠮᠣᠩᠭᠣᠯ ᠰᠢᠷᠠᠯᠵᠢ Artemisia mongolica (Fisch. ex Besser) Nakai

ᠰᠢᠷᠠᠯᠵᠢ ᠶᠢᠨ ᠲᠥᠷᠦᠯ Artemisia L.

ᠬᠠᠮᠢᠶᠠᠷᠬᠤ ᠢᠵᠠᠭᠤᠷ Compositae

×18.3 (17.2~19.0) μm "3" ... 18.0 (17.1~18.9) μm

(0.93~1.10) ... P/E = 0.99

ᠴᠤᠭᠯᠠᠭᠤᠯᠤᠭᠰᠠᠨ ᠴᠠᠭ: 2017 ᠣᠨ ᠤ 8 ᠰᠠᠷ᠎ᠠ ᠶᠢᠨ 4

ᠴᠡᠴᠡᠭᠯᠡᠬᠦ ᠬᠤᠭᠤᠴᠠᠭ᠎ᠠ: 8—9 ᠰᠠᠷ᠎ᠠ

2~3 ... 3~5

20~120cm

Herbs perennial, 20 to 120 cm tall. Stems erect, ribbed obviously, mostly purplish brown. Basal leaves withered in anthesis. Middle leaves pinnatiparted, lateral lobes often 2-3 pairs, lobes linear-lanceolate or linear, mostly 3 lobes at apex. Upper leaves 3 to 5 partitifid or entire. Capitula elliptic, forming dense spike on the branch, arranged into expanded panicle on the stem.

Flowering: August to September

Distribution: Northeast China, Inner Mongolia, Shandong, Shanxi and some other places in China

Place of collection: Chifeng, Inner Mongolia

Date of collection: August 4, 2017

LM: Pollen grain subspherical. P/E ratio: 0.99(0.93 to 1.10). Tricolporate in polar view, suborbicular in equatorial view. 18.0(17.1-18.9)μm×18.3(17.2-19.0)μm in size. Furrow: 3, wide. Pore: 3, oblate. Base column on exine obvious. Granular texture on surface.

SEM: Pollen grain subspherical, tricolporate in polar view. Furrow: 3, long and wide. Pore: 3, membrane protruded. Small spiny texture on surface, spinules sparse, slightly wide at base. Small particles on covering layer, contour wavelet-like.

18. 菊科 Compositae 蒿属 *Artemisia* L.

中文：光沙蒿

学名：*Artemisia oxycephala* Kitag.

半灌木状草本或小灌木状，高 25～60cm。茎成丛，具纵棱，下半部木质，常带红紫色或暗紫色，老时皮薄片脱落；上部草质，黄褐色，分枝开展。基部叶花期枯萎。茎下部和中部叶近圆形或宽卵形，2 回羽状全裂，侧裂片 2～3 对，中部与下部裂片常 3 全裂，小裂片狭线形，基部半抱茎，近无柄。上部叶 3～5 全裂或不裂。头状花序长卵形，基部有小苞叶，在分枝上排成穗状总状或复总状花序，在茎上组成松散或稍密集的圆锥花序。

花期：8—9 月份。

分布：我国东北地区。

采集地点：内蒙古锡林郭勒盟正蓝旗。

采集日期：2017 年 8 月 4 日。

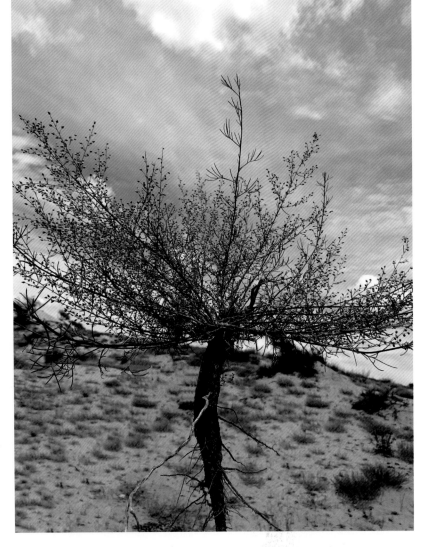

光学显微镜：花粉粒近球形。P/E=0.95（0.89～1.01）。极面观三裂圆形。花粉粒大小为 17.9（16.7～19.3）μm×18.9（17.6～20.3）μm。具 3 孔沟，沟较宽。外壁基柱明显。表面具颗粒状纹饰。

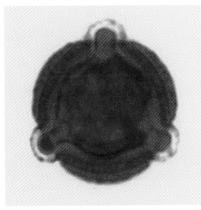
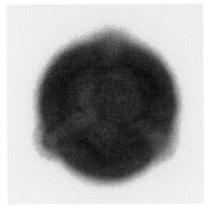
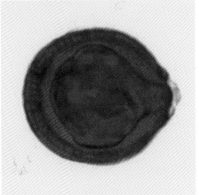

　　扫描电镜：花粉粒近球形，具 3 孔沟，沟长。表面具小刺状纹饰，刺稀疏、较小，覆盖层有小颗粒，轮廓线微刺状。

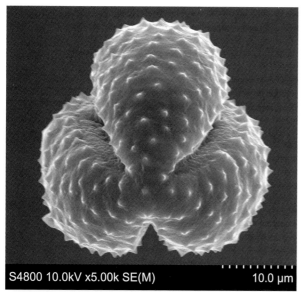

S4800 10.0kV x5.00k SE(M)　　　　10.0 μm

极面观 Polar view

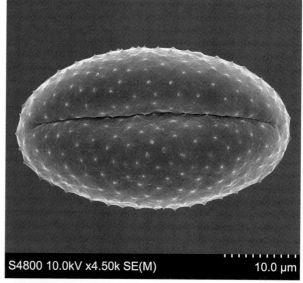

S4800 10.0kV x4.50k SE(M)　　　　10.0 μm

赤道面观 Equatorial view

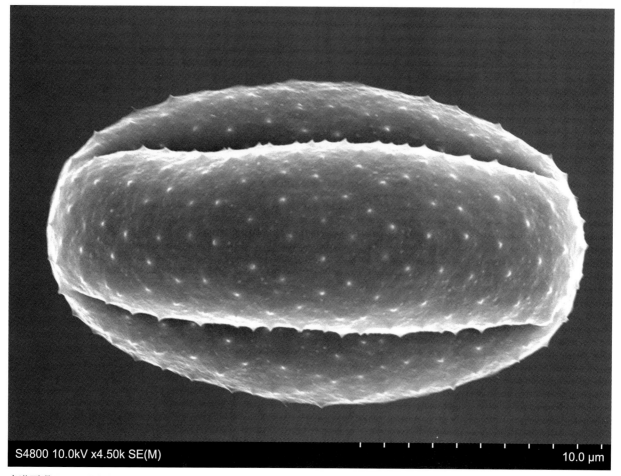

S4800 10.0kV x4.50k SE(M)　　　　10.0 μm

赤道面观 Equatorial view

ᠮᠣᠩᠭᠣᠯ ᠪᠢᠴᠢᠭ

18. ᠴᠣᠬᠣᠷ *Artemisia oxycephala* Kitag.

ᠨᠠᠢᠷᠠᠯᠳᠠ ᠴᠡᠴᠡᠭᠲᠦ *Compositae*

ᠰᠢᠷᠠᠯᠵᠢ ᠢᠵᠠᠭᠤᠷ *Artemisia* L.

Subshrubs or shrublets, 25 to 60 cm tall. Stems clustered, ribbed, lower stem woody, mostly red-purple or dark purple. Old barks caducous. Upper stem herbaceous, brownish, branch expanded. Basal leaves withered in anthesis. Lower and middle stem leaves suborbicular or broadly ovate, 2-pinnatisect, and lateral lobes 2-3 pairs. Middle and lower lobes often trisected , small lobes narrowly linear, semiamplexicaul at base, petiole very short or absent. Upper leaves 3- to 5-partite or entire. Capitula long ovate, small bracts at base, arranged in a spike or complex raceme on branches, forming a loose or slightly dense panicle on the stem.

Flowering: August to September

Distribution: Northeast China

Place of collection: Zhenglan, Xilin Gol, Inner Mongolia

Date of collection: August 4, 2017

LM: Pollen grain subspherical, P/E ratio:0.95(0.89 to 1.01). Tricolporate in polar view, 17.9(16.7-19.3) μm ×18.9(17.6-20.3) μm in size. Furrow: 3, wide. Pore: 3. Base column on exine obvious. Granular texture on surface.

SEM: Pollen grain subspherical. Pore: 3. Furrow: 3, long. Small spiny texture on surface, spinules sparse, little. Small particles on covering layer, contour spinule-like.

19. 菊科 Compositae 蒿属 *Artemisia* L.

中文：黑蒿（沼泽蒿）
学名：*Artemisia palustris* L.

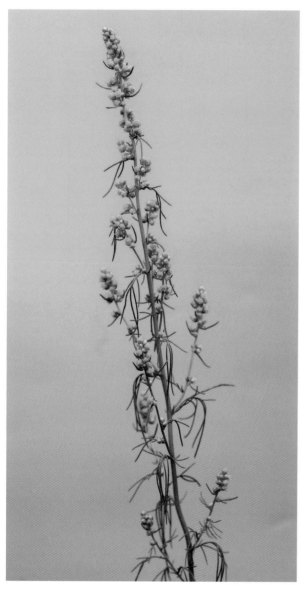

一年生草本，高 10 ～ 60cm。茎直立，绿色，偶带紫褐色，上部分枝，基部分枝或不分枝。茎下部和中部叶（1 至）2 回羽状全裂，侧裂片（2）3 ～ 4 对，又羽状全裂或 3 裂，小裂片狭线形。上部叶 1 回羽状全裂。头状花序近球形，无梗，每 2 ～ 10 枚密集成团球状，间有单生，排列成短穗状花序，在茎上常组成大型的圆锥状。

花期：8—9 月份。
分布：我国东北地区以及北部地区。
采集地点：内蒙古锡林郭勒盟正蓝旗。
采集日期：2017 年 8 月 2 日。

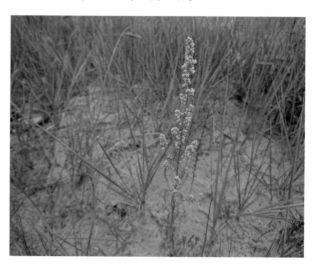

光学显微镜：花粉粒近球形。P/E=0.96（0.89 ～ 1.00）。极面观三裂圆形。花粉粒大小为 14.7（14.2 ～ 15.6）μm× 15.4（14.8 ～ 16.7）μm。具 3 孔沟，孔近椭圆形。外层基柱明显。表面具颗粒状纹饰。

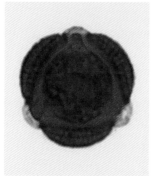 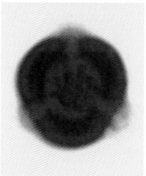 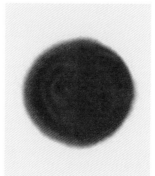 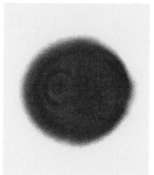

扫描电镜：花粉粒近球形，具 3 孔沟，沟长。表面具小刺状纹饰，刺稀疏，基部直径与刺长近相等，覆盖层有小颗粒，轮廓线微刺状。

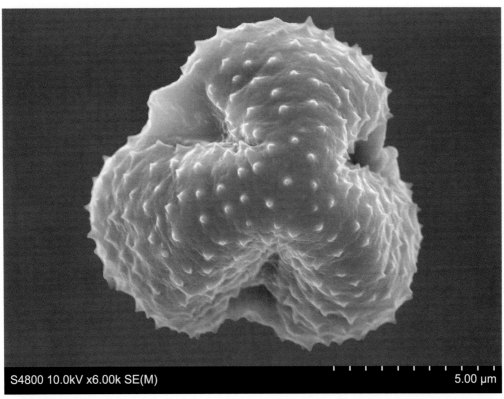

S4800 10.0kV x6.00k SE(M)　　5.00 μm

极面观 Polar view

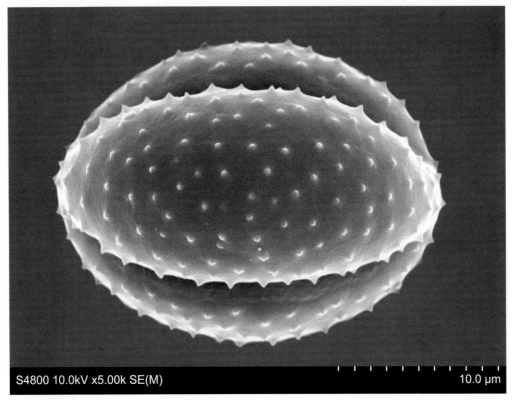

S4800 10.0kV x5.00k SE(M)　　10.0 μm

赤道面观 Equatorial view

19. Compositae *Artemisia* L.

Artemisia palustris L.

Herbs annual, 10 to 60 cm tall. Stems erect, green, occasionally purple-brown, branched on the top, branched or unbranched at base. Lower and middle leaves 1- or 2-pinnatisect on the stem. Lateral lobes (2) 3-4 pairs, pinnatisect or 3 clefts, lobelets narrowly linear. Upper leaves 1-pinnatisect. Capitula subspherical, every 2 to 10 densely cluster into ball, with solitary capitulum grown among the balls, arranged into short spike, forming a large conical shape on the stem. Pedicle absent.

Flowering: August to September

Distribution: Northeast and Northern China

Place of collection: Zhenglan, Xilin Gol, Inner Mongolia

Date of collection: August 2, 2017

LM: Pollen grain subspherical. P/E ratio: 0.96 (0.89 to 1.00). Tricolporate in polar view, 14.7(14.2-15.6) μm × 15.4(14.8-16.7) μm in size. Furrow: 3. Pore: 3, subovate. Base column on exine obvious. Granular texture on surface.

SEM: Pollen grain subspherical. Furrow: 3, long. Pore: 3. Small spiny texture on surface, spinules sparse, the base diameter is approximately the same as the length. Small particles on covering layer, contour spinule-like.

20. 菊科 Compositae 蒿属 *Artemisia* L.

中文：柔毛蒿
学名：*Artemisia pubescens* Ledeb.

多年生草本，高 25 ~ 60cm。主根明显，木质。茎成小丛，褐红色，具细纵棱。基部叶花期枯萎。茎下部和中部叶长卵形或卵形，2 回羽状全裂，侧裂片常 3 ~ 4 对，基部与侧边中部裂片常又 3 ~ 5 全裂，裂片线状披针形或线形。上部叶羽状全裂。头状花序近球形、长球形或卵圆形，有小苞叶，在分枝上排成总状或近穗状花序，在茎上组成圆锥花序。

花期：8—9 月份。
分布：我国东北、西北等地区。
采集地点：内蒙古赤峰市。
采集日期：2017 年 8 月 3 日。

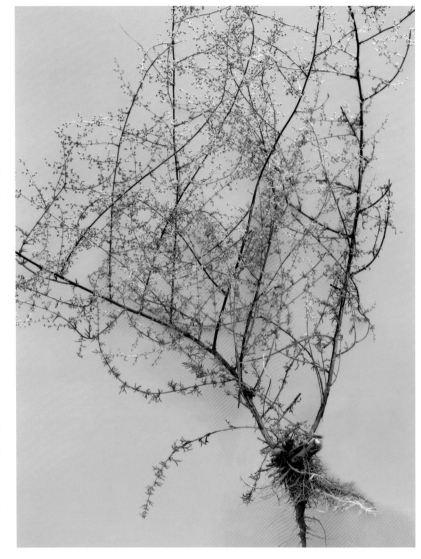

光学显微镜：花粉粒近球形。P/E=0.94（0.87 ~ 1.04）。极面观三裂圆形，赤道面观扁圆形。花粉粒大小为 16.1（15.2 ~ 18.2）μm × 17.1（15.6 ~ 18.4）μm。具 3 孔沟，沟细。外层基柱明显。表面具颗粒状纹饰。

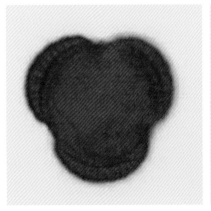
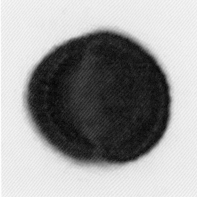
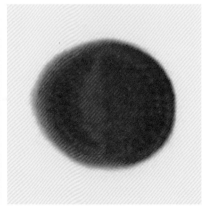

扫描电镜: 花粉粒近球形,具3孔沟,孔膜稍外突。表面具小刺状纹饰,刺稀疏,顶端较尖,覆盖层有小颗粒,轮廓线微刺状。

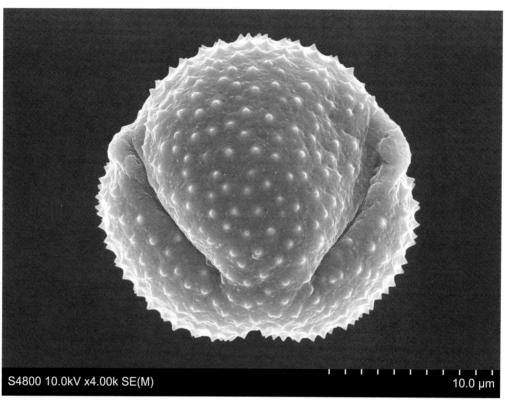

极面观 Polar view

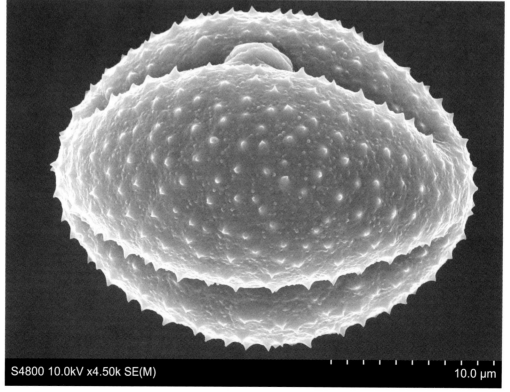

赤道面观 Equatorial view

20. *Artemisia pubescens* Ledeb.

Compositae *Artemisia* L.

Herbs perennial, 25 to 60 cm tall. Taproot obvious, woody. Stems subcaespitose, brown-red , finely ribbed. Basal leaves withered in anthesis. Lower and middle stem leaves long-ovate or ovate, bipinnatisect, lateral lobes usually 3-4 pairs, basal and lateral middle lobes usually 3- to 5-dissected. Lobes linear-lanceolate or linear. Upper leaves pinnatisect. Capitula subspherical, oblate or ovoid, with small bracts, arranged into raceme or near spike on the branch, forming panicle on the stem.

Flowering: August to September

Distribution: Northeast and Northwest China

Place of collection: Chifeng, Inner Mongolia

Date of collection: August 3, 2017

LM: Pollen grain subspherical, P/E ratio: 0.94(0.87 to 1.04). Tricolporate in polar view, oblate in equatorial view. 16.1(15.2-18.2)μm×17.1(15.6-18.4)μm in size. Furrow: 3, narrow. Pore: 3. Base column on exine obvious. Granular texture on surface.

SEM: Pollen grain subspherical. Furrow: 3. Pore: 3, membrane slightly protruded. Small spiny texture on surface, spinules sparse, acute at apex. Small particles on covering layer, contour spinule-like.

21. 菊科 Compositae 蒿属 *Artemisia* L.

中文：红足蒿

学名：*Artemisia rubripes* Nakai

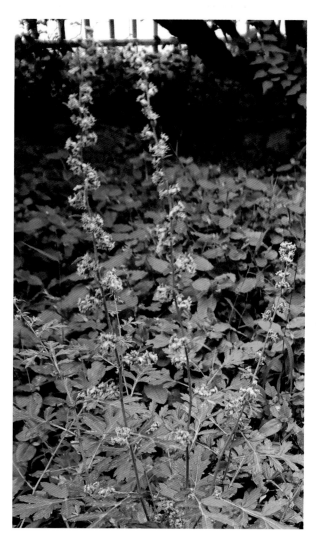

多年生草本，高 90 ～ 180cm。茎直立，具纵棱，基部常红色。下部叶花期枯萎。中部叶 1 ～ 2 回羽状深裂，侧裂片常 2 对，裂片狭长披针形，叶缘稍反卷，基部有条形假托叶。上部叶 3 裂或不裂。头状花序长卵形或椭圆状卵形，在分枝上组成较密集的穗状花序，在茎上排成开展的圆锥花序。

花期：8—9 月份。

分布：我国东北部和北部地区。

采集地点：北京市海淀区。

采集日期：2017 年 9 月 14 日。

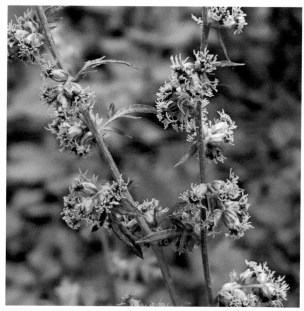

光学显微镜：花粉粒近球形。P/E=1.08（1.00 ～ 1.28）。极面观三裂圆形，赤道面观近圆形。花粉粒大小为 19.4（17.9 ～ 21.3）μm×18.1（15.8 ～ 20.2）μm。具 3 孔沟，孔近椭圆形。表面具颗粒状纹饰。

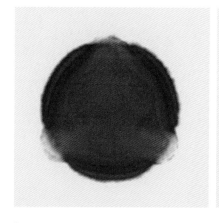
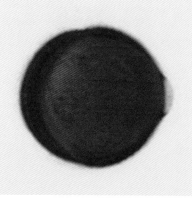
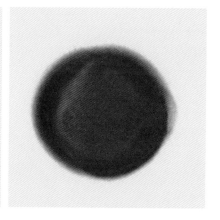

扫描电镜：花粉粒近球形，具 3 孔沟，孔膜外突。表面具小刺状纹饰，刺较密集，基部稍膨大，覆盖层有小颗粒，轮廓线微刺状。

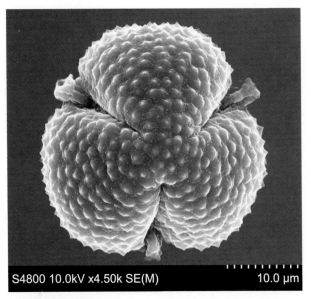

极面观 Polar view

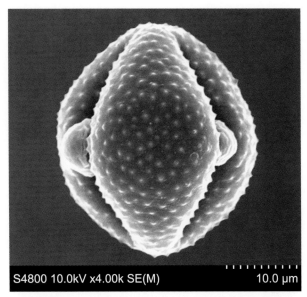

赤道面观 Equatorial view

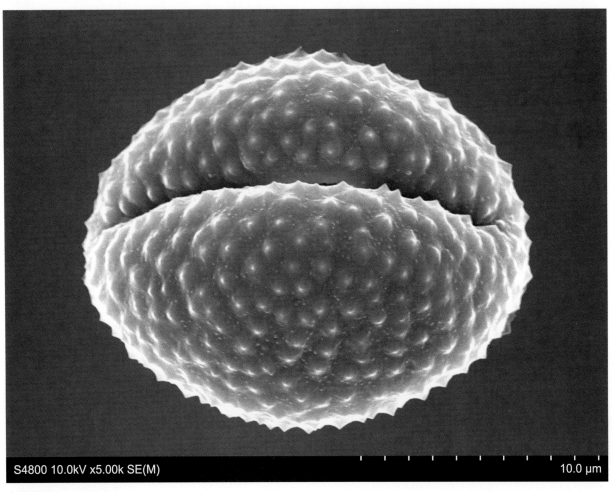

赤道面观 Equatorial view

21. ᠤᠯᠠᠭᠠᠨ ᠬᠦᠯᠲᠦ ᠱᠠᠷᠢᠯᠵᠢ *Artemisia rubripes* Nakai

ᠱᠠᠷᠢᠯᠵᠢ ᠶᠢᠨ ᠲᠥᠷᠥᠯ *Artemisia* L.   Compositae ᠪᠤᠷᠭᠠᠰᠤᠨ ᠤ ᠢᠵᠠᠭᠤᠷ

Herbs perennial, 90 to180 cm tall. Stems erect, ribbed, base often red. Lower leaves withered in anthesis. Middle leaves 1- or 2-pinnatiparted, lateral lobes usually 2 pairs, lobes narrow and long lanceolate, leaves margin slightly reversed, pseudo-stipule at base. Upper leaves 3-partite or entire. Capitula ovate or elliptic-ovate, forming a dense spike on branch, arranged into expanded panicles on the stem.

Flowering: August to September

Distribution: Northeast and North China

Place of collection: Haidian district, Beijing

Date of collection: September 14, 2017

LM: Pollen grain subspherical. P/E ratio: 1.08(1.00 to 1.28). Tricolporate in polar view, suborbicular in equatorial view. 19.4(17.9-21.3)μm×18.1(15.8-20.2)μm in size. Furrow: 3. Pore: 3, subovate. Granular texture on surface.

SEM: Pollen grain subspherical. Furrow: 3. Pore: 3, membrane protruded. Small spiny texture on surface, spinules dense and slightly wide at base. Small particles on covering layer, contour spinule-like.

22. 菊科 Compositae 蒿属 *Artemisia* L.

中文：白莲蒿（铁杆蒿）
学名：*Artemisia sacrorum* Ledeb.

多年生草本，成半灌木状，高 50～100cm。茎直立，多分枝，暗紫褐色，具纵棱，基部木质。茎下部叶花期枯萎。中部叶卵形或椭圆形，2 回羽状深裂，基部有假托叶，具叶柄。上部叶小，羽状浅裂，具短柄或无柄。头状花序近球形，在茎和枝端排成狭窄或稍开展的圆锥状。

花期：8—9 月份。
分布：我国东北、华北、西北等地区。
采集地点：河北省张北县。
采集日期：2017 年 8 月 1 日。

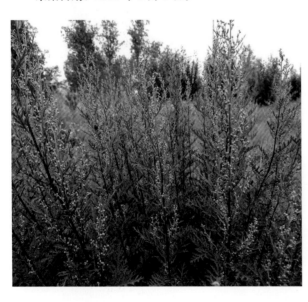

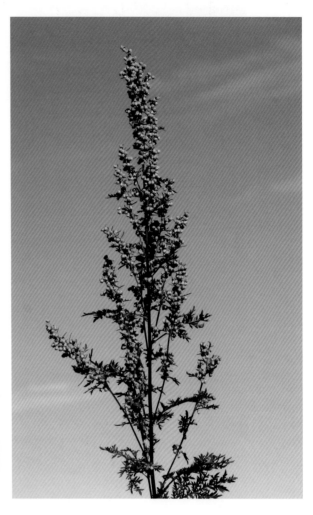

光学显微镜：花粉粒近球形。P/E=0.94（0.88～1.00）。极面观三裂圆形。花粉粒大小为 21.2（18.3～23.9）μm×22.5（18.3～25.3）μm。具 3 孔沟，孔圆形。外层基柱明显。表面具颗粒状纹饰。

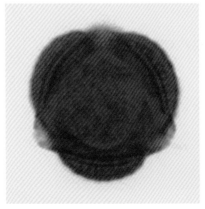
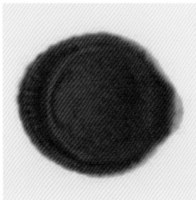
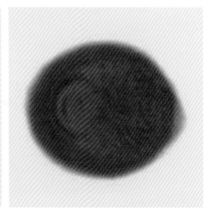

扫描电镜：花粉粒近球形，具3孔沟。表面具小刺状纹饰，刺稀疏，基部膨大，覆盖层有小颗粒，轮廓线波状。

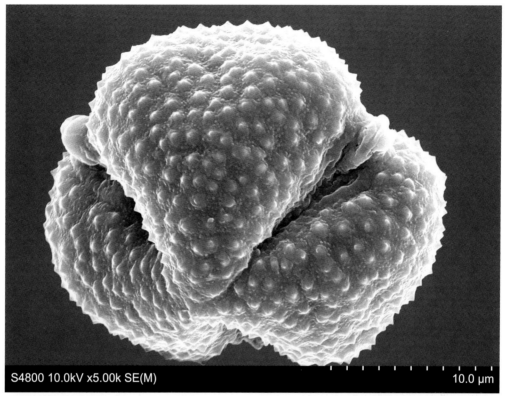

极面观 Polar view

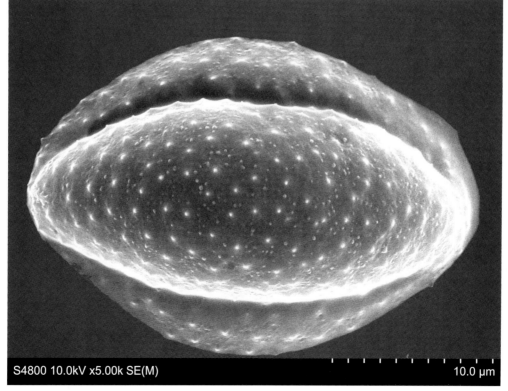

赤道面观 Equatorial view

Herbs perennial, suffruticose, 50 to 100 cm tall. Stems erect, multi-branched, dark purple brown, ribbed, base woody. Lower stem leaves withered in anthesis. Middle leaves ovate or elliptic, 2-pinnatiparted, pseudo-stipule at base, with petiole. Upper leaves small, pinnatilobate, with short petiole or petiole absent. Capitula subspherical, arranged into narrow or slightly expanded conical shape on top of stem and branch.

Flowering: August to September

Distribution: Northeast, North and Northwest China

Place of collection: Zhangbei, Hebei province

Date of collection: August 1, 2017

LM: Pollen grain subspherical. P/E ratio:0.94(0.88 to 1.00). Tricolporate in polar view. 21.2(18.3-23.9)μm×22.5(18.3-25.3)μm in size. Furrow: 3. Pore: 3, round. Base column on exine obvious. Granular texture on surface.

SEM: Pollen grain subspherical. Furrow: 3. Pore: 3. Small spiny texture on surface, spinules sparse and wide at base. Small particles on covering layer, contour wavy.

23. 菊科 Compositae 蒿属 *Artemisia* L.

中文：密毛白莲蒿
学名：*Artemisia sacrorum* Ledeb. var. *messerschmidtiana* (Besser) Y. R. Ling

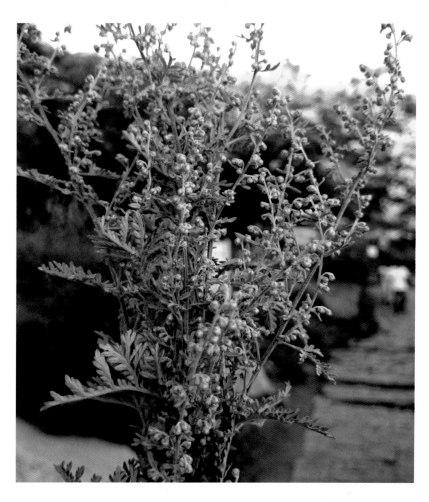

多年生草本，成半灌木状，高 50 ～ 100cm。茎直立，多分枝，暗紫褐色，具纵棱，基部木质。茎下部叶花期枯萎。中部叶卵形或椭圆形，2 回羽状深裂，基部有假托叶，具叶柄。上部叶小，羽状浅裂，具短柄或无柄。叶两面密被短柔毛，呈灰白色或淡灰黄色。头状花序近球形，在茎和枝端排成狭窄或稍开展的圆锥状。

花期：8—9 月份。

分布：我国东北、西北、华东等地区。

采集地点：内蒙古赤峰市。

采集日期：2016 年 8 月 13 日。

光学显微镜：花粉粒近球形。P/E=1.04（0.99 ～ 1.07）。极面观三裂圆形。花粉粒大小为 17.9（16.1 ～ 19.1）μm× 17.3（16.1 ～ 18.4）μm。具 3 孔沟。表面具颗粒状纹饰。

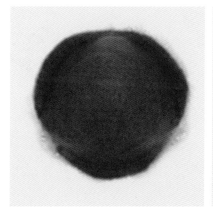
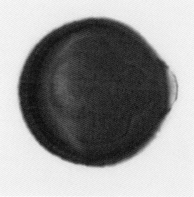
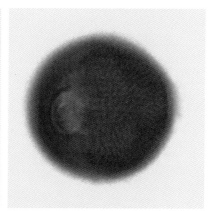

　　扫描电镜：花粉粒近球形，具 3 孔沟，孔膜外突，沟长。表面具小刺状纹饰，刺稀疏，基部稍膨大，覆盖层有小颗粒，轮廓线微刺状。

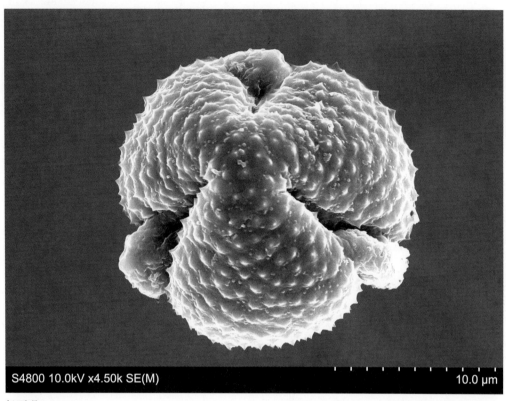

S4800 10.0kV x4.50k SE(M)　　　　　　　　10.0 μm

极面观 Polar view

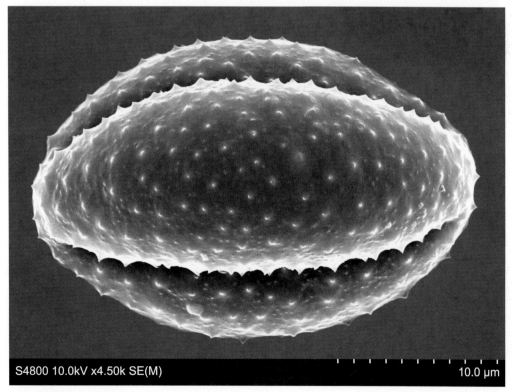

S4800 10.0kV x4.50k SE(M)　　　　　　　　10.0 μm

赤道面观 Equatorial view

Herbs perennial, suffruticose, 50 to 100 cm tall. Stems erect, multi-branched, dark purple-brown, ribbed, base woody. Lower stem leaves withered in anthesis. Middle leaves ovate or elliptic, 2- pinnatiparted, pseudo-stipule at base, with petiole. Upper leaves small, pinnatilobate, with short petiole or petiole absent. Both sides of leaves densely gray-white or light gray-yellow pubescent. Capitula subspherical, arranged into narrow or slightly expanded conical shape on top of stem and branch.

Flowering: August to September

Distribution: Northeast, Northwest, East China, and some other places

Place of collection: Chifeng, Inner Mongolia

Date of collection: August 13, 2016

LM: Pollen grain subspherical. P/E ratio:1.04(0.99 to 1.07). Tricolporate in polar view. 17.9(16.1-19.1)μm× 17.3(16.1-18.4)μm in size. Furrow: 3. Pore: 3. Granular texture on surface.

SEM: Pollen grain subspherical. Furrow: 3, long. Pore: 3, membrane protruded. Small spiny texture on surface, spinules sparse, slightly wide at base. Small particles on covering layer, contour spinule-like.

24. 菊科 Compositae 蒿属 *Artemisia* L.

中文：猪毛蒿
学名：*Artemisia scoparia* Waldst. et Kit.

一年生、二年生或多年生草本，高 40 ～ 100cm。茎直立，暗紫色，下部分枝开展，上部分枝斜升，幼时被灰色微柔毛，后渐脱落。茎下部叶长圆形，2 ～ 3 回羽状全裂，裂片狭线形。中部叶 1 ～ 2 回羽状全裂，裂片丝线形。上部叶 3 全裂或不裂。头状花序球形或卵球形，在分枝上组成复总状花序，在茎上排成开展的圆锥花序。

花期：7—8 月份。
分布：在全国广泛分布。
采集地点：河北省张北县。
采集日期：2017 年 8 月 1 日。

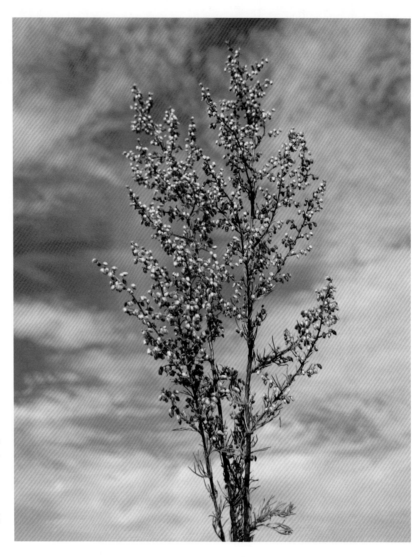

光学显微镜：花粉粒近球形。P/E=0.96（0.91 ～ 1.00）。极面观三裂圆形，赤道面观近圆形。花粉粒大小为 15.7（15.1 ～ 16.9）μm×16.4（15.6 ～ 18.2）μm。具 3 孔沟，孔圆形，沟较宽。表面具颗粒状纹饰。

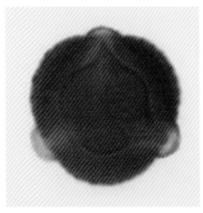
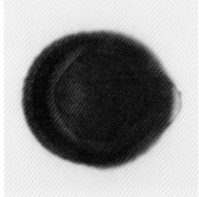
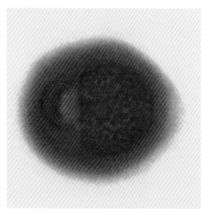

　　扫描电镜：花粉粒近球形，具 3 孔沟，沟长且深。表面具小刺状纹饰，刺稀疏，基部明显膨大，覆盖层有密集小颗粒，轮廓线微刺状。

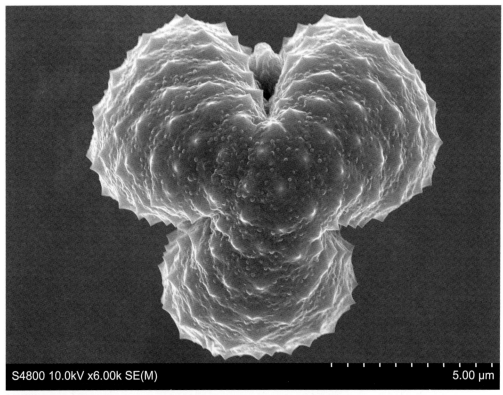

S4800 10.0kV x6.00k SE(M)　　　　　　　　　　5.00 μm

极面观 Polar view

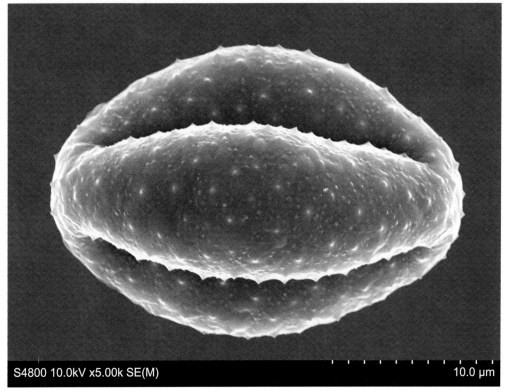

S4800 10.0kV x5.00k SE(M)　　　　　　　　　　10.0 μm

赤道面观 Equatorial view

24. *Artemisia scoparia* Waldst. et Kit.

Compositae　*Artemisia* L.

Herbs annual, biennial or perennial, 40 to 100 cm tall. Stems erect, dark purple, lower branch expanded, upper branch ascending, gray tomentulose early, gradually caducous later. Lower stem leaves oblong, 2- or 3- pinnatisect, lobes narrowly linear. Middle Leaves 1- or 2- pinnatisect, lobes filiform. Upper leaves 3- pinnatisect or entire. Capitula spherical or ovoid, forming compound raceme on branch, arranged into expanded panicle on the stem.

Flowering: July to August

Distribution: widely distributed throughout China

Place of collection: Zhangbei, Hebei province

Date of collection: August 1, 2017

LM: Pollen grain subspherical. P/E ratio:0.96(0.91 to 1.00). Tricolporate in polar view, suborbicular in equatorial view. 15.7(15.1-16.9) μm × 16.4(15.6-18.2) μm in size. Furrow: 3, wide. Pore: 3, round. Granular texture on surface.

SEM: Pollen grain subspherical. Furrow: 3, long and deep. Pore: 3. Small spiny texture on surface, spinules sparse, obviously wide at base. Small dense particles on covering layer, contour spinule-like.

25. 菊科 Compositae 蒿属 *Artemisia* L.

中文：大籽蒿

学名：*Artemisia sieversiana* Ehrh. ex Willd.

一至二年生草本，高 50 ～ 150cm。茎直立，具纵棱，稀下部稍木质化，单生或从基部分枝，被灰白色微柔毛。下部及中部叶宽卵形，有长柄，2 ～ 3 回羽状全裂，稀深裂。上部叶条形，无柄，羽状全裂或不裂。头状花序半球形，较大，直径 4 ～ 6mm，有短梗，梗长 1.5 ～ 5mm，下垂，在分枝上组成复总状花序，在茎上排成开展的圆锥花序。花冠黄色，边缘雌花，中央两性花。

花期：7—9 月份。

分布：除华南地区外，在全国广泛分布，常见于路旁、荒地、草原。

采集地点：内蒙古赤峰市。

采集日期：2016 年 7 月 29 日。

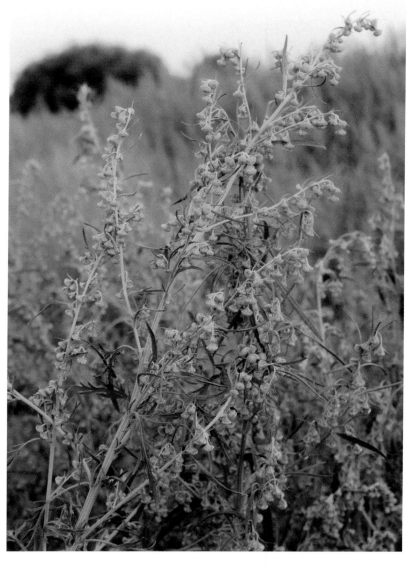

光学显微镜：花粉粒近球形。P/E=0.95（0.88 ～ 1.08）。极面观三裂圆形，赤道面观圆形或宽椭圆形。花粉粒大小为 17.3（15.8 ～ 19.5）μm × 18.2（16.8 ～ 19.7）μm。具 3 孔沟，孔膜突出。外壁厚，基柱明显。表面具细颗粒状纹饰，轮廓线上小刺突起。

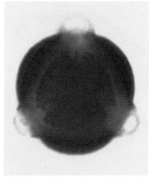 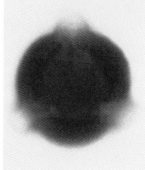 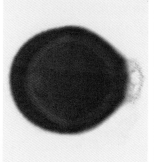 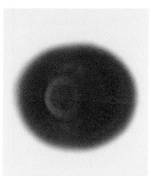

扫描电镜：花粉粒近球形，具 3 孔沟，孔膜突出，沟长，边缘不整齐。表面具小刺状纹饰，刺较密集，刺基明显膨大，覆盖层有小颗粒，轮廓线微刺状。

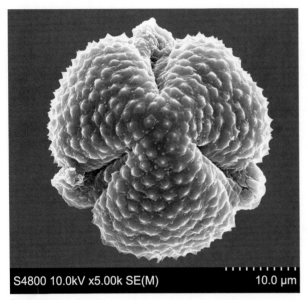

极面观 Polar view

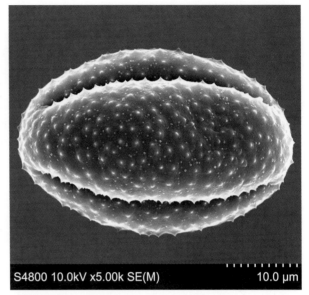

赤道面观 Equatorial view

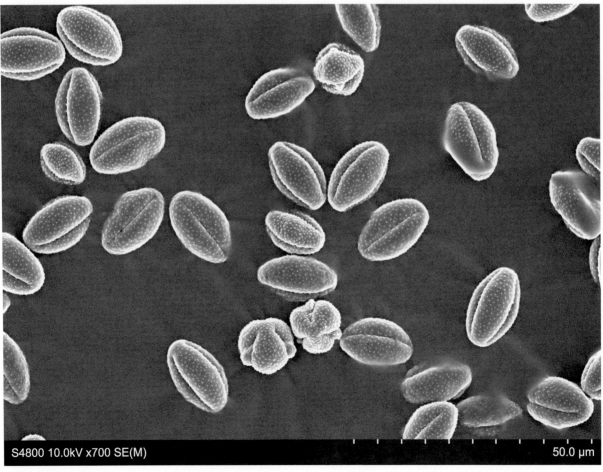

群体 Colony

Herbs annual or biennial, 50 to 150 cm tall. Stems erect, ribbed, slightly woody on lower part, single or branched from the base, sparsely grey-white pubescent. Lower and middle leaves widely ovate, long petiolute, 2- or 3-pinnatisect, barely pinnatifid. Upper leaves linear, petiole absent, pinnatisect or entire. Capitula hemispherical, large, 4-6mm in diameter, shortly stalked, 1.5-5 cm long. Capitula forming compound raceme on the branch, arranged into extended panicle on the stem. Corolla yellow, female flowers in the exterior, bisexual flowers in the center.

Flowering: July to September

Distribution: Widely distributed throughout the country except South China. Common in wasteland, grassland and by roadside.

Place of collection: Chifeng, Inner Mongolia

Date of collection: July 29, 2016

LM: Pollen grain subspherical, P/E ratio: 0.95(0.88 to 1.08). Tricolporate in polar view, round or elliptic in equatorial view. 17.3(15.8-19.5) μm×18.2(16.8-19.7) μm in size. Furrow: 3. Pore: 3, membrane protruded. Exine thick. Base column obvious. Finely granular texture on surface, contour spinule-like.

SEM: Pollen grain subspherical. Furrow: 3, long, irregular on the edge. Pore: 3, membrane protruded. Small spiny texture on surface, spinules dense, obviously wide at base. Small particles on covering layer, contour spinule-like.

26. 菊科 Compositae 蒿属 *Artemisia* L.

中文：裂叶蒿
学名：*Artemisia tanacetifolia* L.

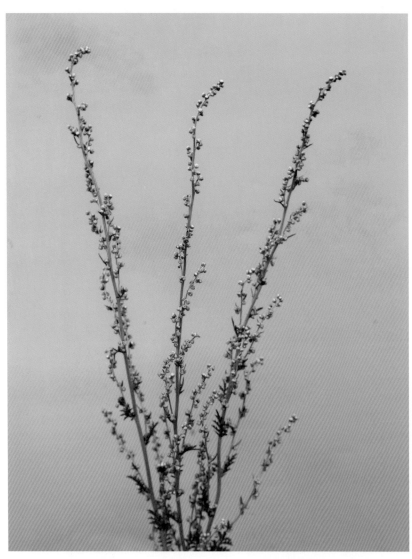

多年生草本，高 50 ～ 90cm。茎直立，具纵棱，上部分枝，初被蛛丝状毛，后无毛。茎下部叶长圆形，2 回羽状全裂，侧裂片又常有小锯齿和小裂片，具长柄，基部有假托叶。上部叶 1 ～ 2 回羽状细裂。头状花序半球形，有短梗，在茎上排成扫帚状圆锥花序。

花期：7—8 月份。

分布：我国东北、华北、西北等地区。

采集地点：河北省张北县。

采集日期：2017 年 8 月 2 日。

光学显微镜：花粉粒近球形。P/E=0.99（0.92 ～ 1.07）。极面观三裂圆形。花粉粒大小为 18.6（17.3 ～ 20.7）μm×18.8（17.8 ～ 20.0）μm。具 3 孔沟。表面具颗粒状纹饰。

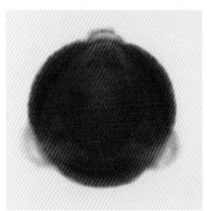
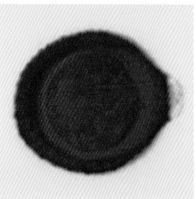
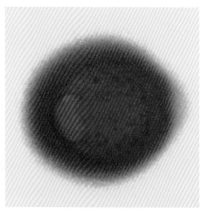

　　扫描电镜：花粉粒近球形，具3孔沟，孔膜外突，沟长且深。表面具小刺状纹饰，刺稀疏、较短，分布均匀，基部膨大，覆盖层有小颗粒，轮廓线微刺状。

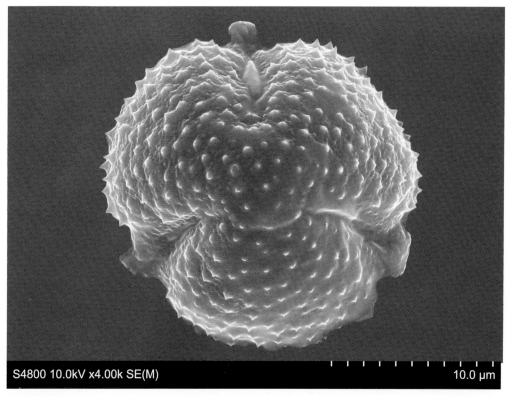

极面观 Polar view

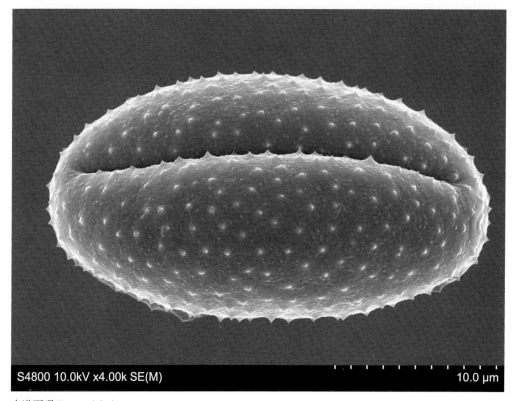

赤道面观 Equatorial view

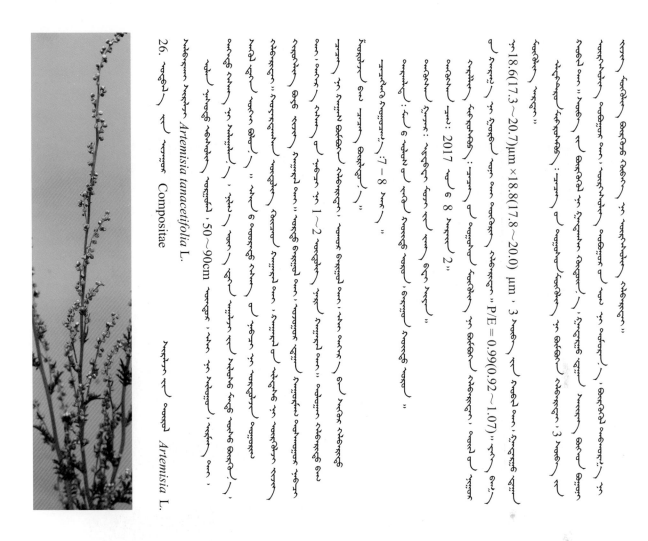

Herbs perennial, 50 to 90 cm tall. Stems erect, ribbed, multi-branched on the top, covered by arachnoid tomentum early, glabrous later. Lower stem leaves oblong, 2-pinnatisect, side lobes serrulate or lobulate, with long petiole, pseudo-stipule at base. Upper leaves finely 1-pinnatifid. Capitula hemispherical, with short stalk, arranged in broad panicle on the stem.

Flowering: July to August

Distribution: Northeast, North and Northwest China

Place of collection: Zhangbei, Hebei province

Date of collection: August 2, 2017

LM: Pollen grain subspherical. P/E ratio: 0.99 (0.92 to 1.07). Tricolporate in polar view. 18.6(17.3-20.7) μm × 18.8(17.8-20.0) μm in size. Furrow: 3. Pore: 3. Granular texture on surface.

SEM: Pollen grain subspherical. Furrow: 3, long and deep. Pore: 3, membrane protruded. Small spiny texture on surface, spinules sparse, short, evenly distributed, wide at base. Small particles on covering layer, contour spinule-like.

27. 菊科 Compositae 向日葵属 *Helianthus* L.

中文：向日葵
学名：*Helianthus annuus* L.

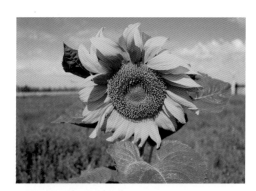

一年生草本，高 1～3m。茎直立粗壮。叶互生，宽卵形，先端急尖或渐尖，基出 3 脉。叶缘具粗锯齿，两面具短糙毛，叶柄长。头状花序常单生在茎端。雌花舌状，黄色。两性花管状，棕色或紫色。

花期：7—9 月份。

分布：原产北美，我国各省区普遍栽培。

采集地点：内蒙古多伦县。

采集日期：2016 年 7 月 28 日。

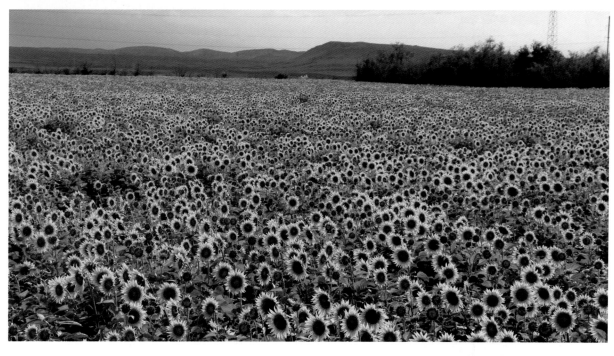

光学显微镜：花粉粒近球形。极面观三裂圆形，每个裂片常具 5 个刺。赤道面观圆形。直径为 30.1（26.8～32.7）μm。具 3 孔沟，孔明显，孔膜外突。表面具长刺状纹饰。

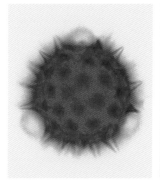 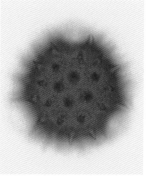 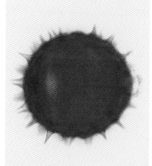 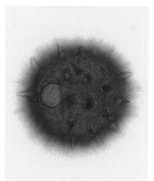

扫描电镜：花粉粒近球形，具 3 孔沟。表面具长刺状纹饰，刺长约 5.6μm，刺末端尖，基部膨大，有穿孔。

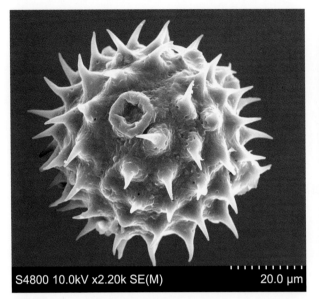

整体观 Overall view

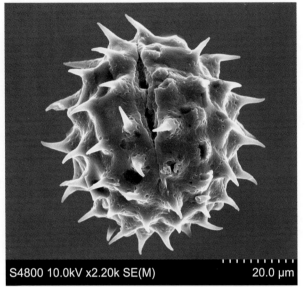

沟孔 Colporate

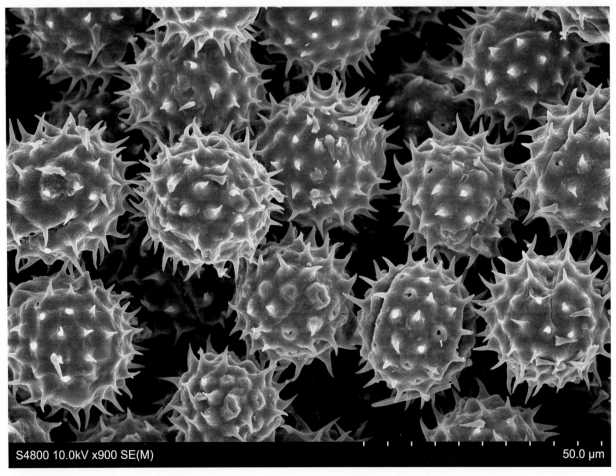

群体 Colony

87

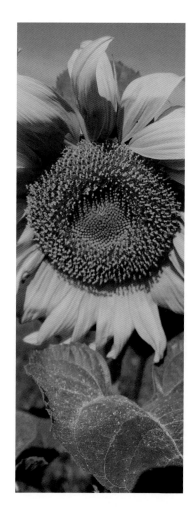

Herbs annual, 1-3 m tall. Stems erect, robust. Leaves alternate, broad-ovate, acute or acuminate at apex, 3 veins out of leaf base. Leaves margin roughly serrate, coarsely short hairy at both sides. Petiole long. Capitula solitary at stem apex. Female flower ligulate, yellow. Bisexual flower tubular, brown or purple.

Flowering: July to September

Distribution: Native to North America, widely cultivated in China

Place of collection: Duolun, Inner Mongolia

Date of collection: July 28, 2016

LM: Pollen grain subspherical. Tricolporate in polar view, 5 spines on each lobe. Round in equatorial view. 30.1(26.8-32.7)μm in diameter. Furrow: 3. Pore: 3, obvious, membrane protruded. Long spiny texture on surface.

SEM: Pollen grain subspherical. Furrow: 3. Pore: 3. Long spiny texture on surface, spine 5.6μm long, sharp at the end, wide at base, perforated.

28. 菊科 Compositae 苍耳属 *Xanthium* L.

中文：苍耳

学名：*Xanthium sibiricum* Patrin ex Widder

一年生草本，高 30 ～ 90cm。茎直立，分枝或少分枝。叶三角状卵形或心形，先端尖或钝，基出 3 脉。叶缘具不规则粗锯齿，叶柄长。雄头状花序球形，近无梗；雌头状花序椭圆形。

花期：7—8 月份。

分布：在全国广泛分布。

采集地点：北京市昌平区。

采集日期：2016 年 8 月 27 日。

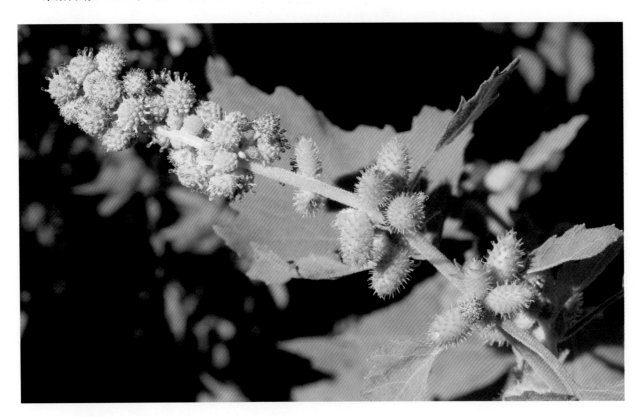

光学显微镜：花粉粒近球形。极面观三浅裂圆形，赤道面观圆形。直径为 23.4（21.1 ～ 25.2）μm。具 3 孔沟，沟短。外壁较厚，表面具颗粒状纹饰。

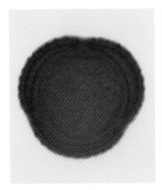 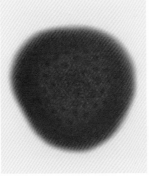 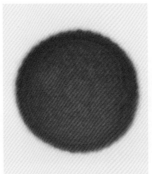 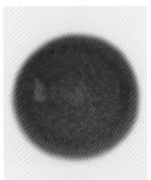

扫描电镜: 花粉粒近球形,具 3 孔沟,沟短,内孔下陷。表面具分布均匀的微刺状突起。

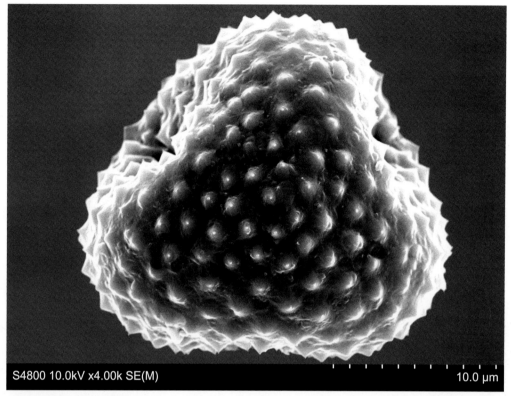

极面观 Polar view

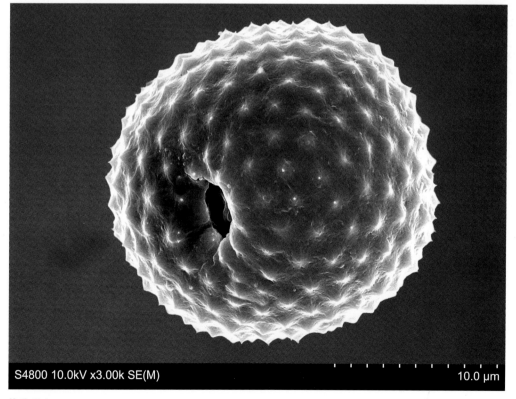

沟孔 Colporate

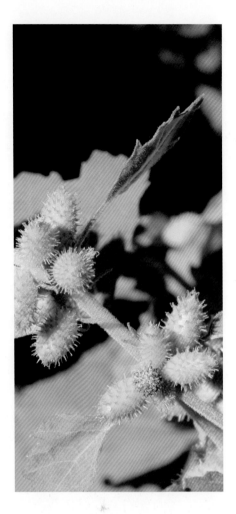

Herbs annual, 30 to 90 cm tall. Stems erect, branched or few branched. Leaves triangular-ovate or cordate, acuminulate or obtuse at apex, 3 veins out of leaf base, margin irregularly serrate. Petiole long. Male capitula spherical, almost stalkless. Female capitula elliptic.

Flowering: July to August

Distribution: Widely distributed throughout China

Place of collection: Changping district, Beijing

Date of collection: August 27, 2016

LM: Pollen grain subspherical, trilobed circle in polar view, round in equatorial view, 23.4 (21.1–25.2) μm in diameter. Furrow: 3, short. Pore: 3. Exine thick. Granular texture on surface.

SEM: Pollen grain subspherical. Furrow: 3, short. Pore: 3, inner hole sagged. Spinule-like protrusion evenly distributed on surface.

29. 十字花科 Cruciferae 芸薹属 *Brassica* L.

中文：芸薹（油菜）

学名：*Brassica rapa* L. var. *oleifera* DC.

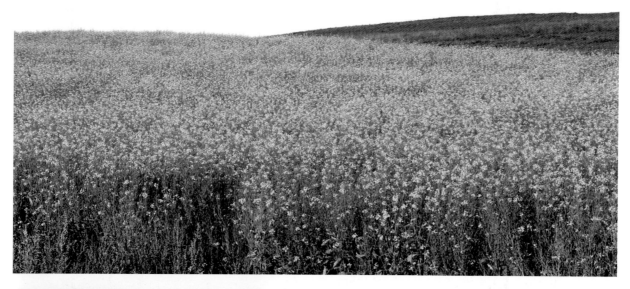

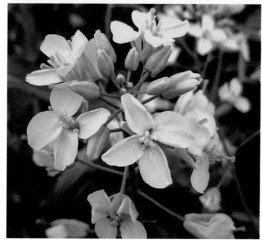

一年生草本，高 30 ～ 90cm。茎直立，分枝或不分枝。基部叶羽状分裂，下部茎生叶羽状半裂，上部茎生叶长圆状倒卵形或披针形。花两性，总状花序，花瓣 4，鲜黄色。

花期：长江以南 1—3 月份；北京 4—5 月份；内蒙古 7—8 月份。

分布：在全国广泛分布。

采集地点：内蒙古赤峰市。

采集日期：2016 年 8 月 12 日。

光学显微镜：花粉粒长球形。P/E=1.23（1.01 ～ 1.48）。极面观三裂圆形，赤道面观椭圆形。花粉粒大小为 25.8（21.8 ～ 32.8）μm×20.9（18.4 ～ 25.6）μm。具 3 沟，稀 4 沟，沟长，几乎达两极。外壁具明显基柱。表面具明显网状纹饰。

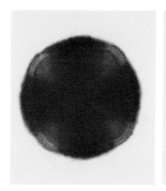
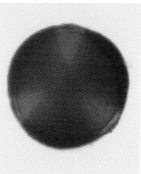
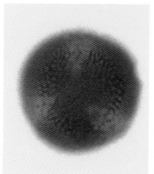
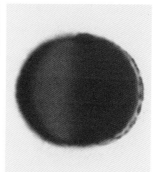

扫描电镜：花粉粒长球形，常具 3 沟，沟内具颗粒。表面具明显网状纹饰，网眼大小不一，形状各异。

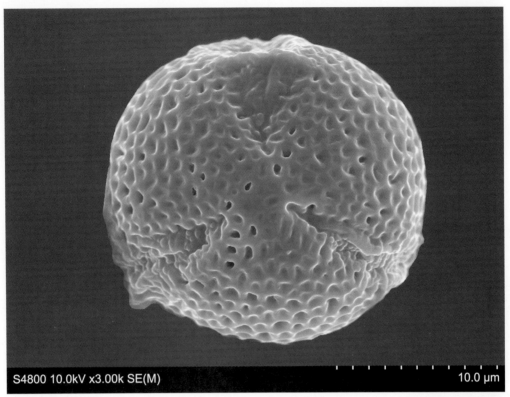

极面观 Polar view

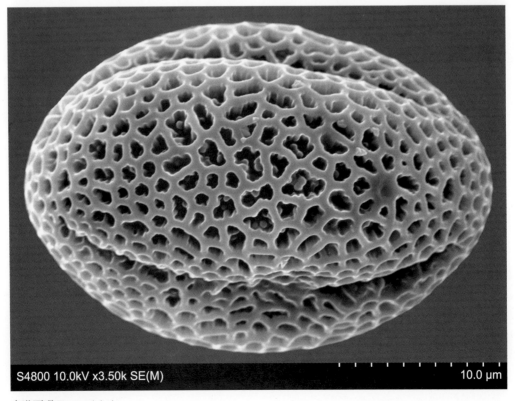

赤道面观 Equatorial view

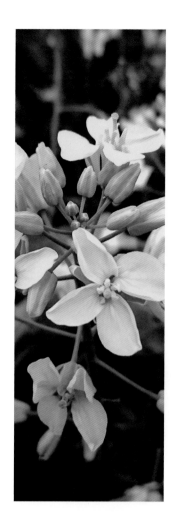

29. ᠣᠷᠭᠣᠮᠠᠯ / Cruciferae

Brassica rapa L. var. oleifera DC.

Brassica L.

Herbs annual, 30-90 cm tall. Stems erect, branched or simple. Basal leaves pinnately divided. Lower stem leaves pinnatifid, upper stem leaves oblong obovate or lanceolate. Flowers bisexual, racemose. Petals 4, brightly yellow.

Flowering: January to March in South of Yangtze River, April to May in Beijing, July to August in Inner Mongolia.

Distribution: Widely distributed throughout China

Place of collection: Chifeng, Inner Mongolia

Date of collection: August 12, 2016

LM: Pollen grain prolate-spherical, P/E ratio:1.23(1.01 to 1.48). Tricolporate in polar view, elliptic in equatorial view. 25.8(21.8-32.8) μm × 20.9(18.4-25.6) μm in size. Furrow: 3, barely 4, long, nearly reaching to both poles. Base column on exine obvious. Obvious reticular texture on surface.

SEM: Pollen grain prolate-spherical. Furrow: mostly 3, with granules. Obvious reticular texture on surface, mesh holes vary in size and shape.

30. 大戟科 Euphorbiaceae 蓖麻属 *Ricinus* L.

中文：蓖麻
学名：*Ricinus communis* L.

　　一年生草本，高 1 ～ 2m。茎直立中空。叶互生，近圆形，掌状 5 ～ 11 裂，裂片卵形或卵状披针形，先端渐尖。叶缘具锯齿。花单性，雌雄同株。圆锥花序顶生或与叶对生，雄花生于下部，雌花生于上部。蒴果近球形，常有软刺。

　　花期：近全年或 6—9 月份（栽培）。
　　分布：原产非洲，我国各省区普遍栽培。
　　采集地点：北京市海淀区。
　　采集日期：2016 年 4 月 20 日。

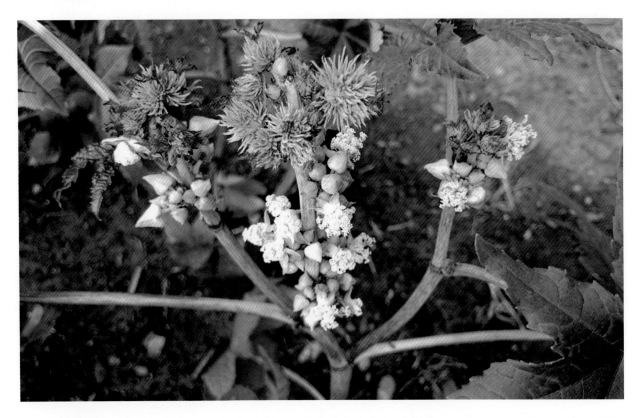

　　光学显微镜：花粉粒近球形。极面观三裂圆形，赤道面观近圆形。直径为 29.6（27.2 ～ 32.2）μm。具 3 孔沟，沟线形，细长。孔矩形，横长。外壁 2 层，孔周围外层稍加厚。表面具细网状纹饰。

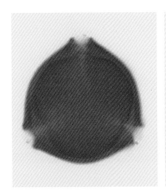 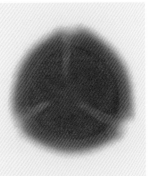 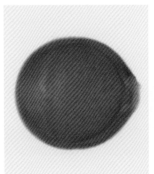 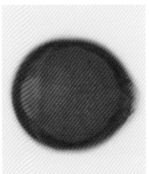

    扫描电镜：花粉粒近球形，具 3 孔沟，沟细长，沟膜具颗粒。表面具细网－细颗粒状纹饰，颗粒较密集，分布均匀。

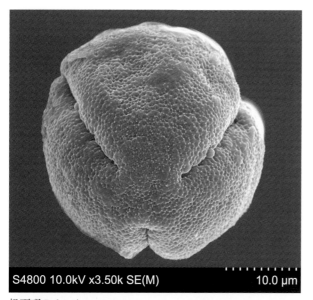

极面观 Polar view

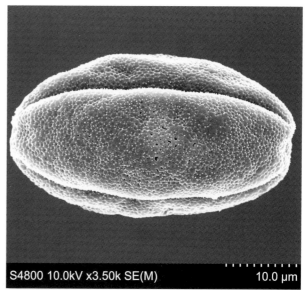

赤道面观 Equatorial view

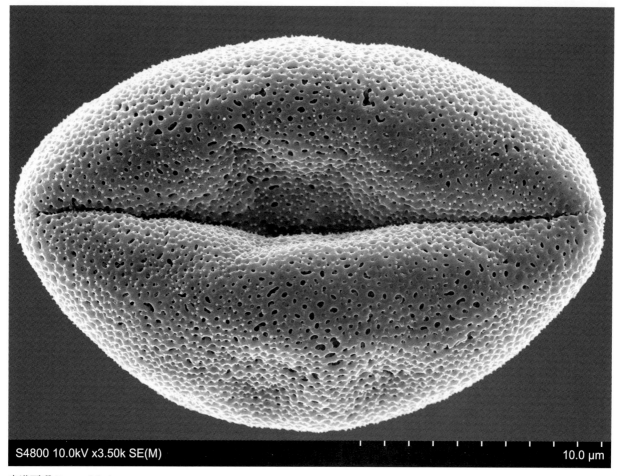

赤道面观 Equatorial view

30. ᠬᠠᠷᠠᠲᠤ ᠶ᠋ᠢᠨ ᠲᠥᠷᠥᠯ Ricinus L. Euphorbiaceae

Ricinus communis L.

Herbs annual, 1 to 2 m tall. Stems erect, hollow. Leaves alternate, suborbicular, 5- to 11-palmately partite, lobes ovate or ovate-lanceolate, acuminate at apex, margin serrate. Flowers unisexual, monoecious. Panicle terminal or opposite to leaves. Male flowers at lower part, female flowers upper. Capsules subspherical, softly spiny.

Flowering: Throughout a year or June to September (Cultivated)

Distribution: Native to Africa, widely cultivated throughout China

Place of collection: Haidian district, Beijing

Date of collection: April 20, 2016

LM: Pollen grain subspherical, tricolporate in polar view, suborbicular in equatorial view. 29.6(27.2-32.2)μm in diameter. Furrow: 3, liner, narrow and long. Pore: 3, rectangular, horizontally long. Exine doubly layered, external layer thicker than internal layer around pore. Finely reticular texture on surface.

SEM: Pollen grain subspherical. Furrow: 3, liner, narrow and long, membrane granular. Pore: 3. Finely reticular and granular texture on surface, granules relatively dense, evenly distributed.

31. 禾本科 Grameineae 玉蜀黍属 *Zea* L.

中文：玉蜀黍（玉米）
学名：*Zea mays* L.

一年生草本，高 1～4m。秆实心，直立通常不分枝。叶扁平阔长，带状披针形。叶缘波状，具粗壮中脉。花单性。雄性圆锥花序顶生，分枝成穗形总状花序；雌性肉穗花序腋生，长丝状花柱聚合成簇自总苞顶端伸出。

花期：6—9 月份。
分布：我国各地广泛栽培。
采集地点：北京市门头沟区。
采集日期：2016 年 6 月 27 日。

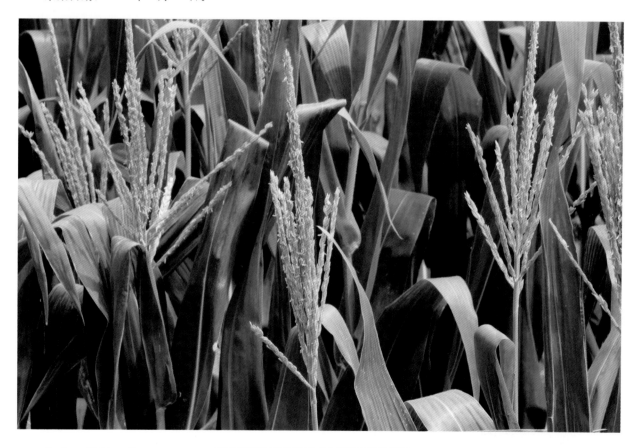

光学显微镜：花粉粒近球形。P/E=1.02（0.90～1.13）。极面观近圆形，赤道面观近圆形－椭圆形。花粉粒大小为 83.3（77.8～91.9）μm×81.8（76.0～89.4）μm。具单孔，孔周加厚，可见明显孔盖。外壁 2 层，表面具模糊的颗粒状纹饰。

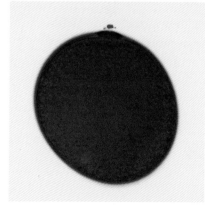 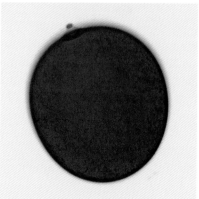

　　扫描电镜：花粉粒近球形。具单孔，孔周突出加厚，孔盖明显。表面具明显的细颗粒状纹饰，颗粒密集，分布均匀。

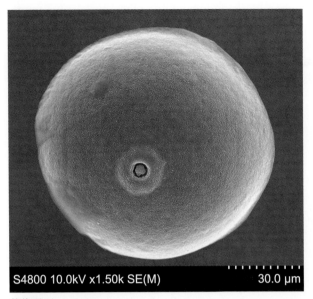

S4800 10.0kV x1.50k SE(M)　　30.0 µm

整体观 Overall view

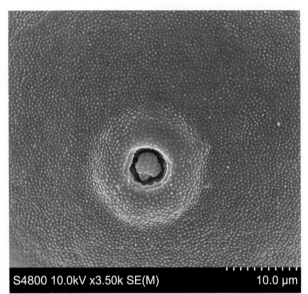

S4800 10.0kV x3.50k SE(M)　　10.0 µm

纹饰 Ornamentation

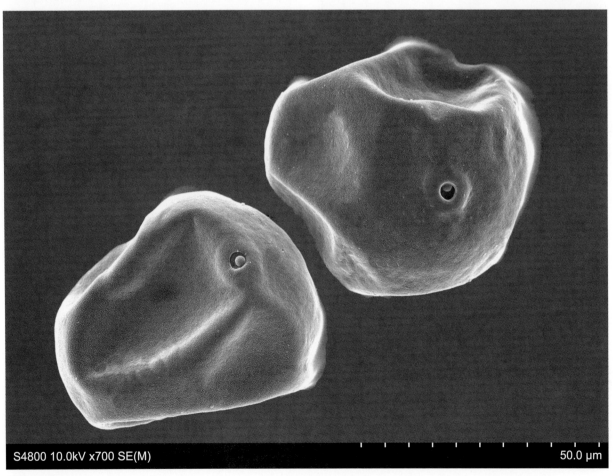

S4800 10.0kV x700 SE(M)　　50.0 µm

群体 Colony

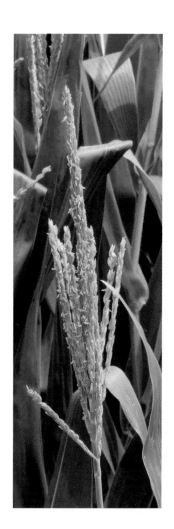

31. ᠰᠢᠷᠠ ᠪᠤᠳᠠᠭ᠎ᠠ Zea mays L.

ᠪᠤᠳᠠᠭ᠎ᠠ ᠶᠢᠨ ᠲᠦᠷᠦᠯ Zea L.

ᠦᠷᠡᠲᠦ ᠶᠢᠨ ᠢᠵᠠᠭᠤᠷ Gramineae

Herbs annual, 1 to 4 m tall. Cornstalk solid, erect, usually simple. Leaves flat and widely long, linear-lanceolate. Leaves margin undulate, midrib robust. Flowers unisexual, male panicle terminal, branched into spicate raceme, female spadix axillary. Long filiform styles clustered and stretch out at apex of involucre.

Flowering: June to September

Distribution: Widely cultivated throughout China

Place of collection: Mentougou district, Beijing

Date of collection: June 27, 2016

LM: Pollen grain subspherical. P/E ratio: 1.02 (0.90 to 1.13). Suborbicular in polar view, suborbicular or elliptic in equatorial view. 83.3(77.8-91.9)μm×81.8(76.0-89.4)μm in size. Pore 1, thickened at periphery, with obvious cap. Exine doubly layered, with fuzzy granular texture on surface.

SEM: Pollen grain subspherical. Pore 1, thickened at periphery, with obvious cap. Distinct finely granular texture on surface, granules dense, evenly distributed.

32. 胡桃科 Juglandaceae 胡桃属 *Juglans* L.

中文：**胡桃**
学名：***Juglans regia* L.**

落叶乔木，高达 25m。树皮老时灰白色，浅纵裂。小枝粗壮光滑。奇数羽状复叶，小叶常 5 ~ 9，顶端小叶最大。小叶椭圆状卵形至长椭圆形，先端钝圆或急尖，基部歪斜。小叶近无柄。花单性，雌雄同株。雄花序为柔荑花序，雌花序为穗状花序。

花期：4—5 月份。

分布：在我国各地普遍栽培。

采集地点：北京市海淀区。

采集日期：2016 年 4 月 8 日。

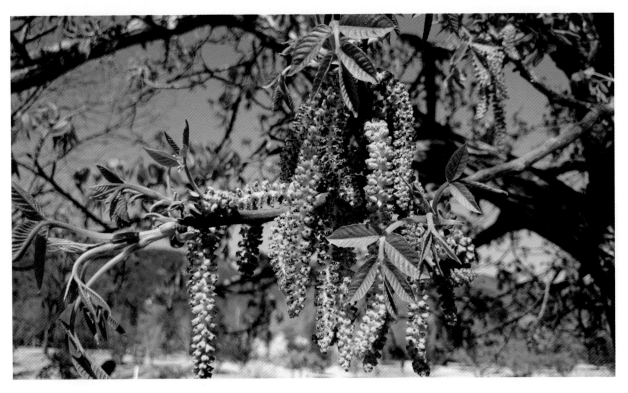

光学显微镜：花粉粒扁球形。P/E=0.71（0.55 ~ 0.82）。极面观多边形，赤道面观阔椭圆形。花粉粒大小为 29.4（25.9 ~ 32.9）μm×41.7（38.5 ~ 48.1）μm。具散孔 9 ~ 15，孔圆，分布均匀。表面具细颗粒状纹饰。

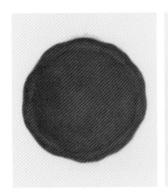 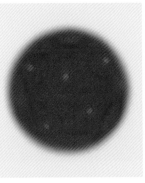 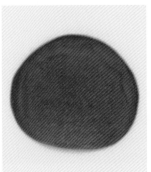 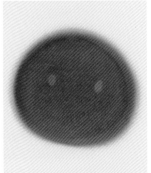

扫描电镜：花粉粒扁球形，具散孔 9 ～ 15，孔环稍突出。表面具分布密集的微刺状纹饰。

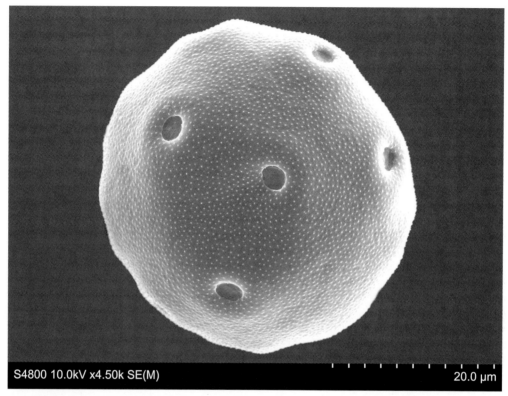

整体观 Overall view

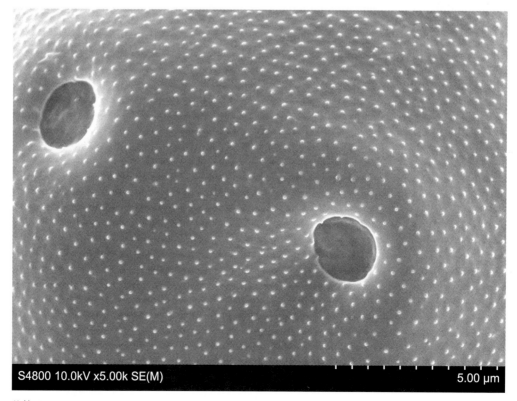

纹饰 Ornamentation

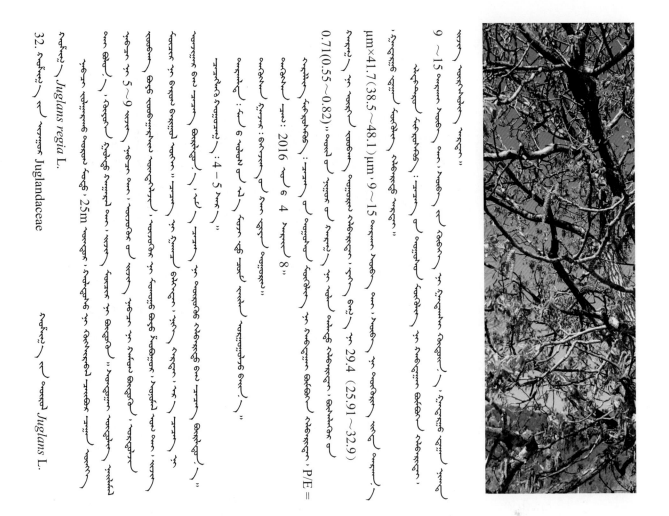

Trees deciduous, up to 25 m tall. Bark greyish white when old, shallowly fissured. Branchlets robust, glabrous. Leaves imparipinnate, leaflets usually 5-9, biggest on the top, elliptic-ovate or ovate-oblong, obtuse or acute at apex, oblique at base, almost sessile. Flowers unisexual, monoecious. Male inflorescence catkin, female ones spike.

Flowering: April to May

Distribution: Wildly cultivated throughout China

Place of collection: Haidian district, Beijing

Date of collection: April 8, 2016

LM: Pollen grain oblate-spherical. P/E ratio: 0.71(0.55 to 0.82). Polygonal in polar view, broadly elliptic in equatorial view. 29.4(25.9-32.9) μm × 41.7(38.5-48.1) μm in size. Pore: 9 to 15, round, evenly scattered. Finely granular texture on surface.

SEM: Pollen grain oblate-spherical. Pore: 9 to 15, scattered. Pore ring slightly protruded. Spinule-like texture densely distributed on surface.

33. 百合科 Liliaceae 葱属 *Allium* L.

中文：蒙古韭
学名：*Allium mongolicum* Regel

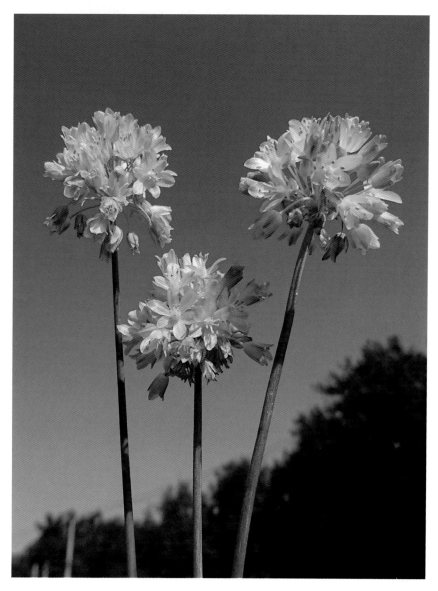

多年生草本。鳞茎簇生，圆柱形。鳞茎外皮褐黄色，破裂成松散的纤维状。叶基生，半圆柱状至圆柱状。花葶圆柱形，高 10 ~ 30cm。花两性。伞形花序生于花葶顶端，半球形或球形。花淡紫色至紫红色。

花期： 6—8 月份。

分布： 我国西北地区以及内蒙古。

采集地点： 内蒙古二连浩特市。

采集日期： 2015 年 8 月 5 日。

光学显微镜： 花粉粒椭圆体形。P/E= 0.51（0.46 ~ 0.59）。赤道面观椭圆形。花粉粒大小为 15.6（13.8 ~ 17.1）μm× 30.9（27.9 ~ 34.2）μm。具 1 远极沟，沟长达两极。表面具模糊的条纹状纹饰。

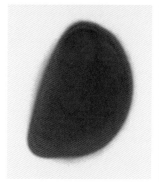 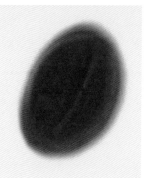 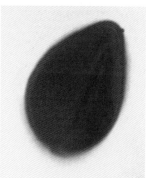 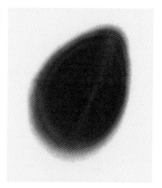

扫描电镜：花粉粒椭圆体形。具 1 远极沟。表面具条纹状纹饰。

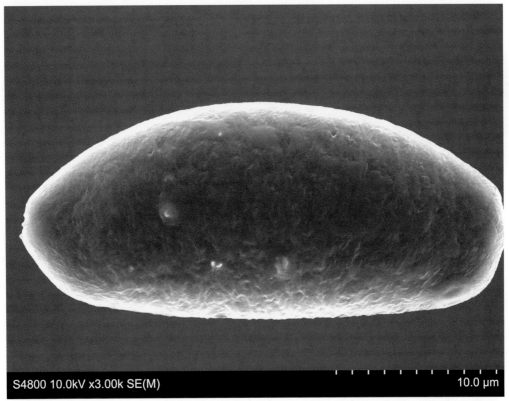

S4800 10.0kV x3.00k SE(M)　　　　　　　　　　10.0 μm

近极面观 Proximal view

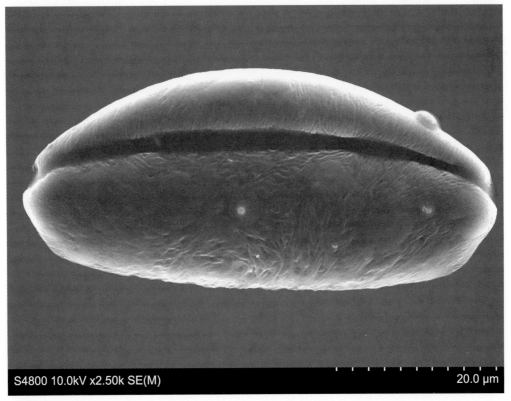

S4800 10.0kV x2.50k SE(M)　　　　　　　　　　20.0 μm

远极面观 Distal view

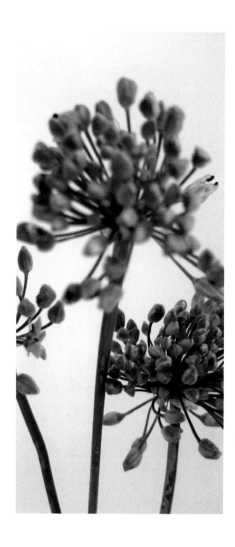

Herbs perennial. Bulb fascicular, cylindric. Skin brown-yellow, loosely fibrous. Leaves basal, semicylindric or cylindric. Scape cylindric, 10-30 cm tall. Flowers bisexual. Umbels on top of scape, semispherical or spherical. Flowers light purple or purple-red.

Flowering: June to August

Distribution: Northwest China and Inner Mongolia

Place of collection: Erenhot, Inner Mongolia

Date of collection: August 5, 2015

LM: Pollen grain ellipsoidal. Elliptic in equatorial view. P/E ratio:0.51(0.46 to 0.59). 15.6(13.8-17.1)μm×30.9(27.9-34.2)μm in size. 1 distal furrow reaching to both poles. Fuzzy stripy texture on surface.

SEM: Pollen grain ellipsoidal, single-anacolpate . Stripy texture on surface.

34. 桑科 Moraceae 桑属 *Morus* L.

中文：桑

学名：*Morus alba* L.

落叶乔木或灌木，高 3 ～ 15m。树皮灰褐色，不规则浅纵裂。幼枝密布短柔毛。叶卵形或宽卵形，先端急尖或钝，基部圆形或近心形。叶缘具粗钝锯齿，偶有不规则分裂。花单性，雌雄异株。雄、雌花均为腋生柔荑花序。聚花果圆柱形，成熟时紫红色或白色。

花期：4—5 月份。

分布：我国各地广泛栽培。

采集地点：北京市海淀区。

采集日期：2016 年 4 月 11 日。

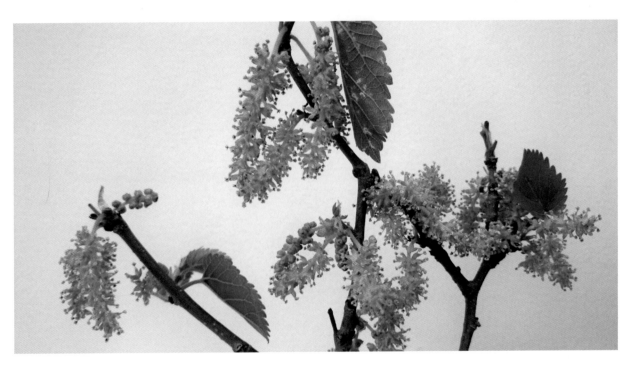

光学显微镜：花粉粒近球形，直径为 18.4（17.2 ～ 21.2）μm。具 2 ～ 3 孔，多为 2 孔，孔圆，有孔膜。表面具颗粒状纹饰。

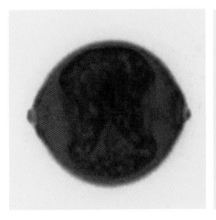 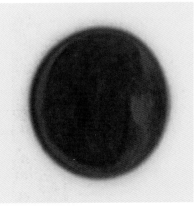 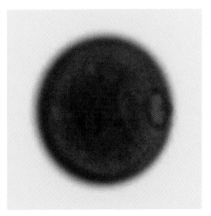

扫描电镜：花粉粒近球形。具 2 ~ 3 孔，孔内陷，有孔膜，膜上常有颗粒。表面具颗粒 – 刺状纹饰。

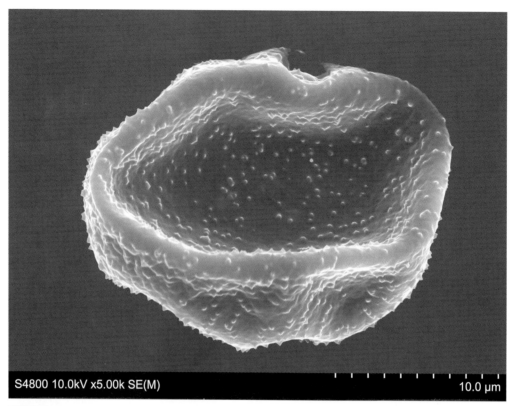

S4800 10.0kV x5.00k SE(M)   10.0 μm

萌发孔 Aperture

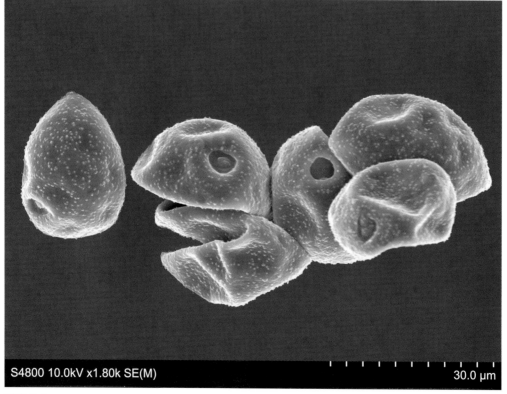

S4800 10.0kV x1.80k SE(M)   30.0 μm

群体 Colony

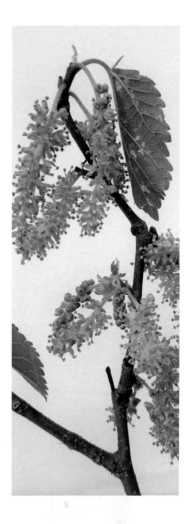

Trees or shrubs, deciduous, 3 to 15 m tall. Bark grey-brown, irregularly shallowly fissured. Young shoots densely pubescent. Leaves ovate or wide ovate, acute or obtuse at apex, round or subcordate at base. Leaves irregularly lobed, margin coarsely serrate, teeth obtuse. Flowers unisexual, dioecious. Male and female catkin axillary. Syncarp cylindric, purple-red or white when ripe.

Flowering: April to May

Distribution: Widely cultivated throughout China

Place of collection: Haidian district, Beijing

Date of collection: April 11, 2016

LM: Pollen grain subspherical, 18.4(17.2-21.2)μm in diameter. Pore: 2 to 3, mostly 2, round, with membrane. Granular texture on surface.

SEM: Pollen grain subspherical. Pore: 2 to 3, concave, with membrane. Pore membrane always granular. Granular-spiny texture on surface.

35. 桑科 Moraceae 葎草属 *Humulus* L.

中文：葎草
学名：*Humulus scandens* (Lour.) Merr.

一年至多年生缠绕草本。茎蔓生，有纵棱。茎、枝和叶柄具倒钩刺。叶掌状 5 ～ 7 深裂，稀 3 裂。叶缘具粗锯齿，叶柄长。花单性，雌雄异株。雄花圆锥花序，淡黄绿色；雌花穗状花序。

花期： 7—9 月份。

分布： 除新疆、青海外，在全国广泛分布；常见于沟边、路旁和荒地。

采集地点： 北京市门头沟区。

采集日期： 2016 年 9 月 24 日。

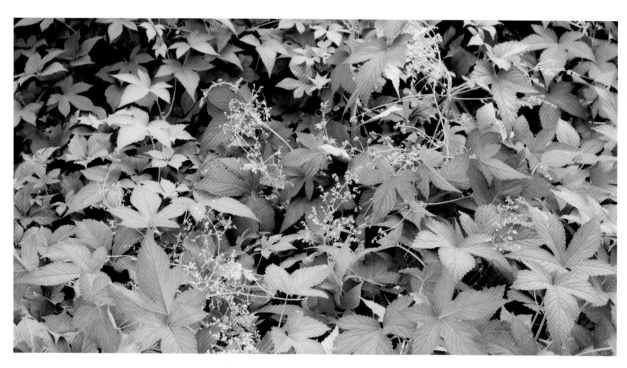

光学显微镜： 花粉粒近球形。P/E=0.90（0.86 ～ 0.93）。极面观近圆形，赤道面观椭圆形。花粉粒大小为 19.3（17.7 ～ 21.3）μm× 21.5（19.6 ～ 23.3）μm。具 3 ～ 4 孔，多为 3 孔，孔略突出，边缘加厚，形成孔环。表面具细颗粒状纹饰。

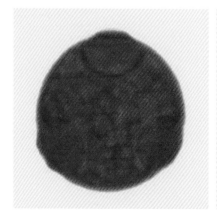  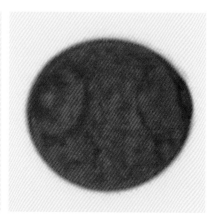

扫描电镜：花粉粒近球形，常褶皱内凹。常具 3 孔，孔圆，孔边加厚，边缘不整齐。表面具刺状突起，大小不一，分布不均。

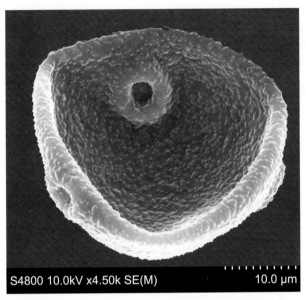

S4800 10.0kV x4.50k SE(M)　　　　10.0 µm

极面观 Polar view

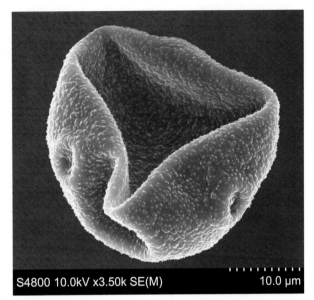

S4800 10.0kV x3.50k SE(M)　　　　10.0 µm

极面观 Polar view

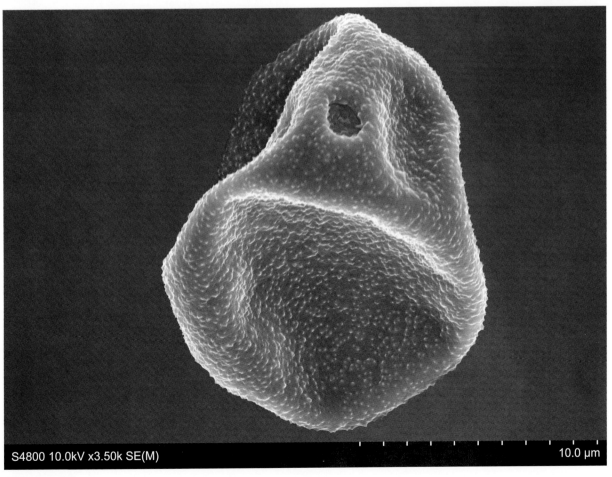

S4800 10.0kV x3.50k SE(M)　　　　10.0 µm

萌发孔 Aperture

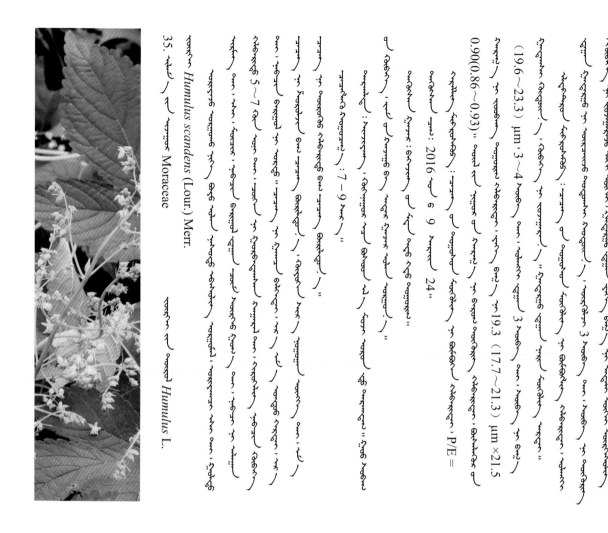

Herbs annual or perennial, twining. Stems creeping or climbing, ribbed. Stems, branches and petioles all have barbs. Leaves palmately 5- to 7-pinnate, rarely 3. Leaves margin coarsely serrate, petiole long. Flowers unisexual, dioecious. Male flowers paniculate, light yellowish green. Female ones spicate.

Flowering: July to September

Distribution: Widely distributed throughout China except Xinjiang and Qinghai. Common on dirty river bank, by roadside and on waste land

Place of collection: Mentougou district, Beijing

Date of collection: September 24, 2016

LM: Pollen grain subspherical. P/E ratio: 0.90(0.86 to 0.93). Suborbicular in polar view, elliptic in equatorial view. 19.3(17.7-21.3)μm×21.5(19.6-23.3)μm in size. Pore: 3 to 4, mostly 3, slightly protruded, thickened at edge, forming annulus. Finely granular texture on surface.

SEM: Pollen grain subspherical, always folded concave. Pore: mostly 3, round, thicken on the edge, edge irregular. Spiny prominence on surface, variable in size, unevenly distributed.

36. 木犀科 Oleaceae 白蜡树属（梣属）*Fraxinus* L.

中文：洋白蜡（美国红梣）

学名：*Fraxinus pennsylvanica* Marshall

落叶乔木，高达 20m。树皮灰褐色，皱裂。枝淡黄褐色。奇数羽状复叶；小叶披针状长圆形、狭卵形或椭圆形，先端渐尖，基部楔形或圆形。叶缘具不明显钝锯齿或近全缘。雄花与两性花异株，与叶同放。圆锥花序生于去年生枝。

花期： 4—5 月份。

分布： 原产美国，我国各省区多引种栽培。

采集地点： 北京市石景山区。

采集日期： 2017 年 4 月 4 日。

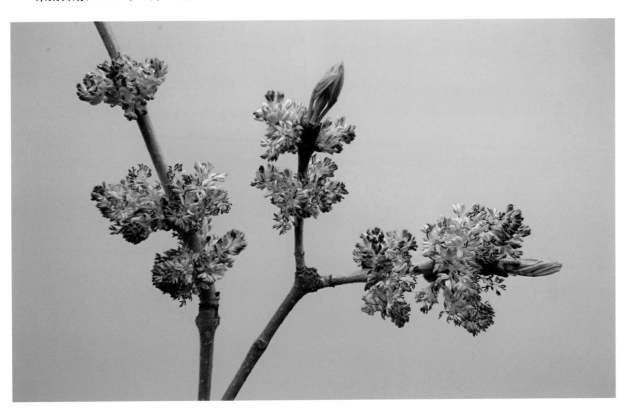

光学显微镜： 花粉粒长球形。P/E=1.17（1.06 ~ 1.28）。极面观多见四方形，赤道面观扁圆形。花粉粒大小为 20.7（18.8 ~ 23.7）μm×17.8（15.7 ~ 21.1）μm（10 粒）。具 4 ~ 5 沟，多为 4 沟。表面具细网状纹饰。

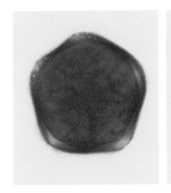 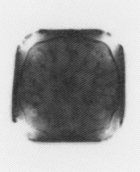 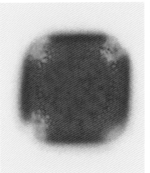 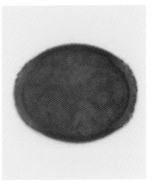

扫描电镜： 花粉粒长球形，具 4 ~ 5 沟，表面具细网状纹饰，网眼大小不一，形状各异。

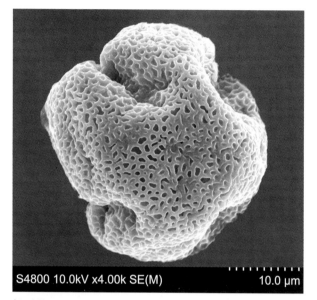

极面观 Polar view

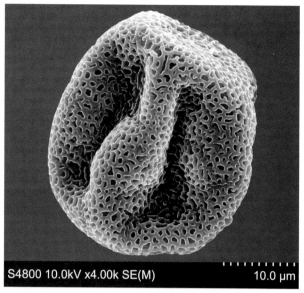

赤道面观 Equatorial view

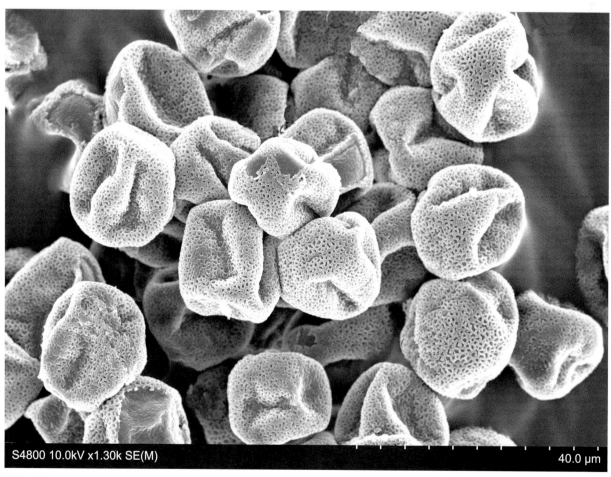

群体 Colony

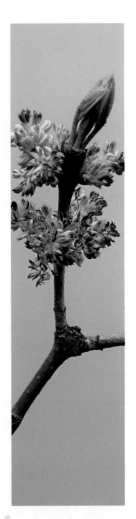

Trees deciduous, up to 20 m tall. Bark grey-brown , crumpled fissured. Branch light yellow-brown. Leaves imparipinnate. Leaflet lanceolate oblong, narrowly ovate or elliptic, acuminate at apex, cuneate or round at base. Leaves margin crenated obscurely or entire. Male and bisexual flower heterologous, bloom in accordance with leaf. Panicle on second-year branches.

Flowering: April to May

Distribution: Native to America, widely cultivated in China

Place of collection: Shijingshan district, Beijing

Date of collection: April 4, 2017

LM: Pollen grain prolate-spherical. P/E ratio:1.17(1.06 to 1.28). Mostly square in polar view, oblate-spherical in equatorial view. 20.7(18.8-23.7) μm×17.8(15.7-21.1)μm in size (10 grains). Furrow: 4 to 5, mostly 4. Finely reticular texture on surface.

SEM: Pollen grain prolate-spherical. Furrow 4 to 5. Finely reticular texture on surface, various in size and shape.

37. 悬铃木科 Platanaceae 悬铃木属 *Platanus* L.

中文：二球悬铃木（英国梧桐）
学名：*Platanus acerifolia* (Aiton) Willd.

落叶大乔木，高达 35m。树皮灰绿色，片状剥落，剥落后淡绿白色。嫩枝密被灰黄色绒毛。叶掌状 3 ～ 5 深裂，稀 7 裂，中裂片宽与长近相等。叶缘全缘或具 1 ～ 2 粗锯齿。花单性，雌雄同株。雄花、雌花球形头状花序，果序常为 2，稀 1 或 3。

花期：4—5 月份。
分布：原产欧洲，我国各省区多引种栽培。
采集地点：北京市丰台区。
采集日期：2016 年 4 月 7 日。

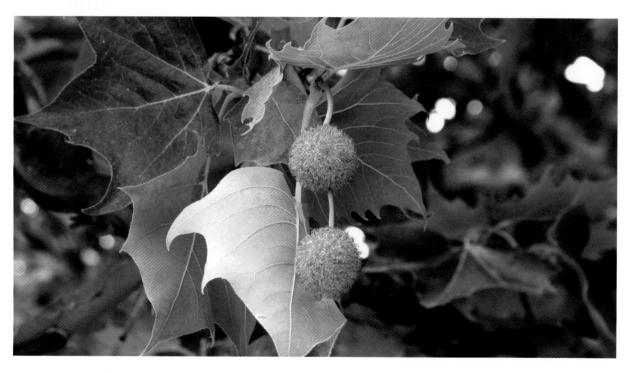

光学显微镜：花粉粒长球形。P/E=1.27（1.13 ～ 1.44）。极面观三裂圆形。花粉粒大小为 17.6（16.0 ～ 19.1）μm×13.9（13.6 ～ 15.3）μm。具 3 沟，沟宽，沟膜具大小不一的颗粒，沟缘齿状。外壁 2 层，外层与内层等厚，外层具明显基柱。表面具细网状纹饰。

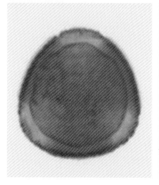
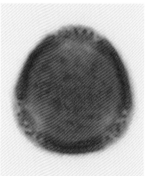
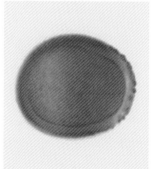
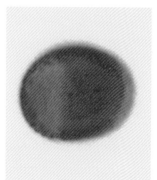

扫描电镜：花粉粒长球形。具 3 沟，沟宽，沟端钝圆，沟膜具大小不一的颗粒。表面具细网状纹饰。

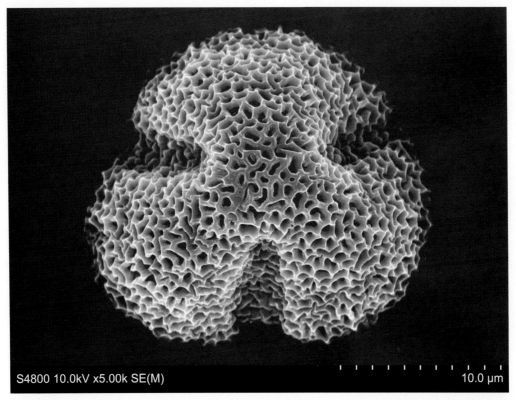

极面观 Polar view

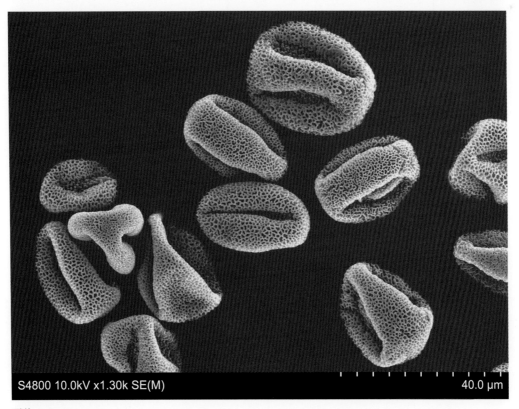

群体 Colony

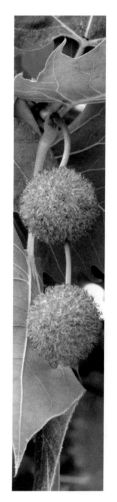

37. *Platanus acerifolia* (Aiton) Willd.

Platanaceae Platanus L

Trees deciduous, up to 35 m tall. Bark grey-green, exfoliated, light green-white after exfoliation. Young shoots covered by dense yellow-grey hairs. Leaves 3- to 5-palmatipartite, rarely 7. width and length of middle lobes subequal. Leaves margin 1 or 2 coarsely serrate or entire. Flowers unisexual, monoecious. Male and female capitula spherical. Infructescence usually 2, rarely 1 or 3.

Flowering: April to May

Distribution: Native to Europe, widely cultivated in many provinces of China

Place of collection: Fengtai district, Beijing

Date of collection: April 7, 2016

LM: Pollen grain prolate-spherical. P/E ratio: 1.27(1.13 to 1.44). Tricolporate in polar view. 17.6(16.0-19.1)μm ×13.9(13.6-15.3)μm in size. Furrow: 3, wide, particles on membrane different in size, edge dentoid. Exine doubly layered, outer and inner layer share equal thickness, outer layer have apparent base column. Finely reticular texture on surface.

SEM: Pollen grain prolate-spherical. Furrow: 3, wide, obtuse at ends, particles on membrane different in size. Finely reticular texture on surface.

38. 杨柳科 Salicaceae 杨属 *Populus* L.

中文：加杨

学名：*Populus* × *canadensis* Moench

落叶乔木，高达 30m。树皮灰褐色，深纵裂。小枝圆柱形，黄褐色，稍具棱角。冬芽大，富黏质。叶三角形，先端渐尖，基部宽楔形或截形。叶缘半透明，有圆钝锯齿。叶柄扁长。花单性，雌雄异株，先叶开放，雄花序长 7 ～ 15cm。

花期：3 月下旬至 4 月份。

分布：广泛分布于我国东北、华北及西北等地区，北京多见。

采集地点：北京市海淀区。

采集日期：2017 年 3 月 22 日。

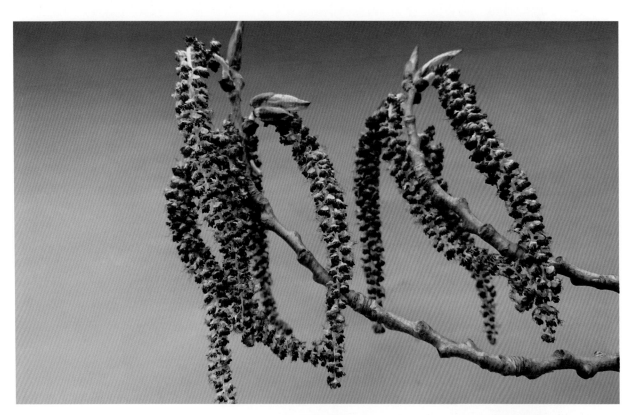

光学显微镜：花粉粒近球形，直径为 27.0（19.4 ～ 34.0）μm，无萌发孔。花粉壁薄，易破碎。表面具颗粒状纹饰。

扫描电镜：花粉粒近球形，无萌发孔，表面颗粒聚集，具小刺状突起。

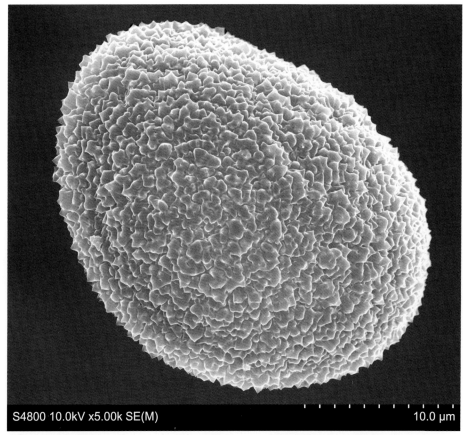

整体观 Overall view

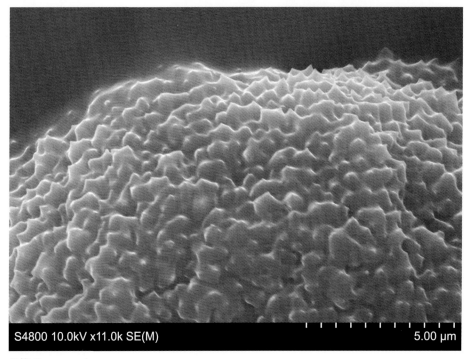

纹饰 Ornamentation

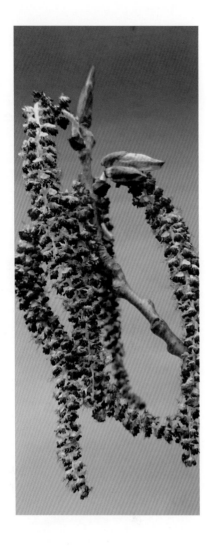

Trees deciduous, up to 30 m tall. Bark grey brown, deeply fissured. Branchlets cylindric, yellow-brown, slightly angulate. Winter buds big, viscous. Leaves triangular, acuminate at apex, broad-cuneate or truncate at base. Leaves margin translucent, circularly and obtusely serrate. Petiole prolate. Flowers unisexual, dioecious, blooming before leaves. Male inflorescence 7 to 15 cm long.

Flowering: Late March to April

Distribution: Widely distributed in Northeast, North, Northwest China, common in Beijing

Place of collection: Haidian district, Beijing

Date of collection: March 22, 2017

LM: Pollen grain subspherical, 27.0(19.4-34.0) μm in diameter. No germinal aperture. Exine thin, fragile, with granular texture on surface.

SEM: Pollen grain subspherical. No germinal aperature. Aggregated particles and spiny prominence on surface.

39. 杨柳科 Salicaceae 柳属 *Salix* L.

中文：垂柳
学名：*Salix babylonica* L.

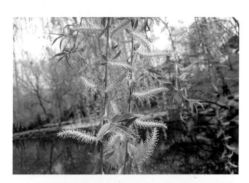

落叶乔木，高达 15m。树皮灰黑色，不规则裂。枝细长下垂。叶狭披针形或条状披针形，先端长渐尖。基部楔形，稀偏斜。叶缘具细锯齿。花单性，雌雄异株，先叶开放或与叶同放。雄花黄绿色，有 2 个腺体。雌花只有 1 个腺体。

花期： 3 月下旬至 4 月份。
分布： 我国各地普遍栽培。
采集地点： 北京市海淀区。
采集日期： 2017 年 4 月 8 日。

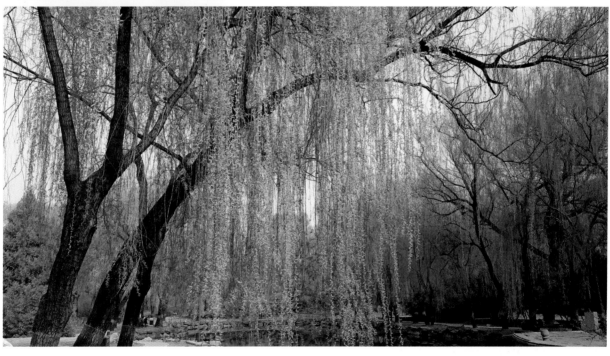

光学显微镜： 花粉粒长球形。P/E=1.29（1.11 ～ 1.63）。极面观三裂圆形，赤道面观窄椭圆形。花粉粒大小为 20.4（18.1 ～ 24.7）μm×15.8（13.4 ～ 17.2）μm。具 3 沟。表面具明显的网状纹饰，网眼大小不一。

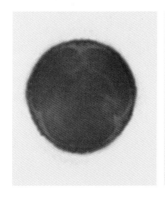
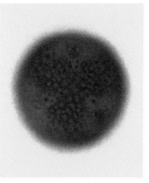
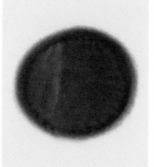
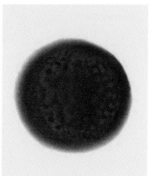

扫描电镜：花粉粒长球形，具 3 沟，沟细长。表面具明显的网状纹饰，网眼内具颗粒。

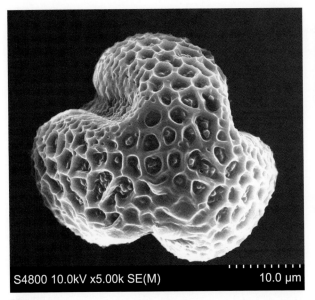

S4800 10.0kV x5.00k SE(M)　　　　　10.0 μm

极面观 Polar view

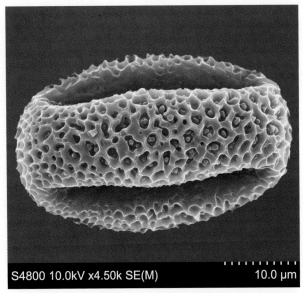

S4800 10.0kV x4.50k SE(M)　　　　　10.0 μm

赤道面观 Equatorial view

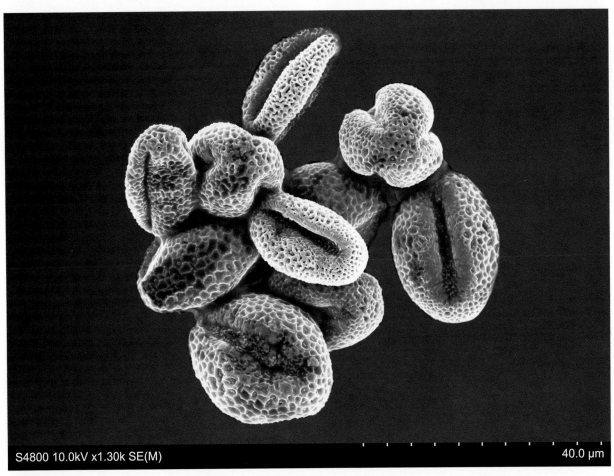

S4800 10.0kV x1.30k SE(M)　　　　　40.0 μm

群体 Colony

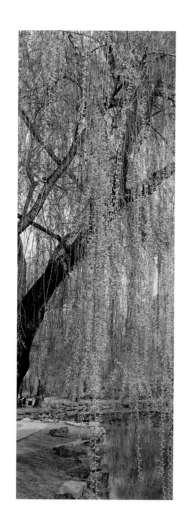

Salix babylonica L. 39.

Salicaceae

Salix L.

Trees deciduous, up to 15 m tall. Bark grey-black, irregularly fissured. Branches slender, pendulous. Leaves narrowly lanceolate or linear-lanceolate, acuminate at apex, cuneate at base, rarely decline, margin finely serrulate. Flowers unisexual, dioecious, blooming before or simultaneously with leaves. Male flowers yellowish green, with two glands, while female ones with only one.

Flowering: Late March to April

Distribution: Widely cultivated throughout China

Place of collection: Haidian district, Beijing

Date of collection: April 8, 2017

LM: Pollen grain prolate-spherical. P/E ratio:1.29(1.11 to 1.63). Tricolporate in polar view, narrow elliptic in equatorial view. 20.4(18.1-24.7)μm×15.8(13.4-17.2)μm in size. Furrow: 3. Distinct reticular texture on surface, mesh uneven in diameter.

SEM: Pollen grain prolate-spherical. Furrow: 3, narrow and long. Distinct reticular texture on surface, granules in mesh.

40. 榆科 Ulmaceae 榆属 *Ulmus* L.

中文：榆树
学名：*Ulmus pumila* L.

落叶乔木，高达 25m。树皮暗灰色，不规则纵裂。小枝黄褐色，常呈 2 列排列。叶椭圆状卵形或长卵形，先端渐尖，基部稍偏斜。叶缘常为单锯齿。花两性，雌雄同株，先叶开放，簇生于二年生枝叶腋。花紫红色。翅果近圆形。

花期：3—4 月份。

分布：我国东北、华北、西北、华东等地区。

采集地点：北京市门头沟区。

采集日期：2017 年 3 月 7 日。

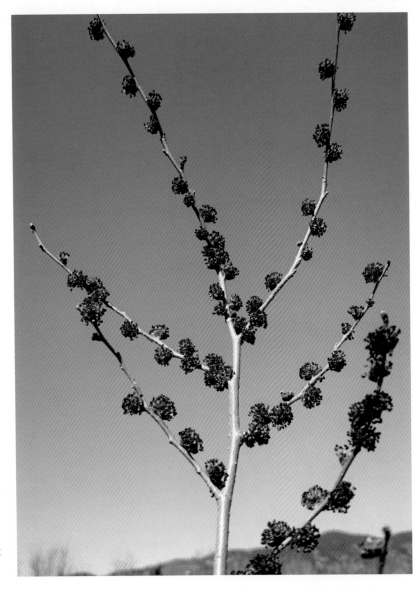

光学显微镜：花粉粒扁球形 – 近球形。P/E=0.88（0.81 ~ 0.93）。极面观圆形，赤道面观近椭圆形。花粉粒大小为 28.7（26.0 ~ 30.8）μm × 25.2（22.0 ~ 27.8）μm。具 4 ~ 6 孔，多为 5 孔。孔近圆形，具颗粒。表面具脑纹状纹饰。

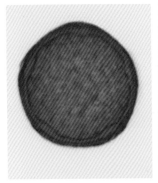 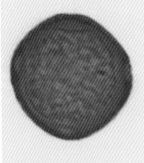 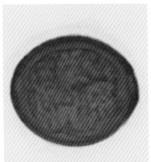 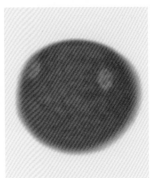

扫描电镜：花粉粒扁球形－近球形。常具 5 孔，孔圆，孔膜具圆头状突起。表面具脑纹－细颗粒状纹饰，颗粒较密集。

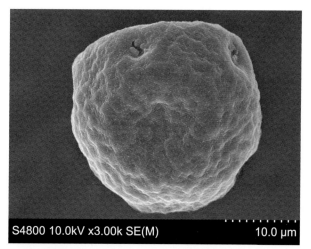

极面观 Polar view

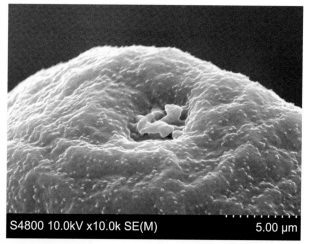

纹饰 Ornamentation

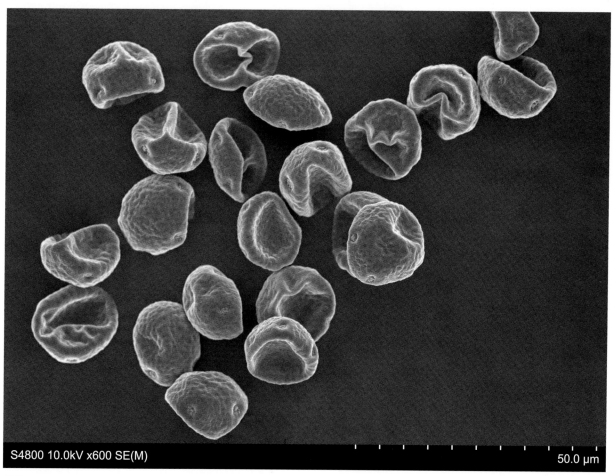

群体 Colony

40. *Ulmus pumila* L.　　*Ulmaceae*　　*Ulmus* L.

Trees deciduous, up to 25 m tall. Bark dark-grey, irregularly fissured. Branchlets yellow brown, always distichous. Leaves elliptic-ovate or ovate-oblong, acuminate at apex, slightly oblique at base. Leaves margin singlely serrate. Flowers bisexual, monoecious, blooming before leaves, clustered in axils of second year branches. Flowers purple-red. Samara Suborbicular.

Flowering: March to April

Distribution: Northeast, North, Northwest, East China and some other places.

Place of collection: Mentougou district, Beijing

Date of collection: March 7, 2017

LM: Pollen grain oblate-spherical or subspherical. P/E ratio: 0.88(0.81 to 0.93). Round in polar view, nearly elliptic in equatorial view. 28.7(26.0-30.8) μm×25.2(22.0-27.8) μm in size. Pore: 4 to 6, mostly 5, suborbicular and granular. Brain striate texture on surface.

SEM: Pollen grain oblate-spherical or subspherical. Pore: mostly 5, round, with sphaerocepharous prominence. Brain striate and finely granular texture on surface, particles relatively dense.

41. 蒺藜科 Zygophyllaceae 蒺藜属 *Tribulus* L.

中文：蒺藜
学名：*Tribulus terrestris* L.

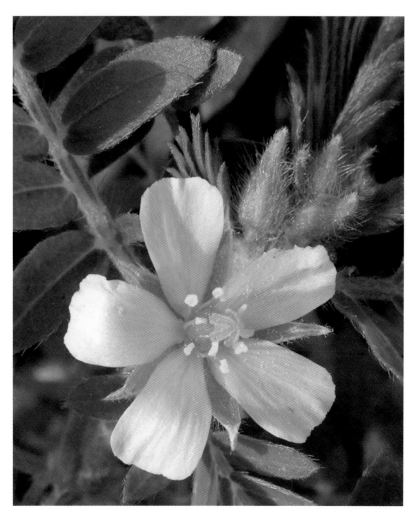

　　一年生草本。茎平卧，基部分枝，长达 1m 左右。偶数羽状复叶互生，小叶对生，矩圆形，先端钝或锐尖。叶全缘。花单生叶腋，花瓣 5，黄色。

花期：5—8 月份。

分布：在全国广泛分布；常见于荒地、沙地、田间、路旁等。

采集地点：内蒙古扎鲁特旗。

采集日期：2015 年 8 月 4 日。

　　光学显微镜：花粉粒近球形。直径为 49.9（45.8 ～ 52.9）μm。具散孔 180 个左右。表面具粗网状纹饰，类似蜂巢。网眼为多边形，每个网眼内都具 1 个圆形孔，网脊高，基柱明显。

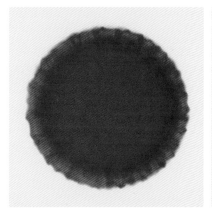
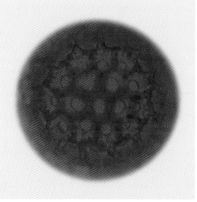
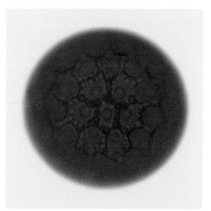

扫描电镜：花粉粒近球形。表面具网状纹饰，网脊高，呈蜂巢状。每个网眼内的萌发孔都具 1 个近圆形孔盖。

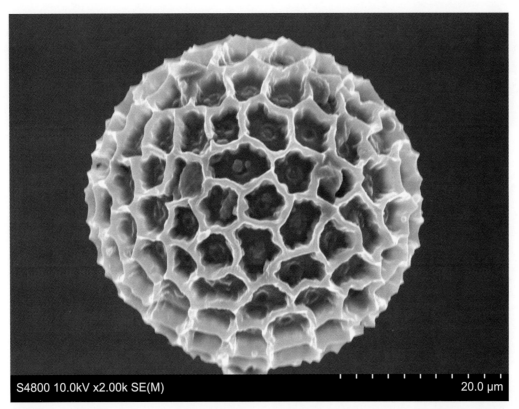

S4800 10.0kV x2.00k SE(M)　　　　　　　　20.0 μm

整体观 Overall view

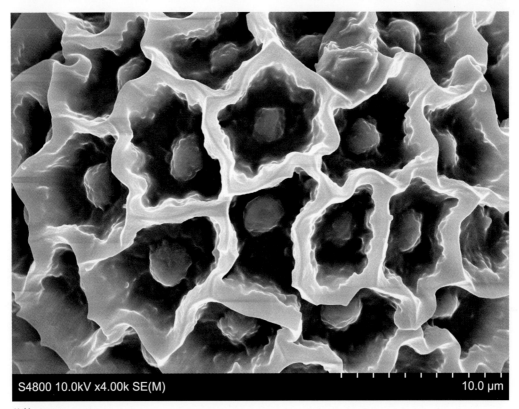

S4800 10.0kV x4.00k SE(M)　　　　　　　　10.0 μm

纹饰 Ornamentation

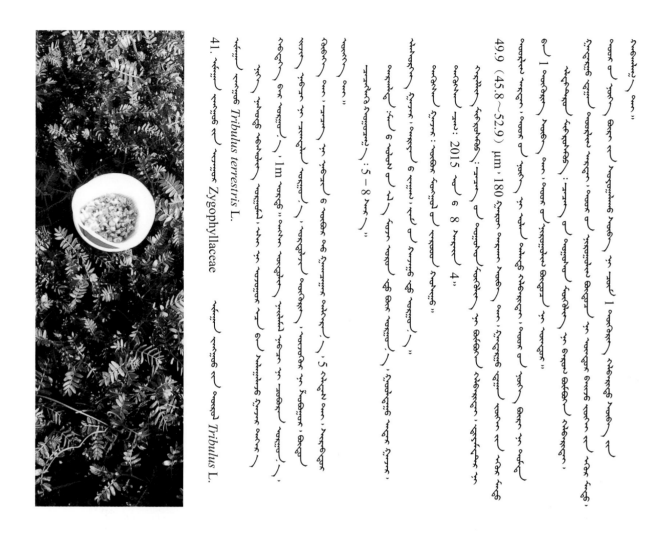

41. ᠬᠠᠨᠠᠭᠠᠷ ᠂ ᠬᠠᠨᠠᠭᠠᠷ ᠤᠨ ᠲᠦᠷᠦᠯ *Tribulus* L.

Tribulus terrestris L.

ᠬᠠᠨᠠᠭᠠᠷ ᠤᠨ ᠢᠵᠠᠭᠤᠷ *Zygophyllaceae*

49.9（45.8～52.9）μm、180

2015 年 6 月 8 日 4

5-8

Herbs annual. Stems prostrate, branched at base, up to 1 m long. Leaves paripinnate, alternate, leaflets opposite, oblong, obtuse or acute at apex. Leaves margin entire. Flowers solitary, axillary, petals 5, yellow.

Flowering: May to August

Distribution: Widely distributed throughout China, commom in wasteland, sand, farm or by roadside

Place of collection: Jarud, Inner Mongolia

Date of collection: August 4, 2015

LM: Pollen grain subspherical. 49.9(45.8-52.9)μm in diameter. Pore 180, scattered. Coarsely reticular texture on surface, hive-like. Mesh polygonal, one round hole in each mesh, ridge high, basal column obvious.

SEM: Pollen grain subspherical. Reticular texture on surface, mesh ridge high, hive-like. Each aperture of mesh has a suborbicular cap.

第二章　裸子植物的花粉形态

一、三尖杉科　Cephalotaxaceae

1. 三尖杉科 Cephalotaxaceae 三尖杉属 *Cephalotaxus* Siebold et Zucc. ex Endl.

中文：粗榧

学名：*Cephalotaxus sinensis* (Rehder et E. H. Wilson) H. L. Li

常绿灌木或小乔木，高达 15m。雌雄异株。树皮灰褐色，片状剥落。叶条形，较短，先端渐尖或微凸尖，基部近圆形，下面有 2 条白色气孔带。叶螺旋状着生，基部扭转，排成两列。球花单性，雄球花 6～7 聚成头状，具短梗。雌球花交互对生，具长梗。

花期：3—4 月份。

分布：我国特有树种，广泛分布于长江以南各省区。

采集地点：北京市海淀区。

采集日期：2017 年 3 月 18 日。

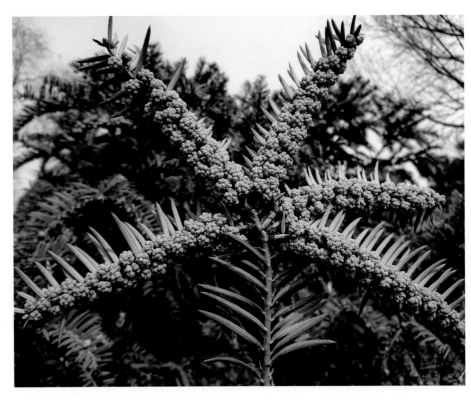

光学显微镜：花粉粒近球形。极面观圆形。直径为 30.5（27.7～34.2）μm。花粉薄壁区，常褶皱内凹。表面具分布不均的颗粒状纹饰。

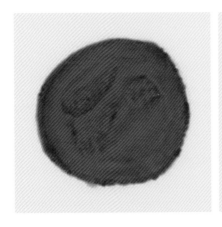 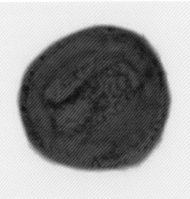 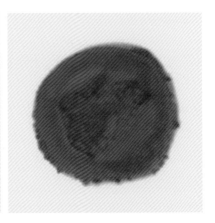

二、柏科 Cupressaceae

2. 柏科 Cupressaceae 侧柏属 *Platycladus* Spach

中文：侧柏
学名：*Platycladus orientalis* (L.) Franco

常绿乔木，高达 20m。雌雄同株。树皮浅灰褐色，条状纵裂。生鳞叶的小枝侧扁，直展或斜展，排成一个平面。叶鳞形，先端微钝。球花单性，球花单生于枝顶。雄球花长卵形，黄色。雌球花被白粉，常下弯。球果卵圆形，熟前蓝绿色，熟后红褐色。

花期：3—4 月份。
分布：我国各地普遍栽培。
采集地点：北京市海淀区。
采集日期：2016 年 3 月 21 日。

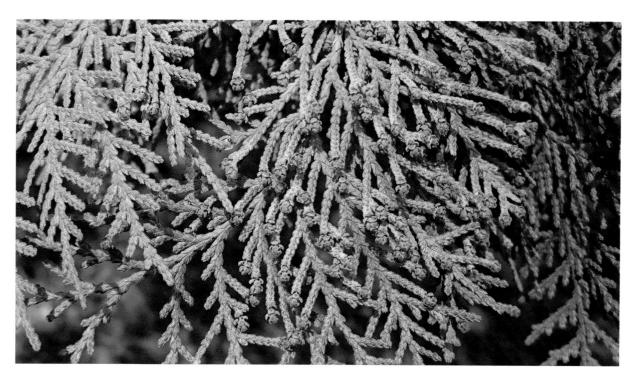

光学显微镜：花粉粒近球形，直径为 31.8（26.7 ~ 35.5）μm，无萌发孔。花粉薄壁区凹陷常呈菜花状。表面具分布不均、大小不一的颗粒状纹饰。

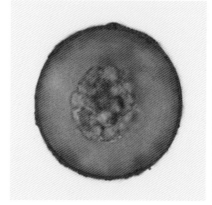
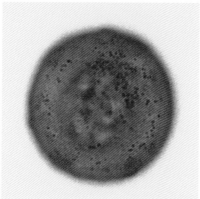

三、苏铁科 Cycadaceae

3. 苏铁科 Cycadaceae 苏铁属 *Cycas* L.

中文：苏铁
学名：*Cycas revoluta* Thunb.

常绿乔木，高达 2m，稀 8m 以上。雌雄异株。树干圆柱形，具明显的螺旋排列的菱形叶柄残痕。羽状叶集生于树干顶部。裂片条形，先端锐尖，革质，呈 "V" 形伸展；边缘向下反卷。叶柄两侧具刺。球花单性，雄球花卵状圆柱形，长达 70cm。雌球花近球形。

花期： 6—7 月份。

分布： 产自福建、广东等地，我国各地普遍栽培。

采集地点： 北京市海淀区。

采集日期： 2016 年 5 月 18 日（室内栽培）。

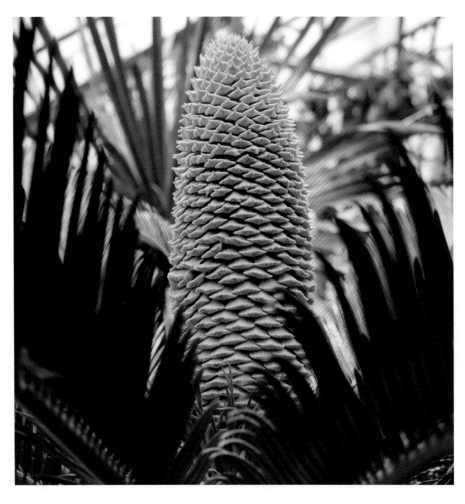

光学显微镜： 花粉粒具 1 远极沟。极面观椭圆形，长赤道面观舟形，短赤道面观凹形。花粉长赤道轴为 23.7（21.0 ～ 28.9）μm，短赤道轴为 20.0（18.1 ～ 21.8）μm。表面具模糊的网状纹饰。

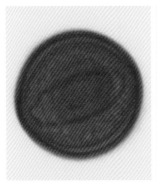
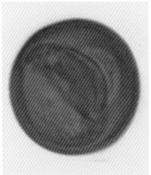
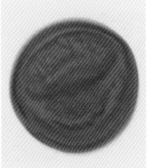
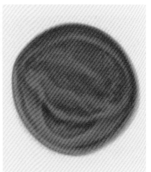

四、银杏科 Ginkgoaceae

4. 银杏科 Ginkgoaceae 银杏属 *Ginkgo* L.

中文：银杏
学名：*Ginkgo biloba* L.

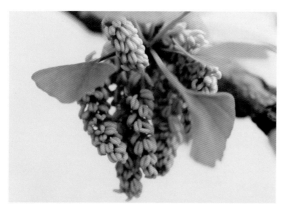

落叶乔木，高达 40m。雌雄异株，极稀同株。树皮灰褐色，纵裂。有长短枝。叶扇形，有长柄。叶缘浅波状，先端常二裂。叶在长枝上呈螺旋状散生，短枝上簇生。球花单性，雄球花柔荑花序，黄绿色，雄蕊多数，每雄蕊常有 2 个花药。

花期：4—5 月份。

分布：我国特有树种，全国大部分地区普遍栽培，浙江、江苏、安徽为栽培中心，北京亦常见。

采集地点：北京市海淀区。

采集日期：2016 年 4 月 5 日。

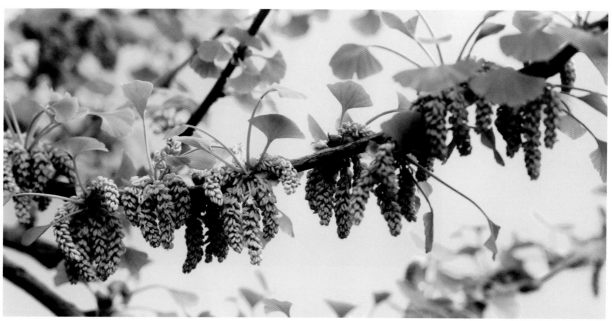

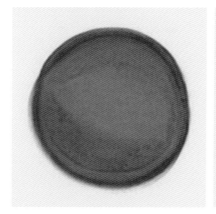

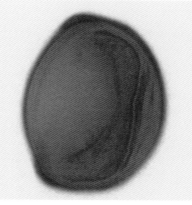

光学显微镜：花粉粒具 1 远极沟，极面观椭圆形，沟中部宽，两端较窄；长赤道面观呈舟形，短赤道面观呈凹形。花粉粒长赤道轴为 30.3（24.3 ~ 42.1）μm；短赤道轴为 17.4（13.7 ~ 23.3）μm。外壁 2 层，表面具条纹状和模糊的颗粒状纹饰。

五、松科 Pinaceae

5. 松科 Pinaceae 冷杉属 *Abies* Mill.

中文：辽东冷杉
学名：*Abies holophylla* Maxim.

常绿乔木，高达 30m。雌雄同株。一年生小枝淡黄褐色或黄灰色，无毛。叶扁平线状条形，先端渐尖或急尖，果枝的叶常具 2～5 条不完整的气孔线。球花单性，雄球花单生叶腋，下垂；雌球花单生叶腋，直立。球果圆柱形。

花期：4—5 月份。
分布：产自东北，北京、青岛有栽培。
采集地点：北京市海淀区。
采集日期：2017 年 4 月 8 日。

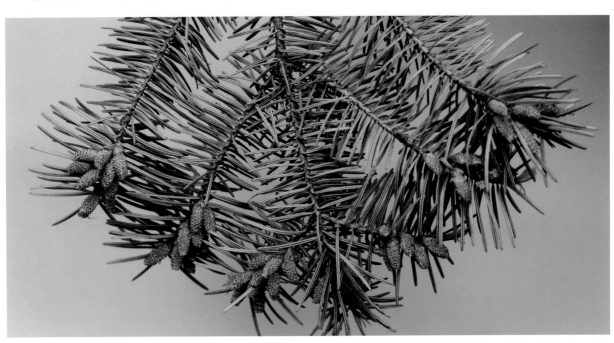

光学显微镜：花粉粒具 2 个气囊。近极面观体宽椭圆形。花粉粒全长为 120.9（111.6～129.6）μm，体长为 89.2（79.7～97.7）μm，体高为 73.1（65.9～88.8）μm。具 1 远极沟。气囊具网状纹饰。

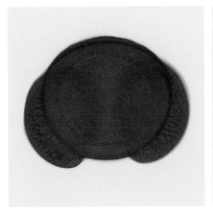
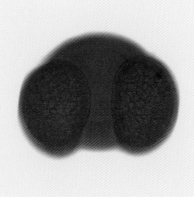
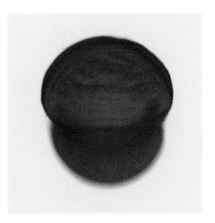

6. 松科 Pinaceae 雪松属 *Cedrus* Trew

中文：雪松

学名：*Cedrus deodara* (Roxb. ex D. Don) G. Don

常绿乔木，高达 50m。雌雄同株。树皮深灰色，不规则鳞状裂。具长、短枝。叶三棱针形，先端锐尖，具气孔线。球花单性，雄球花长卵圆形，近黄色。雌球花卵圆形，微被白粉。球果椭圆状卵形，直立。

花期：10—11 月份。

分布：原产喜马拉雅山西部，我国各地普遍栽培。

采集地点：北京市海淀区。

采集日期：2016 年 11 月 5 日。

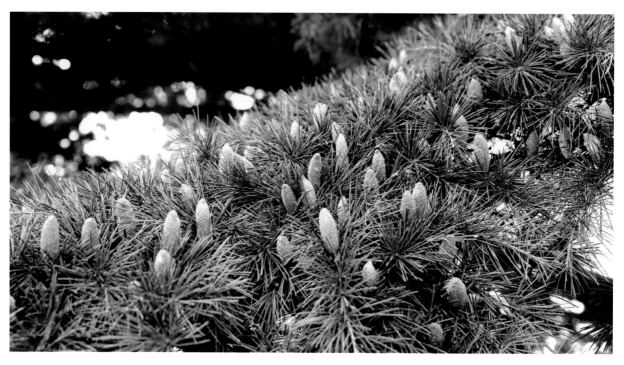

光学显微镜：花粉粒具 2 个气囊。近极面观体宽椭圆形，远极基帽缘不明显。花粉粒全长为 67.1（57.2 ~ 72.9）μm，体长为 50.6（43.0 ~ 61.5）μm，体高为 39.8（32.4 ~ 47.1）μm。具 1 远极沟。体具颗粒状纹饰，气囊具网状纹饰。

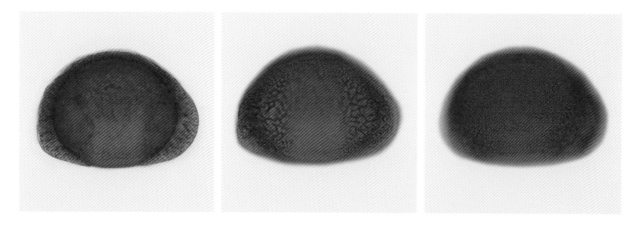

7. 松科 Pinaceae 落叶松属 *Larix* Mill.

中文：落叶松（兴安落叶松）
学名：*Larix gmelinii* (Rupr.) Kuzen.

　　落叶乔木，高达 35m。雌雄同株。树皮灰褐色，鳞状薄片剥落，内皮紫红色。一年生长枝纤细，淡黄褐色；短枝顶端叶枕间具黄白色长柔毛。叶条形，短枝簇生，长枝螺旋状散生，先端尖或钝尖，上面平，常无气孔线；下面中脉两侧各具 2～3 条气孔线。球花单性，球花单生于短枝顶。球果幼时卵圆形，紫红色。熟时倒卵状球形，黄褐色或紫褐色。

　　花期：北京 4 月份，内蒙古 5—6 月份。
　　分布：我国东北大兴安岭、小兴安岭及内蒙古东部。
　　采集地点：北京市海淀区。
　　采集日期：2016 年 4 月 10 日。

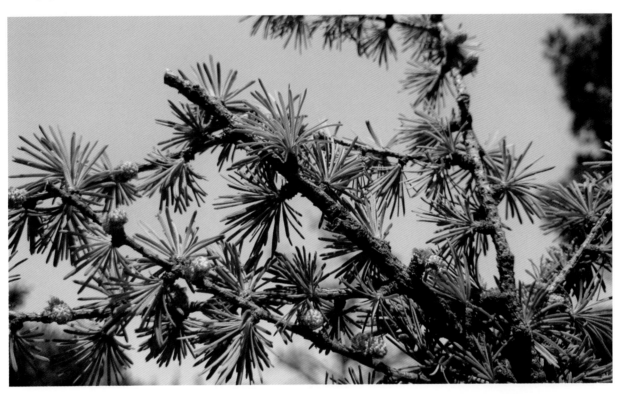

　　光学显微镜：花粉粒近球形。极面观圆形。直径为 96.8（86.0～111.3）μm。无萌发孔。表面具颗粒状纹饰。

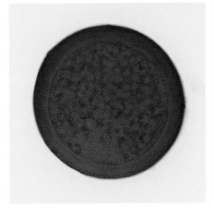

8. 松科 Pinaceae 落叶松属 *Larix* Mill.

中文：华北落叶松

学名：*Larix gmelinii* (Rupr.) Kuzen. var. *principis-rupprechtii* (Mayr) Pilg.

异名：*Larix principis-rupprechtii* Mayr

落叶乔木，高达 30m。雌雄同株。树皮暗灰褐色，不规则纵裂，小片状剥落。一年生长枝淡褐色或淡褐黄色，幼时有毛，后逐渐脱落，被白粉；短枝顶端叶枕间具黄褐色柔毛。叶窄条形，先端尖或微钝，上面平，稀两侧各具 1～2 条气孔线，下面中脉两侧各具 2～4 条气孔线。球花单性，球花单生于短枝顶。球果卵圆形或长卵圆形，成熟后淡褐色。

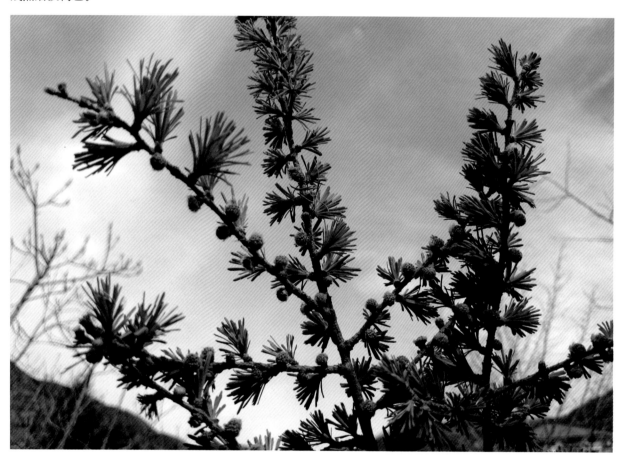

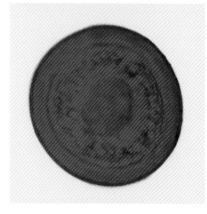 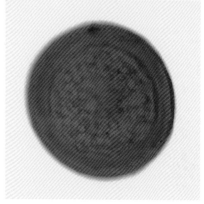

花期：4—5 月份。

分布：我国特有树种，主要分布于河北、山西、北京郊区、内蒙古。

采集地点：北京市海淀区。

采集日期：2016 年 4 月 2 日。

光学显微镜：花粉粒近球形。极面观圆形。直径为 86.5（69.3～98.4）μm。无萌发孔。表面具模糊的颗粒状纹饰。

9. 松科 Pinaceae 落叶松属 *Larix* Mill.

中文：日本落叶松
学名：*Larix kaempferi* (Lamb.) Carrière

落叶乔木，高达 30m。雌雄同株。树皮暗褐色，鳞状薄片剥落。一年生长枝淡红褐色，被白粉；短枝具明显环痕，顶端叶枕间疏生柔毛。叶条形，先端钝或微尖，两侧均具气孔线，下面更明显。球花单性，雄球花卵圆形，淡褐黄色；雌球花紫红色，被白粉。球果卵状圆柱形，成熟后黄褐色。

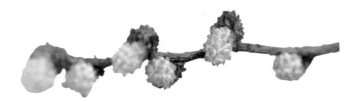

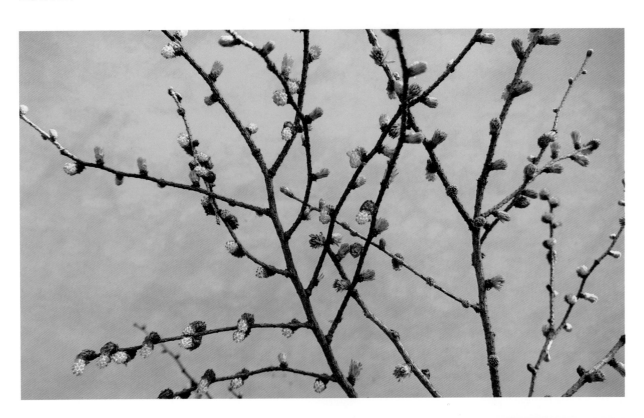

花期：4—5 月份。

分布：原产日本，分布于我国东北地区以及河北、山东等地。

采集地点：北京市海淀区。

采集日期：2017 年 3 月 29 日。

光学显微镜：花粉粒近球形。极面观圆形。直径为 86.3（77.7 ～ 94.6）μm。无萌发孔。表面具模糊的细颗粒状纹饰。

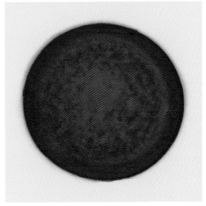
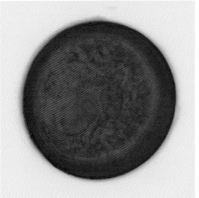

10. 松科 Pinaceae 云杉属 *Picea* A. Dietr.

中文：青海云杉

学名：*Picea crassifolia* Kom.

常绿乔木，高达 23m。雌雄同株。树皮灰褐色，片状剥落。小枝基部芽鳞宿存，先端常反曲。叶螺旋状着生，四棱状条形，先端钝，四面有气孔线。球花单性，雄球花单生叶腋，常弯曲；雌球花单生枝顶，紫红色。球果圆柱形，下垂。

花期： 4—5 月份。

分布： 我国特有树种，分布于青海、内蒙古、甘肃、宁夏等地。

采集地点： 北京市海淀区。

采集日期： 2016 年 4 月 15 日。

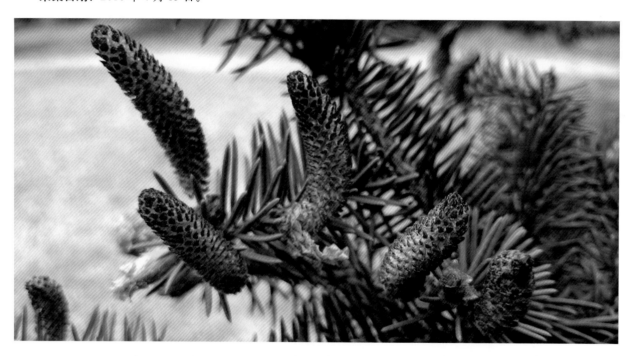

光学显微镜： 花粉粒具 2 个气囊。近极面观体椭圆形。远极面观可见明显的沟。花粉粒全长为 99.3（90.1 ～ 108.3）μm，体长为 78.3（67.8 ～ 84.5）μm，体高为 63.8（53.1 ～ 71.6）μm。具 1 远极沟。体具颗粒状纹饰，气囊具网状纹饰。

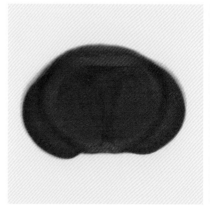 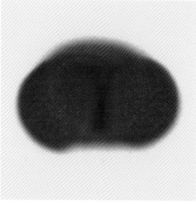 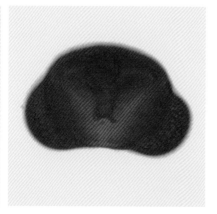

11. 松科 Pinaceae 云杉属 *Picea* A. Dietr.

中文：白杆

学名：*Picea meyeri* Rehder et E. H. Wilson

常绿乔木，高达 30m。雌雄同株。树皮灰褐色，不规则片状剥落。小枝黄褐色，具木钉状叶枕。叶螺旋状排列，四棱状锥形，先端钝尖，四面有气孔线。球花单性，雄球花单生叶腋，初紫色，花开时花药黄色；雌球花单生侧枝顶端，紫红色。球果长圆柱形，下垂。

花期：4—5 月份。

分布：我国特有树种，主要分布于华北地区。

采集地点：北京市海淀区。

采集日期：2016 年 4 月 15 日。

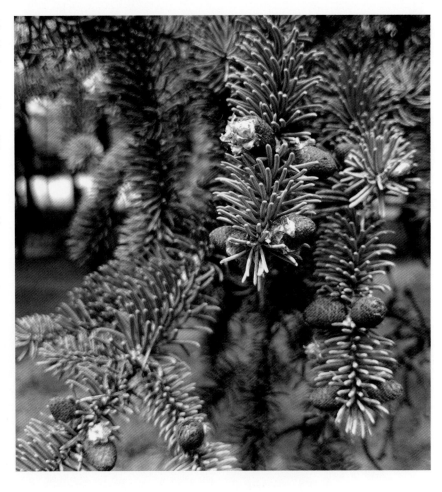

光学显微镜：花粉粒具 2 个气囊。近极面观体宽椭圆形。远极面观可见明显的沟。花粉粒为全长 104.9（96.3 ～ 112.6）μm，体长为 81.9（71.3 ～ 89.8）μm，体高为 67.4（59.8 ～ 77.7）μm。具 1 远极沟。体具颗粒状纹饰，气囊具网状纹饰。

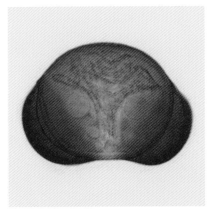 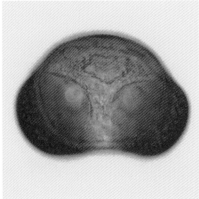 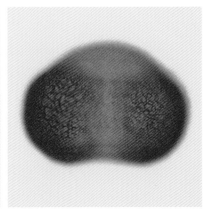

12. 松科 Pinaceae 云杉属 *Picea* A. Dietr.

中文：日本云杉

学名：*Picea polita* (Siebold et Zucc.) Carrière

常绿乔木，高达 30m。雌雄同株。树皮灰褐色，鳞状剥落。小枝粗，淡黄色或淡褐黄色，无毛。叶四棱状条形，先端锐尖，四面具气孔线。球花单性，雄球花单生叶腋；雌球花单生枝顶。

花期：4—5 月份。

分布：原产日本，我国北京、青岛、杭州等地有栽培。

采集地点：北京市海淀区。

采集日期：2017 年 4 月 29 日。

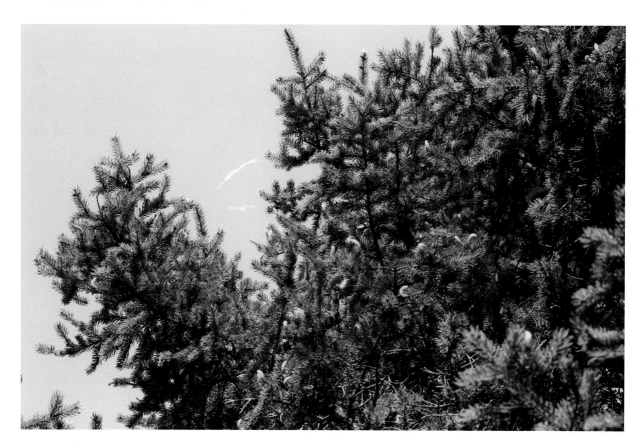

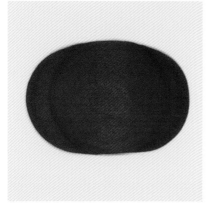 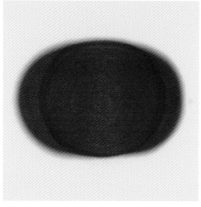

光学显微镜：花粉粒具 2 个气囊。近极面观花粉粒椭圆形，体椭圆形。从侧面看，气囊与体在近极基极平缓，凹角不明显。花粉粒全长为 125.1（118.7 ~ 134.2）μm，体长为 90.0（84.6 ~ 97.8）μm，体高为 68.7（61.9 ~ 74.4）μm。具 1 远极沟。气囊具网状纹饰。

13. 松科 Pinaceae 云杉属 *Picea* A. Dietr.

中文：长叶云杉
学名：*Picea smithiana* (Wall.) Boiss.

常绿乔木，高达 60m。雌雄同株。树皮淡褐色。幼枝淡灰色或淡褐色，无毛。叶四棱状条形，先端尖。球花单性，雄球花单生叶腋；雌球花单生枝顶。球果圆柱形。

花期：4 月份。

分布：我国西藏等地，北京有栽培。

采集地点：北京市海淀区。

采集日期：2016 年 4 月 17 日。

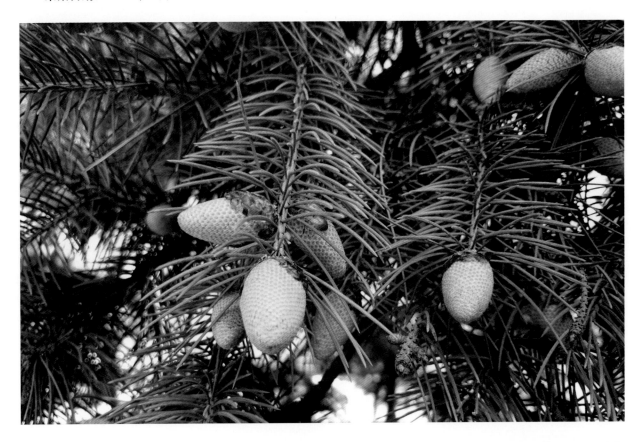

光学显微镜：花粉粒具 2 个气囊。近极面观花粉粒椭圆形，体椭圆形。从侧面看，气囊与体在近极基极平缓，凹角不明显。花粉粒全长为 130.3（114.3 ~ 143.9）μm，体长为 102.9（84.1 ~ 121.0）μm，体高为 89.7（81.7 ~ 104.0）μm。具 1 远极沟。体具颗粒状纹饰，气囊具网状纹饰。

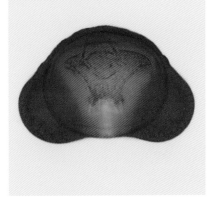
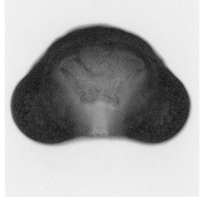

14. 松科 Pinaceae 云杉属 *Picea* A. Dietr.

中文：青杆

学名：*Picea wilsonii* Mast.

常绿乔木，高达 50m。雌雄同株。树皮暗灰色，不规则鳞状薄片剥落。小枝上叶枕呈木钉状，基部宿存芽鳞不反卷。叶四棱状条形，先端尖，四面有气孔线，略具白粉。球花单性，雄球花卵状圆柱形，紫色，爆粉是黄色。球果卵状圆柱形或长卵状圆柱形，熟前绿色，熟后黄褐色或淡褐色。

花期：4—5 月份。

分布：我国特有树种，分布于华北、西北（除新疆）等地区。

采集地点：北京市海淀区。

采集日期：2016 年 4 月 8 日。

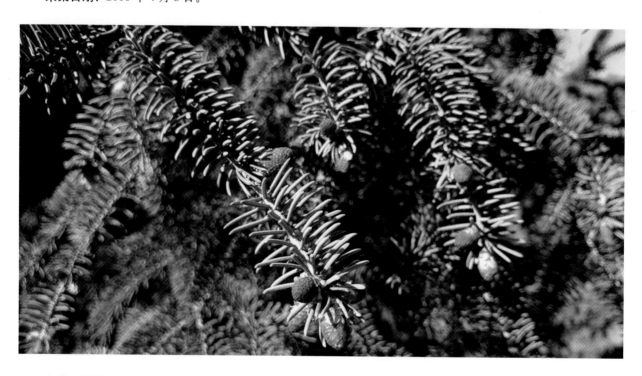

光学显微镜：花粉粒具 2 个气囊。近极面观体宽椭圆形或近圆形。远极面观可见明显的沟。花粉粒全长为 100.2（82.9 ~ 110.9）μm，体长为 77.9（66.5 ~ 94.0）μm，体高为 59.7（45.3 ~ 74.1）μm。具 1 远极沟。体、气囊具网状纹饰。

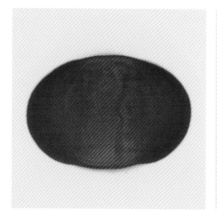
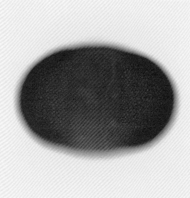
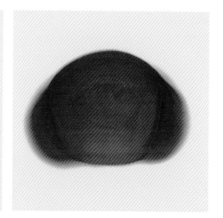

15. 松科 Pinaceae 松属 *Pinus* L.

中文：华山松
学名：*Pinus armandii* Franch.

常绿乔木，高达 35m。雌雄同株。树皮幼时灰绿色，老时灰色。小枝平滑无毛，微被白粉。叶针形，5 针一束，长 8 ～ 15cm。叶缘有细锯齿。仅腹面两侧具气孔线。球花单性，雄球花卵状圆柱形，黄色。球果圆锥状柱形，熟后黄色或褐黄色。

花期：4—5 月份。
分布：我国各地普遍栽培。
采集地点：北京市海淀区。
采集日期：2016 年 4 月 10 日。

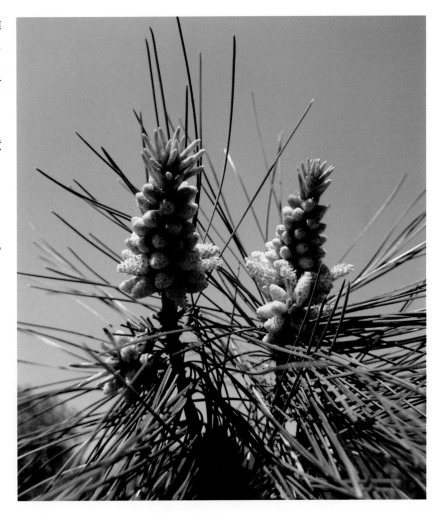

光学显微镜：花粉粒具 2 个气囊。近极面观体椭圆形或近圆形。远极面观可见沟。帽缘明显。花粉粒全长为 73.3（68.8 ～ 80.5）μm，体长为 50.0（44.6 ～ 54.3）μm，体高为 35.9（31.4 ～ 39.5）μm。具 1 远极沟。体颗粒状纹饰，气囊具网状纹饰。

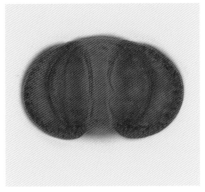
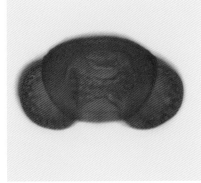
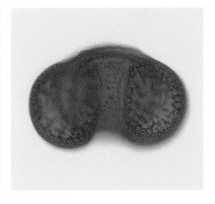

16. 松科 Pinaceae 松属 *Pinus* L.

中文：北美短叶松

学名：*Pinus banksiana* Lamb.

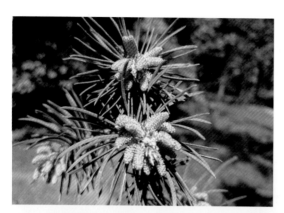

常绿乔木，高达 25m。树皮暗褐色，鳞状薄片剥落。枝条每年生长 2～3 轮，小枝棕褐色或淡紫褐色。叶针形，2 针一束，短粗，长 2～4cm。叶全缘。具气孔线。雄球花卵状圆柱形，淡黄褐色。球果窄卵形，基部歪，黄褐色。

花期：4—5 月份。

分布：原产北美，我国多地引种栽培。

采集地点：北京市海淀区。

采集日期：2016 年 4 月 18 日。

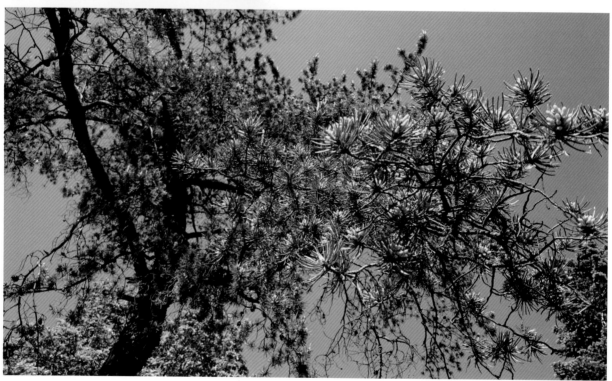

光学显微镜：花粉粒具 2 个气囊。极面观体宽椭圆形，赤道面观帽缘明显。花粉粒全长为 53.7（47.4～60.1）μm，体长为 37.0（33.6～41.1）μm，体高为 26.8（23.4～29.8）μm。具 1 远极沟。体具颗粒状纹饰，气囊具网状纹饰。

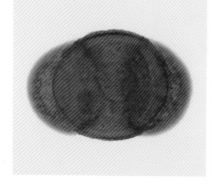
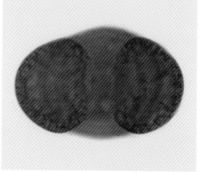

17. 松科 Pinaceae 松属 *Pinus* L.

中文：白皮松

学名：*Pinus bungeana* Zucc. ex Endl.

常绿乔木，高达 30m。雌雄同株。树皮灰绿色或灰白色，不规则薄片状剥落，内皮淡黄绿色或粉白色。一年生枝灰绿色，无毛。叶针形，3 针一束，长 5 ~ 10cm。叶缘有细锯齿。叶背、腹面具气孔线。球花单性，雄球花生于新枝基部，雌球花生于新枝顶端。球果卵圆形，熟后淡黄褐色。

花期：4—5 月份。

分布：我国特有树种，辽宁南部至长江流域广泛栽培，内蒙古等地引种栽培，北京公园常见。

采集地点：北京市海淀区。

采集日期：2016 年 5 月 3 日。

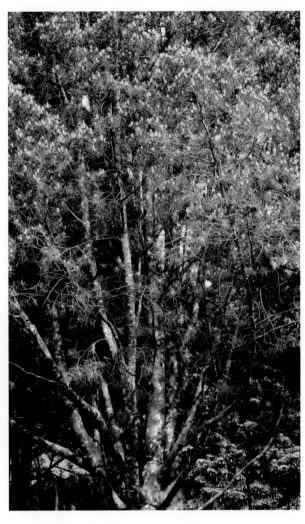

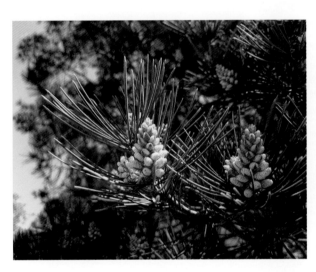

光学显微镜：花粉粒具 2 个气囊。近极面观体近圆形。远极面观可见明显的沟。帽缘明显。花粉粒全长为 62.1（57.6 ~ 68.1）μm，体长为 42.2（37.9 ~ 46.5）μm，体高为 30.0（26.7 ~ 33.1）μm。具 1 远极沟。体具明显的颗粒状纹饰，气囊具网状纹饰。

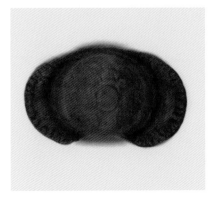
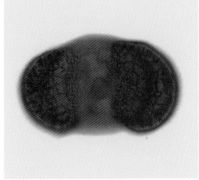
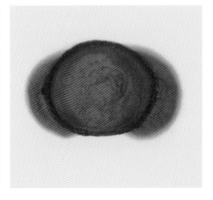

18. 松科 Pinaceae 松属 *Pinus* L.

中文：樟子松

学名：*Pinus sylvestris* L. var. *mongolica* Litv.

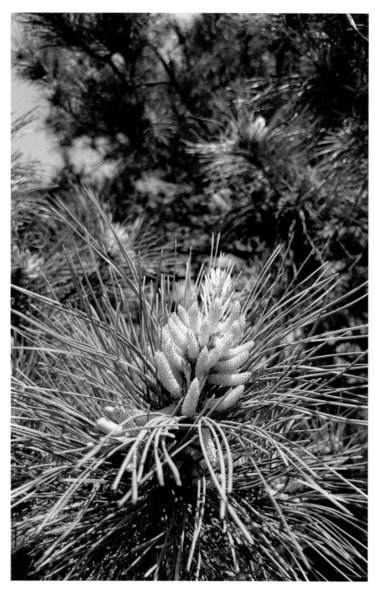

常绿乔木，高达 30m。雌雄同株。树皮下部灰褐色，深纵裂；上部褐黄色，薄片状剥落。一年生枝淡黄褐色，无毛。叶针形，2 针一束，粗硬，长 4 ~ 9cm。叶缘有细锯齿。具气孔线。球花单性，雄球花卵状圆柱形，雌球花淡紫褐色。球果卵圆形，熟后淡褐灰色。

花期：5—6 月份。

分布：产自我国东北大兴安岭、小兴安岭，北京、内蒙古、新疆等地多引种栽培。

采集地点：北京市海淀区。

采集日期：2016 年 4 月 20 日。

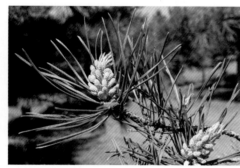

光学显微镜：花粉粒具 2 个气囊。近极面观体宽椭圆形或近圆形。远极面观可见明显的沟。帽缘明显。花粉粒全长为 67.2（59.9 ~ 76.3）μm，体长为 45.2（37.1 ~ 52.6）μm，体高为 35.3（29.4 ~ 43.9）μm。具 1 远极沟。体具颗粒状纹饰，气囊具网状纹饰。

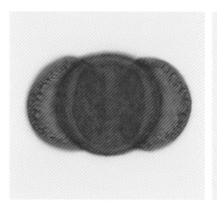
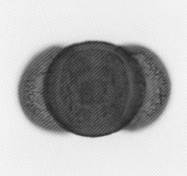
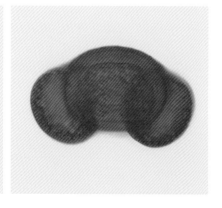

19. 松科 Pinaceae 松属 *Pinus* L.

中文：长白松（美人松）

学名：*Pinus sylvestris* L. var. *sylvestriformis* (Takenouchi) W. C. Cheng et C. D. Chu

常绿乔木，高达30m。树皮下部棕褐色，带黄色，龟裂；中上部棕黄色至金黄色，鳞状薄片剥落。一年生枝淡黄褐色。叶针形，2针一束，稍粗硬，长5～8cm。球果熟后淡褐灰色。

花期：5—6月份。

分布：产自我国长白山，华北地区多引种栽培。

采集地点：北京市海淀区。

采集日期：2016年4月19日。

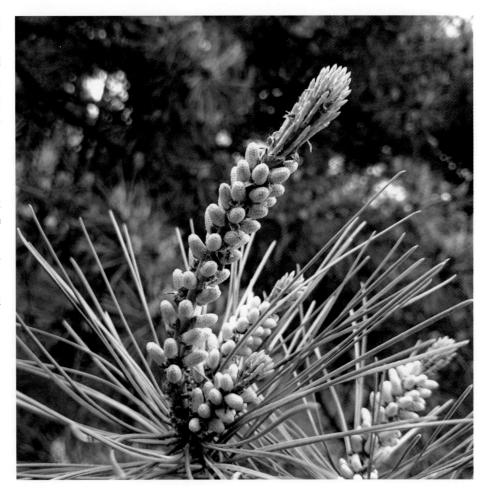

光学显微镜：花粉粒具2个气囊。极面观体宽椭圆形，赤道面观帽缘明显。花粉粒全长为63.3（57.7～69.1）μm，体长为45.4（41.2～50.1）μm，体高为33.5（30.6～36.1）μm。具1远极沟。体具颗粒状纹饰，气囊具网状纹饰。

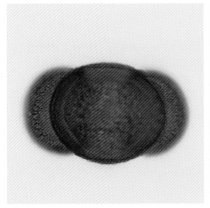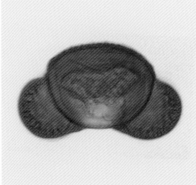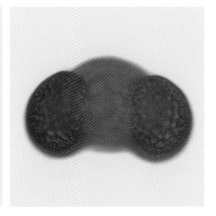

20. 松科 Pinaceae 松属 *Pinus* L.

中文：扫帚油松

学名：*Pinus tabuliformis* Carrière var. *umbraculifera* T. N. Liou et Z. Wang

常绿小乔木，高达 15m。上部大枝斜向上伸展，使树冠呈"扫帚"形。树皮灰褐色，不规则纵裂。叶针形，2 针一束。

花期：4—5 月份。

分布：产自我国辽宁鞍山、千山，北京引种栽培。

采集地点：北京市海淀区。

采集日期：2016 年 4 月 20 日。

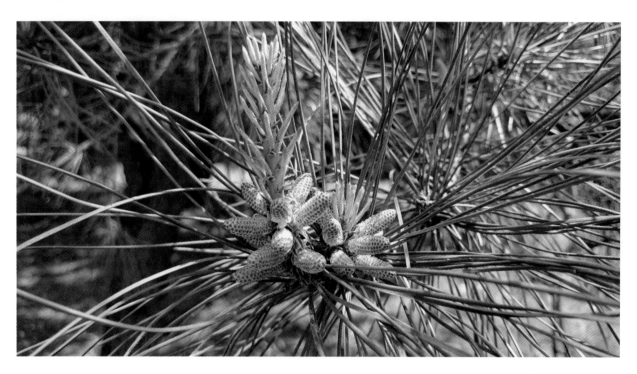

光学显微镜：花粉粒具 2 个气囊。极面观体近圆形或椭圆形，赤道面观帽缘明显。花粉粒全长为 67.5（58.5 ~ 73.3）μm，体长为 50.5（44.2 ~ 55.9）μm，体高为 37.9（32.4 ~ 43.3）μm。具 1 远极沟。体具颗粒状纹饰，气囊具网状纹饰。

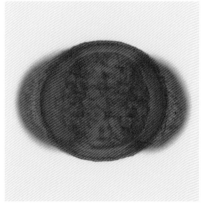 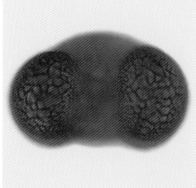 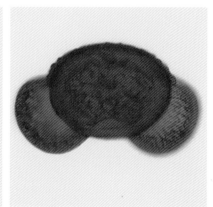

21. 松科 Pinaceae 松属 *Pinus* L.

中文：黑松

学名：*Pinus thunbergii* Parl.

常绿乔木，高达30m。雌雄同株。树皮暗灰色或灰黑色，块状剥落。一年生枝淡黄褐色，无毛。叶针形，2针一束，粗硬光亮，长6～12cm。叶缘有细锯齿。具气孔线。球花单性，雄球花圆柱形，聚生于当年枝下部，淡红褐色。球果圆锥状卵圆形，熟后褐色。

花期：4—5月份。

分布：原产日本、朝鲜，我国多地引种栽培。

采集地点：北京市海淀区。

采 集 日 期：2016年4月23日。

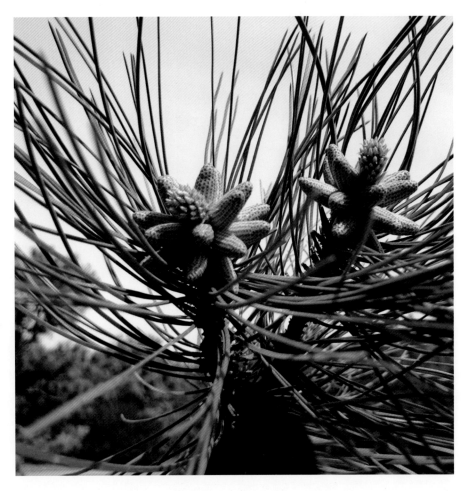

光学显微镜：花粉粒具2个气囊。极面观体近圆形，帽缘明显，边缘呈波状。花粉粒全长为70.3（65.4～79.7）μm，体长为50.2（46.0～56.6）μm，体高为34.8（32.0～38.9）μm。具1远极沟。体具颗粒状纹饰，气囊具粗网状纹饰。

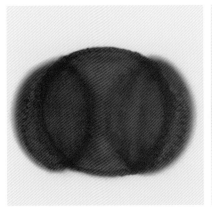
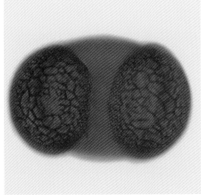
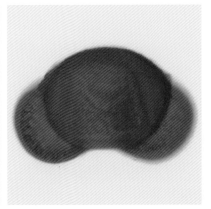

22. 松科 Pinaceae 松属 *Pinus* L.

中文：乔松
学名：*Pinus wallichiana* A. B. Jacks.
异名：*Pinus griffithii* McClell.

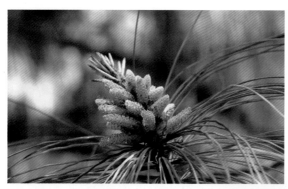

常绿乔木，高达 70m。树皮灰褐色，小块片状剥落。一年生枝绿色，干后红褐色。叶针形，5 针一束，细柔，长 10 ~ 20cm。叶缘有细锯齿。仅腹面两侧具 4 ~ 7 条气孔线。球果圆柱形。

花期：4—5 月份。
分布：产自西藏南部、云南西北部，我国多省区引种栽培。
采集地点：北京市海淀区。
采集日期：2016 年 5 月 10 日。

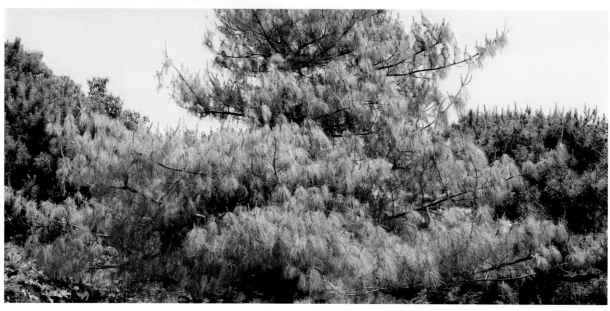

光学显微镜：花粉粒具 2 个气囊。近极面观体宽椭圆形。远极面观可见明显的沟。帽缘明显，呈波状。花粉粒全长为 70.7（63.5 ~ 78.7）μm，体长为 53.9（49.2 ~ 58.3）μm，体高为 37.3（32.2 ~ 42.1）μm。具 1 远极沟。体具颗粒状纹饰，气囊具网状纹饰。

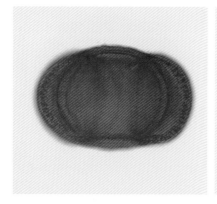
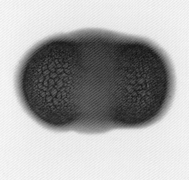
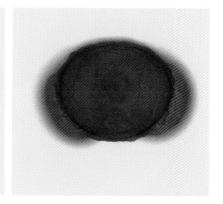

23. 松科 Pinaceae 松属 *Pinus* L.

中文：云南松

学名：*Pinus yunnanensis* Franch.

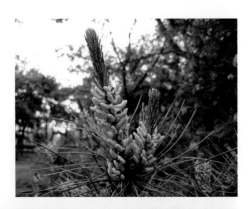

常绿乔木，高达 30m。树皮褐灰色，鳞状薄片剥落。一年生枝淡红褐色，无毛。叶针形，常 3 针一束，柔软，长 10 ～ 30cm。叶缘有细锯齿。具气孔线。雄球花多数，圆柱形，聚集成穗状。球果圆锥状卵形，熟后栗褐色或褐色。

花期：4—5 月份。

分布：产自我国云南、四川、贵州、西藏、广西等地，北京引种栽培。

采集地点：北京市海淀区。

采集日期：2016 年 4 月 27 日。

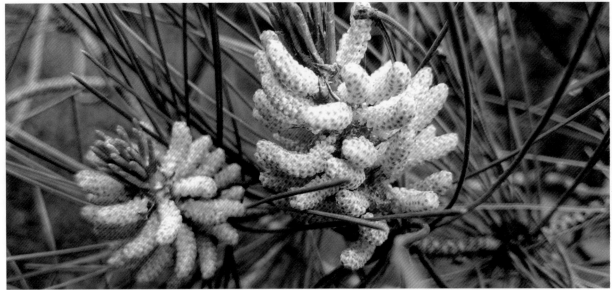

　　光学显微镜：花粉粒具 2 个气囊。极面观体近圆形，赤道面观帽缘明显。花粉粒全长为 64.6（59.7 ～ 68.1）μm，体长为 49.6（43.7 ～ 53.4）μm，体高为 33.8（28.0 ～ 39.6）μm。具 1 远极沟。体具颗粒状纹饰，气囊具粗网状纹饰。

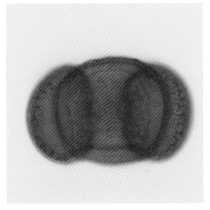 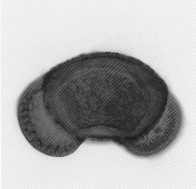 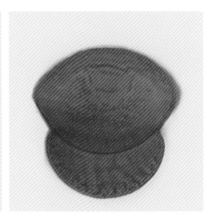

六、红豆杉科 Taxaceae

24. 红豆杉科 Taxaceae 红豆杉属 *Taxus* L.

中文：欧洲红豆杉
学名：*Taxus baccata* L.

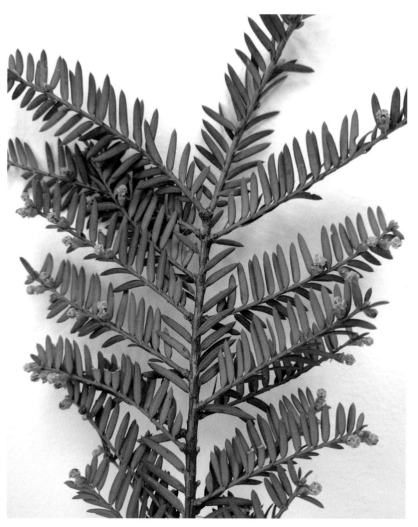

常绿乔木，高达 20m。雌雄异株。树皮红褐色或灰红色，片状剥落。小枝淡红褐色。叶在主枝螺旋状着生；在侧枝基部扭转，排成两列。叶扁线形，先端渐尖，表面光泽。球花单性，球花生于前年枝叶腋。

花期：3—4 月份。

分布：原产欧洲，我国北京、南京等地引种栽培。

采集地点：北京市海淀区。

采集日期：2016 年 3 月 21 日。

光学显微镜：花粉粒近球形，直径为 25.6（20.7 ～ 30.0）μm。花粉具薄壁区，中间凹陷呈不规则图形。表面具颗粒状纹饰。

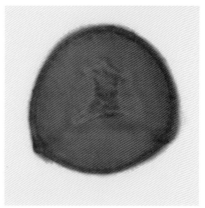 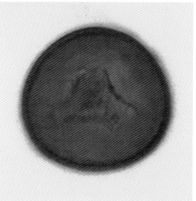 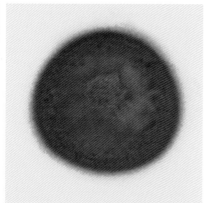

25. 红豆杉科 Taxaceae 红豆杉属 *Taxus* L.

中文：东北红豆杉
学名：*Taxus cuspidata* Siebold et Zucc.

常绿乔木，高达 20m。雌雄异株。树皮红褐色，浅裂纹。小枝互生。叶密集，排成重叠的不规则两列。叶条形，先端常骤尖，表面光泽。具 2 条灰绿色气孔带。球花单性，雄球花单生叶腋，淡黄色。

花期：3—4 月份。

分布：主要分布于我国东北，北京、江苏、山东等地引种栽培。

采集地点：北京市海淀区。

采集日期：2016 年 3 月 21 日。

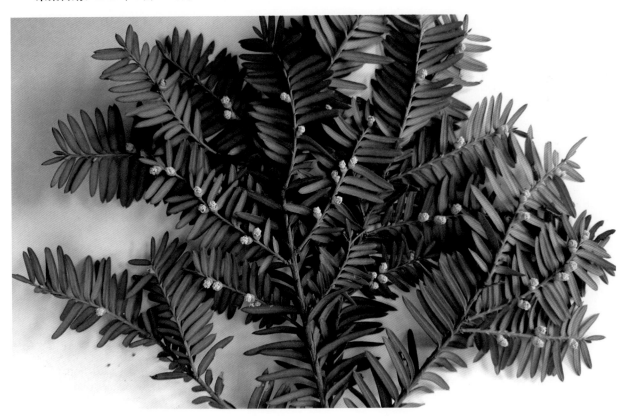

光学显微镜：花粉粒近球形，直径为 26.1（22.8 ～ 29.3）μm。花粉薄壁区凹陷呈近圆形、三角形或近梯形。表面具颗粒状纹饰。

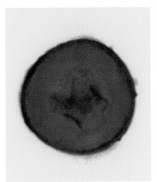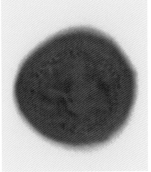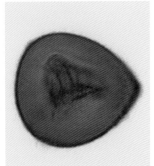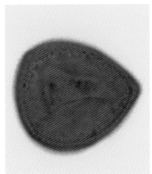

26. 红豆杉科 Taxaceae 红豆杉属 *Taxus* L.

中文：矮紫杉（枷罗木）
学名：*Taxus cuspidata* Siebold et Zucc. cv. Nana

常绿灌木，呈半球状，高达 2m。雌雄异株。叶螺旋状着生，排成不规则两列，向上斜展，与小枝约成 45° 角。叶条形，先端常骤尖。球花单性，球花单生叶腋。

花期：3—4 月份。
分布：原产日本、朝鲜，我国北京、上海、吉林、辽宁等地引种栽培。
采集地点：北京市海淀区。
采集日期：2016 年 4 月 2 日。

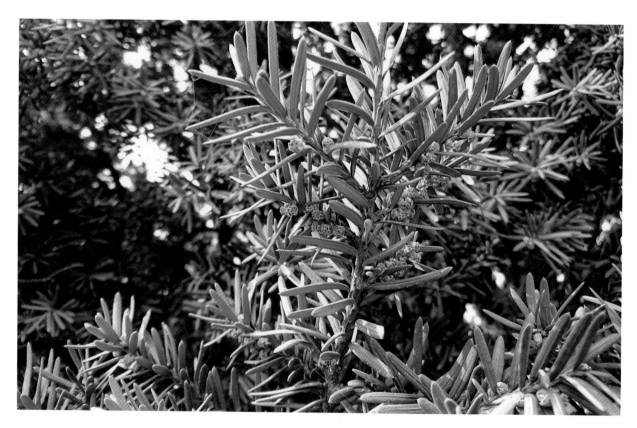

光学显微镜：花粉粒近球形，直径为 23.6（21.1 ~ 26.7）μm。花粉薄壁区凹陷呈不规则图形或三角形。表面具颗粒状纹饰。

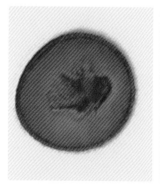 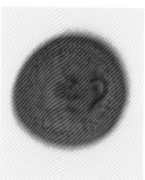 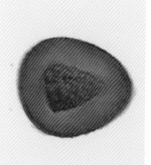 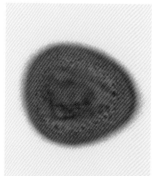

27. 红豆杉科 Taxaceae 红豆杉属 *Taxus* L.

中文：红豆杉

学名：*Taxus wallichiana* var. *chinensis* (Pilg.) Florin

异名：*Taxus chinensis* (Pilg.) Rehder

常绿乔木，高达 30m。雌雄异株。树皮红褐色、灰褐色或暗褐色，条片状剥落。小枝互生。叶稀疏，排成羽状两列。叶条形，先端常微急尖，表面光泽。叶背具 2 条黄绿色气孔带。球花单性，雄球花单生叶腋，淡黄色。

花期：3—4 月份。

分布：我国特有树种，产自西部、中部，华北及华东地区引种栽培。

采集地点：北京市海淀区。

采集日期：2016 年 3 月 20 日。

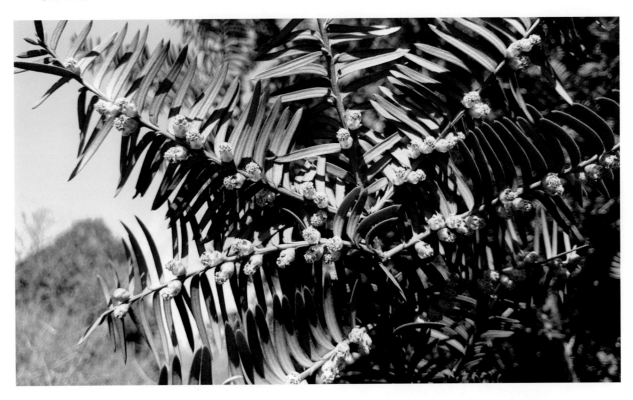

光学显微镜：花粉粒近球形，直径为 23.5（19.6 ～ 26.3）μm。花粉薄壁区凹陷呈不规则图形。表面具粗颗粒状纹饰。

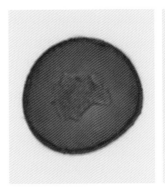 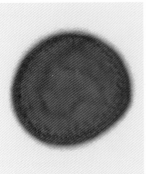 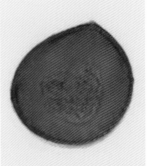 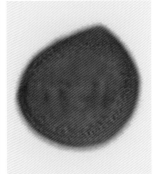

七、杉科 Taxodiaceae

28. 杉科 Taxodiaceae 柳杉属 *Cryptomeria* D. Don

中文：日本柳杉
学名：*Cryptomeria japonica* (L. f.) D. Don

常绿乔木，高达 40m。雌雄同株。树皮红棕色，条状纵裂。小枝略下垂。叶钻形，先端常不内曲，四面具气孔线。球花单性，雄球花长椭圆形或圆柱形，雌球花圆球形。球果种鳞 20 ～ 30 枚。

花期：4 月份。
分布：原产日本，我国长江流域各省市多引种栽培。
采集地点：北京市海淀区。
采集日期：2016 年 4 月 20 日。

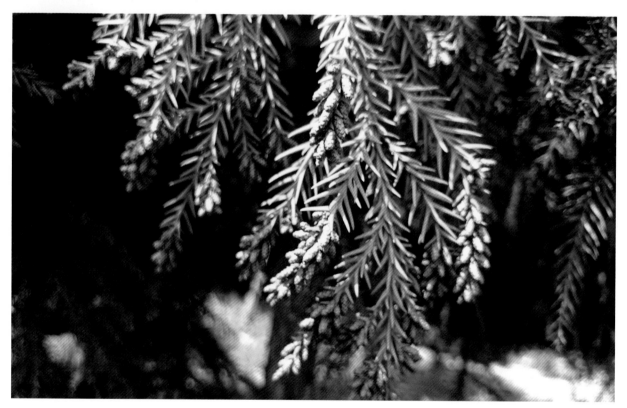

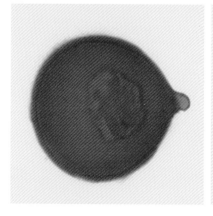
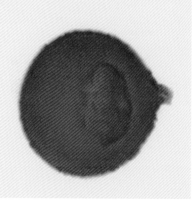

光学显微镜：花粉粒近球形，直径为 28.3（24.4 ～ 32.0）μm。具 1 个明显的乳头状突起和薄壁区。表面具细颗粒状纹饰，油镜下可见散在的深色斑点。

29. 杉科 Taxodiaceae 柳杉属 *Cryptomeria* D. Don

中文：柳杉
学名：*Cryptomeria japonica* var. *sinensis* Miq.
异名：*Cryptomeria fortunei* Hooibr. ex Otto et A. Dietr.

常绿乔木，高达 40m。雌雄同株。树皮红棕色，条状纵裂。大枝斜展或平展，小枝细长下垂。叶钻形，先端稍内曲，四面具气孔线。球花单性，雄球花长椭圆形，单生叶腋，在小枝上部集生呈短穗状花序。雌球花近球形，生于短枝顶部。球果种鳞约 20 枚。

花期：4 月份。
分布：我国特有树种，产自长江以南，华北及沿海各省市引种栽培。
采集地点：北京市海淀区。
采集日期：2016 年 4 月 26 日。

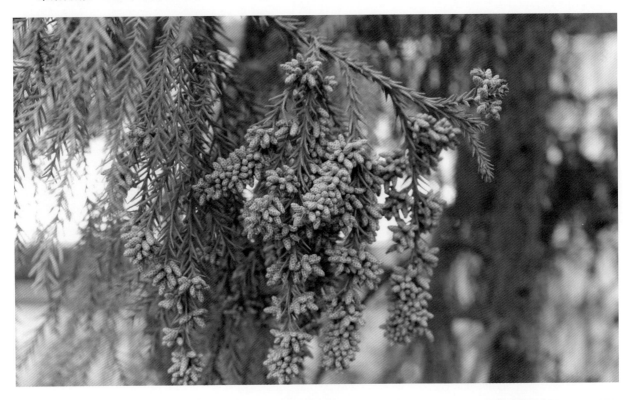

光学显微镜：花粉粒近球形，直径为 31.9（28.4 ～ 36.4）μm。具 1 个明显的乳头状突起和薄壁区。表面具颗粒状纹饰。

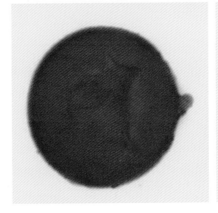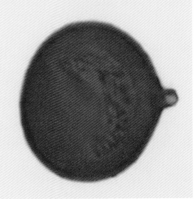

30. 杉科 Taxodiaceae 杉木属 *Cunninghamia* R. Br.

中文：**杉木**

学名：*Cunninghamia lanceolata* (Lamb.) Hook.

常绿乔木，高达 30m。雌雄同株。树皮灰褐色，长条片剥落，内皮淡红色。大枝平展。叶在侧枝上基部扭转排成两列。叶条状披针形，先端常渐尖。叶缘具细锯齿。球花单性，雄球花圆锥状矩圆形，常 40 余个簇生于枝顶。雌球花卵圆形，单生或 2～3 簇生枝顶。

花期：3—4 月份。

分布：我国长江流域、秦岭以南广泛栽培。

采集地点：北京市海淀区。

采集日期：2016 年 4 月 26 日。

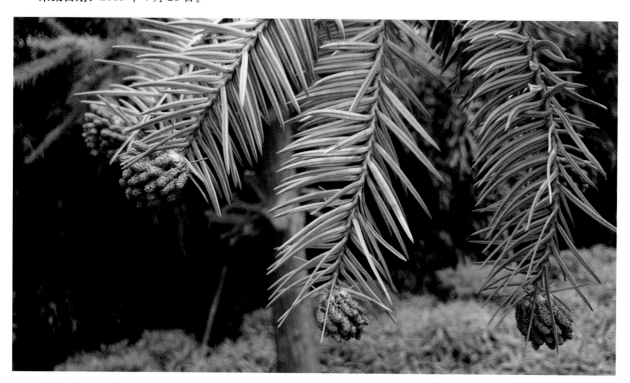

光学显微镜：花粉粒近球形。P/E=0.90（0.79～0.96）。花粉粒大小为 29.9（22.8～36.5）μm×33.3（27.6～43.7）μm。具 1 个稍突出的乳头状突起，高为 4.8（3.6～5.8）μm，不易看到。花粉薄壁区常凹陷呈不规则图形。表面具细颗粒状纹饰。

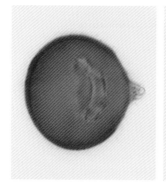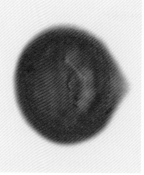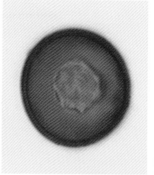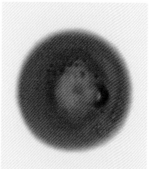

31. 杉科 Taxodiaceae 水杉属 *Metasequoia* Hu et W. C. Cheng

中文：水杉

学名：*Metasequoia glyptostroboides* Hu et W. C. Cheng

落叶乔木，高达 35m。雌雄同株。树皮灰褐色或灰色，幼树呈薄片剥落，大树呈长条状剥落，内皮淡紫褐色。大枝斜展，小枝下垂。叶交互对生，排成羽状列。叶条形，下面两侧有 4 ～ 8 条气孔线。叶全缘。球花单性，雄球花单生在枝顶或叶腋。雌球花单生在去年生枝顶或近枝顶。

花期：2—4 月份。

分布：北京及以南有栽培。

采集地点：北京市海淀区。

采集日期：2017 年 3 月 7 日。

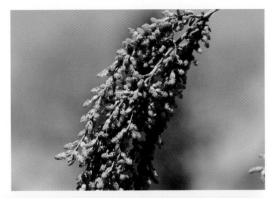

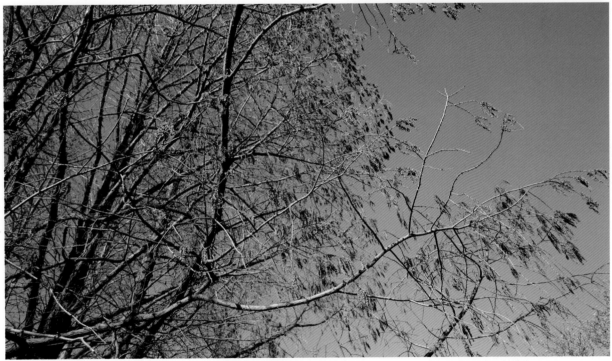

光学显微镜：花粉粒近球形。花粉粒大小不一，直径为 27.6（24.3 ～ 30.9）μm。具 1 个乳头状突起，基部向一侧弯曲，末端很尖。外层 2 层，外层与内层厚度相等。表面具细颗粒状纹饰。

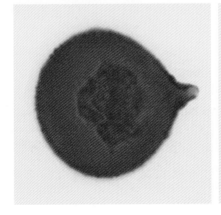

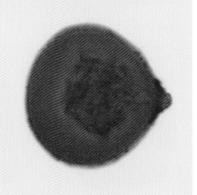

第三章　被子植物的花粉形态

一、槭树科 Aceraceae

1. 槭树科 Aceraceae 槭属 *Acer* L.

中文：梣叶槭（复叶槭）
学名：*Acer negundo* L.

　　落叶乔木，高达 20m。树皮黄褐色或灰褐色。小枝无毛，常被白粉。奇数羽状复叶，具 3 ~ 7（稀 9）小叶，先端渐尖，基部楔形或近圆形。叶缘具疏锯齿。花单性，雌雄异株。雄花为伞房花序，雌花为总状花序，先叶开放，常下垂。

　　花期：4—5 月份。
　　分布：原产北美，我国广泛引种栽培。
　　采集地点：北京市海淀区。
　　采集日期：2016 年 3 月 30 日。

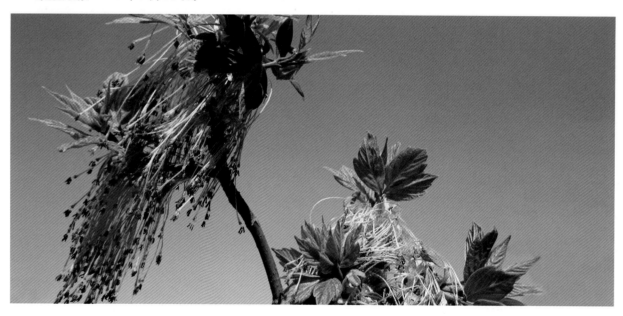

　　光学显微镜：花粉粒长球形。P/E=1.40（1.15 ~ 1.71）。极面观三裂圆形，赤道面观椭圆形。花粉粒大小为 24.6（20.9 ~ 30.4）μm×17.7（14.3 ~ 23.5）μm。具 3 沟，沟裂开较大。表面具颗粒 – 拟网状纹饰。

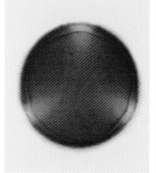 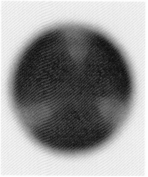 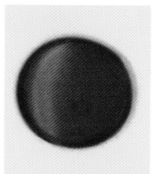 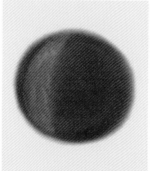

2. 槭树科 Aceraceae 槭属 *Acer* L.

中文：金叶复叶槭
学名：*Acer negundo* L. 'Aurea'

落叶乔木，高约 10m。小枝无毛。单数羽状复叶，具 3 ~ 7 小叶。叶缘具 3 ~ 5 不整齐粗齿。叶春季金黄色，夏季黄绿色。花单性，先叶开放。

花期：3 月中下旬—4 月份。

分布：原产北美，我国引种栽培。

采集地点：北京市海淀区。

采集日期：2017 年 3 月 25 日。

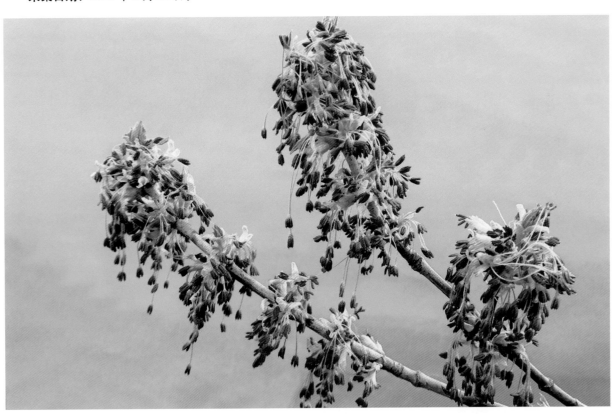

光学显微镜：花粉粒长球形。P/E=1.52（1.32 ~ 1.86）。极面观三裂圆形，赤道面观椭圆形。花粉粒大小为 25.0（23.0 ~ 27.7）μm × 16.5（14.9 ~ 19.0）μm。具 3 沟，沟裂开较大。表面具颗粒 – 拟网状纹饰。

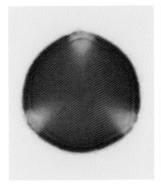 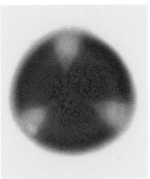 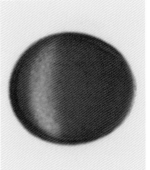 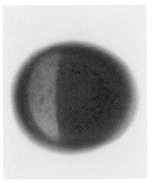

3. 槭树科 Aceraceae 槭属 *Acer* L.

中文：鸡爪槭
学名：*Acer palmatum* Thunb.

　　落叶小乔木，高 6 ~ 8m。树皮深灰色。小枝细、光滑。叶掌状 5 ~ 9 深裂，常 7 裂，先端锐尖或长锐尖，基部心形或近心形。叶缘具重锯齿。花杂性，雄花与两性花同株。花紫色，伞房花序。

花期：4—5 月份。

分布：产自我国华东、华中、贵州等地，华北多引种栽培。

采集地点：北京市海淀区。

采集日期：2017 年 4 月 8 日。

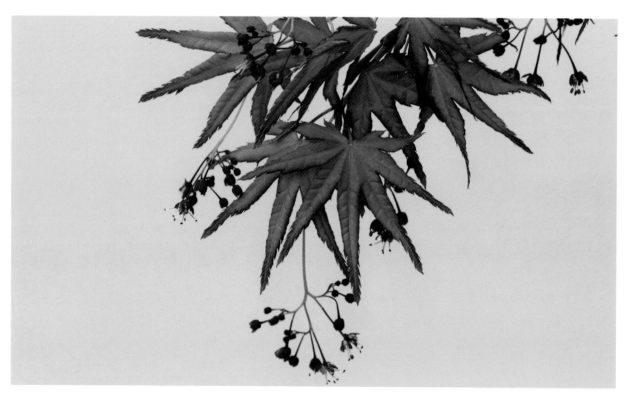

　　光学显微镜：花粉粒长球形。P/E=1.38（1.05 ~ 1.79）。极面观三裂圆形，赤道面观近圆形。花粉粒大小为 26.0（21.9 ~ 32.7）μm×19.1（15.6 ~ 26.3）μm（8 粒）。具 3 孔沟，孔近圆形。表面具条纹状纹饰。

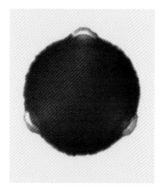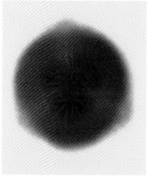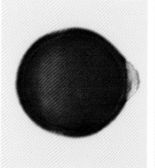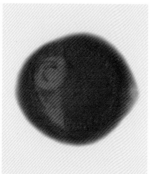

4. 槭树科 Aceraceae 槭属 *Acer* L.

中文：色木槭

学名：*Acer pictum* Thunb. subsp. *pictum*

异名：*Acer mono* Maxim.

落叶乔木，高达 20m。树皮灰色，粗糙，纵裂。小枝无毛。叶常掌状 5 裂，稀 3 或 7 裂，先端渐尖，基部近心形。叶全缘。花杂性，雄花与两性花同株，伞房状圆锥花序顶生。

花期：4—5 月份。

分布：我国东北、华北及长江流域各省市。

采集地点：北京市门头沟区。

采集日期：2016 年 4 月 12 日。

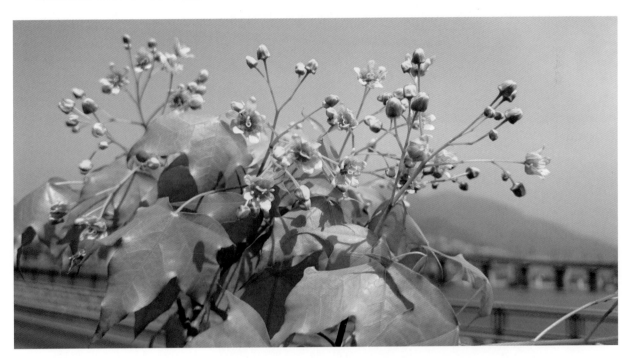

光学显微镜：花粉粒长球形。P/E=1.47（1.11 ～ 1.61）。极面观三裂圆形，赤道面观椭圆形。花粉粒大小不一，为 28.9（28.0 ～ 29.6）μm× 20.2（17.4 ～ 25.8）μm（4 粒）。具 3 沟，沟裂开较大。表面具条纹状纹饰。

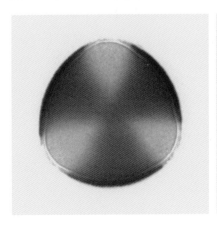
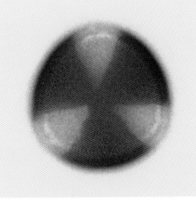
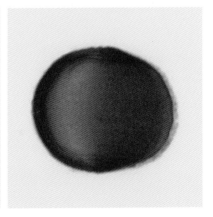

5. 槭树科 Aceraceae 槭属 *Acer* L.

中文：茶条槭
学名： *Acer tataricum* L. subsp. *ginnala* (Maxim.) Wesm.
异名： *Acer ginnala* Maxim.

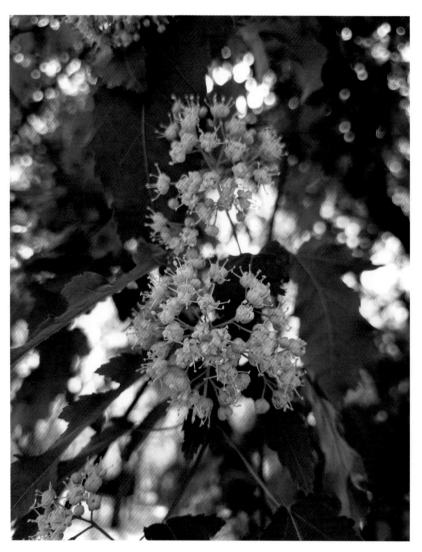

落叶灌木或小乔木，高 4 ~ 9m。树皮灰褐色，粗糙，微纵裂。小枝细，光滑无毛。叶羽状 3 ~ 5 深裂，先端渐尖，基部圆形或近心形。叶缘具重锯齿。花杂性，雄花与两性花同株，伞房状圆锥花序顶生。

花期： 4—5 月份。
分布： 我国东北、华北、西北等地区。
采集地点： 北京市海淀区。
采集日期： 2016 年 4 月 18 日。

光学显微镜： 花粉粒长球形。P/E=1.29（1.10 ~ 1.55）。极面观三裂圆形，赤道面观窄椭圆形。花粉粒大小为 23.4（20.3 ~ 27.1）μm × 18.2（15.3 ~ 21.6）μm。具 3 沟，沟裂开较大。外壁 2 层，外层明显厚于内层。表面具条纹状纹饰。

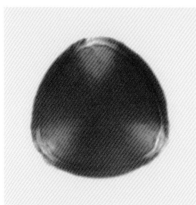
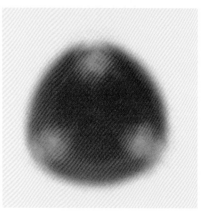
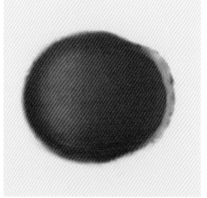

6. 槭树科 Aceraceae 槭属 *Acer* L.

中文：元宝槭

学名：*Acer truncatum* Bunge

落叶乔木，高 8 ~ 10m。树皮灰褐色，深纵裂。小枝光滑无毛。叶常掌状 5 深裂，先端渐尖，基部常截形。叶全缘。花杂性，雄花与两性花同株。花黄绿色，伞房花序。花瓣 5，黄色或白色。

花期：4—5 月份。

分布：我国华北、东北、华东等地区。

采集地点：北京市海淀区。

采集日期：2016 年 4 月 8 日。

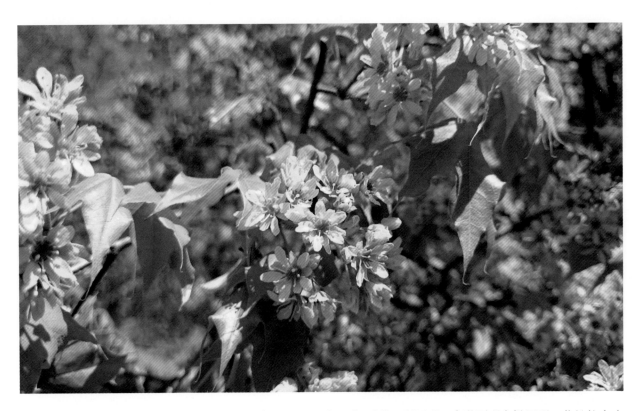

光学显微镜：花粉粒长球形。P/E=1.38（1.15 ~ 1.64）。极面观三裂圆形，赤道面观窄椭圆形。花粉粒大小为 26.6（21.5 ~ 32.4）μm×19.4（16.9 ~ 21.9）μm。具 3 沟，沟裂开较大。表面具条纹状纹饰。

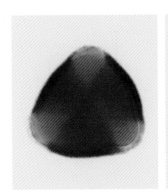
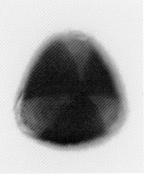
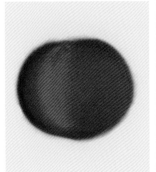
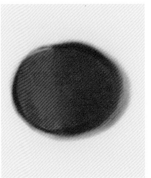

二、八角枫科 Alangiaceae

7. 八角枫科 Alangiaceae 八角枫属 *Alangium* Lam.

中文：八角枫
学名：*Alangium chinense* (Lour.) Harms

落叶乔木或灌木，高 3 ～ 5m，稀 15m。树皮淡灰色，光滑。小枝被短绒毛。叶卵圆形，先端渐尖，基部阔楔形或平截。叶较大。花两性。聚伞花序腋生，花较多，每花序常 8 ～ 30 朵花。

花期：5—6 月份。
分布：除东北外，在全国广泛分布。
采集地点：北京市海淀区。
采集日期：2016 年 5 月 13 日。

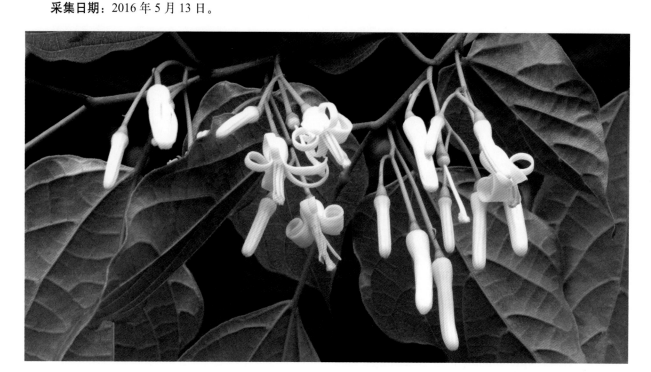

光学显微镜：花粉粒扁球形。P/E=0.81（0.63 ～ 0.94）。极面观三裂圆形或四方形，赤道面观椭圆形。花粉粒大小为 62.6（50.4 ～ 70.7）μm×77.4（72.6 ～ 82.5）μm（8 粒）。具 3 ～ 4 孔沟，孔大而圆。表面具颗粒 – 细网状纹饰。

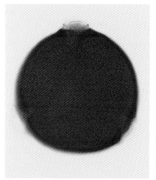 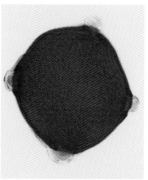 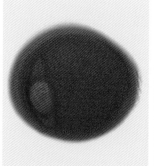 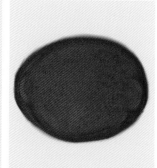

8. 八角枫科 Alangiaceae 八角枫属 *Alangium* Lam.

中文：稀花八角枫

学名：*Alangium chinense* (Lour.) Harms subsp. *pauciflorum* W. C. Fang

落叶灌木，高 1～4m。树皮灰褐色，光滑。小枝细。叶卵形，先端锐尖，基部圆形，常不分裂。叶较小。花两性。聚伞花序腋生，花稀少，每花序常 3～6 朵花。

花期：5—7 月份。

分布：我国华中、西北、西南等地区，北京引种栽培。

采集地点：北京市海淀区。

采集日期：2016 年 5 月 13 日。

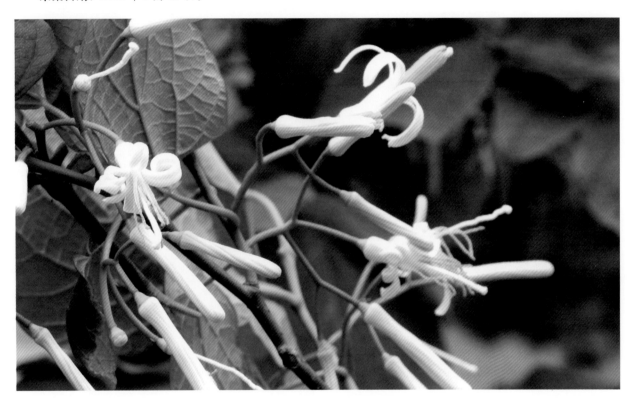

光学显微镜：花粉粒扁球形。P/E=0.87（0.81～0.93）。极面观三裂圆形，赤道面观椭圆形。花粉粒大小为 85.4（71.4～99.5）μm× 97.6（82.4～109.4）μm。具 3 孔沟，孔圆形。表面具条纹状纹饰。

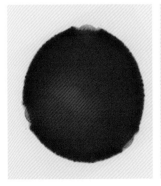 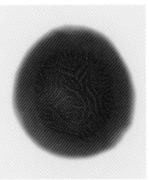 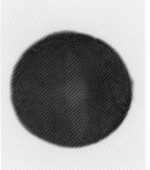 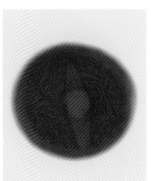

三、苋科 Amaranthaceae

9. 苋科 Amaranthaceae 苋属 *Amaranthus* L.

中文：凹头苋
学名： *Amaranthus blitum* L.
异名： *Amaranthus lividus* L.

　　一年生草本，高 10 ～ 30cm。植株无毛。茎平卧上升，基部分枝。叶菱状卵形或卵形，先端凹缺，基部宽楔形。叶全缘或略呈波状。花单性或杂性，花簇腋生，在茎端或枝端集成穗状花序或圆锥花序。

花期： 7—9 月份。
分布： 除内蒙古、西藏等地外，在我国广泛分布。
采集地点： 北京市门头沟区。
采集日期： 2016 年 9 月 24 日。

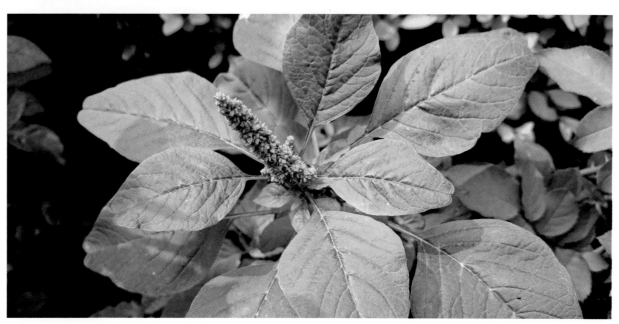

　　光学显微镜： 花粉粒近球形，极面观近圆形。直径为 23.0（21.7 ～ 24.0）μm。具均匀分布的散孔。表面具颗粒状纹饰。

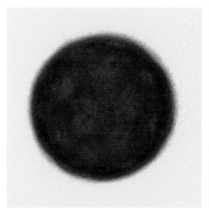
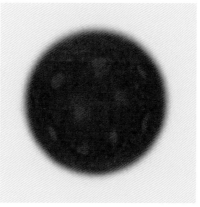
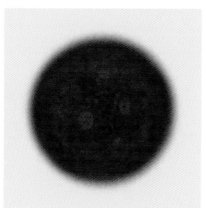

10. 苋科 Amaranthaceae 苋属 *Amaranthus* L.

中文：反枝苋
学名：*Amaranthus retroflexus* L.

　　一年生草本，高 20 ~ 80cm。茎直立，淡绿色，稍具钝棱，被短绒毛。叶菱状卵形或椭圆状卵形，先端微凸，具小芒尖，基部楔形。叶全缘或波状缘。花单性或杂性，圆锥花序顶生或腋生。

　　花期：7—8 月份。

　　分布：原产美洲热带，分布于我国东北、华北、西北等地区，北京多见。

　　采集地点：北京市海淀区。

　　采集日期：2016 年 8 月 19 日。

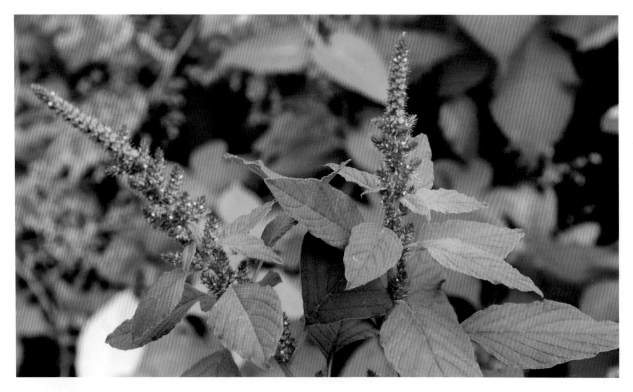

　　光学显微镜：花粉粒近球形，极面观近圆形。直径为 26.9 (23.5 ~ 31.5) μm。具散孔 36 个左右，孔膜上有颗粒。表面具颗粒状纹饰。

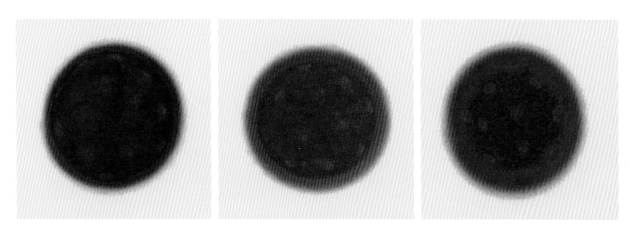

11. 苋科 Amaranthaceae 苋属 *Amaranthus* L.

中文：皱果苋
学名：*Amaranthus viridis* L.

一年生草本，高 40 ~ 80cm。植株无毛。茎直立，绿色或带紫色。叶卵形或卵状椭圆形，先端凹缺，基部近截形。叶全缘或稍呈波状。花单性或杂性，排成细长的腋生穗状花序，或于茎顶组成大型的圆锥花序。

花期：7—8 月份。

分布：原产热带非洲，在我国广泛分布。

采集地点：内蒙古赤峰市。

采集日期：2016 年 8 月 17 日。

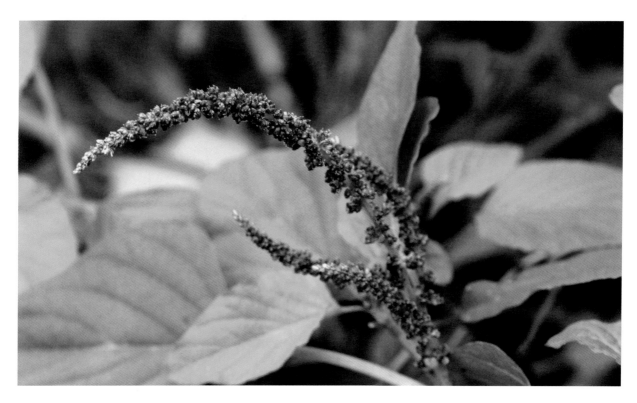

光学显微镜：花粉粒近球形，极面观近圆形。直径为 23.4（20.1 ~ 25.6）μm。具散孔，孔圆。具孔膜，孔膜上有颗粒。表面具颗粒状纹饰。

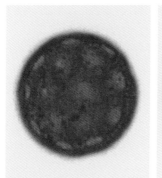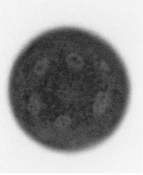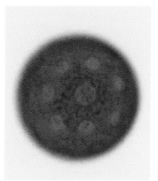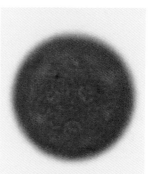

12. 苋科 Amaranthaceae 青葙属 *Celosia* L.

中文：鸡冠花
学名：*Celosia cristata* L.

一年生草本，高 60 ～ 90cm。植株无毛。茎直立，绿色或带红紫色。叶卵形或卵状披针形，先端渐尖，基部渐狭。叶全缘。花两性，花序顶生，扁平肉质鸡冠状，花被片有紫、红、黄、橙等多色。

花期：7—9 月份。

分布：原产印度，在我国广泛栽培。

采集地点：北京市海淀区。

采集日期：2016 年 8 月 5 日。

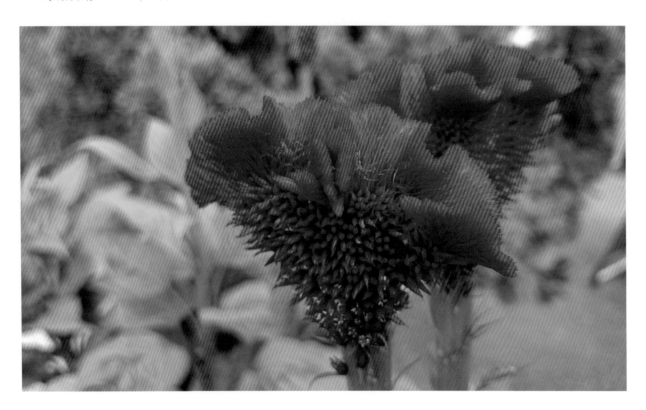

光学显微镜：花粉粒近球形，极面观近圆形。直径为 26.9（24.8 ～ 29.3）μm。具散孔，孔膜上有颗粒。表面具粗颗粒状纹饰。

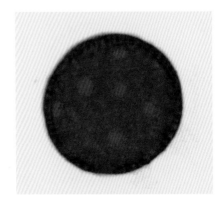 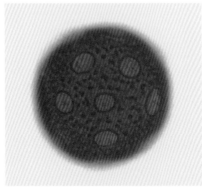 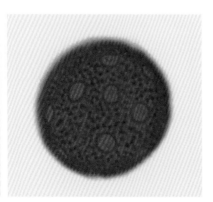

四、漆树科 Anacardiaceae

13. 漆树科 Anacardiaceae 黄连木属 *Pistacia* L.

中文：黄连木
学名：*Pistacia chinensis* Bunge

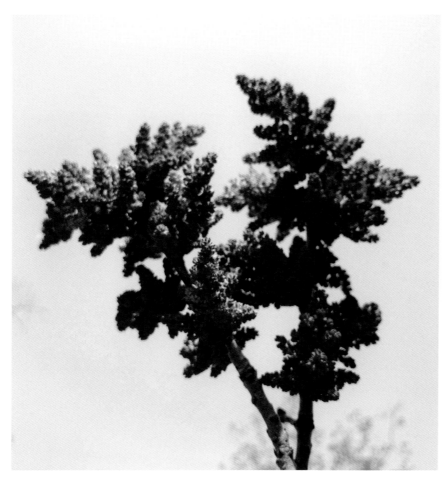

落叶乔木，高达 20m。树皮暗褐色，鳞片状剥落。小枝灰棕色，疏被微柔毛或近无毛。偶数羽状复叶，小叶 10 ～ 12。小叶披针形或卵状披针形，先端渐尖，基部偏斜。叶全缘。花单性，雌雄异株。圆锥花序腋生，先叶开放。

花期： 4—5 月份。

分布： 我国长江以南、华北、西北等地区。

采集地点： 北京市海淀区。

采集日期： 2016 年 4 月 10 日。

光学显微镜： 花粉粒近球形。直径为 28.4（26.8 ～ 31.1）μm。具 4 ～ 8 孔，孔缘稍外凸，孔膜具小刺状突起。表面具细网状纹饰。

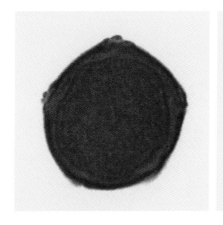 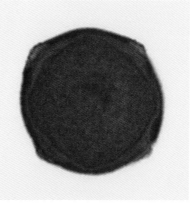 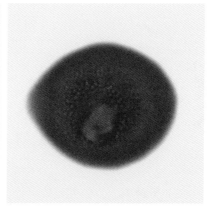

14. 漆树科 Anacardiaceae 盐肤木属 *Rhus* L.

中文：青麸杨

学名：*Rhus potaninii* Maxim.

落叶乔木，高达 8m。树皮灰色。小枝无毛。奇数羽状复叶，小叶 7～9。小叶长卵状披针形，先端渐尖，基部常偏斜。叶全缘。花杂性，圆锥花序顶生。

花期：5—6 月份。

分布：我国华北、长江中下游。

采集地点：北京市海淀区。

采集日期：2016 年 5 月 6 日。

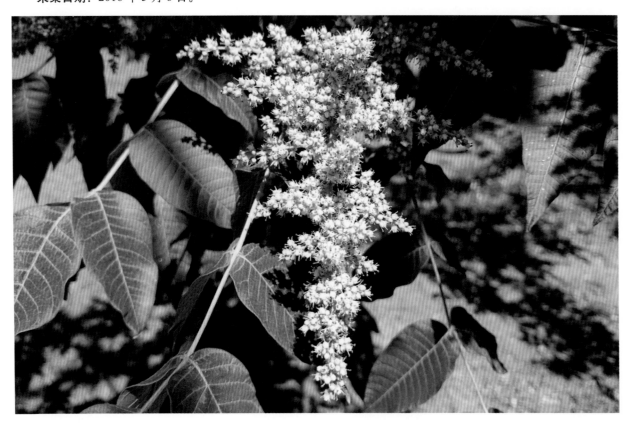

光学显微镜：花粉粒长球形。P/E=1.56（1.37～1.95）。极面观三裂圆形，赤道面观窄椭圆形。花粉粒大小为 27.4（24.5～31.8）μm×17.7（13.7～22.3）μm。具 3 孔沟。表面具条纹状纹饰。

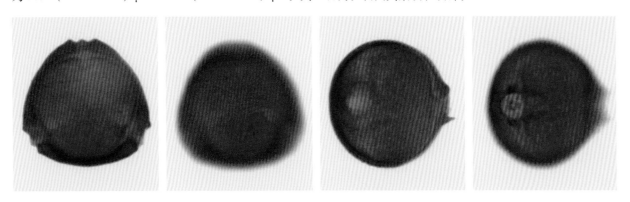

15. 漆树科 Anacardiaceae 盐肤木属 *Rhus* L.

中文：火炬树
学名：*Rhus typhina* L.

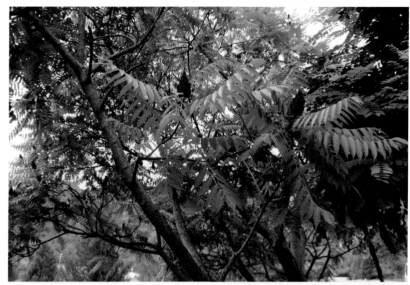

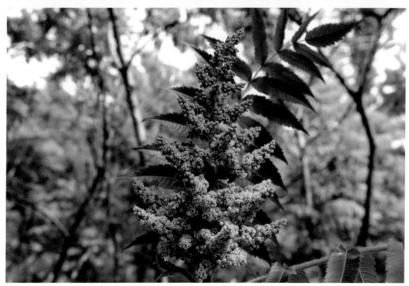

落叶灌木或小乔木，高达 10m。树皮灰褐色。小枝密生长柔毛。奇数羽状复叶，小叶 11～31。小叶长椭圆状披针形，先端渐尖。叶缘有锯齿。花单性，雌雄异株。圆锥花序顶生。花序黄绿色，果序红色，似火炬。

花期：5—6 月份。

分布：原产北美，广泛分布于我国华北、西北等地区。

采集地点：北京市海淀区。

采集日期：2016 年 5 月 18 日。

光学显微镜：花粉粒长球形。P/E=1.39（1.22～1.65）。极面观常呈三裂圆形，赤道面观窄椭圆形。花粉粒大小为 37.4（34.6～40.6）μm ×27.3（22.8～31.7）μm。具 3～4 孔沟，沟细长。表面具细网状纹饰。

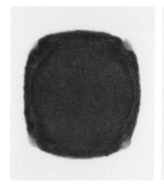
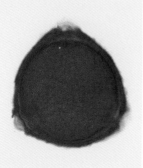
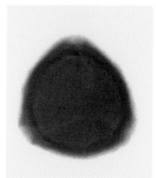
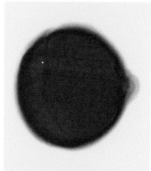

16. 漆树科 Anacardiaceae 漆属 *Toxicodendron* Mill.

中文：漆树
学名：*Toxicodendron vernicifluum* (Stokes) F. A. Barkley

　　落叶乔木，高达 20m。树皮灰白色，不规则纵裂。小枝棕色柔毛。奇数羽状复叶，小叶 9 ～ 15。小叶卵状椭圆形，先端渐尖。叶全缘。花杂性或雌雄异株。花黄绿色，小而密集，圆锥花序腋生。
　　花期：5—6 月份。
　　分布：除黑龙江、吉林、内蒙古、新疆外，在全国广泛分布。
　　采集地点：北京市海淀区。
　　采集日期：2016 年 5 月 25 日。

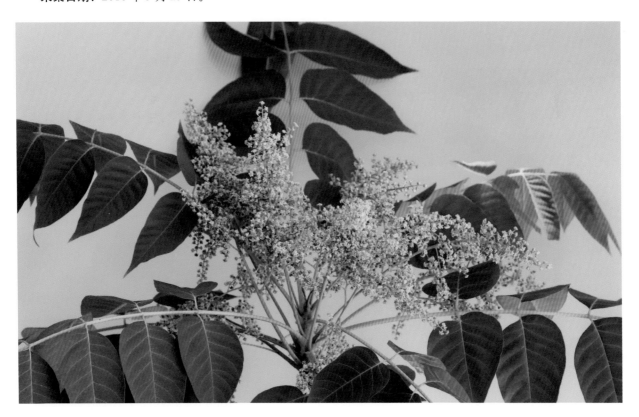

　　光学显微镜：花粉粒长球形。P/E=1.45（1.21 ～ 1.75）。极面观三裂圆形。花粉粒大小为 28.8（24.0 ～ 33.2）μm×20.0（16.2 ～ 23.9）μm。具 3 孔沟。表面具条纹网状纹饰。

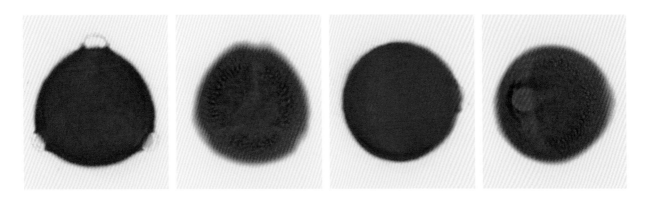

五、夹竹桃科 Apocynaceae

17. 夹竹桃科 Apocynaceae 罗布麻属 *Apocynum* L.

中文：罗布麻
学名：*Apocynum venetum* L.

直立半灌木，高 1.5 ～ 4m。具乳汁。茎紫红色或淡红色，多分枝。叶椭圆状披针形，先端急尖至钝，基部楔形或圆形。叶缘具细齿。花两性。聚伞花序顶生或腋生，花冠钟形，紫红色或粉红色。

花期：6—7 月份。
分布：我国东北、华北、华东、西北等地区，北京常见于郊区及山区。
采集地点：北京市海淀区。
采集日期：2016 年 6 月 3 日。

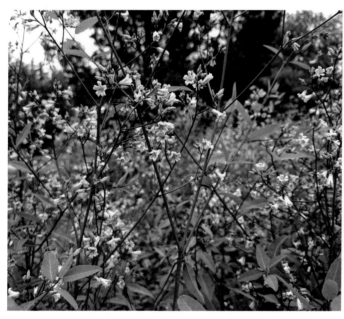
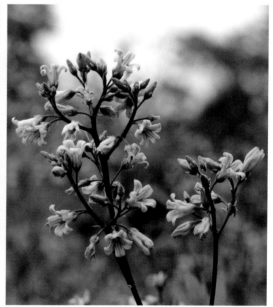

光学显微镜：四合花粉，四合体的 4 个花粉粒常在同一平面，轮廓为四裂片状。四合体大小为 31.5（27.3 ～ 36.6）μm×23.1（20.7 ～ 24.8）μm×13.8（12.4 ～ 15.1）μm。单个花粉粒大小为 14.6（13.2 ～ 16.0）μm×16.8（14.8 ～ 18.5）μm。具散孔 9 ～ 12 个。表面具模糊的颗粒状纹饰。

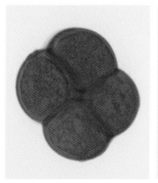
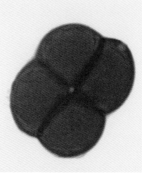
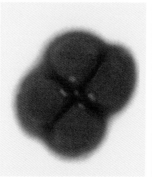
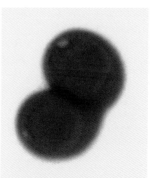

六、五加科 Araliaceae

18. 五加科 Araliaceae 五加属 *Eleutherococcus* Maxim.

中文：五加

学名：*Eleutherococcus nodiflorus* (Dunn) S. Y. Hu

异名：*Acanthopanax gracilistylus* W. W. Smith

落叶灌木，高 2 ~ 3m。枝灰棕色，无毛，呈蔓生状。掌状复叶在长枝上互生，短枝上簇生；小叶常 5，中央小叶最大。小叶倒卵形至披针形，先端尖或短渐尖，基部楔形。叶缘具细钝齿。花两性，稀单性异株。伞形花序腋生，或生在短枝顶。花瓣 5，长圆状卵形，黄绿色。

花期：4—8 月份。

分布：我国华中、华东、华南等地区。

采集地点：北京市海淀区。

采集日期：2017 年 5 月 14 日。

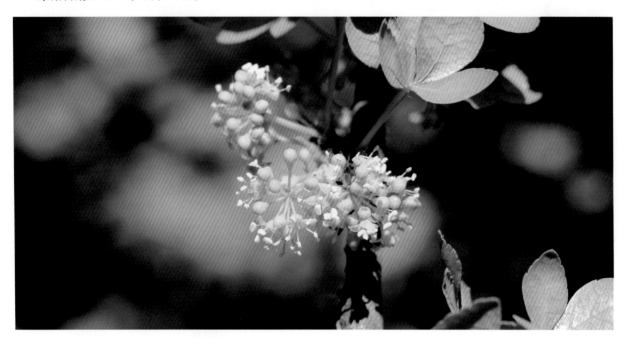

光学显微镜：花粉粒长球形。P/E=1.18（1.04 ~ 1.27）。花粉粒大小为 24.0（22.0 ~ 25.1）μm× 20.4（18.2 ~ 23.5）μm。具 3 孔沟。表面具细网状纹饰。

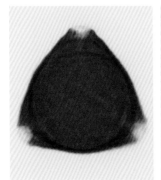 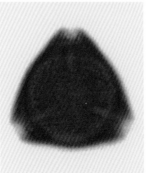 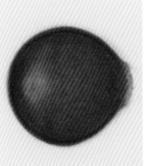 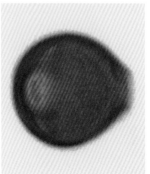

七、秋海棠科 Begoniaceae

19. 秋海棠科 Begoniaceae 秋海棠属 *Begonia* L.

中文：秋海棠
学名：*Begonia grandis* Dryand.

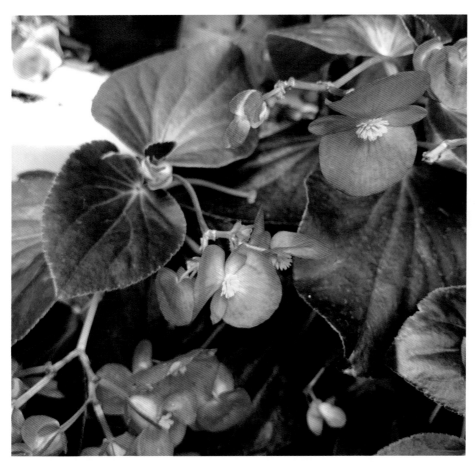

多年生草本，高 40～60cm。茎直立，有分枝。叶宽卵形，先端渐尖，基部近心形。叶缘波状，具细尖牙齿。叶面褐绿色，常带红晕。花单性，雌雄同株。聚伞花序腋生，淡红色。

花期：7 月份，室内常年。

分布：我国长江以南各省市，北方有栽培。

采集地点：北京市海淀区。

采集日期：2016 年 5 月 3 日。

光学显微镜：花粉粒长球形。P/E=1.84（1.46～2.11）。极面观三角形，赤道面观窄椭圆形。花粉粒大小为 20.5（17.7～22.4）μm×11.2（9.4～13.9）μm。具 3 孔沟。表面具模糊的细条状纹饰。

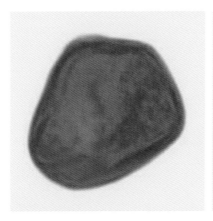
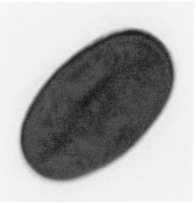
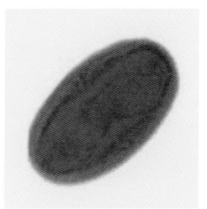

八、小檗科 Berberidaceae

20. 小檗科 Berberidaceae 小檗属 *Berberis* L.

中文：细叶小檗
学名：*Berberis poiretii* C. K. Schneid.

落叶灌木，高 1 ～ 2m。小枝紫褐色，具明显的棱，刺常单生。叶在短枝上簇生，狭倒披针形，先端渐尖。叶全缘或中上部有细刺齿。花两性。总状花序，黄色。

花期：5—6 月份。
分布：我国东北、华北等山区。
采集地点：北京市海淀区。
采集日期：2016 年 5 月 10 日。

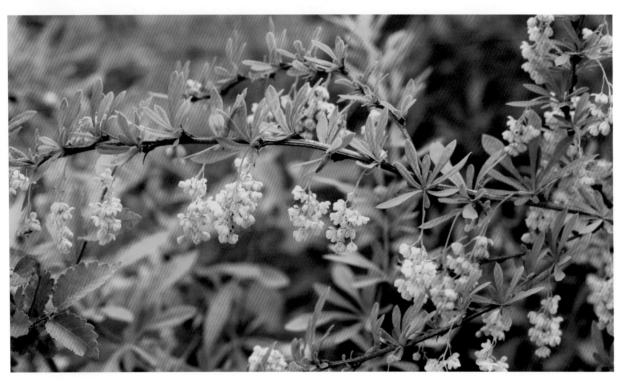

光学显微镜：花粉粒近球形。直径为 37.4（30.8 ～ 42.6）μm。具螺旋状萌发孔和不规则散沟，沟膜上有颗粒。表面具细网状纹饰。

  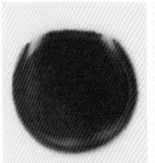 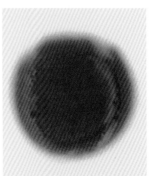

21. 小檗科 Berberidaceae 小檗属 *Berberis* L.

中文：紫叶小檗
学名：*Berberis thunbergii* DC. var. *atropurpurea* Chenault

落叶灌木，高 1.5 ～ 3m。枝丛生。幼枝紫红色，老枝灰褐色。叶倒卵形或匙形，先端钝圆。叶全缘。叶小，紫红色。花两性。花黄色，单生或簇生，下垂。

花期： 4—6 月份。
分布： 原产日本，我国引种栽培。
采集地点： 北京市海淀区。
采集日期： 2016 年 4 月 20 日。

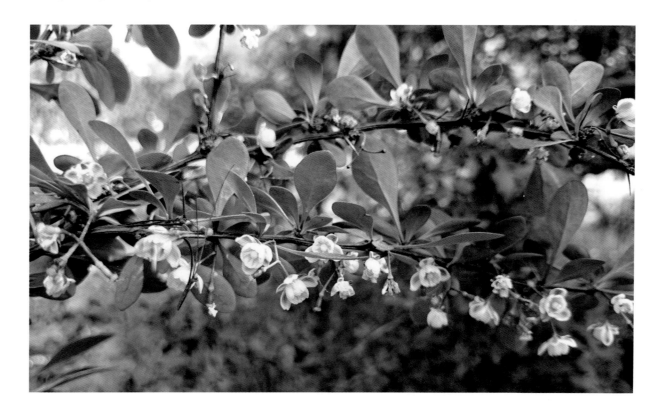

光学显微镜： 花粉粒近球形。直径为 40.4（37.0 ～ 44.2）μm。具螺旋状萌发孔和不规则散沟，沟膜上有稀疏颗粒。表面具细网状纹饰。

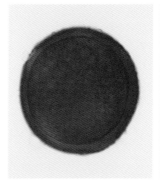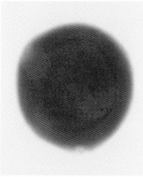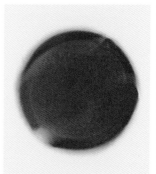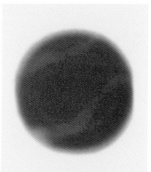

九、桦木科 Betulaceae

22. 桦木科 Betulaceae 桦木属 *Betula* L.

中文：西桦（西南桦木）
学名：*Betula alnoides* Buch.-Ham. ex D. Don

落叶乔木，高达 16m。树皮红褐色。小枝密被长柔毛和树脂腺体。叶矩圆状卵形，先端渐长尖，基部楔形或圆形。叶缘具不规则刺毛状重锯齿。花单性，雌雄同株。雄柔荑花序长达 12cm，下垂。

花期：4—5 月份。
分布：我国云南、浙江、广西，北京有引种。
采集地点：北京市海淀区。
采集日期：2016 年 4 月 16 日。

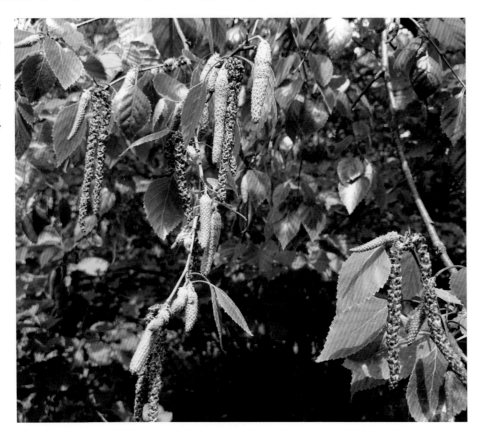

光学显微镜：花粉粒扁球形。P/E=0.82（0.76 ～ 0.91）。极面观常为钝三角形，赤道面观椭圆形。花粉粒大小为 21.2（17.6 ～ 24.7）μm×25.9（21.2 ～ 28.8）μm。具 3 孔，偶见 4 孔，外层在孔处加厚，向外突出明显。表面具颗粒状纹饰。

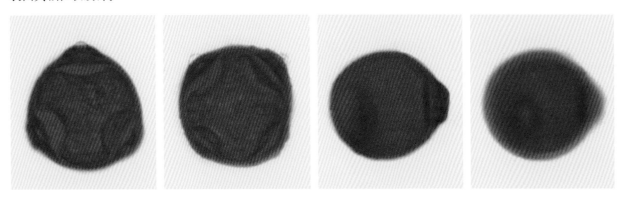

23. 桦木科 Betulaceae 桦木属 *Betula* L.

中文：赛黑桦

学名：*Betula schmidtii* Regel

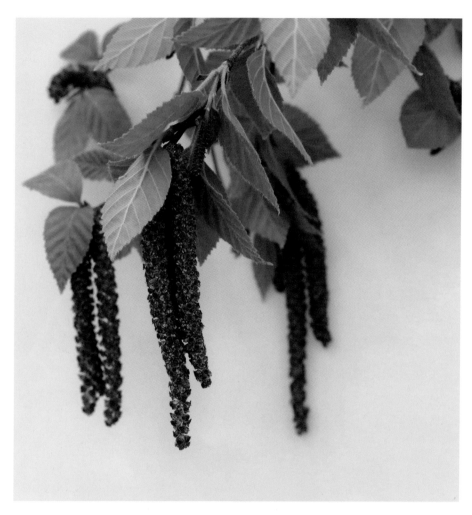

落叶乔木，高达35m。树皮黑褐色，不规则块状剥落。小枝紫褐色，被短柔毛。叶卵形或椭圆状卵形，先端锐尖或短尾尖，基部宽楔形或圆形。叶缘具不规则的重锯齿或短齿。花单性，雌雄同株。柔荑花序下垂。

花期：4月份。

分布：我国吉林、辽宁等地。

采集地点：北京市海淀区。

采集日期：2016年4月10日。

光学显微镜：花粉粒扁球形。P/E=0.86（0.77～0.93）。极面观钝三角形或近四方形，赤道面观宽椭圆形。花粉粒大小为 24.4 (21.6～26.9) μm×28.5 (27.2～31.0) μm。具3孔，偶见4孔，孔处外层加厚，向外显著突出。表面具颗粒状纹饰。

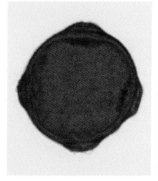 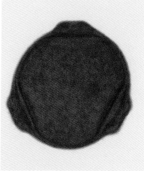 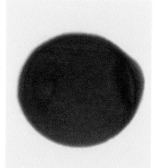 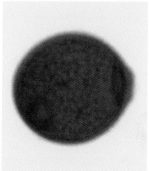

24. 桦木科 Betulaceae 鹅耳枥属 *Carpinus* L.

中文：鹅耳枥
学名：*Carpinus turczaninowii* Hance

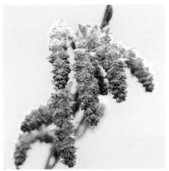

　　落叶乔木，高 5 ～ 10m。树皮灰褐色，老时浅纵裂。小枝浅褐色或灰色，幼时被短柔毛。叶卵形、卵状菱形或椭圆状卵形，先端锐尖或渐尖，基部常宽楔形或近圆形。叶缘具规则或不规则重锯齿。花单性，雌雄同株。雄花序柔荑花序。

花期：4—5 月份。
分布：我国华北、东北、华东等地区。
采集地点：北京市海淀区。
采集日期：2017 年 3 月 29 日。

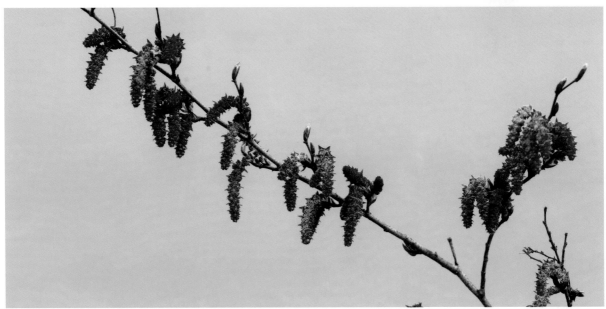

　　光学显微镜：花粉粒扁球形 – 近球形。P/E=0.87（0.79 ～ 0.92）。极面观圆形，赤道面观近圆形 – 阔椭圆形。花粉粒大小为 23.5（22.2 ～ 24.8）μm×27.1（25.4 ～ 28.5）μm。具 3 孔，稀 4 孔。外壁 2 层，外层厚于内层，在孔处稍突出。表面具颗粒状纹饰。

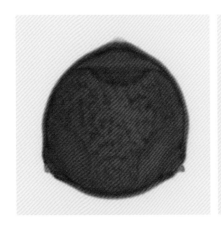
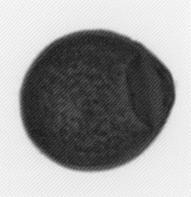
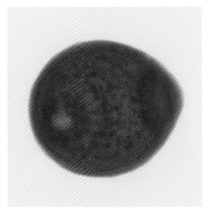

25. 桦木科 Betulaceae 榛属 *Corylus* L.

中文：华榛

学名：*Corylus chinensis* Franch.

　　落叶乔木，高达 20m。树皮灰褐色，长条状纵裂。小枝被长柔毛。叶卵形或宽卵形，先端渐尖或短尾状，基部斜心形。叶缘具不规则钝锯齿。花单性，雌雄同株。雄花序 2 ～ 8 枚排成总状。

花期：3—4 月份。

分布：我国云南、四川、河南、北京等地。

采集地点：北京市海淀区。

采集日期：2016 年 3 月 13 日。

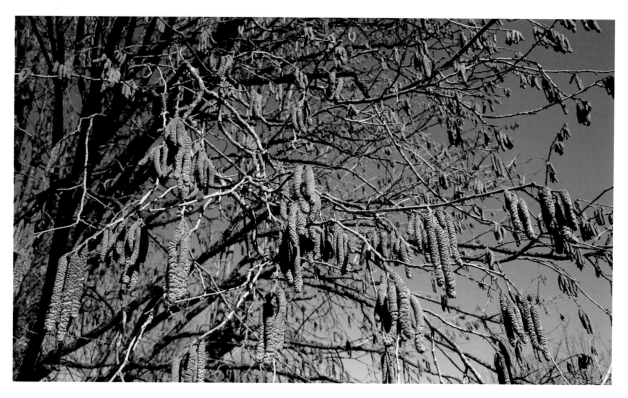

　　光学显微镜：花粉粒扁球形。P/E=0.78（0.71 ～ 0.84）。极面观常呈钝三角形，赤道面观椭圆形。花粉粒大小为 22.6（20.0 ～ 25.0）μm×28.9（25.4 ～ 32.0）μm。具 3 ～ 4 孔，孔处外层不加厚，稍升高。表面具颗粒状纹饰。

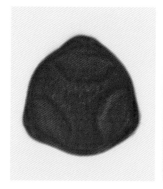 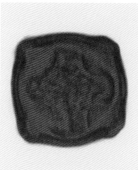 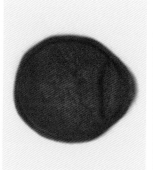 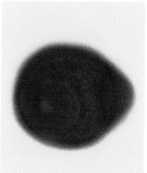

26. 桦木科 Betulaceae 榛属 *Corylus* L.

中文：榛

学名：*Corylus heterophylla* Fisch. ex Besser

落叶灌木或小乔木，高 1～7m。树皮灰褐色。小枝黄褐色，被柔毛。叶圆卵形至宽倒卵形，先端近截形，中央具突尖，基部心形。叶缘具不规则重锯齿。花单性，雌雄同株。雄花序圆柱状，单生或簇生。

花期：4—5 月份。

分布：我国东北、华北等地区，北京山区多见。

采集地点：北京市海淀区。

采集日期：2016 年 4 月 16 日。

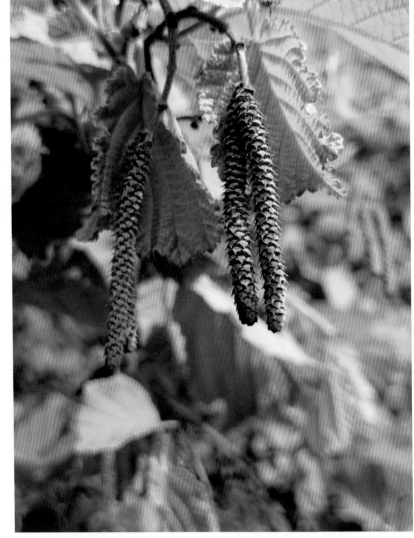

光学显微镜：花粉粒扁球形 – 近球形。P/E=0.85（0.78～0.92）。极面观钝三角形，赤道面观近圆形。花粉粒大小为 21.4（19.3～24.5）μm× 25.3（22.6～28.8）μm。具 2～4 孔，常为 3 个，孔处外层不加厚，稍升高。表面具细颗粒状纹饰。

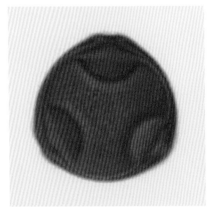
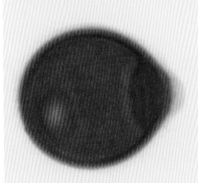
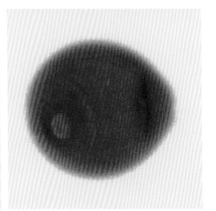

十、紫葳科 Bignoniaceae

27. 紫葳科 Bignoniaceae 凌霄属 *Campsis* Lour.

中文：厚萼凌霄（美国凌霄）
学名：*Campsis radicans* (L.) Bureau

落叶木质藤本，茎长达 10m。树皮灰褐色，条状纵裂。奇数羽状复叶，小叶 9 ~ 13。小叶椭圆形，先端尾状渐尖，基部楔形。叶缘具疏锯齿。花两性。聚伞花序顶生，花冠漏斗状钟形，5 裂，橙红色。

花期：6—8 月份。

分布：原产美洲，我国华北及以南各省区有栽培。

采集地点：北京市海淀区。

采集日期：2016 年 6 月 3 日。

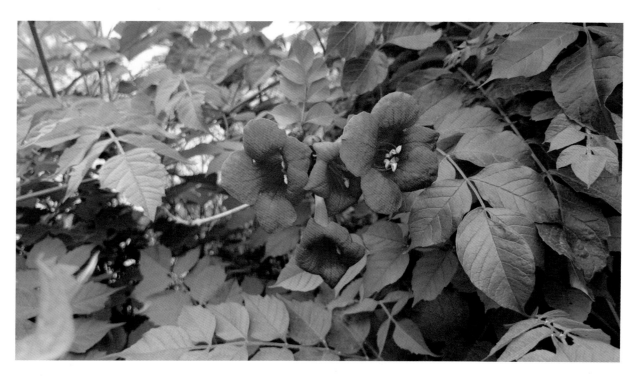

光学显微镜：花粉粒长球形。P/E=1.41（1.17 ~ 1.61）。极面观三裂圆形，赤道面观窄椭圆形。花粉粒大小为 25.7（21.8 ~ 28.1）μm× 18.4（16.0 ~ 21.4）μm。具 3 沟。外壁 2 层，外层厚，基柱明显。表面具清晰的网状纹饰。

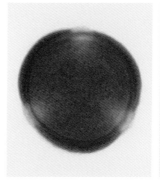 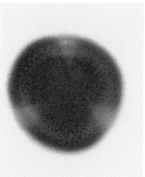 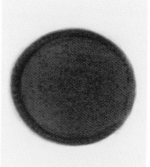 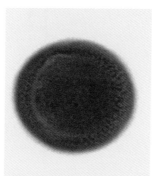

28. 紫葳科 Bignoniaceae 梓属 *Catalpa* Scop.

中文：黄金树

学名： *Catalpa speciosa* (Barney) Engelm

落叶乔木，高达 10m。树皮灰褐色，鳞片状开裂。小枝灰绿带紫褐色。叶宽卵形，先端渐尖，基部心形或截形。叶全缘。花两性。圆锥花序顶生，花冠白色，内有 2 条黄色条纹和紫色小斑点。

花期： 5—6 月份。

分布： 原产美国，我国广泛栽培。

采集地点： 北京市海淀区。

采集日期： 2016 年 5 月 18 日。

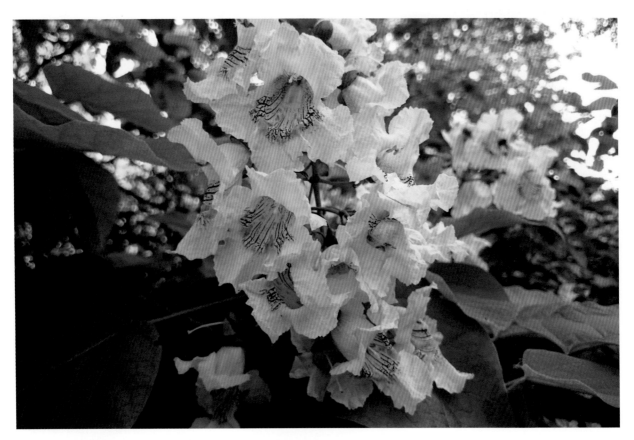

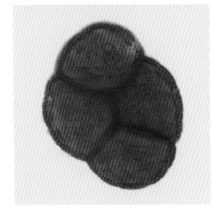
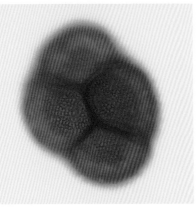

光学显微镜： 四合花粉，近球形。四合体常呈十字形和四面体形排列。直径为 64.8（51.4～75.2）μm。无萌发孔。表面具网状纹饰。

十一、黄杨科 Buxaceae

29. 黄杨科 Buxaceae 黄杨属 *Buxus* L.

中文：黄杨

学名：*Buxus sinica* (Rehder et E. H. Wilson) M. Cheng

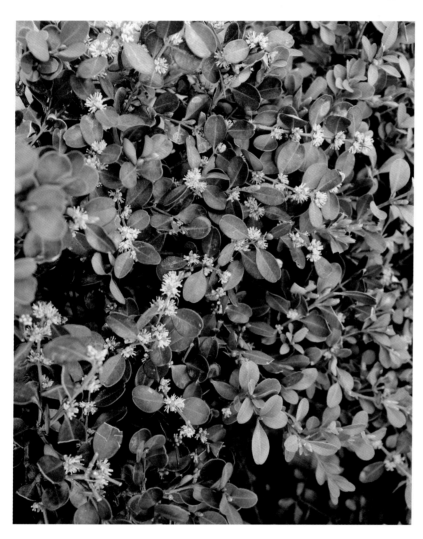

常绿灌木或小乔木，高达 7m。树皮灰白色。小枝四棱形。叶倒卵形、倒卵状长椭圆形至宽椭圆形，先端圆钝或微凹，基部楔形。叶全缘。花单性，雌雄同株。花簇生叶腋，黄绿色。

花期：3—4 月份。

分布：产自我国东部及中部地区，北京普遍栽培。

采集地点：北京市海淀区。

采集日期：2016 年 3 月 18 日。

光学显微镜：花粉粒近球形。直径为 32.1（30.8 ~ 35.7）μm。具散孔 15 ~ 25 个，孔呈不规则圆形。表面具网状纹饰。

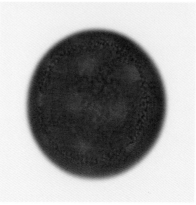
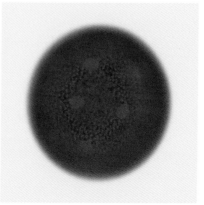

十二、蜡梅科 Calycanthaceae

30. 蜡梅科 Calycanthaceae 蜡梅属 *Chimonanthus* Lindl. nom. cons.

中文：蜡梅
学名：*Chimonanthus praecox* (L.) Link

落叶灌木，高达 4m。树皮灰褐色，有皮孔。小枝四方形。叶卵状椭圆形至卵状披针形，先端渐尖，基部宽楔形或圆形。叶全缘。花两性。花单生叶腋，先叶开放。外轮花被片蜡质黄色，内轮有紫色条纹，芳香。

花期： 11 月至翌年 3 月份。
分布： 产自我国中部，华北广泛栽培。
采集地点： 北京市海淀区。
采集日期： 2016 年 2 月 22 日。

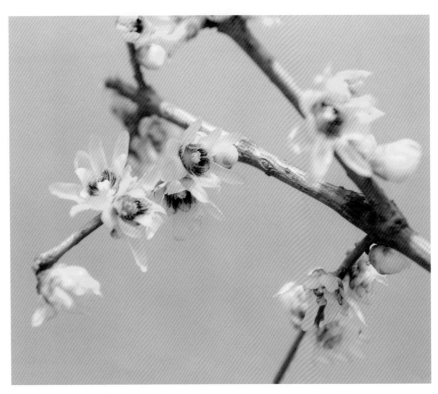

光学显微镜： 花粉粒长球形。P/E=1.55（1.27 ~ 1.98）。极面观二裂圆形，赤道面观椭圆形。花粉粒大小为 47.7（41.1 ~ 52.2）μm×30.8（25.6 ~ 34.9）μm。具 2 沟。表面具脑纹状纹饰。

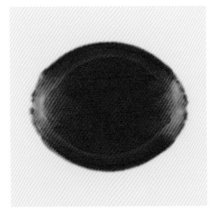
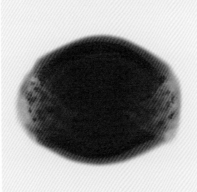
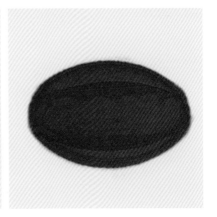

十三、桔梗科 Campanulaceae

31. 桔梗科 Campanulaceae 桔梗属 *Platycodon* A. DC.

中文：桔梗

学名：*Platycodon grandiflorus* (Jacq.) A. DC.

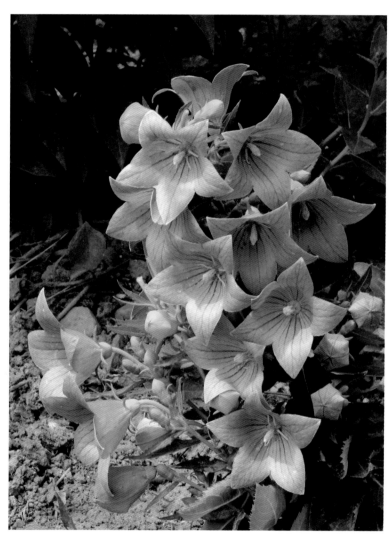

多年生草本，高 40～120cm。具白色乳汁。茎直立，通常不分枝。叶卵形至披针形，先端急尖，基部宽楔形。叶缘具尖锯齿。花单朵或数朵生于茎端或分枝顶端。

花期：7—9 月份。

分布：在我国普遍分布。

采集地点：北京市海淀区。

采集日期：2016 年 6 月 23 日。

光学显微镜：花粉粒近球形－长球形。P/E=1.19（1.01～1.59）。极面观五裂或六裂圆形。花粉粒大小为 40.7（34.9～50.9）μm×34.3（32.0～35.7）μm（5 粒）。具 5～6 孔沟。表面具刺状纹饰。

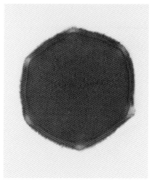
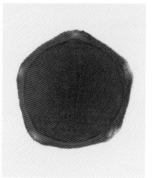
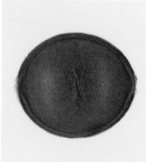
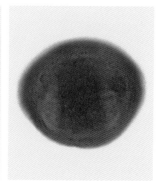

十四、美人蕉科 Cannaceae

32. 美人蕉科 Cannaceae 美人蕉属 *Canna* L.

中文：美人蕉
学名：*Canna indica* L.

多年生草本，高达 1.5m。茎肉质粗壮。叶卵状椭圆形，先端尖，基部宽楔形。叶全缘。总状花序生于茎顶，花常红色。

花期：6—10 月份。
分布：原产印度，我国普遍栽培。
采集地点：北京市丰台区。
采集日期：2016 年 6 月 28 日。

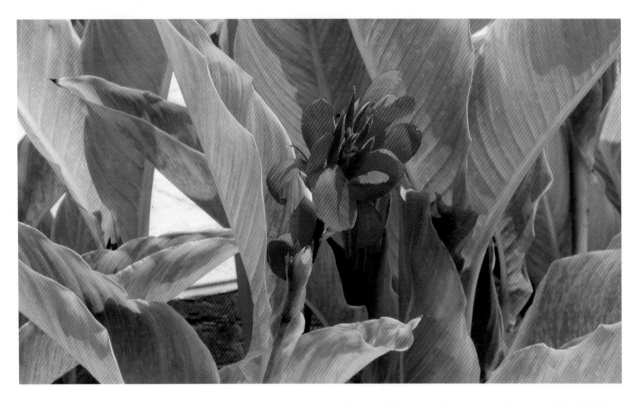

光学显微镜：花粉粒近球形。直径为 73.6（70.6 ～ 78.1）μm。表面具瘤状纹饰。

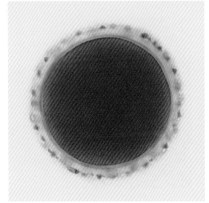 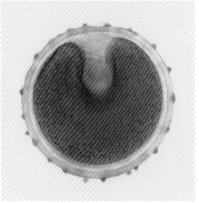

十五、忍冬科 Caprifoliaceae

33. 忍冬科 Caprifoliaceae 蝟实属 *Kolkwitzia* Graebn.

中文：蝟实
学名：*Kolkwitzia amabilis* Graebn.

落叶灌木，高达 3m。幼枝红褐色，老枝皮剥落。叶卵形至卵状披针形，先端渐尖，基部宽楔形或圆形。叶全缘或疏浅锯齿。花两性。伞房状聚伞花序生于侧枝顶端，花萼密生刺刚毛，花冠钟状，5 裂，粉红色，喉部黄色。

花期：5—6 月份。
分布：我国华北、华中、西北等地区。
采集地点：北京市海淀区。
采集日期：2016 年 4 月 27 日。

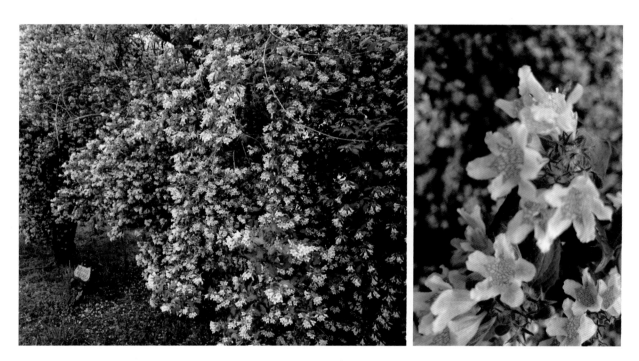

光学显微镜：花粉粒近球形－长球形。P/E=1.10（0.96 ～ 1.31）。极面观钝三角形。花粉粒大小为 41.4（37.5 ～ 46.6）μm×37.9（30.5 ～ 43.8）μm。具 3 孔沟。表面具刺状纹饰。

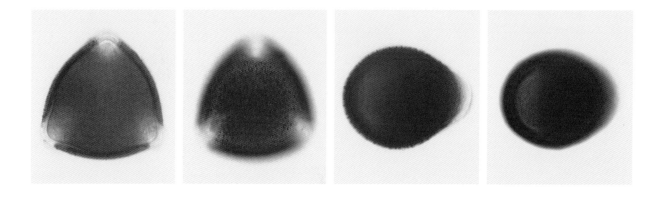

34. 忍冬科 Caprifoliaceae 忍冬属 *Lonicera* L.

中文：**布朗忍冬**
学名：*Lonicera brownii* (Regel) Carrière

落叶或半常绿藤本，茎长 2 ~ 5m。叶卵形或长圆形，先端钝或圆，基部常楔形。叶全缘或疏生毛。花两性。花轮生。花冠二唇形，上唇 4 裂，外面玫红色，内面橙色或橙红色。花冠筒细长，基部稍呈浅囊状。

花期：5—6 月份。

分布：原产美国，我国北方各省市栽培。

采集地点：北京市海淀区。

采集日期：2016 年 5 月 10 日。

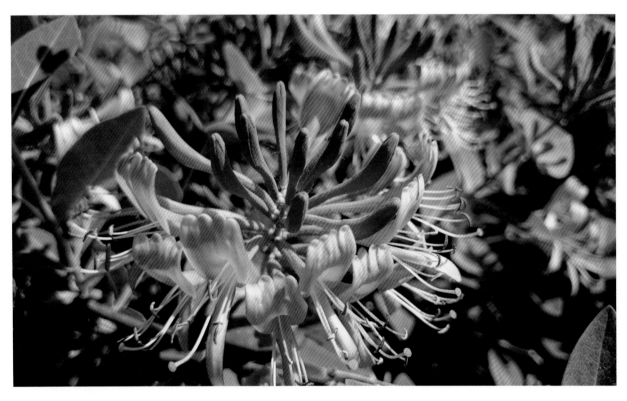

光学显微镜：花粉粒扁球形。P/E=0.85（0.77 ~ 0.93）。极面观圆钝三角形或四方形，赤道面观近圆形。花粉粒大小为 57.9（49.0 ~ 63.8）μm×68.4（58.4 ~ 74.8）μm。具 3 孔沟，稀 4 孔沟，内孔横长。表面具刺状纹饰。

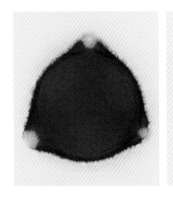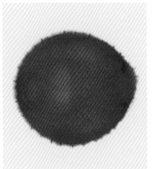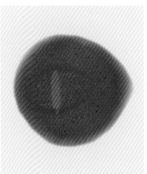

35. 忍冬科 Caprifoliaceae 忍冬属 *Lonicera* L.

中文：葱皮忍冬

学名：*Lonicera ferdinandii* Franch.

　　落叶灌木，高达 3m。老枝茎皮薄片状剥落，如葱皮。叶卵形至卵状披针形，先端尖，基部圆形或近心形。叶缘具睫毛，偶浅波状。花两性，成对腋生。总花梗极短。花冠二唇形，先为白色后变淡黄色，上唇 4 浅裂，下唇细长反卷。

花期：4—6 月份。

分布：我国华北、西北、四川等地。

采集地点：北京市海淀区。

采集日期：2016 年 4 月 23 日。

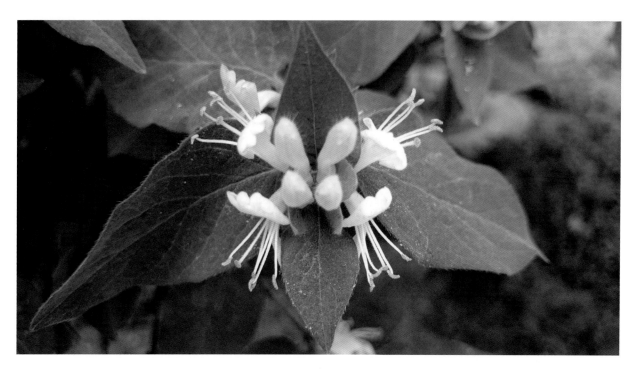

　　光学显微镜：花粉粒近球形。极面观圆钝三角形，赤道面观近圆形。花粉粒直径为 44.2（41.4 ~ 46.9）μm。具 3 ~ 4 孔沟，常见 3 孔沟，沟较短。表面具刺状纹饰。

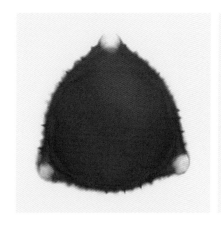  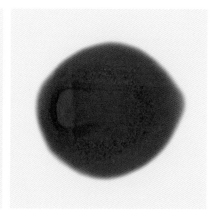

36. 忍冬科 Caprifoliaceae 忍冬属 *Lonicera* L.

中文：郁香忍冬（羊奶子）
学名：*Lonicera fragrantissima* Lindl. et Paxton

半常绿灌木，高达 2m。树皮灰褐色，茎皮条状剥落。幼枝无毛或疏生刚毛。叶卵状椭圆形至卵状披针形，先端尖或凸尖，基部圆形或宽楔形。花两性，成对腋生。花冠二唇形，常先叶开放，白色或淡红色，芳香。

花期：3—4 月份。

分布：我国华东、河南、山西等地，北京有栽培。

采集地点：北京市海淀区。

采集日期：2016 年 3 月 27 日。

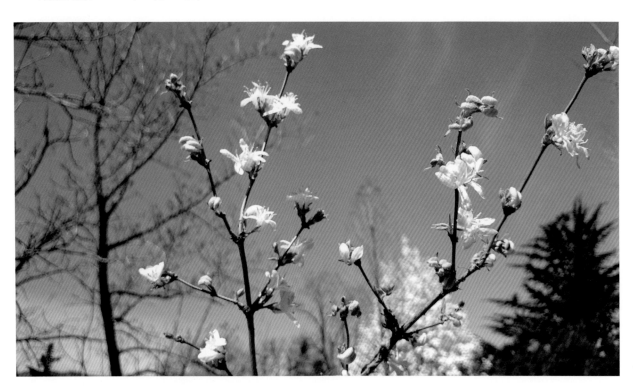

　　光学显微镜：花粉粒近球形。极面观圆钝三角形，赤道面观近圆形。直径为 45.2（43.2 ~ 50.8）μm。具 3 孔沟，沟短，内孔长圆形。表面具刺状纹饰。

  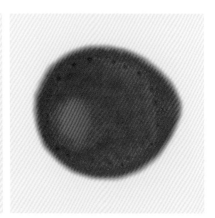

37. 忍冬科 Caprifoliaceae 忍冬属 *Lonicera* L.

中文：忍冬（金银花）

学名：*Lonicera japonica* Thunb.

半常绿藤本。茎细长中空，茎皮条状剥落。幼枝密被柔毛和腺毛。单叶对生，叶卵形至长圆状卵形，先端短钝尖，基部圆形或近心形。叶全缘。花两性，成对生于叶腋。花冠二唇形，先为白色后变黄色，芳香。

花期：5—7 月份。

分布：在我国分布较广，常有栽培。

采集地点：北京市海淀区。

采集日期：2016 年 5 月 16 日。

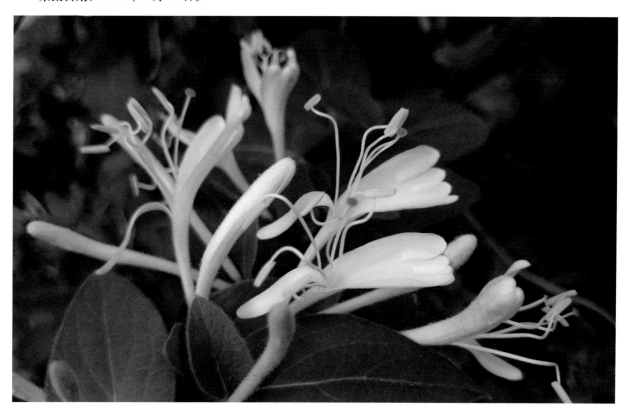

光学显微镜：花粉粒近球形。P/E=0.94（0.89 ~ 0.98）。极面观钝三角形，赤道面观近圆形。花粉粒大小为 56.8（53.7 ~ 59.8）μm × 60.6（57.4 ~ 63.9）μm（13 粒）。具 3 孔沟，沟短，不明显。孔略突出。表面具刺状纹饰。

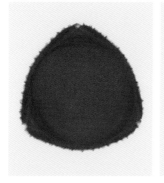 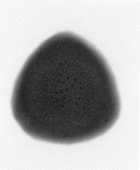 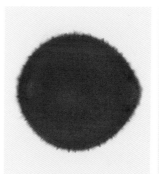 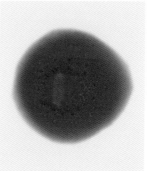

38. 忍冬科 Caprifoliaceae 忍冬属 *Lonicera* L.

中文：金银忍冬（金银木）
学名：*Lonicera maackii* (Rupr.) Maxim.

落叶灌木，高达 5m。树皮灰褐色，不规则开裂。小枝髓心黑褐色，后变中空。叶卵状椭圆形至卵状披针形，先端渐尖，基部宽楔形或圆。叶全缘。花两性。总花梗短于叶柄。花冠二唇形，先为白色后变为黄色，芳香。雄蕊与花柱均短于花冠。

花期：5—6 月份。
分布：我国东北、华北、华东、西南等地区。
采集地点：北京市海淀区。
采集日期：2017 年 4 月 22 日。

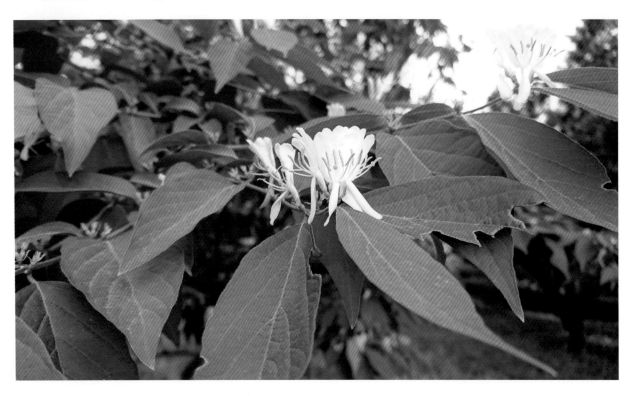

光学显微镜：花粉粒扁球形－近球形。P/E=0.91（0.82～0.97）。极面观三裂圆形或四裂圆形。花粉粒大小为 50.5（43.0～60.3）μm×55.6（47.0～66.2）μm。具 3～4 孔沟。表面具稀疏的刺状纹饰。

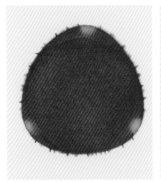

39. 忍冬科 Caprifoliaceae 忍冬属 *Lonicera* L.

中文：贯月忍冬

学名：*Lonicera sempervirens* L.

常绿或半常绿藤本，茎长达 6m。植株无毛。叶卵形至宽椭圆形，先端圆或钝，基部常楔形。花两性。花轮生，常 6 朵一轮。花冠细长漏斗形，外面橘红色至深红色。

花期：4—8 月份。

分布：原产北美，北京、上海、杭州常栽培。

采集地点：北京市海淀区。

采集日期：2016 年 5 月 10 日。

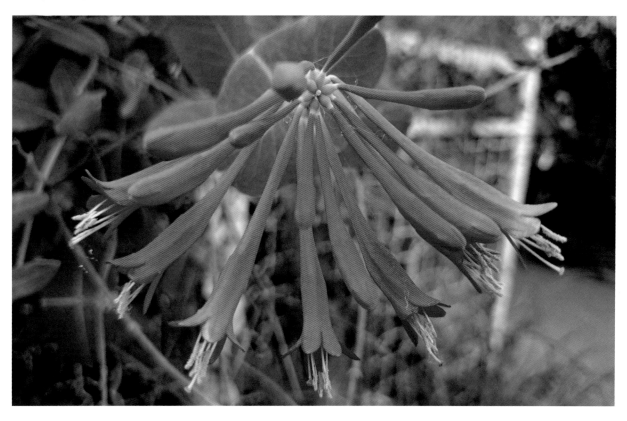

光学显微镜：花粉粒扁球形。P/E=0.85（0.77～0.93）。极面观钝三角形，赤道面观近圆形。花粉粒大小为 57.4（53.1～61.5）μm×67.5（61.0～74.1）μm。具 3 孔沟。表面具刺状纹饰。

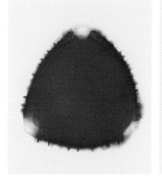 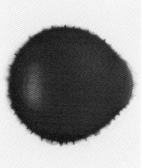 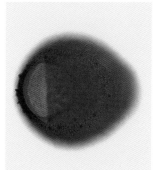 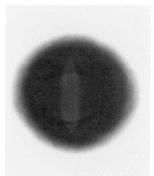

40. 忍冬科 Caprifoliaceae 忍冬属 *Lonicera* L.

中文：新疆忍冬
学名：*Lonicera tatarica* L.

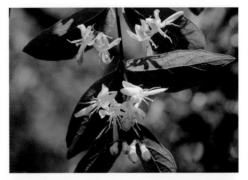

　　落叶灌木，高达 3m。植株近无毛。小枝中空。叶卵形或卵状椭圆形，先端尖，稀渐尖或钝，基部圆形或近心形。叶缘具短糙毛。花两性，成对腋生。花冠二唇形，上唇 4 裂，中间 2 裂片之间浅裂，粉红色或白色。

　　花期：4 月中旬—6 月份。
　　分布：产自我国新疆，东北、华北地区有栽培。
　　采集地点：北京市海淀区。
　　采集日期：2016 年 4 月 15 日。

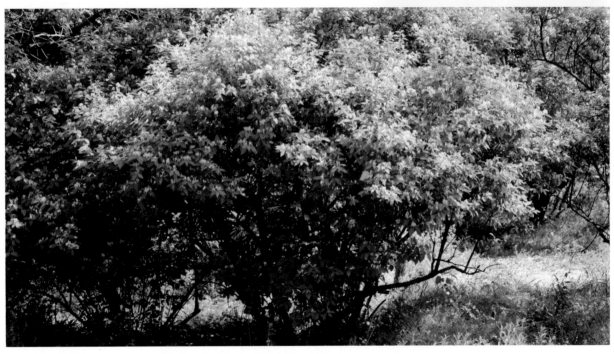

　　光学显微镜：花粉粒近球形。P/E=0.91（0.82 ～ 0.98）。极面观钝三角形。花粉粒大小为 47.0（42.5 ～ 51.2）μm×51.8（47.9 ～ 57.6）μm。具 3 孔沟，沟短，孔长圆形。表面具刺状纹饰。

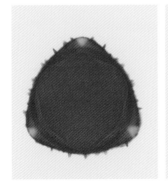 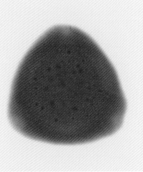 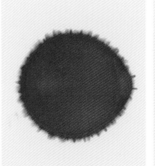 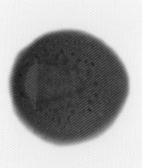

41. 忍冬科 Caprifoliaceae 忍冬属 *Lonicera* L.

中文：红花鞑靼忍冬

学名：*Lonicera tatarica* L. cv. Rosea

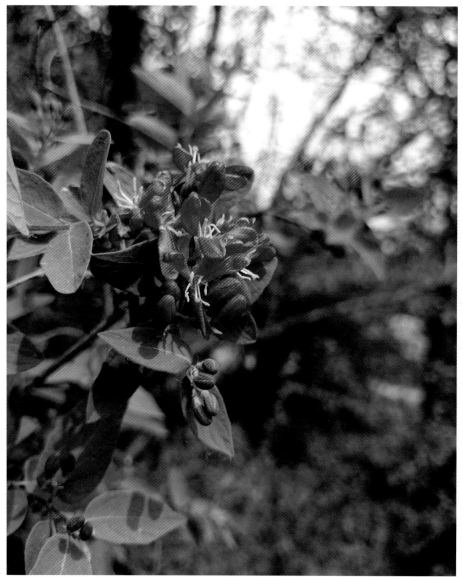

落叶灌木，高达 3m。小枝中空，无毛。叶卵形或卵状椭圆形，先端尖，基部圆形或近心形。花两性，成对生于叶腋。花冠二唇形，玫红色。

花期：4—5 月份。

分布：我国华北、东北地区有栽培。

采集地点：北京市海淀区。

采集日期：2016 年 4 月 15 日。

光学显微镜：花粉粒近球形。P/E=0.95（0.84 ～ 1.00）。极面观钝三角形。花粉粒大小为 45.9（42.1 ～ 49.2）μm×48.2（42.5 ～ 55.0）μm。具 3 孔沟，稀 4 孔沟，沟短。表面具刺状纹饰。

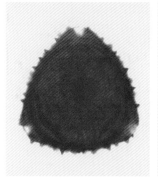
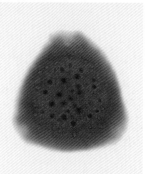
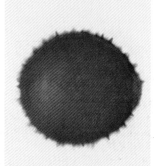
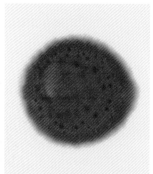

42. 忍冬科 Caprifoliaceae 接骨木属 *Sambucus* L.

中文：西洋接骨木
学名：*Sambucus nigra* L.

　　落叶大灌木或乔木，高 4 ~ 10m。小枝黄褐色，皮孔明显，髓部白色。奇数羽状复叶，小叶 3 ~ 7，常为 5。小叶椭圆形或椭圆状卵形，先端尖，揉碎后有臭味。叶缘具锐锯齿。圆锥形聚伞花序分枝 5 出，平散。花小而密，黄白色。

　　花期：4—5 月份。
　　分布：原产欧洲，我国山东、山西、江苏等地有栽培。
　　采集地点：北京市海淀区。
　　采集日期：2017 年 5 月 6 日。

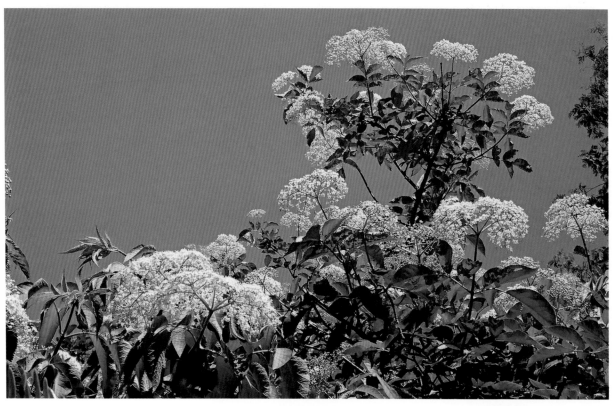

　　光学显微镜：花粉粒长球形。P/E=1.39（1.24 ~ 1.60）。极面观三裂圆形。花粉粒大小为 19.2（18.1 ~ 20.6）μm×13.9（12.9 ~ 15.4）μm。具 3 孔沟。外壁 2 层，内层与外层等厚，基柱明显。表面具模糊网状纹饰。

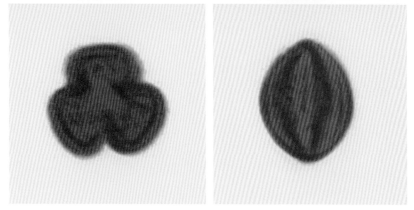

43. 忍冬科 Caprifoliaceae 接骨木属 *Sambucus* L.

中文：接骨木
学名：*Sambucus williamsii* Hance

　　落叶灌木或小乔木，高达 6m。树皮淡灰褐色。小枝无毛，髓心大，淡黄褐色。奇数羽状复叶，小叶 3 ~ 11。小叶卵形至长椭圆状披针形，先端尖至渐尖，基部圆形或宽楔形，常不对称。叶缘具锯齿。花两性。圆锥花序顶生。花小而密，白色或淡黄色。

　　花期：4—5 月份。
　　分布：我国华北、东北、西北、西南等地区。
　　采集地点：北京市海淀区。
　　采集日期：2016 年 5 月 10 日。

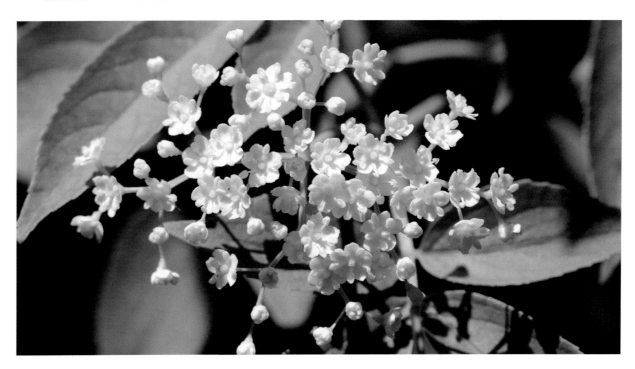

　　光学显微镜：花粉粒长球形。P/E=1.19（1.05 ~ 1.30）。极面观三裂圆形。花粉粒大小为 18.8（17.1 ~ 20.0）μm×15.9（14.0 ~ 17.5）μm。具 3 孔沟，沟长，孔不明显。外壁两层等厚，基柱明显。表面具模糊网状纹饰。

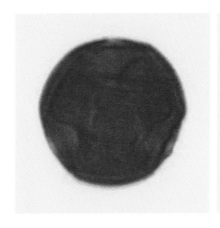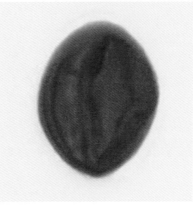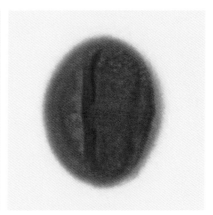

44. 忍冬科 Caprifoliaceae 荚蒾属 *Viburnum* L.

中文：红蕾荚蒾

学名：*Viburnum carlesii* Hemsl.

落叶灌木，高达 2m。小枝被柔毛。叶椭圆形或近圆形。叶缘具三角状锯齿。聚伞花序半圆球形，花蕾粉红色，盛开白色，芳香。

花期：4—5 月份。

分布：原产朝鲜，我国有引种栽培。

采集地点：北京市海淀区。

采集日期：2016 年 4 月 15 日。

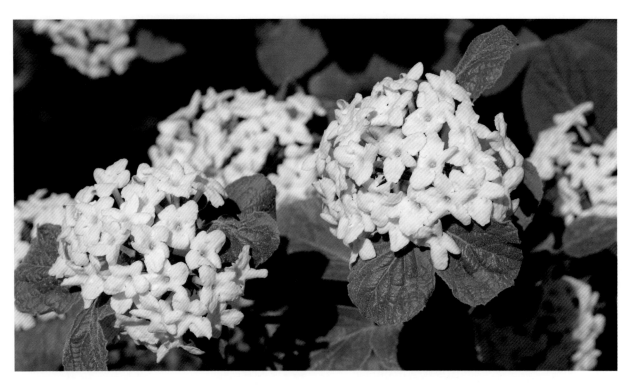

光学显微镜：花粉粒近球形。P/E=0.98（0.90 ~ 1.05）。极面观三裂圆形。花粉粒大小为 20.3（18.6 ~ 24.8）μm×20.8（17.8 ~ 26.3）μm。具 3 孔沟。外壁 2 层，外层厚。表面具网状纹饰，网眼较大。

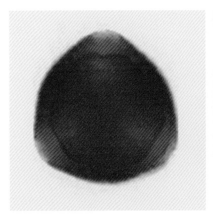 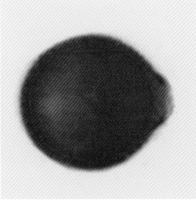 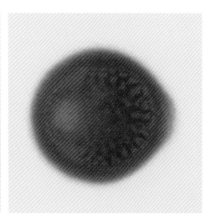

45. 忍冬科 Caprifoliaceae 荚蒾属 *Viburnum* L.

中文：香荚蒾
学名：*Viburnum farreri* Stearn

落叶灌木，高达 3m。小枝绿色，近无毛。叶菱状倒卵形或椭圆形，先端尖，基部楔形。叶缘具三角状锯齿。圆锥花序顶生，花蕾粉红色，盛开白色，芳香。

花期：4—5 月份。
分布：我国北方常有栽培。
采集地点：北京市海淀区。
采集日期：2017 年 3 月 29 日。

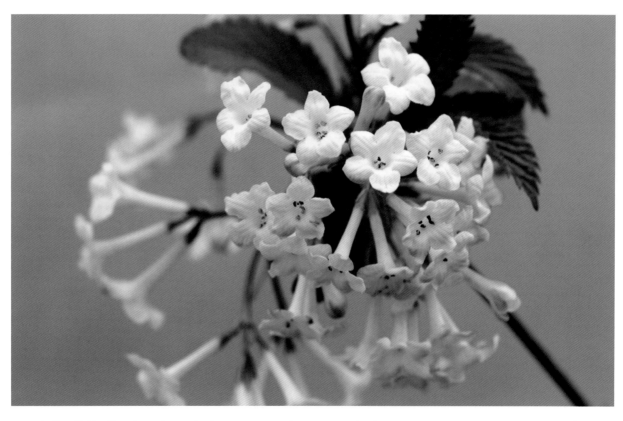

光学显微镜：花粉粒近球形－长球形。P/E=1.17（1.00～1.52）。极面观三裂圆形。花粉粒大小为 21.1（18.4～25.6）μm×18.0（16.8～20.0）μm。具 3 孔沟，稀 4 孔沟，沟细长。表面具网状纹饰。

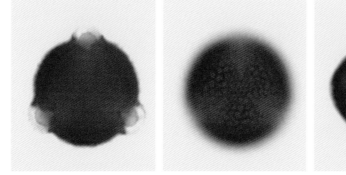
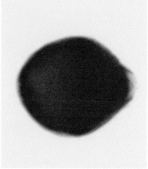
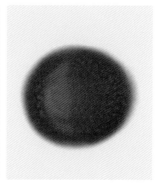

46. 忍冬科 Caprifoliaceae 荚蒾属 *Viburnum* L.

中文：黑果荚蒾

学名：*Viburnum melanocarpum* P. S. Hsu

落叶灌木，高达 5m。小枝被糠状毛。叶倒卵形或椭圆形，先端骤短渐尖，基部圆形或宽楔形。叶缘具小齿。复伞形花序顶生，花冠白色。

花期：4—5 月份。

分布：原产欧洲及亚洲西部，我国主要分布于华东地区，北京有栽培。

采集地点：北京市海淀区。

采集日期：2016 年 4 月 15 日。

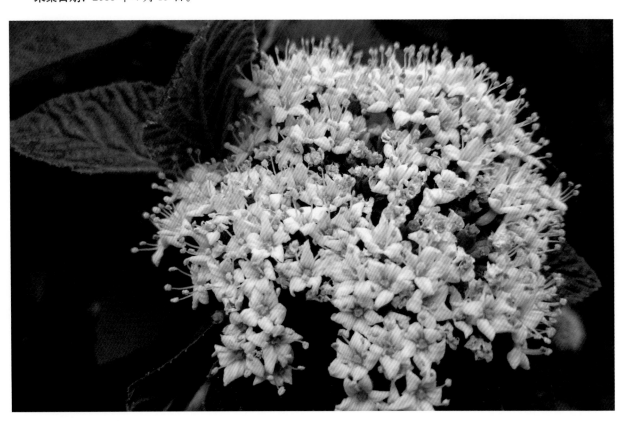

光学显微镜：花粉粒扁球形－近球形。P/E=0.90（0.83 ～ 0.96）。极面观三裂圆形。花粉粒大小为 19.8（18.1 ～ 22.0）μm×22.0（20.5 ～ 23.7）μm。具 3 孔沟，沟细长。表面具网状纹饰。

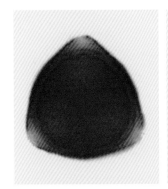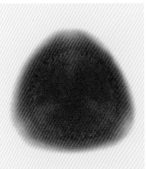

47. 忍冬科 Caprifoliaceae 荚蒾属 *Viburnum* L.

中文：蒙古荚蒾

学名：*Viburnum mongolicum* (Pall.) Rehder

落叶灌木，高达 2m。幼枝密被星状毛。叶宽卵形至椭圆形，先端尖或钝，基部圆形。叶缘具浅锯齿。聚伞花序，花冠淡黄色。

花期：4 月中下旬—6 月上旬。

分布：我国东北、华北、西北等地区，内蒙古、北京常见。

采集地点：北京市海淀区。

采集日期：2016 年 4 月 25 日。

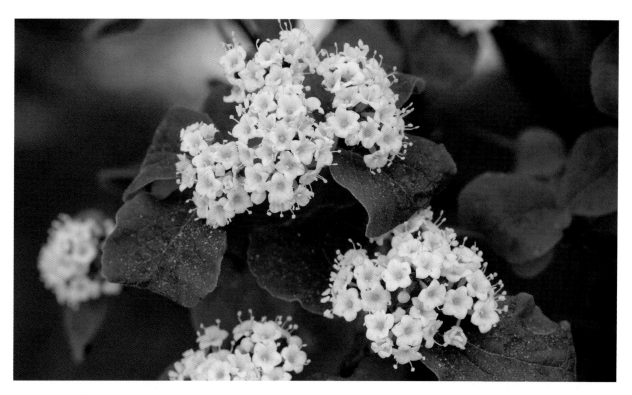

光学显微镜：花粉粒近球形。P/E=1.02（0.93 ～ 1.13）。极面观三裂圆形。花粉粒大小为 21.7（20.0 ～ 25.2）μm×21.2（19.1 ～ 24.1）μm。具 3 孔沟。表面具网状纹饰。

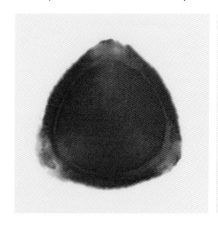
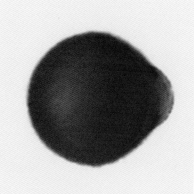
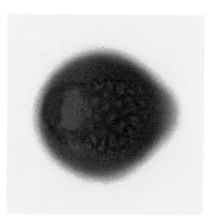

48. 忍冬科 Caprifoliaceae 荚蒾属 *Viburnum* L.

中文：皱叶荚蒾（枇杷叶荚蒾）
学名：*Viburnum rhytidophyllum* F. B. Forbes et Hemsl.

常绿灌木或小乔木，高达 4m。幼枝、花序密被星状毛。叶卵状长圆形至卵状披针形，先端稍尖或略钝，基部圆形或近心形。正面叶脉深凹陷，有皱纹。聚伞花序密集，花冠白色。

花期：4—5 月份。

分布：产自我国陕西、湖北、四川、贵州等地，北京、大连有栽培。

采集地点：北京市海淀区。

采集日期：2016 年 4 月 23 日。

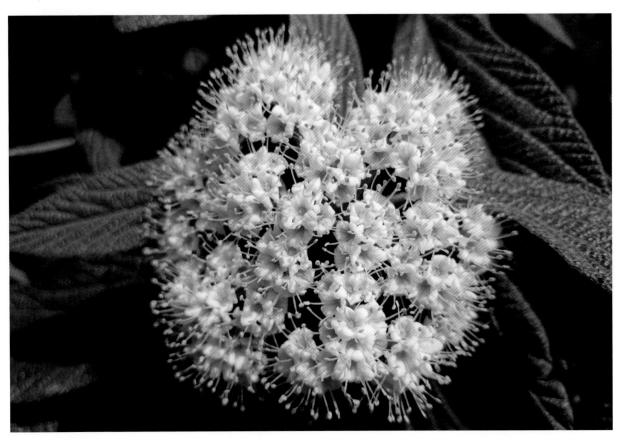

　　光学显微镜：花粉粒近球形。P/E=0.96（0.90 ～ 1.04）。极面观三裂圆形。花粉粒大小为 21.4（19.5 ～ 24.1）μm×22.4（19.9 ～ 24.7）μm。具 3 孔沟。表面具网状纹饰。

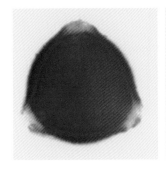  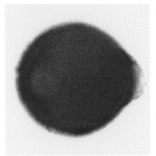 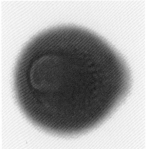

49. 忍冬科 Caprifoliaceae 荚蒾属 *Viburnum* L.

中文：鸡树条荚蒾
学名：*Viburnum sargentii* Koehne

落叶灌木，高达 3m。树皮灰褐色，浅纵裂。小枝具条棱。叶宽卵形至卵圆形，先端常 3 裂，具掌状 3 出脉。叶缘具齿。复伞花序，边缘具白色不孕花。

花期：5—6 月份。

分布：我国东北、华北、华东等地区。

采集地点：北京市海淀区。

采集日期：2016 年 5 月 3 日。

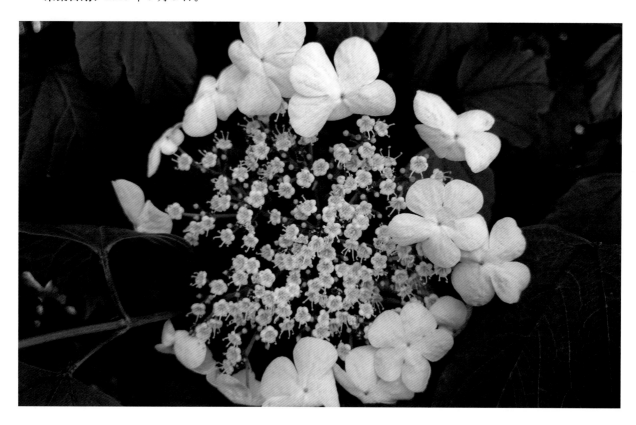

光学显微镜：花粉粒长球形。P/E=1.26（1.08～1.52）。极面观三裂圆形，赤道面观椭圆形。花粉粒大小为 22.6（20.4～25.0）μm×18.0（14.1～20.7）μm。具 3 孔沟。表面具网状纹饰。

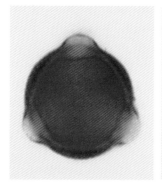 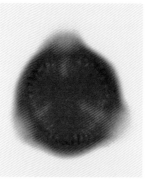 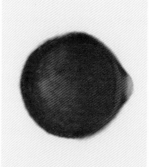 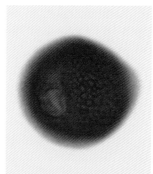

50. 忍冬科 Caprifoliaceae 锦带花属 *Weigela* Thunb.

中文：锦带花
学名：*Weigela florida* (Bunge) A. DC.

　　落叶灌木，高达 3m。树皮灰色。幼枝近四方形。叶椭圆形至倒卵状椭圆形，先端渐尖，基部圆形或宽楔形。叶缘具锯齿。花单生或成聚伞花序生于短枝叶腋和枝顶。花冠漏斗状钟形，玫瑰红色或紫红色。

　　花期：4—6 月份。
　　分布：我国东北、华北等地区。
　　采集地点：北京市海淀区。
　　采集日期：2016 年 5 月 10 日。

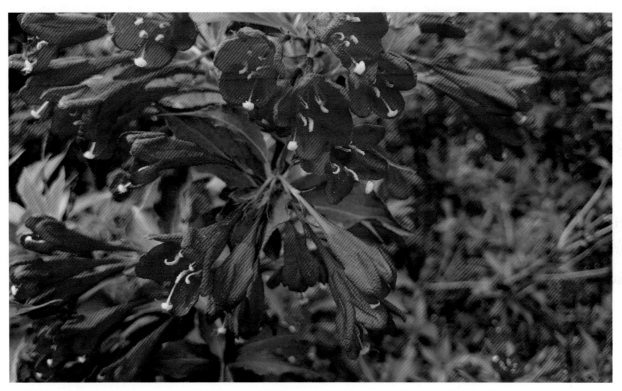

　　光学显微镜：花粉粒近球形。极面观近圆形。直径为 47.7（40.4～51.9）μm。具 3 孔沟，沟短，不明显。孔圆形，孔膜外突。表面具刺－颗粒状纹饰，刺和颗粒分布稀疏，刺长短不一。

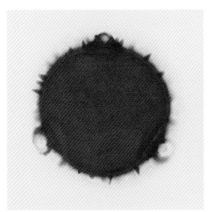 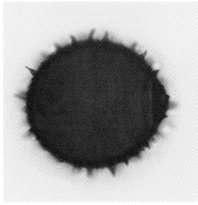 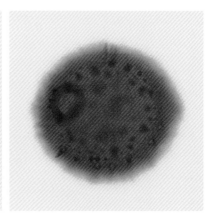

十六、石竹科 Caryophyllaceae

51. 石竹科 Caryophyllaceae 石竹属 *Dianthus* L.

中文：石竹
学名：*Dianthus chinensis* L.

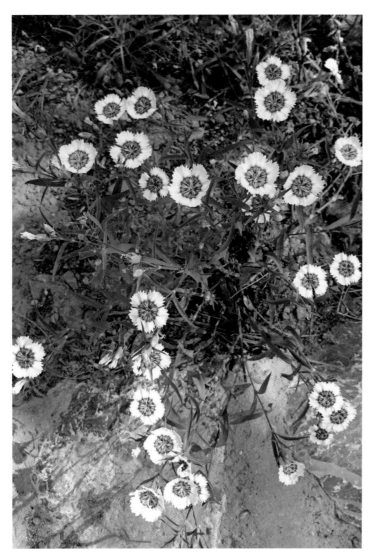

多年生草本，高 25 ~ 50cm。植株无毛。茎簇生，上部分枝。叶宽披针形或条形，先端渐尖，基部稍狭合生抱茎。叶常全缘。花单朵或数朵集成聚伞花序生于枝顶。花瓣 5，瓣片扇状倒卵形，花色丰富，边缘具不整齐齿裂。喉部具斑纹，疏生须毛。

花期： 5—6 月份。
分布： 产自我国北方，现全国广泛分布。
采集地点： 北京市海淀区。
采集日期： 2016 年 6 月 3 日。

光学显微镜： 花粉粒近球形。直径为 42.3（38.0 ~ 49.0）μm。具散孔 12 个左右，孔下凹，圆形，孔膜上有颗粒。表面具颗粒状纹饰。

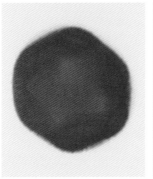 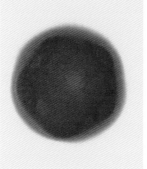 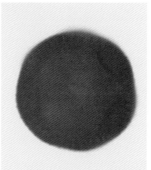 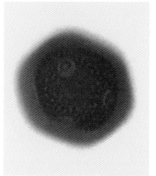

52. 石竹科 Caryophyllaceae 肥皂草属 *Saponaria* L.

中文：肥皂草（石碱花）
学名：*Saponaria officinalis* L.

多年生草本，高 30 ～ 90cm。茎直立，节部稍膨大。叶椭圆状披针形，先端急尖，基部渐狭成柄，半抱茎并稍连生。花 3 ～ 7 朵集成聚伞圆锥花序生于茎顶及上部叶腋。花瓣 5，白色或粉色。

花期：6—8 月份。

分布：原产欧洲，我国北方庭院常栽培。

采集地点：北京市海淀区。

采集日期：2016 年 6 月 3 日。

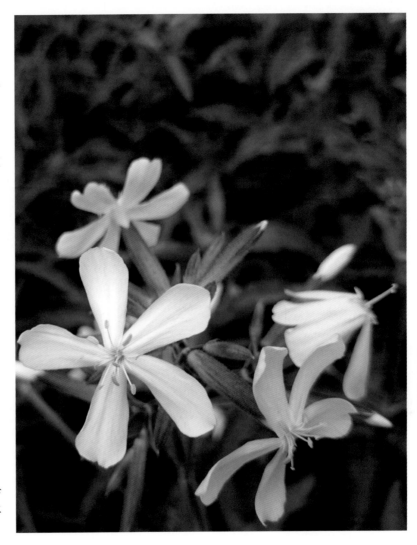

光学显微镜：花粉粒近球形。直径为 46.1（43.0 ～ 49.5）μm。具散孔，孔圆形，边缘明显，孔膜上有突起。表面具粗颗粒状纹饰。

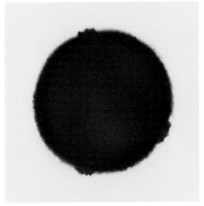 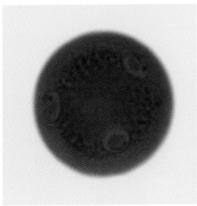 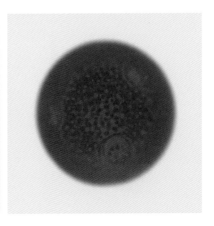

十七、卫矛科 Celastraceae

53. 卫矛科 Celastraceae 卫矛属 *Euonymus* L.

中文：卫矛
学名：*Euonymus alatus* (Thunb.) Siebold

落叶灌木，高达 3m。树皮深灰色。枝常具扁条状宽木栓翅。叶椭圆形或菱状倒卵形，先端渐尖或突尖，基部宽楔形或圆形。叶缘具细锯齿。聚伞花序腋生。花白绿色，花瓣 4，雄蕊 4。

花期：4 月中下旬—6 月份。
分布：我国南北大部分地区均有分布。
采集地点：北京市海淀区。
采集日期：2016 年 4 月 19 日。

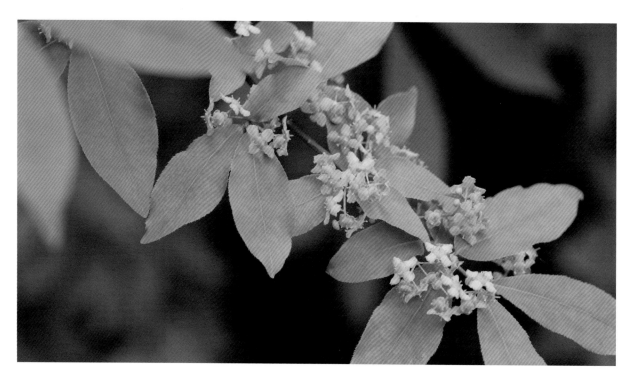

光学显微镜：花粉粒近球形 - 长球形。P/E=1.04（0.99 ～ 1.18）。极面观三裂圆形。花粉粒大小为 23.4（20.3 ～ 30.8）μm × 22.6（19.6 ～ 22.9）μm（7 粒）。具 3 孔沟。外壁外层显著厚于内层。表面具明显的网状纹饰。

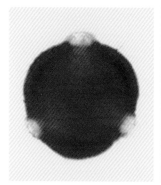  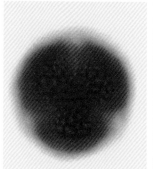 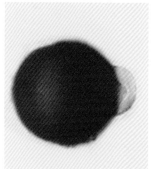

十八、藜科 Chenopodiaceae

54. 藜科 Chenopodiaceae 沙蓬属 *Agriophyllum* M. Bieb.

中文：沙蓬
学名：*Agriophyllum squarrosum* (L.) Moq.

一年生草本，高 15 ～ 60cm。茎直立，坚硬，具不明显条棱，多分枝，幼时有毛，后渐脱落。叶互生，披针形至条形，先端渐尖，具短针刺，基部渐狭。叶无柄。叶脉浮凸，具 3 ～ 9 脉。花两性。穗状花序紧密，卵圆形或椭圆形，无总花梗，常 1（3）个着生在叶腋。

花期：7—8 月份。

分布：我国东北、华北、西北等地区，是我国北方沙漠地区常见的沙生杂草。

采集地点：内蒙古锡林郭勒盟正蓝旗。

采集日期：2017 年 8 月 4 日。

光学显微镜：花粉粒近球形。极面观圆形。直径为 22.6（19.5 ～ 26.2）μm。具散孔。表面具颗粒状纹饰。

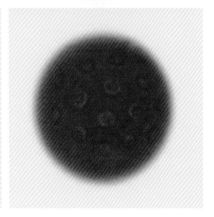

55. 藜科 Chenopodiaceae 滨藜属 *Atriplex* L.

中文：西伯利亚滨藜
学名：*Atriplex sibirica* L.

一年生草本，高 20 ～ 50cm。茎直立，钝四棱形，常自基部分枝，被白粉粒。叶互生，菱状卵形，先端微钝，基部宽楔形。叶缘常具不整齐的波状钝锯齿。花单性，雌雄同株。团伞状花序簇生叶腋，在茎上部组成穗状花序。

花期：6—8 月份。

分布：我国东北、华北、西北等地区。

采集地点：河北省张北县。

采集日期：2017 年 8 月 1 日。

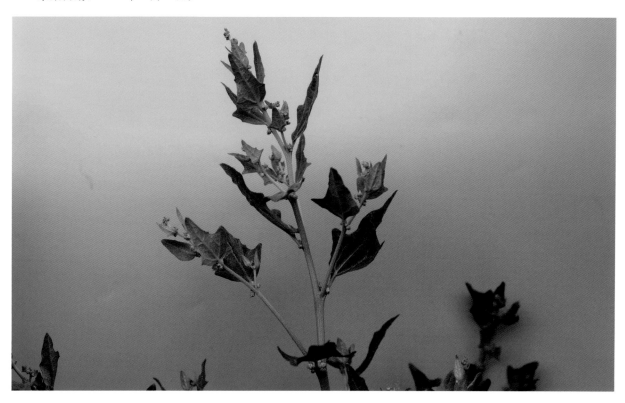

光学显微镜：花粉粒近球形。极面观近圆形。直径为 20.5（18.4 ～ 23.0）μm。具散孔。表面具颗粒状纹饰。

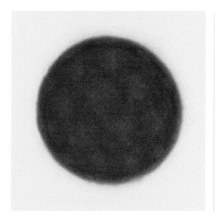 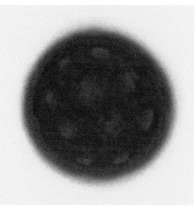 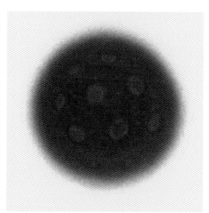

56. 藜科 Chenopodiaceae 轴藜属 *Axyris* L.

中文：轴藜

学名：*Axyris amaranthoides* L.

　　一年生草本，高 20 ~ 80cm。茎直立，分枝多在茎中部以上。叶卵状披针形或披针形，先端渐尖，有小尖头，基部渐狭，背面密生星状毛，后脱落。叶全缘。花单性，雌雄同株。雄花序穗状，生于枝端；雌花数朵集生叶腋，位于枝下部。

　　花期：7—8 月份。

　　分布：我国东北、华北、西北等地区。

　　采集地点：内蒙古赤峰市。

　　采集日期：2017 年 8 月 3 日。

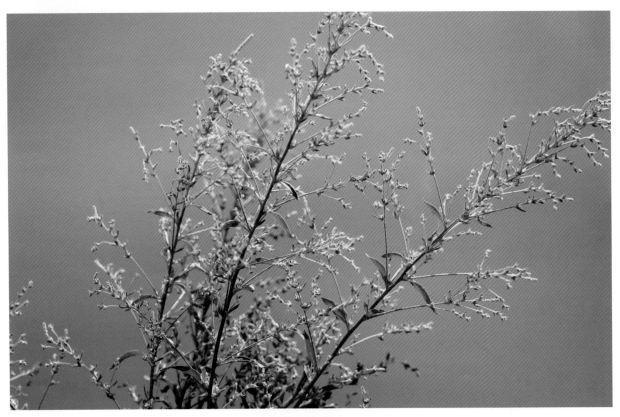

　　光学显微镜：花粉粒近球形。极面观近圆形。直径为 24.3（22.6 ~ 26.2）μm。具散孔。表面具模糊颗粒状纹饰。

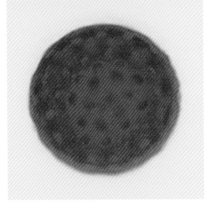 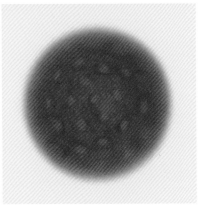

57. 藜科 Chenopodiaceae 藜属 *Chenopodium* L.

中文：尖头叶藜

学名：*Chenopodium acuminatum* Willd.

一年生草本，高 20 ～ 80cm。茎直立，多分枝，具条棱和绿色或紫红色色带。叶卵形至宽卵形，稀上部叶卵状披针形，先端圆钝或急尖，基部宽楔形。叶全缘，常带紫红色或黄褐色透明环边。花两性，花序穗状或圆锥状。

花期：6—7 月份。

分布：广泛分布于我国东北、华北、西北地区以及山东、浙江、河南等地，北京多见。

采集地点：内蒙古多伦县。

采集日期：2016 年 7 月 13 日。

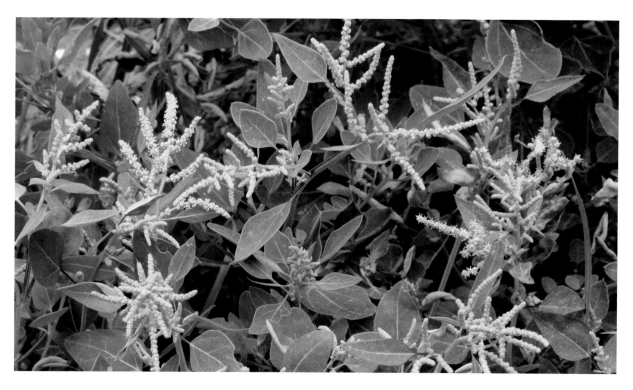

光学显微镜：花粉粒近球形，极面观近圆形。直径为 22.1（19.9 ～ 26.2）μm。具散孔 70 个左右，孔直径为 1.8（1.5 ～ 2.2）μm。表面具颗粒状纹饰。

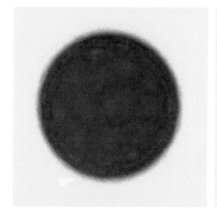 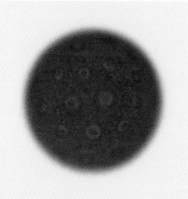 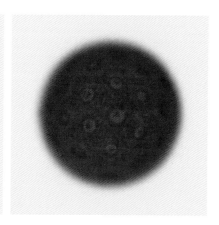

58. 藜科 Chenopodiaceae 藜属 *Chenopodium* L.

中文：杂配藜
学名：*Chenopodium hybridum* L.

　　一年生草本，高 40 ~ 120cm。茎直立，基部通常不分枝，具淡黄色或紫色条棱。叶宽卵形至卵状三角形，先端急尖或渐尖，基部近圆形或微心形。叶缘具较少数裂片状锯齿或近全缘。花两性兼有雌性，在分枝上排成疏散的圆锥状花序。

花期： 7—9 月份。

分布： 我国东北、华北、西北等地区。

采集地点： 河北省张北县。

采集日期： 2017 年 8 月 2 日。

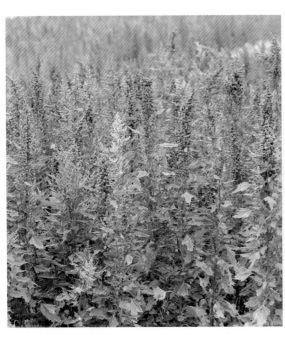

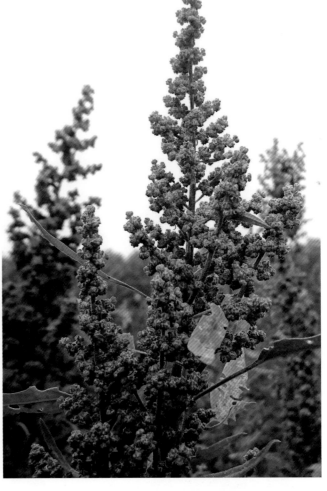

光学显微镜： 花粉粒近球形。极面观近圆形。直径为 29.3（28.1 ~ 37.3）μm。具散孔。表面具颗粒状纹饰。

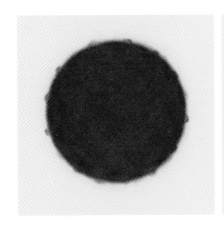
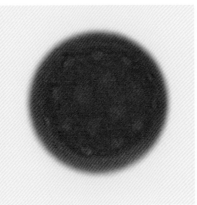
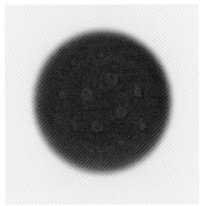

59. 藜科 Chenopodiaceae 藜属 *Chenopodium* L.

中文：小藜

学名：*Chenopodium serotinum* L.

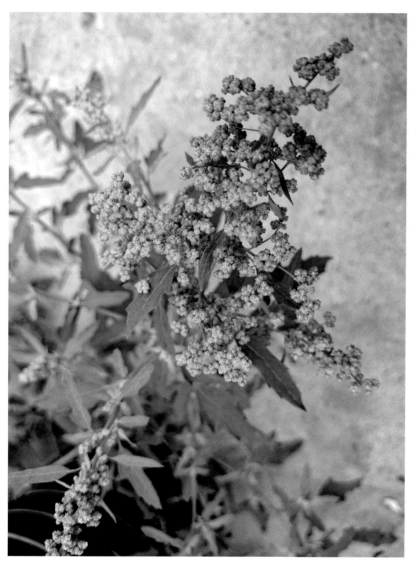

一年生草本，高 20 ～ 50cm。茎直立，有分枝，具条纹。叶长圆状卵形，先端钝或突尖，基部楔形。叶缘具波状齿。下部叶近基部有 2 个较大的裂片。花两性，花序穗状或圆锥状顶生或腋生。

花期：4—6 月份。

分布：除西藏外，全国广泛分布。

采集地点：北京市海淀区。

采集日期：2016 年 6 月 8 日。

光学显微镜：花粉粒近球形。直径为 19.1（18.2 ～ 20.1）μm。具散孔，孔膜上有颗粒。表面具颗粒状纹饰。

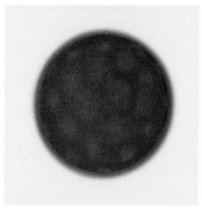
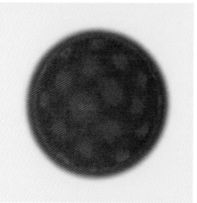
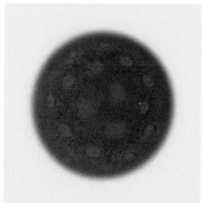

60. 藜科 Chenopodiaceae 虫实属 *Corispermum* L.

中文：**毛果绳虫实**

学名：***Corispermum declinatum* Steph. ex Steven. var. *tylocarpum* (Hance) C. P. Tsien et C. G. Ma**

一年生草本，高 15 ~ 50cm。茎直立，基部分枝，绿色或带红色。叶线形，先端渐尖，具小尖头，基部渐狭，1 脉，叶向上逐渐过渡成苞片。穗状花序顶生或腋生，细长，有极稀疏的花。果实被星状毛。

花期：8 月份。

分布：我国东北、西北、华北等地区。

采集地点：内蒙古锡林郭勒盟正蓝旗。

采集日期：2017 年 8 月 4 日。

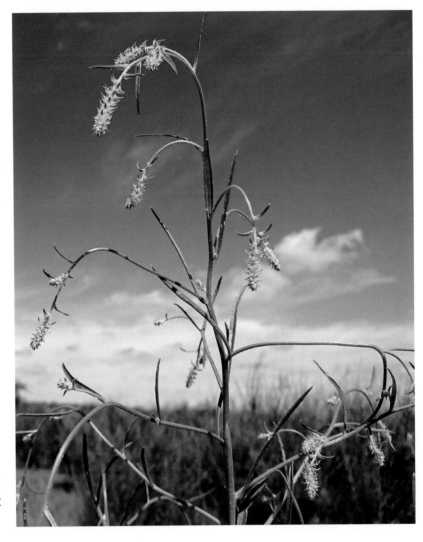

光学显微镜：花粉粒近球形。极面观近圆形。直径为 21.6（19.9 ~ 23.0）μm。具散孔。表面具颗粒状纹饰。

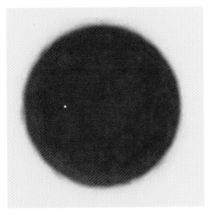
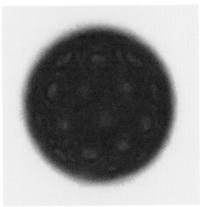
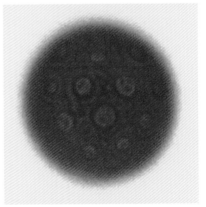

61. 藜科 Chenopodiaceae 刺藜属 *Dysphania* R. Br.

中文：菊叶香藜
学名：*Dysphania schraderiana* (Schult.) Mosyakin et Clemants
异名：*Chenopodium foetidum* Schrad.

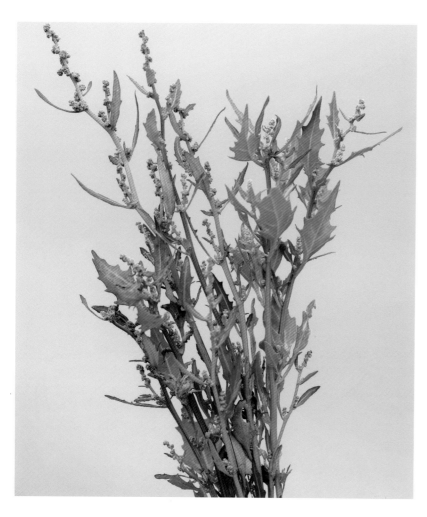

一年生草本，高 20 ~ 60cm。植株疏被腺毛，有强烈气味。茎直立，具绿色或紫色纵条纹，分枝斜升。叶具长柄。茎下部和中部叶长圆形，羽状浅裂至深裂，先端钝或渐尖，基部楔形。上部叶渐小，浅裂或不裂。花两性。单生在小枝末端或腋内，组成二歧聚伞花序，再集成塔形圆锥状花序。

花期：7—9 月份。

分布：我国华北、西北、西南等地区。

采集地点：河北省张北县。

采集日期：2017 年 8 月 2 日。

光学显微镜：花粉粒近球形。极面观近圆形。直径为 22.7（18.5 ~ 26.2）μm。具散孔。表面具颗粒状纹饰。

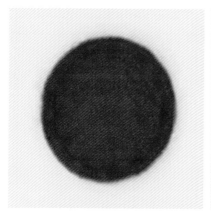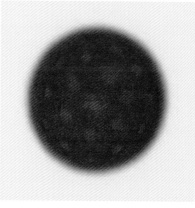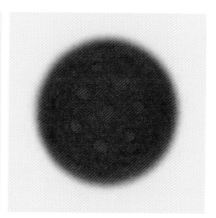

62. 藜科 Chenopodiaceae 地肤属 *Kochia* Roth

中文：木地肤

学名：*Kochia prostrata* (L.) Schrad.

半灌木，高 20 ~ 80cm。茎基部木质，黄褐色或浅红色，分枝多，常生白色柔毛。叶条形或丝形，常数个簇生短枝，基部稍狭，两面疏生柔毛，无柄。花两性兼有雌性，常 2 ~ 3 个簇生叶腋，在当年枝上部或分枝上集成穗状花序。

花期：7—8 月份。

分布：我国西北、华北、东北等地区。

采集地点：内蒙古锡林郭勒盟正蓝旗。

采集日期：2017 年 8 月 4 日。

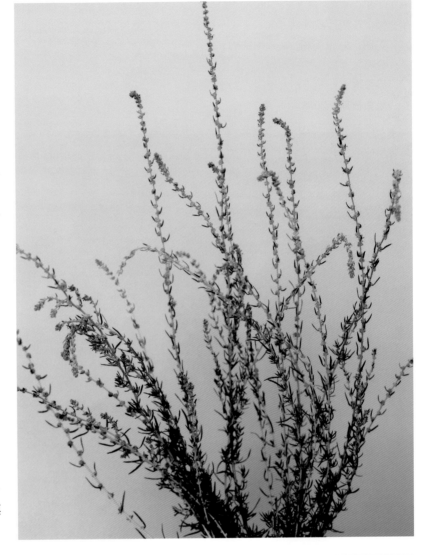

光学显微镜：花粉粒近球形。极面观近圆形。直径为 23.8 (20.0 ~ 26.9) μm。具散孔约 70 个，孔膜上有颗粒。表面具颗粒状纹饰。

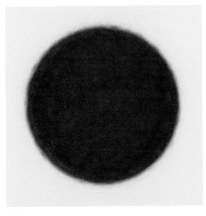 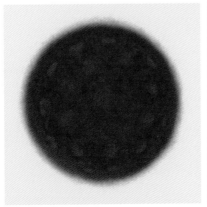 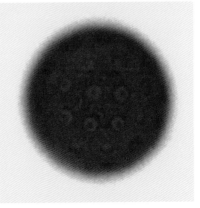

63. 藜科 Chenopodiaceae 地肤属 *Kochia* Roth

中文： 地肤

学名： *Kochia scoparia* (L.) Schrad.

一年生草本，高 50～100cm。茎直立，多分枝，淡绿色或紫红色。叶披针形至线状披针形，先端渐尖，基部渐狭。叶全缘。花两性或雌性。常 1～3 个簇生于叶腋，集成稀疏的圆锥状花序。

花期： 6—9 月份。

分布： 全国广泛分布。

采集地点： 北京市昌平区。

采集日期： 2016 年 8 月 27 日。

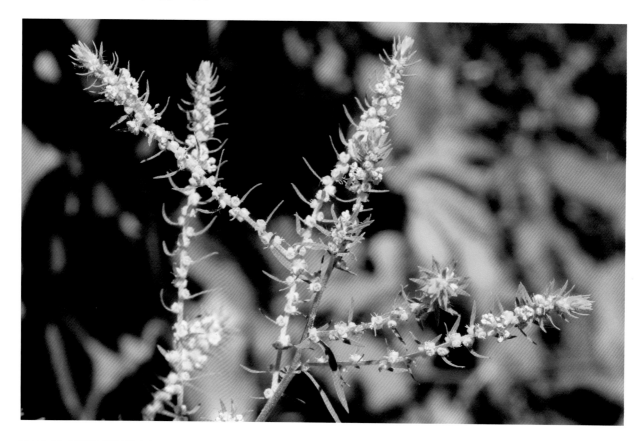

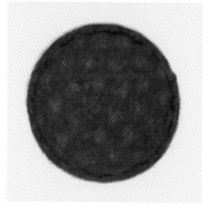
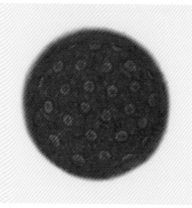

光学显微镜： 花粉粒近球形。直径为 30.5（27.3～32.9）μm。具散孔 70～80 个，孔膜上有颗粒。表面具颗粒状纹饰。

64. 藜科 Chenopodiaceae 地肤属 *Kochia* Roth

中文：碱地肤

学名： *Kochia scoparia* (L.) Schrad. var. *sieversiana* (Pall.) Ulbr. ex Asch. et Graebn.

一年生草本，高 50 ~ 100cm。茎直立，多分枝，淡绿色或紫红色。叶披针形至线状披针形，先端渐尖，基部渐狭。叶全缘。花两性或雌性。常 1 ~ 3 个簇生于叶腋，集成稀疏的圆锥状花序。花下有较密的束生锈色柔毛。

花期： 6—9 月份。

分布： 我国东北、华北、西北等地区。

采集地点： 内蒙古乌拉盖草原。

采集日期： 2017 年 8 月 6 日。

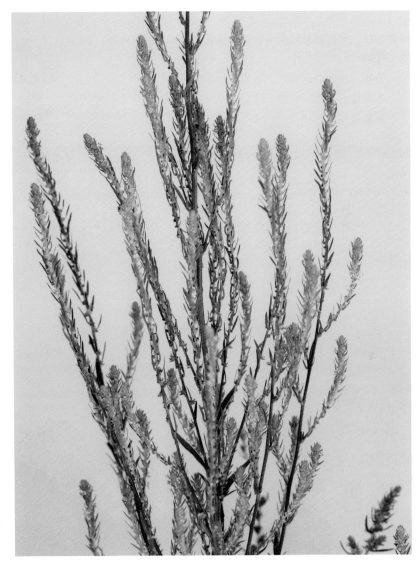

光学显微镜： 花粉粒近球形。直径为 32.7（30.1 ~ 35.8）μm。具散孔。表面具颗粒状纹饰。

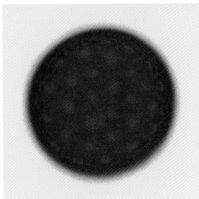
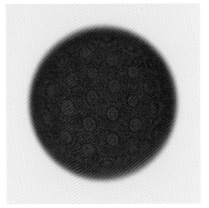

65. 藜科 Chenopodiaceae 菠菜属 *Spinacia* L.

中文：菠菜
学名：*Spinacia oleracea* L.

一年生草本，高达 1m。茎直立，中空多汁。叶卵形或戟形，先端尖，基部箭形或戟形。叶常全缘。花单性，雌雄异株。雄花序呈间断的穗状圆锥花序。雌花簇生叶腋。

花期：5—6 月份。
分布：我国普遍栽培，是常见的蔬菜。
采集地点：北京市顺义区。
采集日期：2016 年 5 月 29 日。

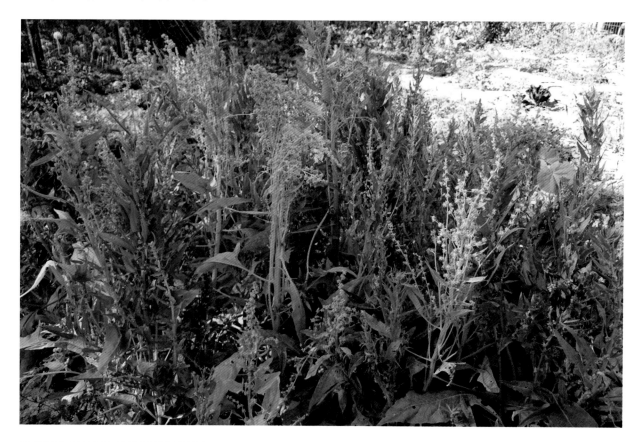

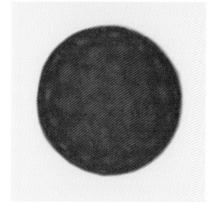
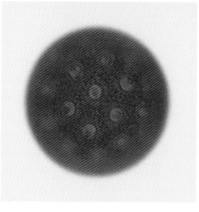

光学显微镜：花粉粒近球形。直径为 31.7（26.8 ～ 36.6）μm。具散孔，孔圆形，孔膜上有颗粒。表面具明显颗粒状纹饰。

66. 藜科 Chenopodiaceae 碱蓬属 *Suaeda* Forssk. ex J. M. Gmel.

中文：碱蓬

学名：*Suaeda glauca* (Bunge) Bunge

一年生草本，高 30 ～ 100cm。茎直立，浅绿色，具细条纹，上部多分枝。叶条形，半圆柱状，灰绿色，先端微尖，基部稍收缩，被粉粒或光滑，常稍向上弯曲。花两性兼有雌性，单生或 2 ～ 5 朵簇生在叶的近基部处，排成聚伞花序。

花期：7—8 月份。

分布：我国东北、华北、西北等地区。

采集地点：内蒙古乌拉盖草原。

采集日期：2017 年 8 月 5 日。

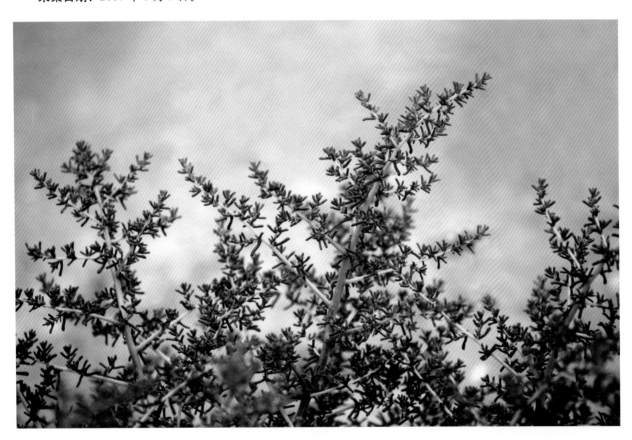

光学显微镜：花粉粒近球形。极面观近圆形。直径为 27.9（25.6 ～ 30.1）μm。具散孔。表面具颗粒状纹饰。

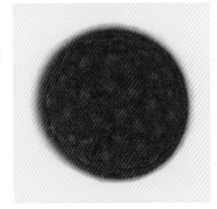 

十九、鸭跖草科 Commelinaceae

67. 鸭跖草科 Commelinaceae 紫万年青属 *Tradescantia* L.

中文：紫露草
学名：*Tradescantia reflexa* Raf.

多年生草本，高 30 ~ 50cm。茎直立，无毛。叶披针形，叶面内折，基部具叶鞘。叶全缘。花簇生于枝顶。花瓣 3，广卵形，蓝紫色。

花期：4 月下旬—10 月份。

分布：原产北美，我国广为栽培。

采集地点：北京市海淀区。

采集日期：2016 年 4 月 25 日。

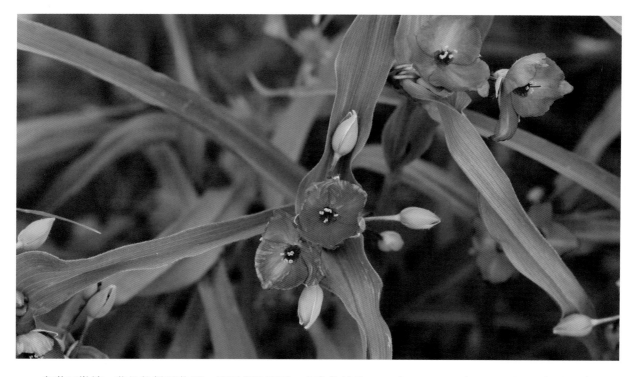

光学显微镜：花粉粒椭圆体形。极面观椭圆形。赤道长轴为 35.9（32.2 ~ 43.1）μm。具 1 远极沟。表面具颗粒状纹饰。

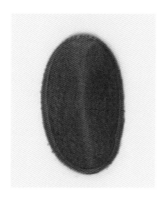 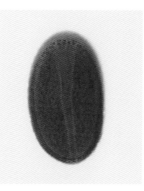 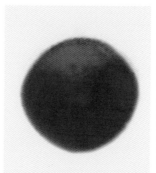 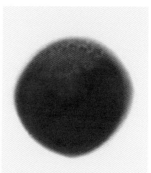

二十、菊科 Compositae

68. 菊科 Compositae 蓍属 *Achillea* L.

中文：蓍（千叶蓍）
学名：*Achillea millefolium* L.

　　多年生草本，高 40 ～ 100cm。茎直立，常密生白色长柔毛。叶披针形或近条形，2 ～ 3 回羽状全裂。头状花序多数，排成复伞房状。舌状花白色、粉红色或紫红色，舌片先端 2 ～ 3 齿。

花期：6—8 月份。
分布：我国庭院广为栽培。
采集地点：北京市海淀区。
采集日期：2016 年 6 月 3 日。

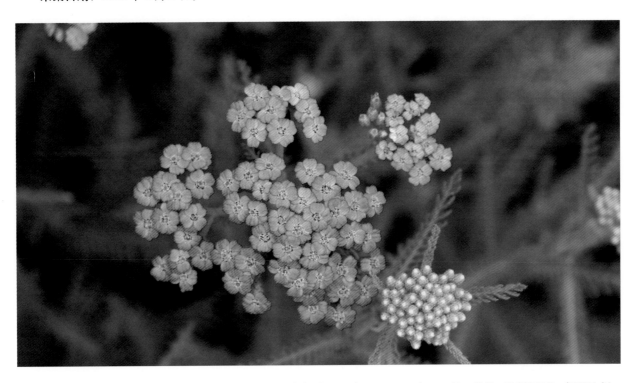

　　光学显微镜：花粉粒近球形。极面观三裂圆形。直径为 25.1（24.3 ～ 26.2）μm。具 3 孔沟，孔椭圆形。表面具刺－网状纹饰，刺较短。

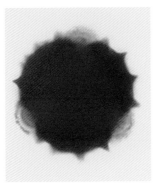 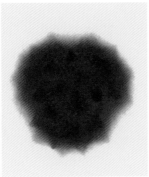 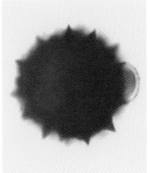 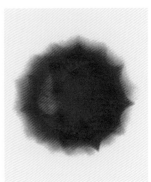

69. 菊科 Compositae 豚草属 *Ambrosia* L.

中文：豚草
学名：*Ambrosia artemisiifolia* L.

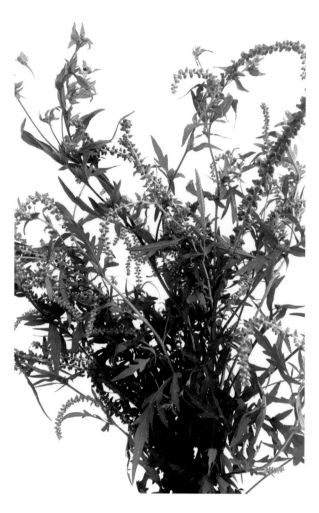

一年生草本，高 40 ~ 100cm。茎直立，具细棱，上部分枝。下部叶对生，2 回羽状分裂，具短柄；上部叶互生，羽状分裂，无柄。花单性，雌雄同株。雄头状花序在枝顶排成总状花序，具短梗。雌花序常生于雄花序下方，在上部叶腋单生或 2 ~ 3 朵聚成团伞状，无梗。

花期：7—9 月份。

分布：原产北美，主要分布于我国东北、华北、长江流域各省市。

采集地点：河北省秦皇岛市。

采集日期：2016 年 8 月 31 日。

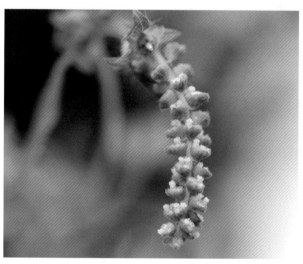

光学显微镜：花粉粒近球形。极面观三浅裂圆形，赤道面观近圆形。直径为 18.3（17.4 ~ 19.1）μm，具 3 孔沟。表面具刺状纹饰。

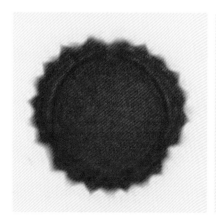 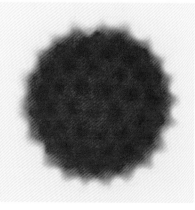 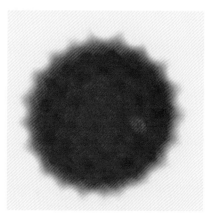

70. 菊科 Compositae 紫菀属 *Aster* L.

中文：荷兰菊（纽约紫菀）
学名：*Aster novi-belgii* L.

多年生草本，高 40 ～ 80cm。茎丛生，多分枝。叶线状披针形，先端渐尖。头状花序顶生，在分枝上排成伞房状，舌状花蓝紫色或紫红色。

花期：6—10 月份。
分布：原产北美，我国北方庭院广为栽培。
采集地点：北京市海淀区。
采集日期：2016 年 6 月 23 日。

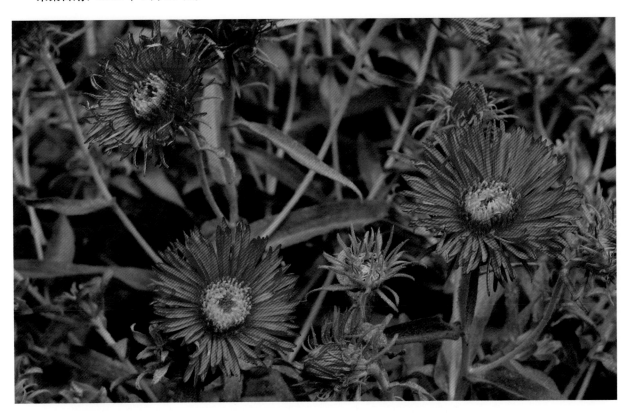

光学显微镜：花粉粒近球形。P/E=0.96（0.85 ～ 1.06）。极面观三裂圆形。花粉粒大小为 18.5（16.7 ～ 20.8）μm×19.2（17.0 ～ 22.8）μm。具 3 孔沟。表面具刺状纹饰，刺短，每裂片具 5 ～ 7 刺。

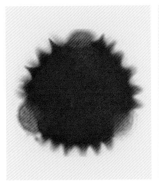 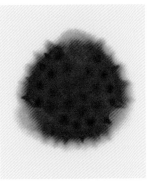 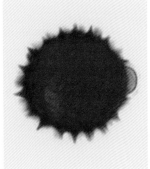 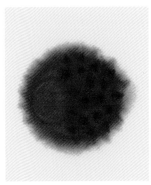

71. 菊科 Compositae 金盏花属 *Calendula* L.

中文：金盏花
学名：*Calendula officinalis* L.

一年生草本，高 30 ~ 50cm。茎直立，上部常分枝。下部叶匙形，全缘；上部叶长圆状披针形至长圆状倒卵形，微抱茎。头状花序顶生，舌状花淡黄色或橘黄色，舌片先端 3 齿。

花期：4—9 月份。

分布：全国广泛栽培。

采集地点：北京市海淀区。

采集日期：2016 年 4 月 20 日。

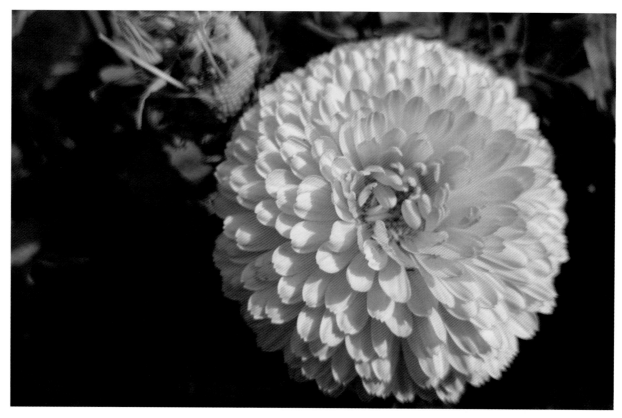

光学显微镜：花粉粒近球形。P/E=0.92（0.87 ~ 0.99）。极面观三裂圆形或四方形。花粉粒大小为 34.7（30.9 ~ 41.2）μm×37.6（31.6 ~ 43.2）μm。具 3 ~ 4 孔沟。表面具刺状纹饰，刺末端尖锐，每裂片约具 6 刺。

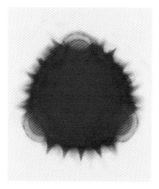 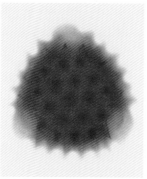 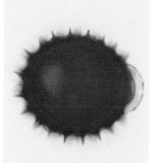 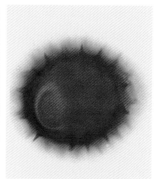

72. 菊科 Compositae 翠菊属 *Callistephus* Cass.

中文：翠菊
学名：*Callistephus chinensis* (L.) Nees

一年生或二年生草本，高 30 ~ 100cm。茎直立，紫红色或绿色，有条棱，被白色糙毛。茎中部叶卵形、匙形或圆形，叶缘具粗锯齿。上部叶渐小。头状花序单生枝顶，外围雌花舌状，花色丰富，蓝色、紫色、红色等。中央管状花两性，黄色。

花期：7—9 月份。
分布：我国东北、华北、西南等地区，公园、庭院常栽培。
采集地点：北京市昌平区。
采集日期：2016 年 8 月 27 日。

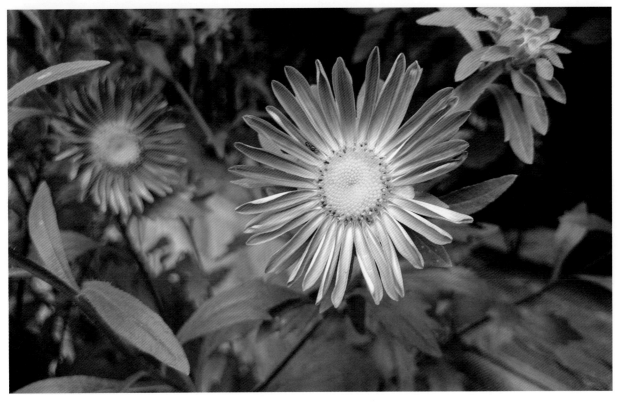

光学显微镜：花粉粒近球形。极面观三裂圆形。直径为 24.8（23.4 ~ 27.3）μm。具 3 孔沟。表面具刺状纹饰，刺长、末端尖，每裂片约具 6 刺。

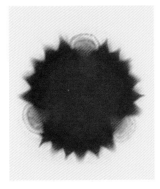 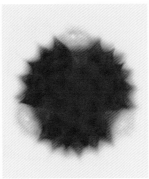 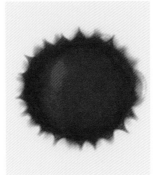 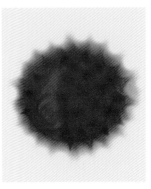

73. 菊科 Compositae 飞廉属 *Carduus* L.

中文：丝毛飞廉
学名：*Carduus crispus* L.

二年生草本，高 40 ～ 150cm。茎直立，有条棱，具绿色的叶状翅，翅有齿刺。茎生叶椭圆状披针形，羽状深裂或半裂，裂片边缘具刺。头状花序常 2 ～ 3 个簇生于枝端，管状花紫红色。

花期：6—8 月份。

分布：在全国广泛分布。

采集地点：内蒙古多伦县。

采集日期：2016 年 7 月 13 日。

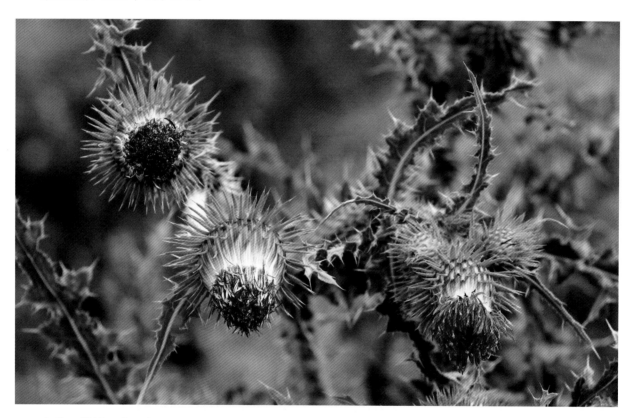

光学显微镜：花粉粒近球形。P/E=0.91（0.84 ～ 1.00）。极面观三裂圆形。花粉粒大小为 32.2（30.0 ～ 37.5）μm×35.5（30.5 ～ 44.5）μm。具 3 孔沟。表面具刺状纹饰，每裂片约具 4 刺。

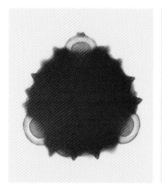 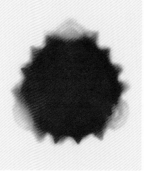 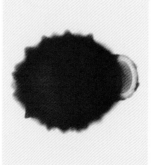 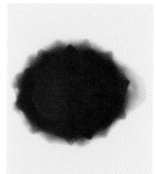

74. 菊科 Compositae 金鸡菊属 *Coreopsis* L.

中文：剑叶金鸡菊
学名：*Coreopsis lanceolata* L.

　　多年生草本，高 30 ～ 70cm。茎直立，上部分枝。基生叶匙形或线状披针形；茎生叶全缘或 3 深裂。头状花序顶生，舌状花黄色，舌片楔形或倒卵形。

　　花期：5—9 月份。

　　分布：原产北美，我国公园、庭院常栽培。

　　采集地点：北京市海淀区。

　　采集日期：2016 年 6 月 3 日。

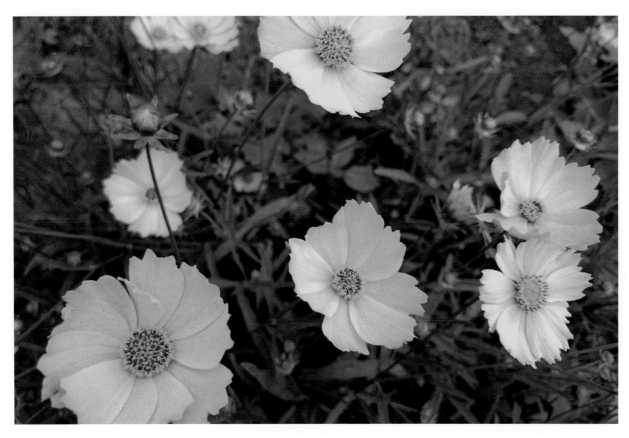

光学显微镜：花粉粒近球形。极面观三裂圆形。直径为 20.6（18.9 ～ 23.8）μm。具 3 孔沟。表面具刺状纹饰，刺长、尖锐，每裂片约具 5 刺。

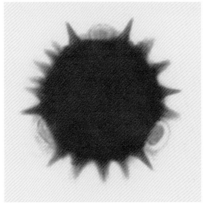
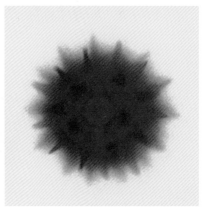

75. 菊科 Compositae 秋英属 *Cosmos* Cav.

中文：秋英
学名：*Cosmos bipinnataus* Cav.

一年生草本，高 1 ~ 2m。茎直立，有分枝。叶 2 回羽状深裂，裂片条形或丝状条形。头状花序单生。舌状花粉红色、紫红色等，舌片椭圆状倒卵形，先端 3 ~ 5 钝齿。管状花黄色。

花期：6—10 月份。

分布：原产墨西哥，我国广泛栽培。

采集地点：内蒙古赤峰市。

采集日期：2016 年 8 月 13 日。

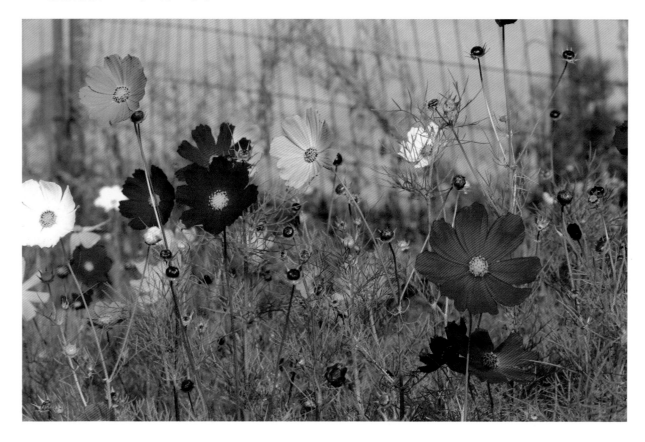

光学显微镜：花粉粒近球形。极面观三裂圆形。直径为 24.1（21.2 ~ 26.4）μm。具 3 孔沟。表面具刺状纹饰。

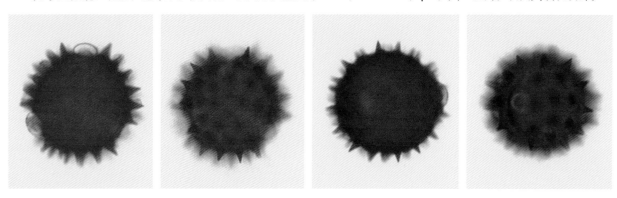

76. 菊科 Compositae 大丽花属 *Dahlia* Cav.

中文：大丽花（西番莲）
学名：*Dahlia pinnata* Cav.

多年生草本，高 1 ~ 2m。茎直立粗壮。叶 1 ~ 3 回羽状全裂，稀上部叶不分裂，裂片卵形。叶缘具钝锯齿。头状花序大，常下垂。舌状花花色丰富，红色、白色、紫色等，舌片卵形。

花期：6—10 月份。
分布：原产墨西哥，我国广泛栽培。
采集地点：内蒙古热水镇。
采集日期：2016 年 8 月 14 日。

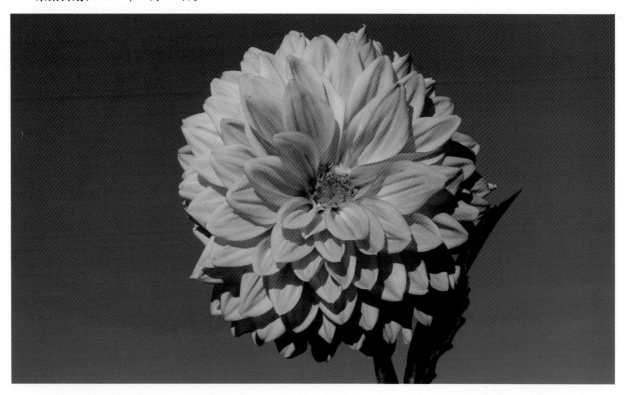

光学显微镜：花粉粒近球形。极面观近圆形。直径为 33.0（30.0 ~ 35.5）μm。具 4 孔沟，沟短。表面具刺状纹饰，刺长、尖锐，基部膨大。

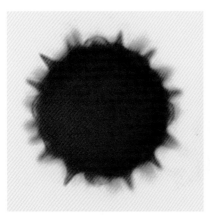 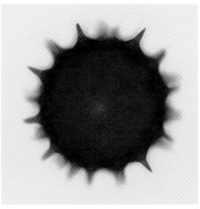 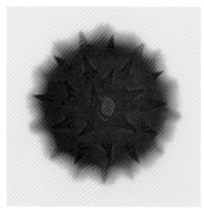

77. 菊科 Compositae 天人菊属 *Gaillardia* Foug.

中文：宿根天人菊
学名：*Gaillardia aristata* Pursh

多年生草本，高 50 ～ 100cm。植株密被粗节毛。叶互生，多为匙形或长椭圆形。叶全缘或羽状分裂。头状花序顶生，舌状花上部黄色，基部紫红色，舌片先端 2 ～ 3 齿。
花期： 6—9 月份。
分布： 原产北美，公园、庭院常有栽培。
采集地点： 北京市丰台区。
采集日期： 2016 年 6 月 3 日。

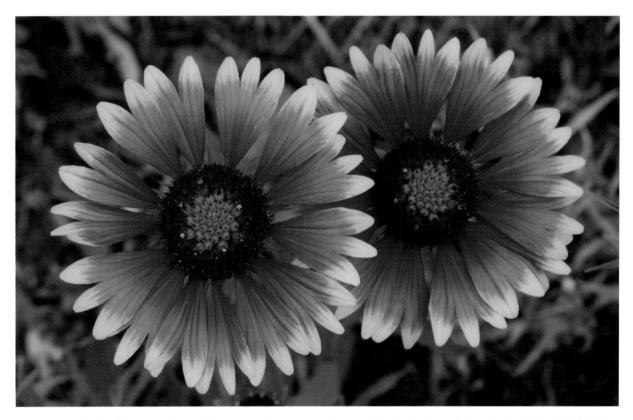

光学显微镜： 花粉粒近球形。直径为 32.7（29.1 ～ 36.9）μm。具 3 孔沟，偶 4 孔沟。表面具刺 - 颗粒状纹饰，刺末端尖，基部膨大。

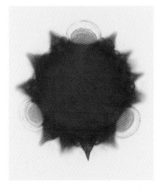 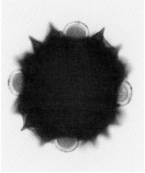 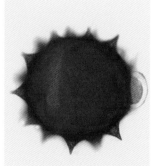 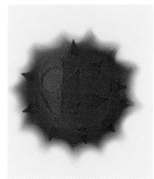

78. 菊科 Compositae 勋章菊属 *Gazania* L.

中文： 勋章菊（非洲太阳花）
学名： *Gazania rigens* (L.) Gaertn.

　　多年生草本，高 20 ～ 30cm。叶披针形或倒卵状披针形。叶全缘或羽状浅裂。头状花序顶生，舌状花花色丰富（橘黄色，基部向顶端延伸 1 条橘红色条纹），昼开夜闭。
　　花期：4—7 月份，室内常年。
　　分布：原产非洲，我国普遍栽培。
　　采集地点：北京市海淀区。
　　采集日期：2016 年 4 月 20 日。

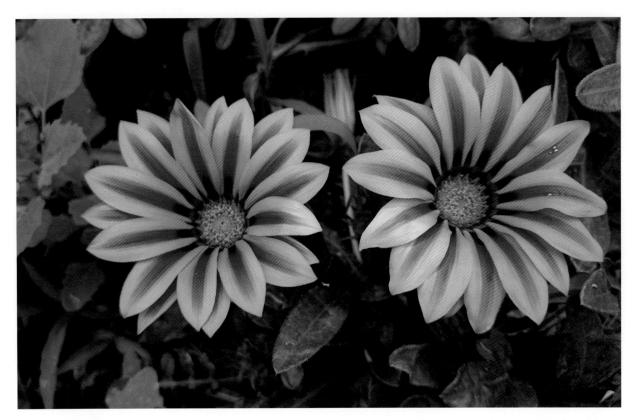

　　光学显微镜： 花粉粒近球形。直径为 35.3（34.3 ～ 36.5）μm。具 3 孔沟。表面具大网，由若干网胞组成，网脊高，网脊间形成窗状开口。

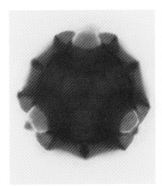 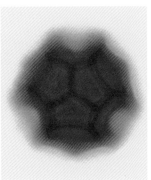 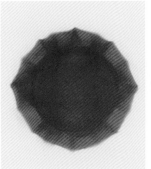 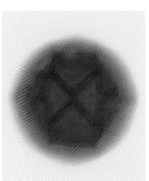

79. 菊科 Compositae 向日葵属 *Helianthus* L.

中文：菊芋
学名：*Helianthus tuberosus* L.

多年生草本，高 1 ~ 3m。茎直立，被白色短糙毛和刚毛。下部叶对生，卵形或卵状椭圆形；上部叶互生，长椭圆形至宽披针形。叶缘具锯齿，叶柄具狭翅。头状花序多数，单生枝顶。舌状花黄色，舌片长椭圆形。

花期：8—10 月份。
分布：原产北美，我国广泛栽培。
采集地点：北京市石景山区。
采集日期：2016 年 9 月 28 日。

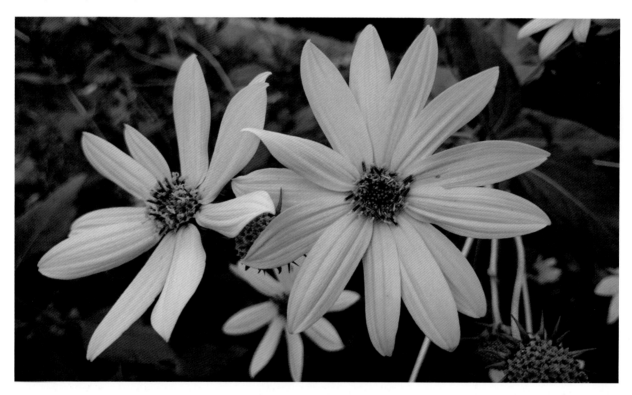

光学显微镜：花粉粒近球形。极面观三裂圆形。直径为 31.6（27.4 ~ 34.4）μm。具 3 孔沟。外壁厚。表面具刺状纹饰，刺长为 5.11（4.37 ~ 5.63）μm，末端尖。

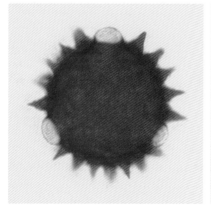 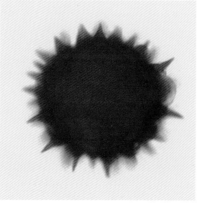 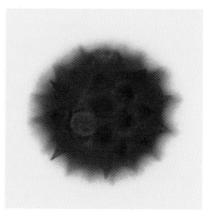

80. 菊科 Compositae 赛菊芋属 *Heliopsis* Pers.

中文：赛菊芋
学名：*Heliopsis helianthoides* (L.) Sweet

多年生草本，高 60 ～ 150cm。茎直立，有分枝。叶卵形或卵状椭圆形，叶缘具粗锯齿。头状花序集生成伞房状。舌状花黄色，先端 3 齿。

花期：6—9 月份。
分布：原产北美，我国西北地区及北京有栽培。
采集地点：北京市海淀区。
采集日期：2016 年 6 月 22 日。

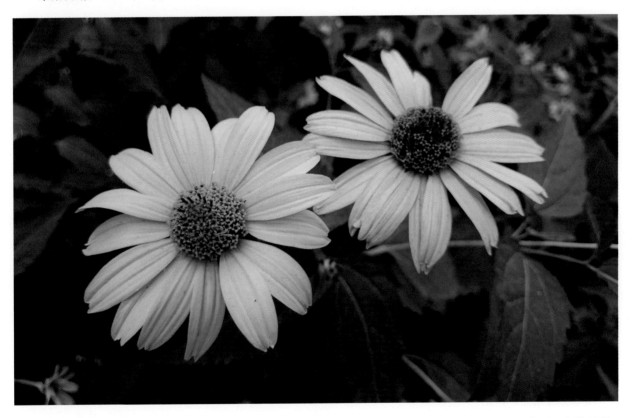

　　光学显微镜：花粉粒近球形。极面观三裂圆形。直径为 23.5（21.3 ～ 26.0）μm。具 3 孔沟。表面具刺状纹饰，刺长，每裂片具 5 刺。

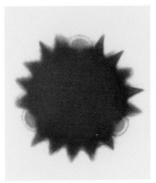 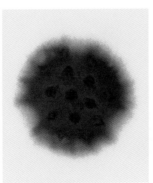 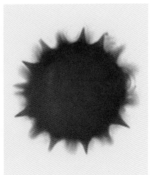 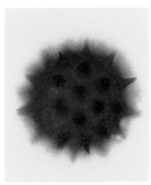

81. 菊科 Compositae 泥胡菜属 *Hemisteptia* Bunge ex Fisch. et C. A. Mey.

中文：泥胡菜
学名：*Hemisteptia lyrata* (Bunge) Fisch. et C. A. Mey.

二年生草本，高 30 ~ 80cm。茎直立，具纵棱，上部常有分枝。基生叶倒披针状椭圆形或倒披针形，提琴状羽状分裂，有柄；中部叶椭圆形，羽状分裂，无柄；上部叶线形至线状披针形。头状花序多数。花冠管状，紫色。

花期：3—8 月份。

分布：全国普遍分布。

采集地点：北京市海淀区。

采集日期：2017 年 4 月 22 日。

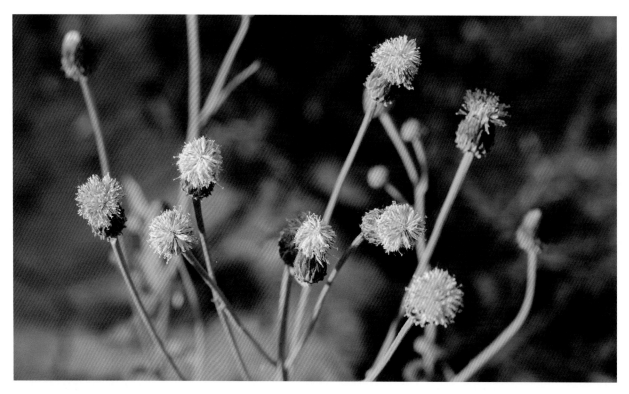

光学显微镜：花粉粒长球形。P/E=1.21（1.09 ~ 1.31）。极面观三裂圆形。花粉粒大小为 35.6（32.3 ~ 42.7）μm×29.6（25.1 ~ 34.2）μm（15 粒）。具 3 孔沟。表面具刺 – 网状纹饰。

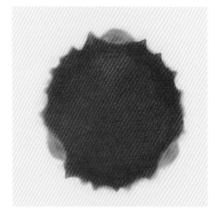

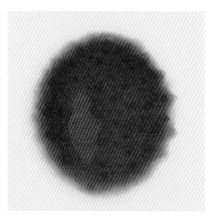

82. 菊科 Compositae 旋覆花属 *Inula* L.

中文：线叶旋覆花

学名：*Inula linariifolia* Turcz.

多年生草本，高 30 ～ 80cm。植株被毛。茎单生或 2 ～ 3 个簇生。叶线状披针形，质较厚，边缘常反卷。头状花序小，直径 1.5 ～ 2.5cm，单生或 3 ～ 5 个排成伞房状。舌状花黄色，舌片线形，先端 3 齿。

花期：7—9 月份 。

分布：广泛分布于我国东北部、北部、中部等。

采集地点：北京市海淀区。

采集日期：2016 年 8 月 5 日。

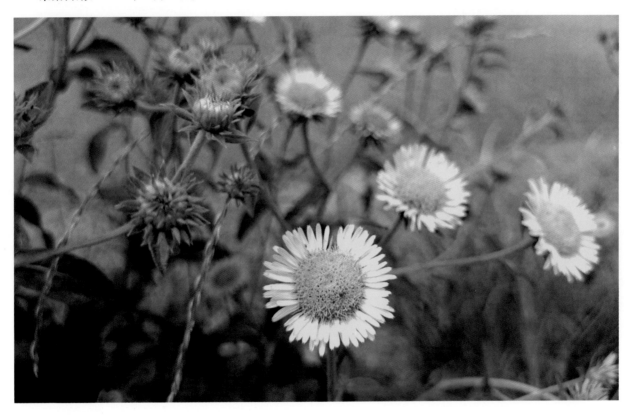

光学显微镜：花粉粒近球形。极面观三裂圆形。直径为 21.6（19.7 ～ 23.1）μm。具 3 孔沟。表面具刺－细网状纹饰，刺末端渐尖，每裂片约具 4 刺。

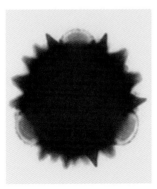  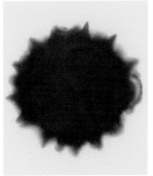 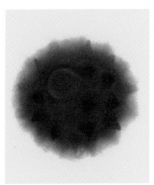

83. 菊科 Compositae 小苦荬属 *Ixeridium* (A. Gray) Tzvelev

中文：中华小苦荬

学名：*Ixeridium chinense* (Thunb.) Tzvelev

多年生草本，高 5～47cm。基生叶长椭圆形、倒披针形、线形或舌形，先端钝或急尖或向上渐窄，基部渐狭成有翼的短或长柄。茎生叶 2～4，稀 1 枚或无茎叶。头状花序常在茎枝顶端排成伞房花序，含舌状小花 21～25。舌状小花黄色，干时带红色。

花期：4—6 月份。

分布：在我国大部分地区均有。

采集地点：北京市门头沟区。

采集日期：2016 年 4 月 12 日。

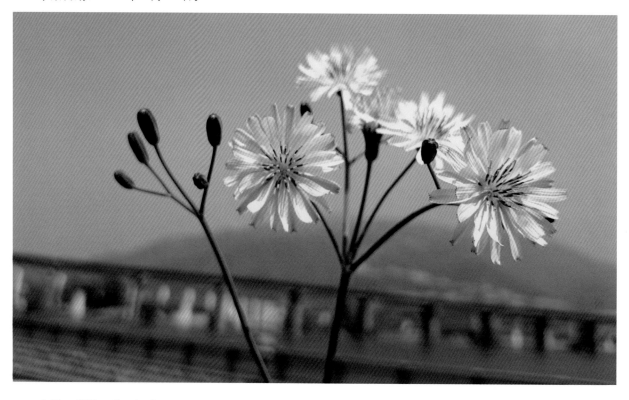

光学显微镜：花粉粒扁球形。P/E=0.87（0.81～0.91）。花粉粒大小为 25.5（23.4～27.9）μm×29.4（26.4～32.2）μm。具 3 孔沟。表面具大网，由 15 个网胞组成，网脊发达，极区和网脊上有刺，刺尖，网脊间形成窗状开口。

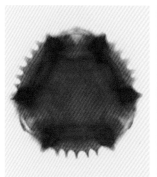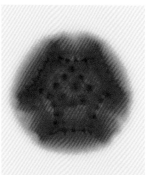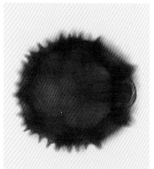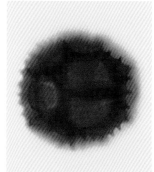

84. 菊科 Compositae 苦荬菜属 *Ixeris* (Cass.) Cass.

中文：抱茎苦荬菜

学名：*Ixeris sonchifolia* (Maxim.) Hance

多年生草本，高 30 ～ 80cm。植株无毛。茎直立，具纵条纹。基生叶铺散，矩圆形，先端急尖或圆钝，基部渐狭成柄，叶缘具锯齿或不规则的羽状深裂。茎生叶较狭小，卵状矩圆形或卵状披针形，先端锐尖或渐尖，基部耳形或戟形抱茎，叶全缘或羽状分裂。头状花序多数，排成伞房状。舌状花黄色，舌片先端 5 齿。

花期： 4—7 月份。

分布： 我国东北、华北地区。

采集地点： 北京市西城区。

采集日期： 2016 年 5 月 23 日。

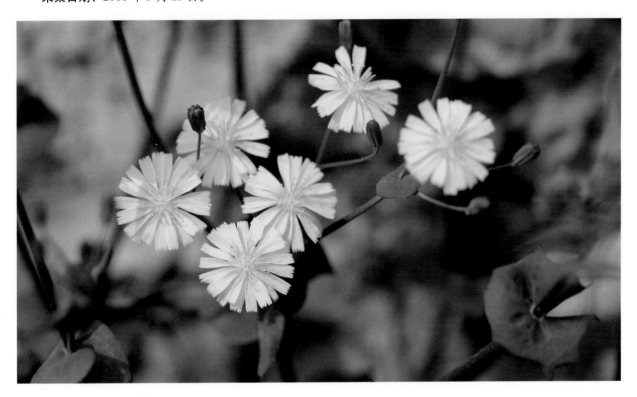

光学显微镜： 花粉粒近球形。P/E=0.90（0.84 ～ 1.00）。花粉粒大小为 22.9（21.8 ～ 25.3）μm×25.5（24.1 ～ 28.1）μm。具 3 孔沟。表面具大网，由 20 个大网胞组成，网脊发达，脊上有刺，刺较尖，基部膨大。

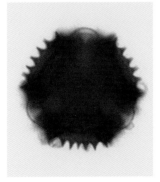 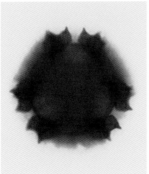 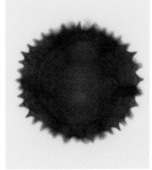 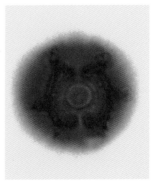

85. 菊科 Compositae 马兰属 Kalimeris (Cass.) Cass.

中文：北方马兰

学名：*Kalimeris mongolica* （Franch.）Kitam.

多年生草本，高 30～70cm。茎直立，上部分枝。最下部叶花开时枯萎。下部及中部叶倒披针形或椭圆状披针形，边缘具疏齿或缺刻状锯齿至羽状深裂，常反卷。上部叶渐小，条状披针形，叶全缘。头状花序在茎顶排成疏伞房状。舌状花 1 层，淡蓝紫色。管状花黄色，长 5～6mm。

花期：7—9 月份。

分布：我国东北、华北等地区。

采集地点：内蒙古赤峰市。

采集日期：2016 年 8 月 13 日。

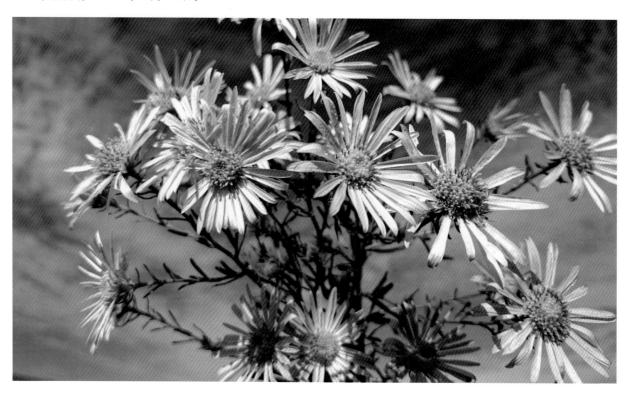

光学显微镜：花粉粒近球形。直径为 23.5（20.9～26.7）μm。具 3 孔沟。表面具刺状纹饰，刺末端尖，每裂片 5～6 刺。

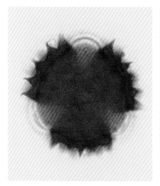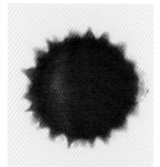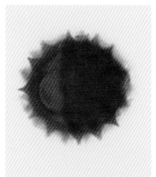

86. 菊科 Compositae 小滨菊属 *Leucanthemella* Tzvelev

中文：小滨菊
学名：*Leucanthemella linearis* (Matsumura) Tzvelev

多年生草本，高 25 ~ 90cm。茎直立，常自中部分枝。叶椭圆形或披针形，基生叶及中、下部茎生叶羽状深裂，上部叶常不分裂。头状花序单个或 2 ~ 8 个排成伞房状生于茎顶。舌状花白色，先端 2 ~ 3 齿。

花期：7—9 月份。
分布：主要产自内蒙古、黑龙江，生于沼泽地。
采集地点：内蒙古锡林郭勒盟。
采集日期：2016 年 7 月 12 日。

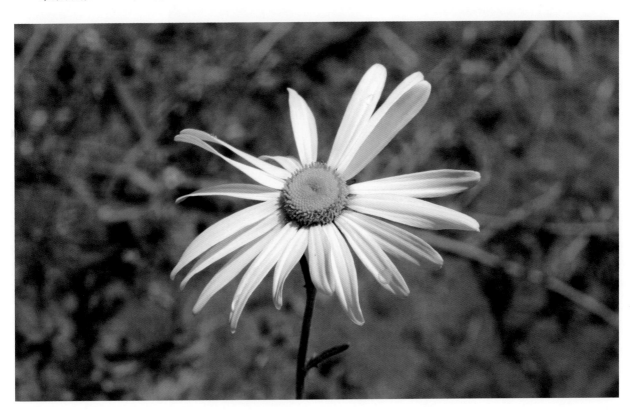

光学显微镜：花粉粒近球形。极面观三裂圆形。直径为 29.2 (27.5 ~ 30.9) µm。具 3 孔沟。外壁厚，外层基柱明显。表面具刺 – 颗粒状纹饰，刺基部膨大。

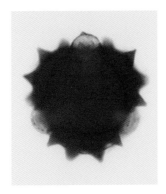 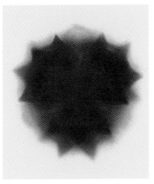 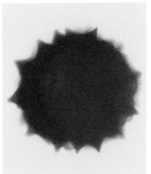 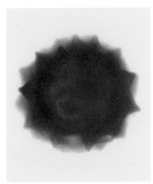

87. 菊科 Compositae 蛇鞭菊属 *Liatris* L.

中文：蛇鞭菊

学名：*Liatris spicata* (L.) Willd.

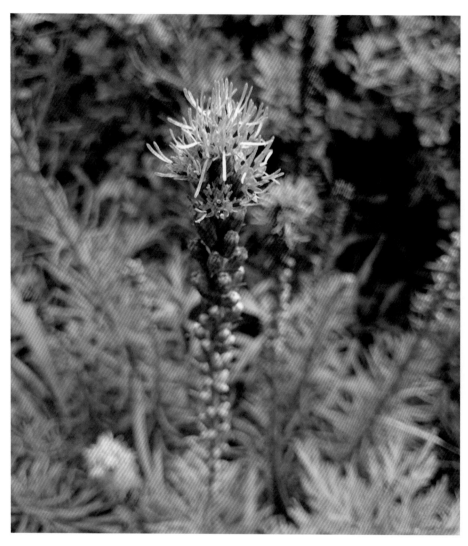

多年生草本，高 100～150cm。具匍匐茎或球茎，地上茎直立，株形成锥状。叶线形或线状披针形，从下至上渐小。头状花序排成密穗状。花淡紫色或白色，由上至下次第开放。

花期：6—8 月份。

分布：原产美国，我国多地栽培。

采集地点：北京市海淀区。

采集日期：2016 年 6 月 22 日。

光学显微镜：花粉粒近球形。P/E=1.03（0.93～1.09）。极面观三裂圆形，赤道面观近圆形。花粉粒大小为 22.5（20.9～24.1）μm×22.0（20.8～23.6）μm。具 3 孔沟。表面刺状纹饰，每裂片约具 5 刺。

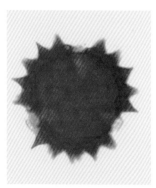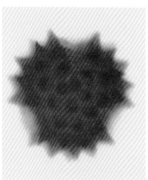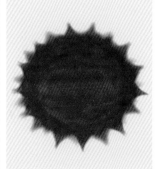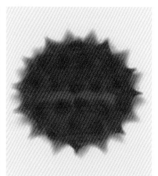

88. 菊科 Compositae 橐吾属 *Ligularia* Cass.

中文：'克劳福德'齿叶橐吾
学名：*Ligularia dentata* (A. Gray) H. Hara 'Brit-Marie Crawford'

多年生草本，高 30～100cm。茎直立粗壮。基生叶及茎下部叶肾形，基部具抱茎的长柄，叶缘具细齿。上部叶小、柄短。头状花序多数，排成伞房状。舌状花 1 层，黄色，舌片狭长圆形。

花期：7—10 月份。

分布：我国山西、陕西、四川、湖北等地，北京有栽培。

采集地点：北京市海淀区。

采集日期：2016 年 6月 22 日。

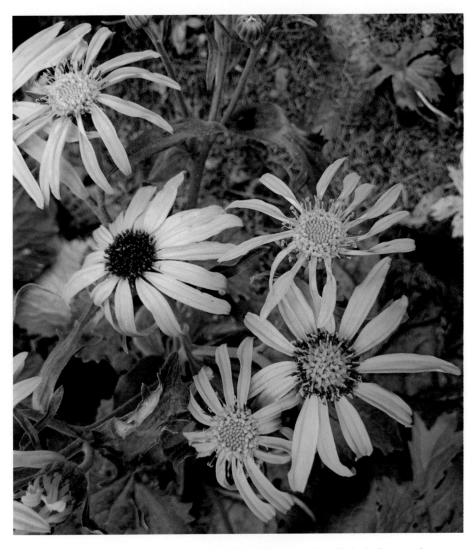

光学显微镜：花粉粒近球形。P/E=0.98（0.93～1.03）。极面观三裂圆形。花粉粒大小为 38.7（35.3～45.4）μm×39.5（35.7～45.9）μm。具 3 孔沟，孔近圆形。表面刺－颗粒状纹饰，刺基部膨大。

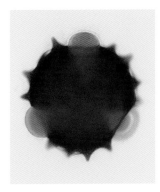 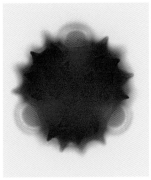 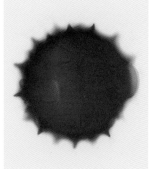 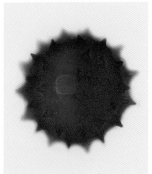

89. 菊科 Compositae 栉叶蒿属 *Neopallasia* Poljakov

中文：栉叶蒿

学名：*Neopallasia pectinata* (Pall.) Poljakov

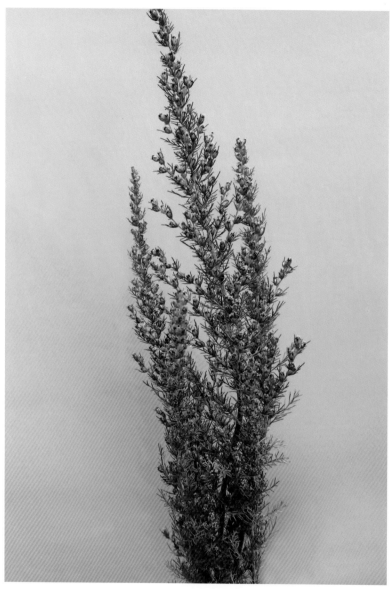

一年生草本，高 12 ~ 40cm。茎直立，基部分枝或不分枝，紫色或灰白色，被白色长或短绢毛。叶长圆状椭圆形，篦齿状羽状全裂，小裂片刺芒状，质坚硬，无毛，无柄，羽轴向基部渐膨大。头状花序卵圆形，单生或数个集生叶腋，在小枝或茎中上部排成穗状或狭圆锥状花序。

花期：7—8 月份。

分布：我国东北、华北、西北等地区。

采集地点：内蒙古锡林郭勒盟正蓝旗。

采集日期：2017 年 8 月 2 日。

光学显微镜：花粉粒近球形。P/E=1.04（1.00 ~ 1.13）。极面观三裂圆形。花粉粒大小为 19.0（17.1 ~ 22.6）μm × 18.2（16.0 ~ 21.8）μm。具 3 孔沟。表面具颗粒状纹饰。

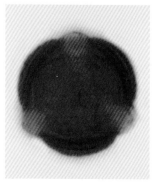
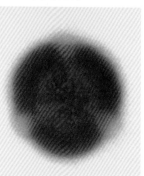

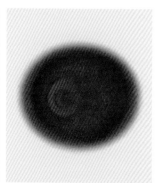

90. 菊科 Compositae 千里光属 *Senecio* L.

中文：银叶菊
学名：*Senecio cineraria* DC.

多年生草本，高 50 ～ 80cm。植株密被白色柔毛。茎多分枝，丛生状。叶 1 ～ 2 回羽状深裂，缺裂如雪花，银灰色。头状花序排成密集伞房状，花小，黄色。

花期：6—9 月份。
分布：原产巴西，主要分布于我国华南、长江流域，北方有栽培。
采集地点：北京市海淀区。
采集日期：2016 年 6 月 15 日。

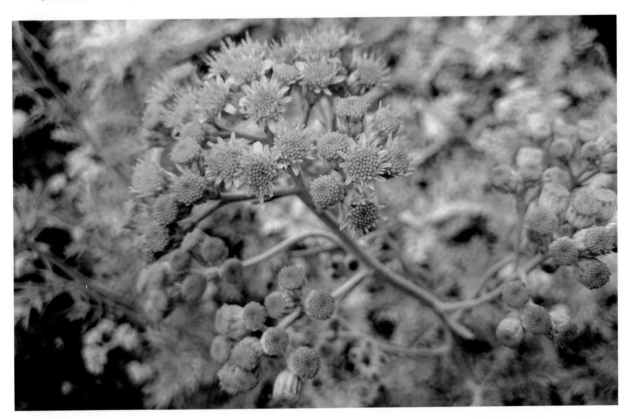

光学显微镜：花粉粒近球形。P/E=0.96（0.89 ～ 1.08）。极面观三裂圆形。花粉粒大小为 22.7（20.1 ～ 24.8）μm×23.8（20.3 ～ 26.0）μm。具 3 孔沟。表面具刺状纹饰，每裂片具 5 个刺。

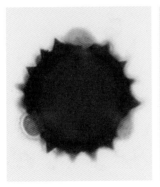 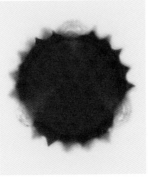 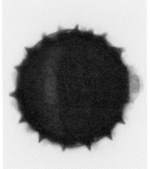 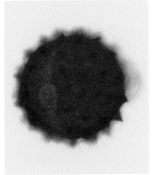

91. 菊科 Compositae 一枝黄花属 *Solidago* L.

中文：加拿大一枝黄花

学名：*Solidago canadensis* L.

多年生草本，高 250cm。茎直立，光滑。叶披针形或条状披针形，叶缘具锯齿。头状花序很小，在分枝上单面着生且常弯曲，呈蝎尾状。

花期：6—9 月份。

分布：原产北美，公园常引种栽培。

采集地点：北京市海淀区。

采集日期：2016 年 6 月 3 日。

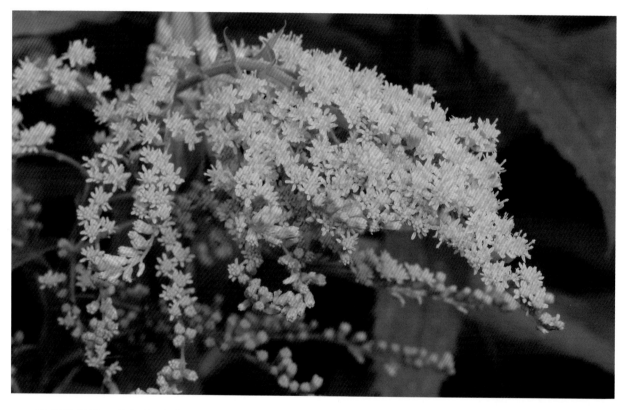

光学显微镜：花粉粒近球形。P/E=0.96（0.79 ~ 1.12）。极面观三裂圆形。花粉粒大小为 17.4（15.4 ~ 19.1）μm×18.1（15.8 ~ 20.8）μm。具 3 孔沟。表面具刺状纹饰，每裂片具 5 个刺，刺较短。

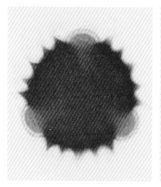 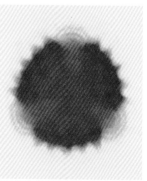 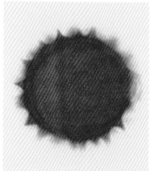 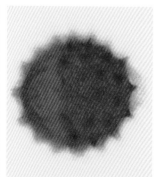

92. 菊科 Compositae 蒲公英属 *Taraxacum* F. H. Wigg.

中文：蒲公英
学名：*Taraxacum mongolicum* Hand.-Mazz.

多年生草本，高 10 ～ 30cm。具白色乳汁。叶根生，平展呈莲座状。叶倒披针形或长圆状披针形，先端钝或急尖，基部渐狭成短柄。叶常羽状深裂。花葶一至数个，与叶近等长。头状花序单生于花葶顶端，舌状花黄色。

花期：4—9 月份。
分布：我国广泛分布。
采集地点：北京市门头沟区。
采集日期：2016 年 4 月 23 日。

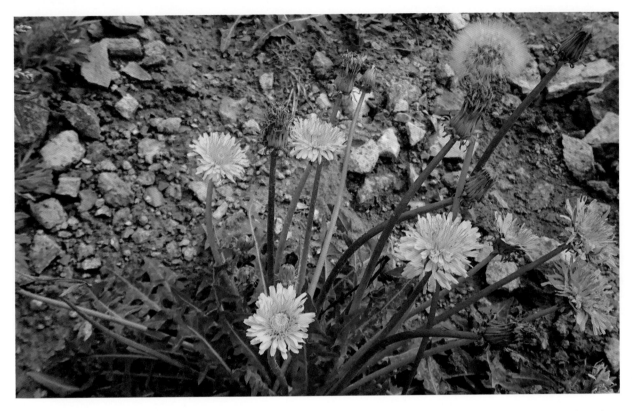

光学显微镜：花粉粒近球形。直径为 39.1（31.0 ～ 44.6）μm。具 3 孔沟。表面具大网，由 12 个网胞组成，网脊发达，脊上有刺，网脊间形成窗状开口。

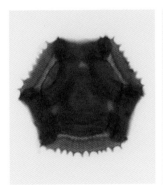 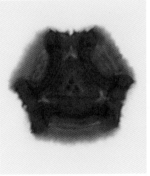 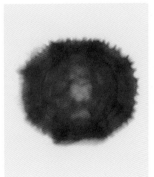 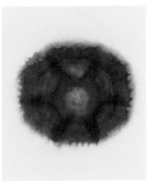

二十一、旋花科 Convolvulaceae

93. 旋花科 Convolvulaceae 打碗花属 *Calystegia* R. Br.

中文：打碗花
学名：*Calystegia hederacea* Wall.

一年生草本。植株无毛。茎蔓生，常自基部分枝，平卧或缠绕。基部叶长圆形，基部心形。茎上部叶三角状戟形，中裂片矩圆形或矩圆状披针形，侧裂片近三角形，基部近心形。花单生叶腋，花冠钟状，淡粉红色或淡紫色。

花期：北京 6 月份，内蒙古 7—9 月份。

分布：在我国广泛分布。

采集地点：北京市门头沟区。

采集日期：2016 年 6 月 3 日。

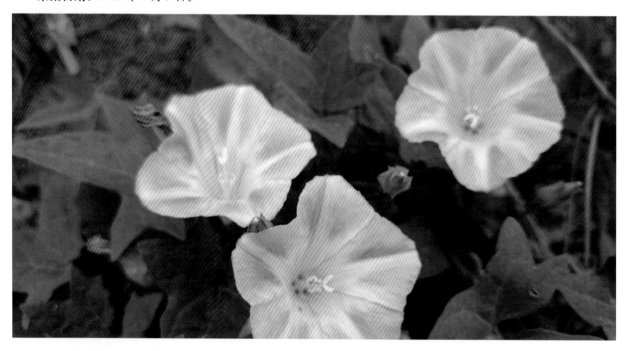

光学显微镜：花粉粒近球形。P/E=1.01（1.00 ~ 1.04）。花粉粒大小为 76.7（67.3 ~ 83.3）μm×76.1（69.0 ~ 82.6）μm。具散孔 30 个左右，孔膜上有粗颗粒。外壁厚，外层基柱明显。表面具粗颗粒状纹饰。

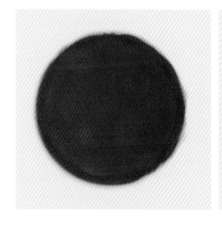  

94. 旋花科 Convolvulaceae 旋花属 *Convolvulus* L.

中文：田旋花
学名：*Convolvulus arvensis* L.

多年生草本。茎蔓生，平卧或缠绕。叶戟形，中裂片卵状椭圆形至披针形。花常单生叶腋，花冠宽漏斗状，粉红色或白色。

花期：6—8 月份。

分布：我国东北、华北、西北、西南等地区。

采集地点：内蒙古二连浩特市。

采集日期：2016 年 7 月 8 日。

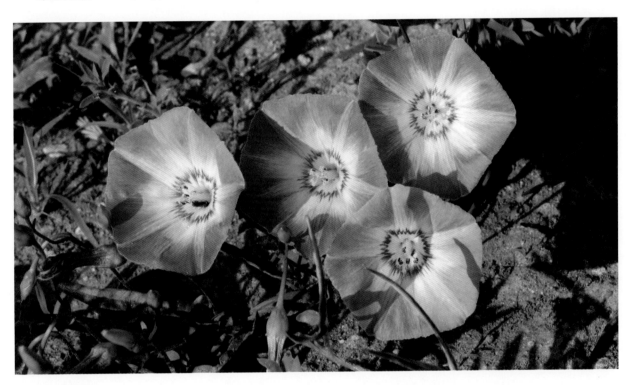

光学显微镜：花粉粒近球形－长球形。P/E=1.13（1.04 ～ 1.29）。极面观三裂圆形。花粉粒大小为 57.5（53.6 ～ 64.7）μm×50.8（47.5 ～ 55.6）μm。具 3 孔沟。外层基柱明显。表面具粗颗粒状纹饰。

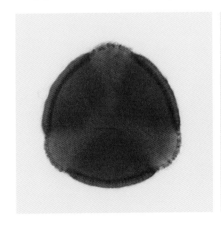 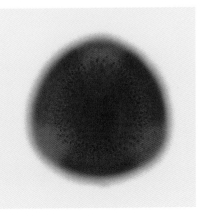 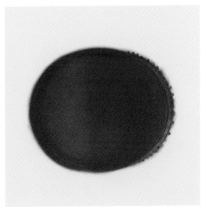

95. 旋花科 Convolvulaceae 番薯属 *Ipomoea* L.

中文：圆叶牵牛

学名：*Ipomoea purpurea* (L.) Roth

异名：*Pharbitis purpurea* (L.) Voigt

　　一年生草本。植株被粗硬毛。茎缠绕多分枝。叶卵圆形，先端尖，基部心形，具掌状脉。叶全缘。花 1～5 朵腋生，花冠漏斗状，淡红色、紫色或白色。

　　花期：6—9 月份。

　　分布：在我国广泛分布。

　　采集地点：北京市海淀区。

　　采集日期：2016 年 8 月 27 日。

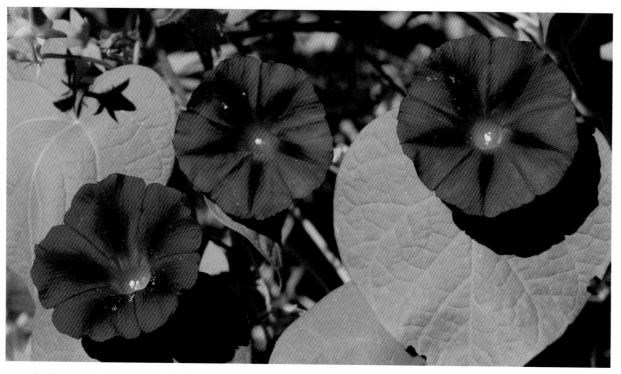

　　光学显微镜：花粉粒近球形。P/E=1.01（0.94～1.04）。花粉粒大小为 125.8（101.0～153.5）μm×125.0（100.2～150.9）μm。具散孔。表面具刺 - 粗网状纹饰，刺长为 9.41（8.14～11.19）μm，刺末端钝圆，每个网眼中均有 1 个孔。

 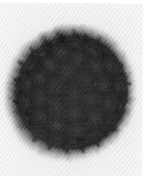 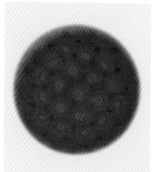 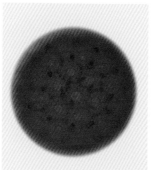

二十二、山茱萸科 Cornaceae

96. 山茱萸科 Cornaceae 山茱萸属 *Cornus* L.

中文：红瑞木
学名：*Cornus alba* L.
异名：*Swida alba* (L.) Opiz

落叶灌木，高达 3m。树皮紫红色。枝条红色，常被白粉。叶椭圆形，先端突尖，基部常楔形。叶全缘或波状反卷。花两性，伞房状聚伞花序顶生。花小，花瓣 4，卵状舌形，白色或黄白色。

花期：5—7 月份。
分布：我国东北、华北等地区。
采集地点：内蒙古锡林郭勒盟。
采集日期：2016 年 7 月 12 日。

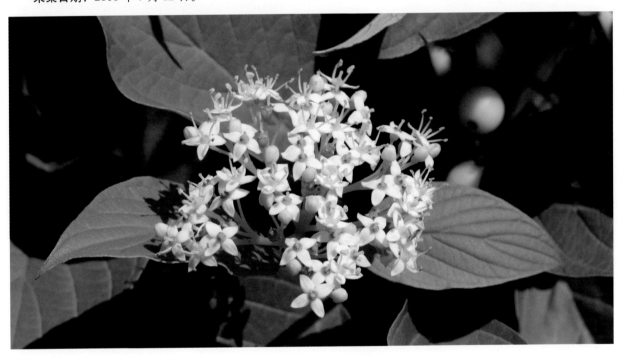

光学显微镜：花粉粒近球形。P/E=1.09（1.00 ~ 1.16）。极面观钝三角形。花粉粒大小为 46.8（41.5 ~ 53.3）μm×43.2（38.0 ~ 46.7）μm。具 3 孔沟。表面具模糊的细颗粒状纹饰。

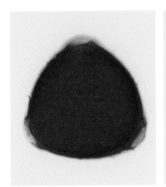 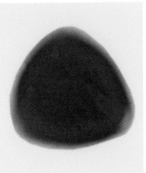 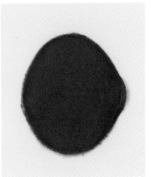 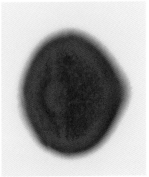

97. 山茱萸科 Cornaceae 山茱萸属 *Cornus* L.

中文：灯台树
学名：*Cornus controversa* Hemsl.
异名：*Bothrocaryum controversum* (Hemsl.) Pojark.

落叶乔木，高 6 ～ 15m，稀达 20m。树皮暗灰色，光滑。枝圆柱形，紫红色。叶宽卵形或椭圆形，先端突尖，基部圆形。叶全缘。花两性。伞房状聚伞花序顶生。花小，花瓣 4，长披针形，白色。
花期：5—6 月份。
分布：产自我国辽宁、华北、西北等地，北京引种栽培。
采集地点：北京市海淀区。
采集日期：2016 年 5 月 10 日。

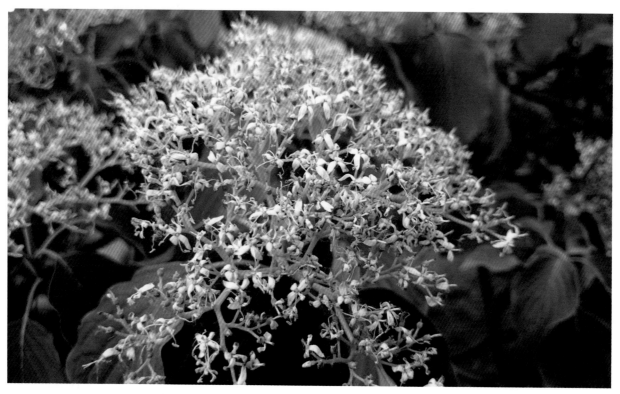

光学显微镜：花粉粒近球形－长球形。P/E=1.19（1.02 ～ 1.48）。极面观钝三角形。花粉粒大小为 34.4（29.5 ～ 40.4）μm×29.0（24.3 ～ 35.5）μm。具 3 孔沟。表面具模糊的脑状纹饰。

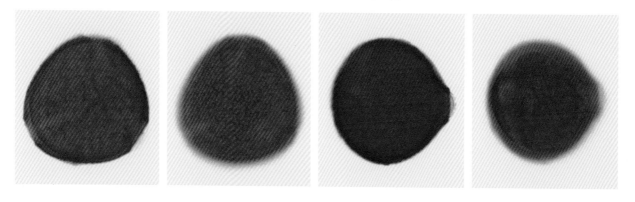

98. 山茱萸科 Cornaceae 山茱萸属 *Cornus* L.

中文：四照花

学名：*Cornus kousa* Bürger ex Hance subsp. *chinensis* (Osborn) Q. Y. Xiang

异名：*Dendrobenthamia japonica* (DC.) W. P. Fang var. *chinensis* (Osborn) W. P. Fang

　　落叶小乔木，高达 8m。嫩枝被白色柔毛。叶厚纸质或纸质，卵形或卵状椭圆形，先端渐尖，基部圆形或宽楔形，背面粉绿色，被白色柔毛。叶全缘。头状花序近球形，具总苞片 4，卵形或卵状披针形，白色。

　　花期：5—6 月份。

　　分布：我国长江流域及河南、陕西、甘肃等地。

　　采集地点：北京市海淀区。

　　采集日期：2016 年 5 月 18 日。

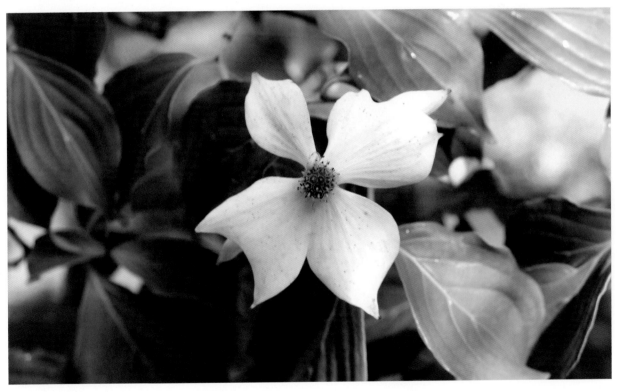

　　光学显微镜：花粉粒近球形 – 长球形。P/E=1.15（0.94 ～ 1.36）。极面观钝三角形，赤道面观椭圆形。花粉粒大小为 27.4（25.1 ～ 29.5）μm×24.1（20.1 ～ 27.0）μm（9 粒）。具 3 孔沟。表面具模糊的颗粒状纹饰。

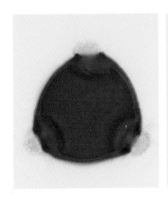 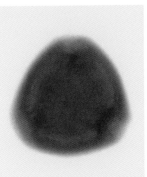 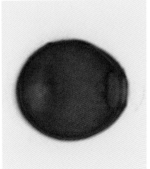 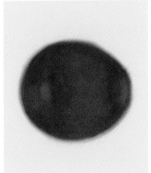

99. 山茱萸科 Cornaceae 山茱萸属 *Cornus* L.

中文：山茱萸

学名：*Cornus officinalis* Siebold et Zucc.

落叶灌木或小乔木，高达 10m。树皮灰褐色，薄片状剥落。小枝圆柱形，黑褐色。叶卵形至椭圆形，先端渐尖，基部宽楔形或近圆形。叶全缘。花两性。伞形花序腋生，先叶开放。花小，花瓣 4，舌状披针形，向外反卷，黄色。雄蕊 4。

花期：3—4 月份。

分布：产自我国华东、华中等地区，四川、北京等地引种栽培。

采集地点：北京市海淀区。

采集日期：2017 年 3 月 18 日。

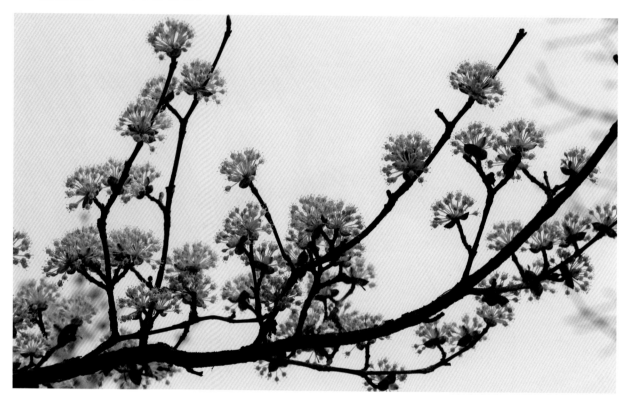

光学显微镜：花粉粒近球形－长球形。P/E=1.16（1.01 ～ 1.34）。极面观钝三角形。花粉粒大小为 18.0（16.6 ～ 20.8）μm×15.6（13.5 ～ 18.8）μm。具 3 孔沟，沟细长，孔长圆形。表面具模糊的刺状纹饰。

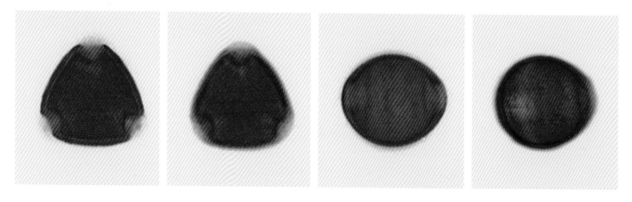

二十三、景天科 Crassulaceae

100. 景天科 Crassulaceae 费菜属 *Phedimus* Raf.

中文：费菜（土三七）
学名：*Phedimus aizoon* (L.)'t Hart
异名：*Sedum aizoon* L.

多年生草本，高 20 ～ 50cm。植株无毛。茎 1 ～ 3，直立不分枝。叶互生，近革质，椭圆状披针形至卵状披针形，先端渐尖，基部楔形。叶缘上部具不整齐锯齿，下部近全缘。花两性，聚伞花序顶生，分枝平展。花小而密，花瓣 5，长圆状披针形，黄色。

花期：6—7 月份。
分布：我国东北、华北、西北至长江流域等地区。
采集地点：内蒙古锡林郭勒盟。
采集日期：2016 年 7 月 12 日。

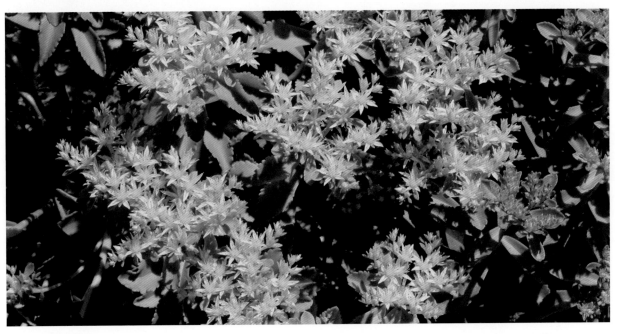

光学显微镜：花粉粒长球形。P/E=1.33（1.19 ～ 1.58）。极面观三裂圆形。花粉粒大小为 16.4（14.9 ～ 18.8）μm×12.4（11.3 ～ 13.5）μm（12 粒）。具 3 孔沟，沟宽且长达两极。表面具模糊的条纹 – 网状纹饰。

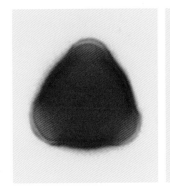 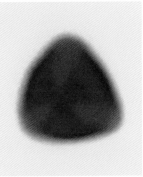 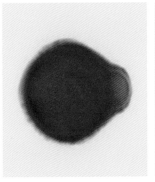 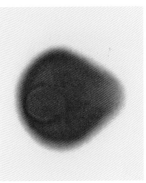

二十四、十字花科 Cruciferae

101. 十字花科 Cruciferae 芸苔属 *Brassica* L.

中文：青菜（小油菜）
学名：*Brassica chinensis* L.

　　一年生或二年生草本，高 30 ～ 70cm。植株无毛，微被白粉。茎直立，上部有分枝。基生叶倒卵形，深绿色，有光泽，全缘或不明显的圆齿或波状齿。茎生叶卵形或披针形，基部抱茎，两侧有垂耳，全缘。总状花序顶生。花瓣倒卵形，有脉纹，淡黄色。

花期：5—6 月份。
分布：在我国广泛栽培。
采集地点：北京市顺义区。
采集日期：2016 年 5 月 29 日。

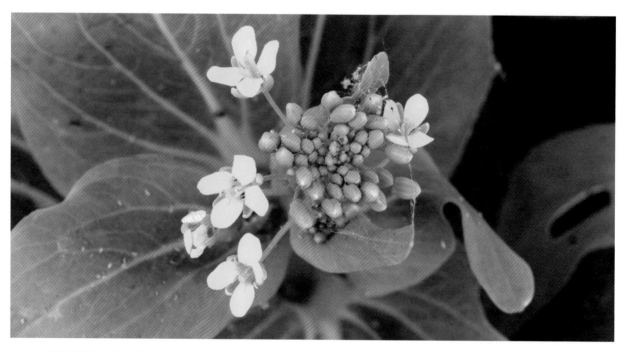

　　光学显微镜：花粉粒长球形。P/E=1.29（1.14 ～ 1.51）。极面观三裂圆形，赤道面观椭圆形。花粉粒大小为 24.8（21.1 ～ 29.1）μm×19.4（15.1 ～ 24.5）μm。具 3 沟。外层基柱明显。表面具网状纹饰。

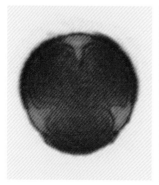 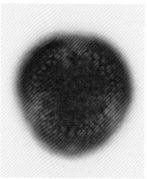 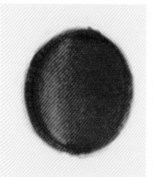 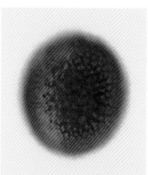

102. 十字花科 Cruciferae 芸苔属 *Brassica* L.

中文：白菜
学名：*Brassica pekinensis* (Lour.) Rupr.

二年生草本，高 40 ～ 60cm。基生叶大，多数，倒卵状长圆形至宽倒卵形，先端圆钝，叶面皱缩。叶缘波状。中脉很宽，白色；侧脉多数、粗壮。上部茎生叶长圆形至长披针形。总状花序顶生和腋生。花瓣倒卵形，黄色。

花期：5—6 月份。

分布：在我国广泛栽培。

采集地点：北京市石景山区。

采集日期：2017 年 5 月 15 日。

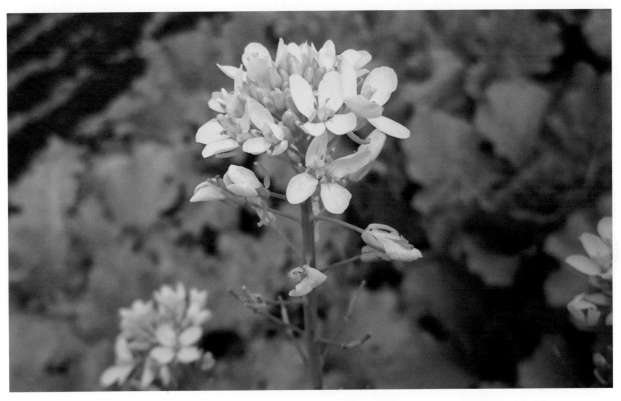

光学显微镜：花粉粒近球形。P/E=1.01（0.97 ～ 1.05）。极面观三裂圆形，赤道面观椭圆形。花粉粒大小为 23.7（21.3 ～ 25.1）μm× 23.6（21.3 ～ 25.2）μm。具 3 沟，沟宽而长。表面具网状纹饰。

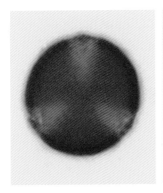
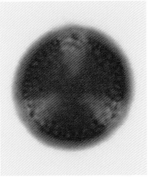
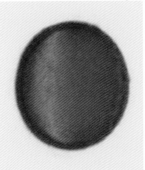
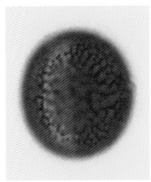

103. 十字花科 Cruciferae 荠属 *Capsella* Medik.

中文：荠（荠菜）
学名：*Capsella bursa-pastoris* (L.) Medik.

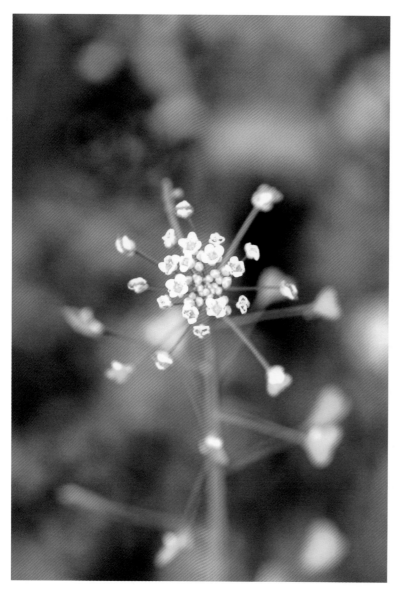

一年生或二年生草本，高 10 ～ 50cm。茎直立，下部分枝。基生叶莲座状，具长柄，大头羽状分裂，顶裂片较大，卵形至长圆形；侧裂片狭长，3 ～ 8 对。茎生叶无柄，狭披针形。总状花序顶生和腋生。花瓣 4，卵形，白色。短角果倒三角形或倒心形。

花期：4—6 月份。
分布：在全国广泛分布。
采集地点：北京市海淀区。
采集日期：2017 年 4 月 4 日。

光学显微镜：花粉粒长球形。P/E= 1.16（1.10 ～ 1.22）。极面观三裂圆形。花粉粒大小为 21.5（19.8 ～ 22.8）μm × 18.4（17.6 ～ 19.4）μm。具 3 沟。外层基柱明显。表面具网状纹饰。

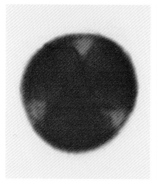
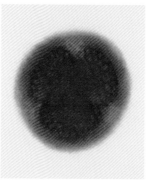
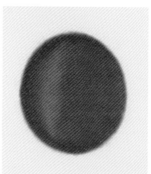
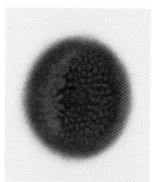

104. 十字花科 Cruciferae 紫罗兰属 *Matthiola* W. T. Aiton

中文：紫罗兰

学名：*Matthiola incana* (L.) W. T. Aiton

二年或多年生草本，高 30～60cm。植株密被灰色星状毛。茎直立，多分枝。叶长圆形或倒披针形，先端圆钝，基部渐狭成柄。叶全缘。总状花序顶生和腋生。花瓣倒卵形，先端微凹或浅 2 裂，紫红、淡红或白色。

花期：3—5 月份。

分布：原产欧洲，我国普遍栽培。

采集地点：北京市海淀区。

采集日期：2016 年 4 月 20 日。

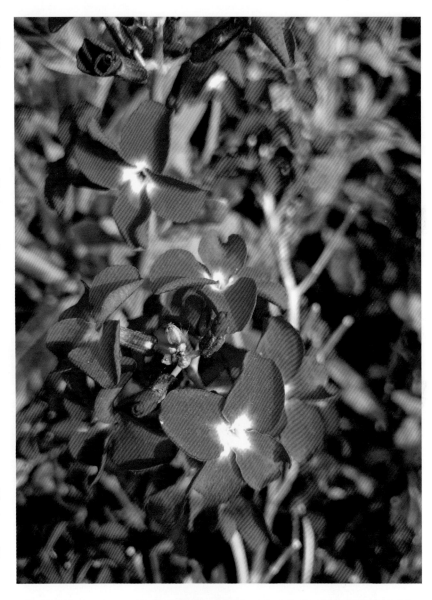

光学显微镜：花粉粒长球形。P/E=1.19（1.07～1.42）。极面观三裂圆形。花粉粒大小为 26.2（22.0～29.7）μm×22.1（16.4～25.4）μm。具 3 沟。表面具粗网状纹饰，网眼较大。

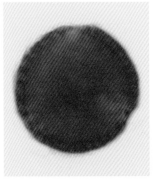 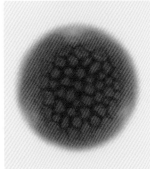  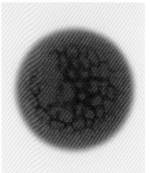

105. 十字花科 Cruciferae 诸葛菜属 *Orychophragmus* Bunge

中文：诸葛菜

学名：*Orychophragmus violaceus* (L.) O. E. Schulz

　　一年生或二年生草本，高 10 ~ 50cm。植株无毛。茎单一直立。基生叶及下部叶大头羽状分裂，顶裂片近圆形或卵形；中部叶顶裂片卵形；上部叶不裂，长圆形，基部耳状抱茎。总状花序顶生。花大，花瓣宽倒卵形，密生细脉纹，淡紫色或白色。

花期：4—5 月份。

分布：我国东北、华北地区。

采集地点：北京市海淀区。

采集日期：2016 年 3 月 30 日。

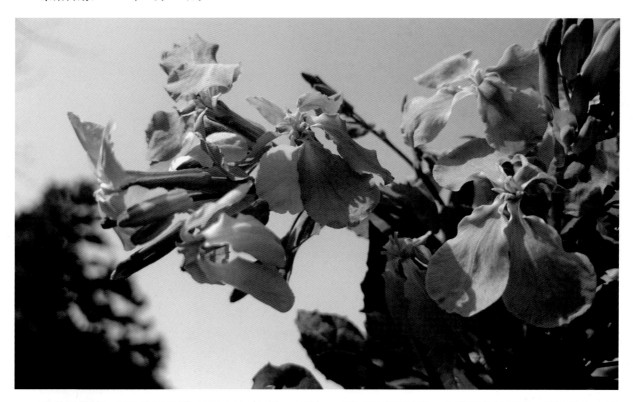

　　光学显微镜：花粉粒近球形。P/E=1.11（1.06 ~ 1.19）。极面观三裂圆形，赤道面观近圆形。花粉粒大小为 27.4（25.8 ~ 28.3）μm×24.7（23.0 ~ 26.1）μm。具 3 沟，沟细长，近达两极。表面具网状纹饰。

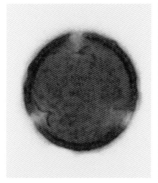 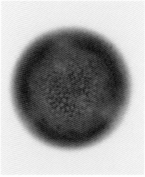 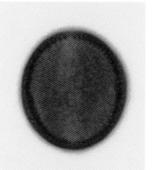 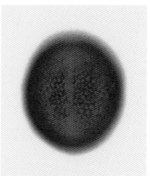

106. 十字花科 Cruciferae 蔊菜属 *Rorippa* Scop.

中文：风花菜（球果蔊菜）

学名：*Rorippa globosa* (Turcz.ex Fisch. et C. A. Mey.) Hayek

一年生或二年生草本，高 25 ～ 80cm。茎直立，基部木质化。叶长圆形至倒卵状披针形，先端渐尖或圆钝，基部渐狭下延成短耳状抱茎。叶缘具不整齐齿裂。总状花序顶生。花瓣 4，倒卵形，黄色。

花期：4—6 月份。

分布：我国东北、华北、华东、华南等地区。

采集地点：北京市门头沟区。

采集日期：2016 年 6 月 11 日。

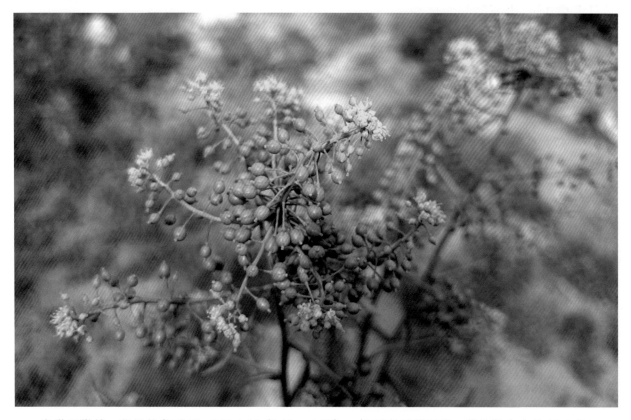

光学显微镜：花粉粒长球形。P/E=1.35（1.18 ～ 1.57）。极面观三裂圆形。花粉粒大小为 22.6（20.5 ～ 26.1）μm×16.9（15.0 ～ 19.4）μm。具 3 沟。表面具网状纹饰。

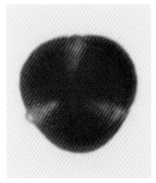 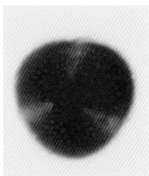  

二十五、葫芦科 Cucurbitaceae

107. 葫芦科 Cucurbitaceae 冬瓜属 *Benincasa* Savi

中文：冬瓜

学名：*Benincasa hispida* (Thunb.) Cogn.

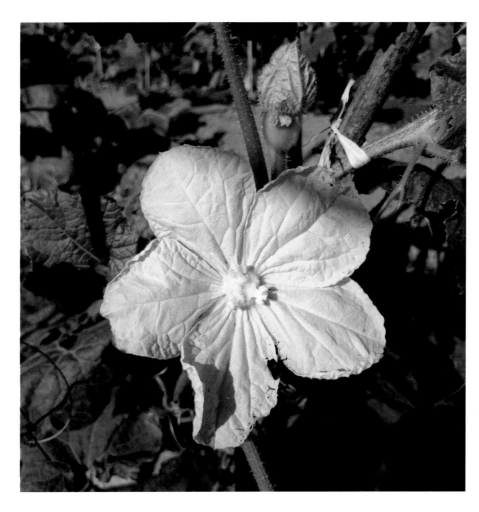

一年架生草本。茎蔓生，密被黄褐色毛。卷须常分 2～3 叉。叶肾状近圆形，5～7 浅裂至中裂，先端急尖，基部弯缺深，两面被硬毛。叶缘具小锯齿。花单性，雌雄同株。雄花花梗细长，花冠辐状，裂片宽倒卵形，先端圆钝，黄色；雌花花梗短或近无梗，花冠同雄花，子房密被黄褐色硬毛。果实近圆形或长圆柱状，有硬毛和白粉。

花期：6—8 月份。

分布：我国普遍栽培。

采集地点：北京市顺义区。

采集日期：2016 年 5 月 29 日。

光学显微镜：花粉粒近球形。直径为 65.4（60.1～70.0）μm。具 3～4 孔，孔圆形，具孔膜。外层基柱明显。表面具粗网状纹饰。

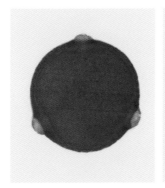   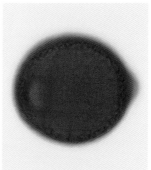

108. 葫芦科 Cucurbitaceae 黄瓜属 *Cucumis* L.

中文：黄瓜
学名：*Cucumis sativus* L.

一年生攀援草本。茎蔓生，有纵棱，被短刚毛。卷须不分叉。叶宽卵状心形，3～5浅裂，先端锐尖，基部弯缺半圆形，两面被糙硬毛。叶缘具疏锯齿。雌雄同株。雄花常数朵簇生，花梗纤细；雌花常单生，花梗粗壮，子房具小刺状突起。

花期：5—9 月份。
分布：我国普遍栽培。
采集地点：北京市顺义区。
采集日期：2016 年 5 月 29 日。

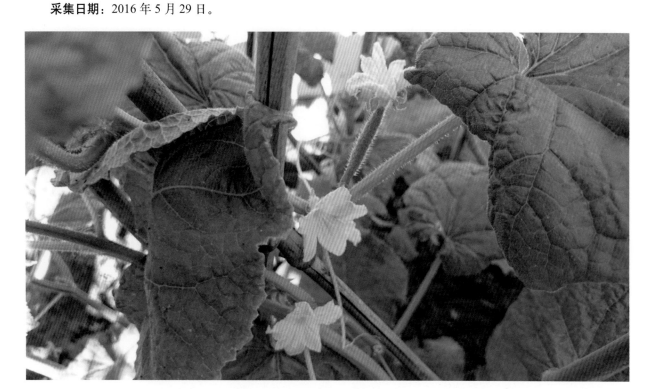

光学显微镜：花粉粒扁球形。P/E=0.85（0.79～1.00）。花粉粒大小为 52.7（45.9～69.4）μm×62.1（52.9～87.8）μm（11 粒）。具 3 孔，孔圆形，具孔膜。表面具模糊的细网状纹饰。

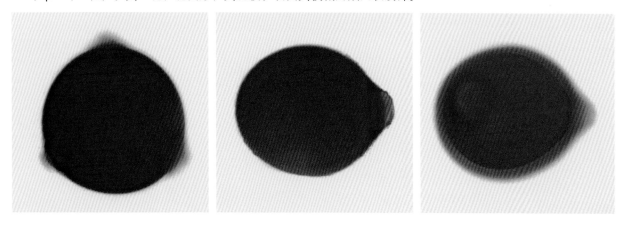

109. 葫芦科 Cucurbitaceae 南瓜属 *Cucurbita* L.

中文：南瓜

学名：*Cucurbita moschata* Duchesne

一年生草本。茎蔓生，常节部生根，密被短刚毛。卷须分 3 ~ 4 叉。叶宽卵形或心形，有 5 角或 5 浅裂，两面密被茸毛，叶面常有白斑。叶缘具细齿。雌雄同株。花单生，黄色。雄花花萼裂片条形，顶端扩大成叶状。花冠钟状，5 中裂，裂片边缘稍反卷，具皱褶。雌花花萼裂片显著叶状，花冠同雄花。

花期：5—9 月份。

分布：我国普遍栽培。

采集地点：北京市海淀区。

采集日期：2016 年 7 月 21 日。

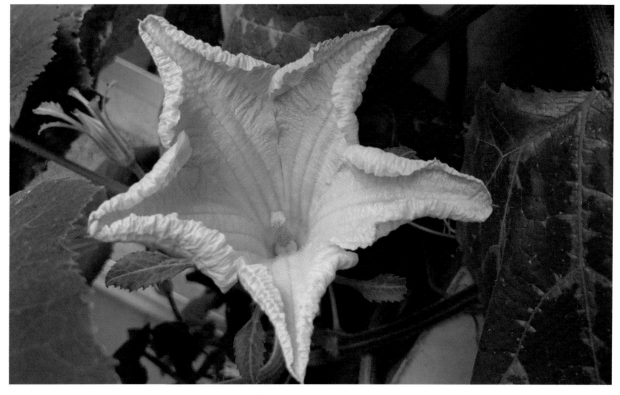

光学显微镜：花粉粒近球形，直径为 175.5（161.8 ~ 189.9）μm。具散孔，孔圆形，具孔盖，盖上常有 1 个小刺。表面具刺状纹饰，刺长约为 10μm。

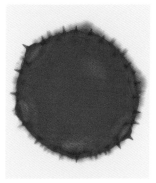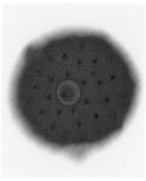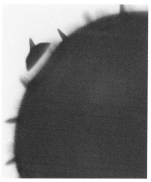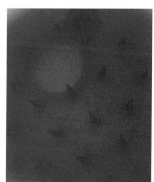

110. 葫芦科 Cucurbitaceae 葫芦属 *Lagenaria* Ser.

中文：葫芦
学名：*Lagenaria siceraria* (Molina) Standl.

一年生攀援草本。茎被软粘毛。卷须分 2 叉。叶肾状卵形或心状卵形，不分裂或稍浅裂，先端锐尖，基部宽心形。叶缘具小齿。雌雄同株。花单生，白色。雄花花冠 5 全裂，裂片皱波状。雌花花冠与雄花相似。

花期：6—8 月份。
分布：我国普遍栽培。
采集地点：北京市昌平区。
采集日期：2016 年 8 月 27 日。

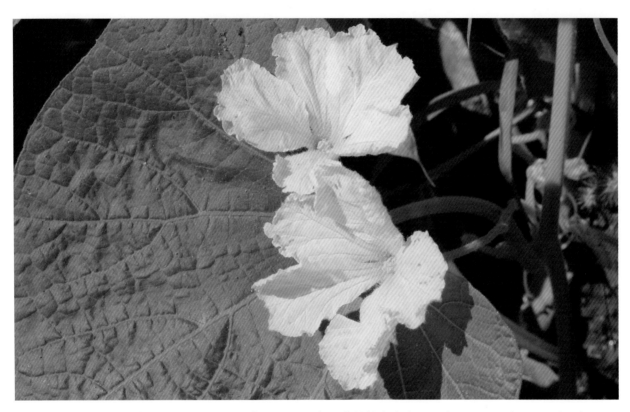

光学显微镜：花粉粒近球形。P/E=0.95（0.90 ~ 1.01）。花粉粒大小为 59.8（56.2 ~ 63.4）μm × 62.9（59.1 ~ 67.2）μm。具 3 孔沟，孔圆形。外层基柱明显。表面具细网 – 粗颗粒状纹饰。

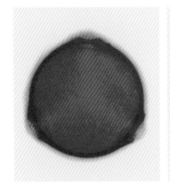 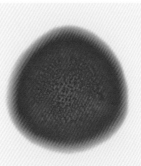 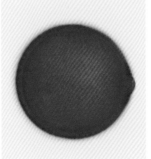 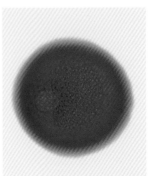

111. 葫芦科 Cucurbitaceae 丝瓜属 *Luffa* Mill.

中文：丝瓜

学名：*Luffa cylindrica* (L.) M. Roem.

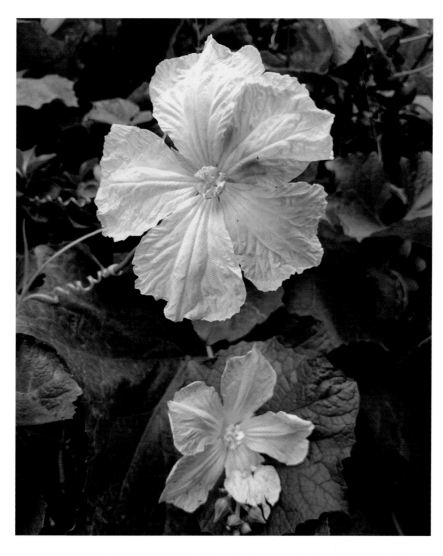

一年生攀援草本。茎粗糙，有纵棱。卷须分 2～4 叉。叶宽卵形、三角形或近圆形，常掌状 5～7 裂，裂片常三角形，先端短尖或渐尖。叶缘具小锯齿。花单性，雌雄同株。雄花常 15～20 朵成总状花序。雌花单生。花冠辐状，裂片长圆形，黄色。

花期： 7—9 月份。

分布： 我国普遍栽培。

采集地点： 北京市石景山区。

采集日期： 2016 年 9 月 1 日。

光学显微镜： 花粉粒近球形。P/E=0.98（0.94～1.01）。花粉粒大小为 82.6（80.2～85.5）μm×84.3（80.5～90.0）μm。具 3 孔沟，孔近圆形。外层可见基柱。表面具粗网状纹饰。

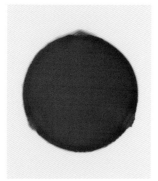 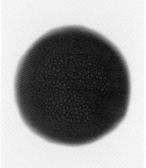  

二十六、莎草科 Cyperaceae

112. 莎草科 Cyperaceae 三棱草属 *Bolboschoenus* (Asch.) Palla

中文：荆三棱
学名：*Bolboschoenus yagara* (Ohwi) Y. C. Yang et M. Zhan
异名：*Scirpus yagara* Ohwi

　　多年生草本。秆锐三棱形，高 70～150cm。叶基生和秆生，条形，具长叶鞘。苞片 3～4 枚，叶状。长侧枝聚伞花序简单，具 3～8 个辐射枝，每个辐射枝有小穗 1～3。小穗卵形或长圆形，具多数花，锈褐色。鳞片覆瓦状排列，膜质，长圆形，顶端具芒。下位刚毛 6，有倒刺。

　　花期：5—7 月份。
　　分布：我国东北、华北、西南等地区，生于浅水中。
　　采集地点：北京市顺义区。
　　采集日期：2016 年 5 月 30 日。

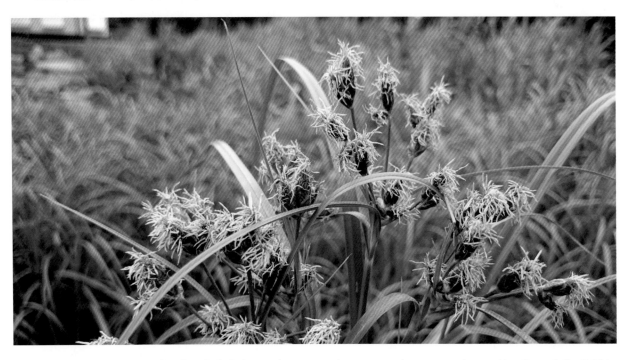

　　光学显微镜：花粉粒瓶状。花粉粒大小为 59.2 (51.3～66.5) μm× 32.8 (26.9～37.5) μm。具 4 孔，1 个位于远极，3 个分布于赤道上，具孔膜，膜上有颗粒。表面具颗粒状纹饰。

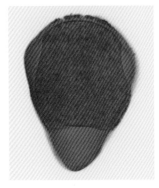 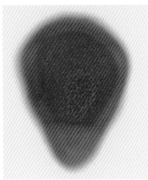 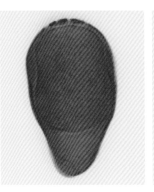 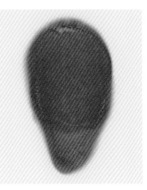

113. 莎草科 Cyperaceae 薹草属 *Carex* L.

中文：青绿苔草
学名：*Carex breviculmis* R. Br.

多年生草本。秆三棱形，高 10 ～ 40cm，基部具淡褐色叶鞘。叶比秆短，宽 2 ～ 3mm。小穗 2 ～ 4，顶生小穗雄性，其余为雌性。雌性鳞片膜质，倒卵形，背面中间绿色，两侧灰白色，顶端具长芒。

花期：5—7 月份。
分布：我国东北、华北、西北等地区。
采集地点：北京市海淀区。
采集日期：2016 年 5 月 3 日。

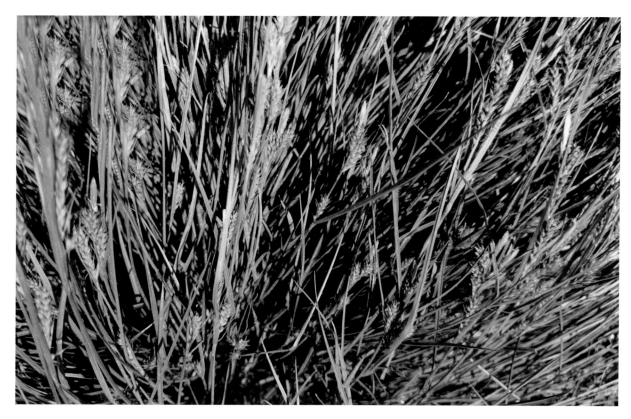

光学显微镜：花粉粒瓶状或不规则，花粉粒大小为 37.3（33.7 ～ 41.4）μm× 25.8（21.5 ～ 31.7）μm。具 4 孔，1 个位于远极，3 个分布于赤道上，远极孔较发达，边缘嚼烂状。具孔膜，膜上有颗粒。表面具颗粒状纹饰。

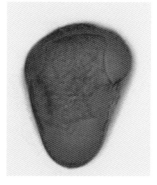 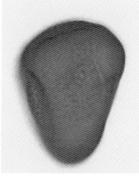 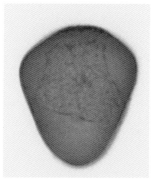 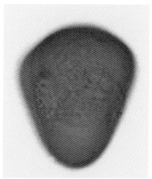

114. 莎草科 Cyperaceae 薹草属 *Carex* L.

中文：**白颖薹草**

学名：*Carex duriuscula* C. A. Mey. subsp. *rigescens* (Franch.) S. Y. Liang et Y. C. Tang

多年生草本。秆纤细，高 5～20cm，基部具纤维状分裂的旧叶鞘。叶片平张。穗状花序卵形至宽卵形，褐色。小穗 3～6，卵形。雄雌顺序，具少数花。雌花鳞片具宽的白色膜质边缘。

花期：4—6 月份。

分布：产自我国东北、内蒙古等地区。

采集地点：北京市门头沟区。

采集日期：2016 年 4 月 28 日。

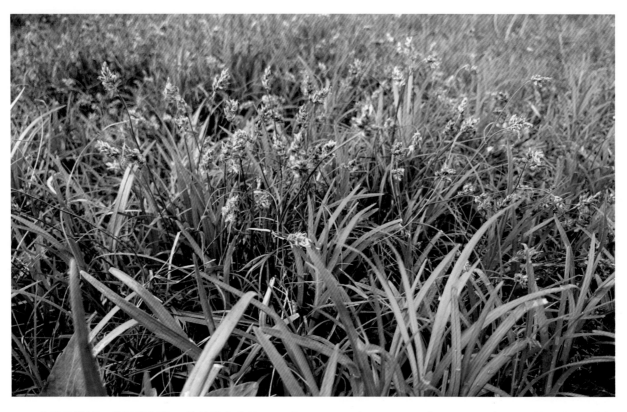

光学显微镜：花粉粒瓶状。花粉粒大小为 33.5（29.4～37.0）μm×25.7（22.2～30.5）μm。具 4 孔，1 个位于远极，3 个分布于赤道上，具孔膜，膜上有颗粒。表面具颗粒状纹饰。

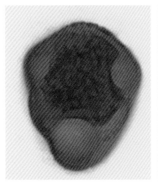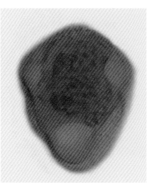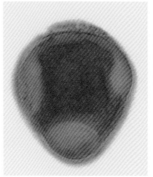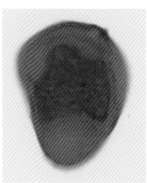

115. 莎草科 Cyperaceae 莎草属 *Cyperus* L.

中文：**阿穆尔莎草**
学名：*Cyperus amuricus* Maxim.

    一年生草本。秆扁三棱形，高 15 ～ 50cm。叶基生，比秆短，宽 2 ～ 4mm，边缘平滑。苞片 3 ～ 5，叶状。长侧枝聚伞花序简单，具 2 ～ 10 个辐射枝。穗状花序蒲扇形或长圆形，具小穗 5 或更多个。小穗近平展，条形或条状披针形，具花 8 ～ 20 朵；小穗轴有白色透明的翅。鳞片近圆形，膜质，先端具短尖。

花期：7—10 月份。
分布：我国辽宁、吉林、河北、陕西、山西、浙江、云南等地。
采集地点：北京市门头沟区。
采集日期：2016 年 9 月 24 日。

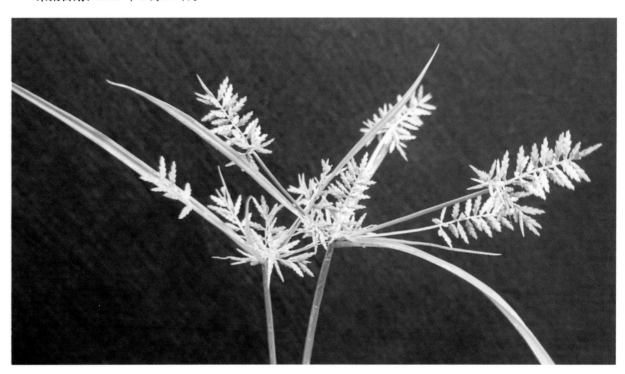

    光学显微镜：花粉粒卵圆形。花粉粒大小为 28.8（23.3 ～ 34.6）μm×23.5（19.5 ～ 28.4）μm（10 粒）。孔边缘嚼烂状。表面具颗粒状纹饰。

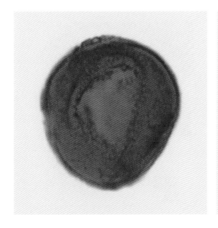 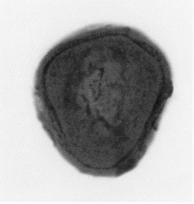 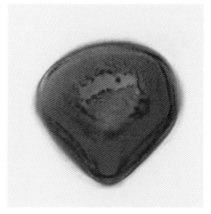

116. 莎草科 Cyperaceae 水葱属 *Schoenoplectus* (Rchb.) Palla

中文：水葱
学名：*Schoenoplectus tabernaemontani* (C. C. Gmel.) Palla
异名：*Scirpus validus* Vahl

多年生草本。秆圆柱形，高 1～2m。叶线形。苞片 1 枚，为秆的延长。长侧枝聚伞花序假侧生，具 4～13 或更多个不等长的辐射枝。每个辐射枝有小穗 1～3。小穗卵形或长圆形，具多数花。鳞片宽卵形或椭圆形，先端稍凹，有短尖，棕色或紫褐色，背面具铁锈色小突起。

花期：5—6 月份。
分布：我国东北、华北、西北、西南等地区。
采集地点：北京市门头沟区。
采集日期：2016 年 5 月 23 日。

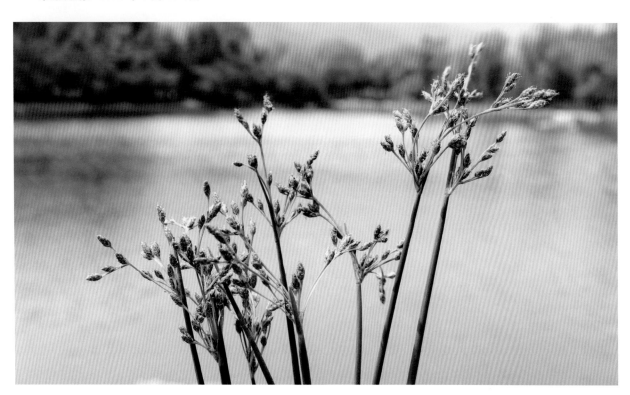

光学显微镜：花粉粒瓶状。花粉粒大小为 41.6（36.1～46.2）μm×24.0（19.6～29.1）μm。具 4 孔，1 个位于远极，3 个分布于赤道上，具孔膜，膜上有颗粒。表面具模糊的颗粒状纹饰。

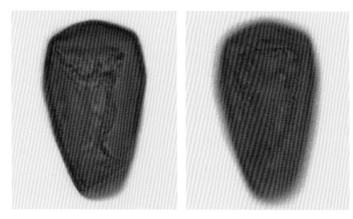

117. 莎草科 Cyperaceae 藨草属 *Scirpus* L.

中文：扁秆藨草
学名：*Scirpus planiculmis* F. Schmidt

多年生草本。秆三棱形，高 60～100cm。叶基生和秆生，长条形，扁平，具长叶鞘。苞片 1～3，叶状。长侧枝聚伞花序短缩成头状，有时具少数短辐射枝，小穗 1～6。小穗卵形或长圆状卵形，具多数花，棕褐色。鳞片矩圆形，先端微凹或撕裂，有芒，褐色或深褐色；下位刚毛 4～6，有倒刺。

花期：5—6 月份。
分布：我国东北、华北、华东等地区。
采集地点：北京市海淀区。
采集日期：2016 年 5 月 18 日。

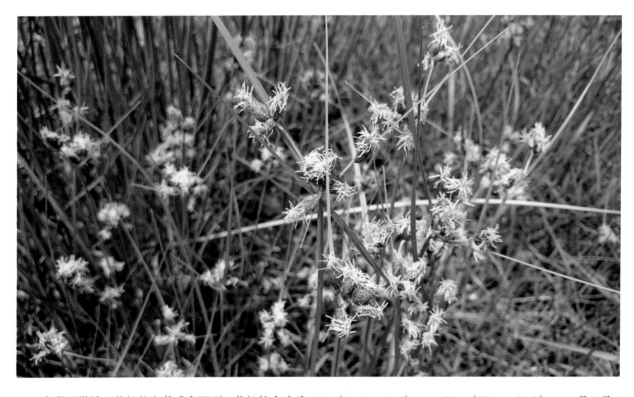

光学显微镜：花粉粒瓶状或卵圆形。花粉粒大小为 56.8（50.3～61.7）μm×33.6（29.9～38.2）μm。具 4 孔，1 个位于远极，3 个分布于赤道上，孔膜上有颗粒。表面具颗粒状纹饰。

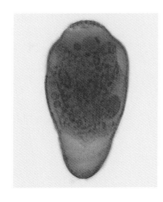 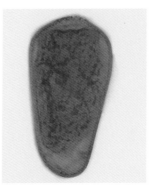 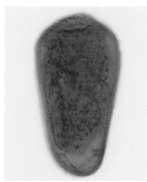 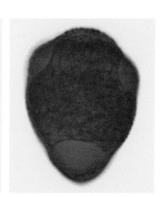

二十七、珙桐科 Davidiaceae

118. 珙桐科 Davidiaceae 珙桐属 *Davidia** Baill.

中文：珙桐
学名： *Davidia involucrata* Baill.

落叶乔木，高15～20m。树皮深褐色或深灰色，不规则薄片剥落。幼枝圆柱形。叶宽卵形或近圆形，先端渐尖，基部心形。叶缘具粗锯齿。花杂性，两性花与雄花同株。由多数雄花与1个雌花或两性花组成顶生的头状花序，花序下有2片白色花瓣状大苞片。

花期： 4月份。
分布： 我国湖南、湖北、四川、云南等地，北京有栽培。
采集地点： 北京市海淀区。
采集日期： 2016年4月20日。

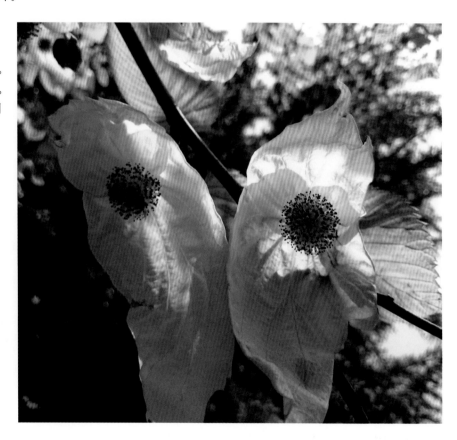

光学显微镜： 花粉粒近球形–长球形。P/E=1.39（1.01～1.81）。花粉粒大小为25.6（20.5～29.5）μm×18.8（15.0～24.3）μm。常具3拟孔沟。外壁2层，内、外层厚度相等。表面具颗粒状纹饰。

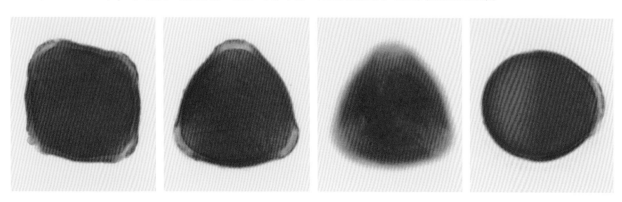

* 中国植物志把珙桐属列于蓝果树科 Nyssaceae。

二十八、川续断科 Dipsacaceae

119. 川续断科 Dipsacaceae 蓝盆花属 *Scabiosa* L.

中文：窄叶蓝盆花
学名：*Scabiosa comosa* Fisch. ex Roem. et Schult.

多年生草本，高达 60cm。茎直立，具棱，被短毛。基生叶丛生，轮廓窄椭圆形，羽状全裂，裂片线形，叶柄长。茎生叶对生，轮廓长圆形，1 ~ 2 回羽状深裂，裂片线形，叶柄短。头状花序单生或 3 出顶生。花冠蓝紫色，中央花冠筒状，5 裂；边缘花二唇形，上唇 3 裂，下唇 2 全裂。

花期：7—8 月份。

分布：我国东北地区以及内蒙古、河北。

采集地点：内蒙古锡林郭勒盟。

采集日期：2015 年 8 月 5 日。

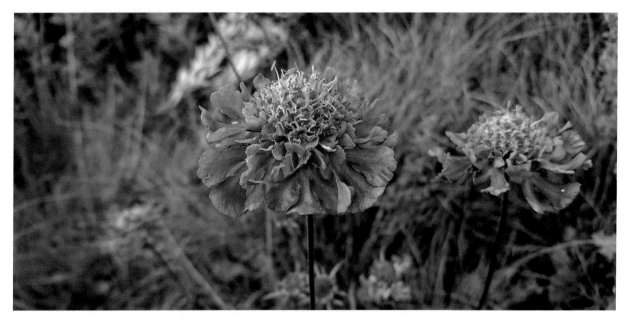

光学显微镜：花粉粒近球形。P/E=1.03（0.98 ~ 1.09）。极面观三裂圆形，赤道面观近球形。花粉粒大小为 80.3（67.5 ~ 88.4）μm×78.2（67.3 ~ 87.3）μm。具 3 沟，沟短。外壁厚，基柱明显。表面具刺 – 颗粒状纹饰。

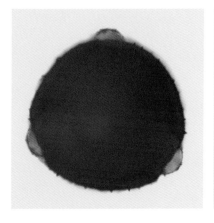

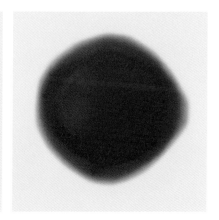

二十九、柿科 Ebenaceae

120. 柿科 Ebenaceae 柿属 *Diospyros* L.

中文：君迁子
学名：*Diospyros lotus* L.

　　落叶乔木，高达 20m。树皮暗灰色，块状深裂。幼枝灰绿色，被短柔毛。叶椭圆形至长椭圆形，先端渐尖或微突尖，基部近圆形或宽楔形。花单性，雌雄异株。雄花 1 ~ 3 簇生叶腋，花冠淡黄色或带红色。雌花单生，近无梗。

　　花期：5—6 月份。
　　分布：我国东北南部、华北、西南等地区。
　　采集地点：北京市海淀区。
　　采集日期：2016 年 5 月 13 日。

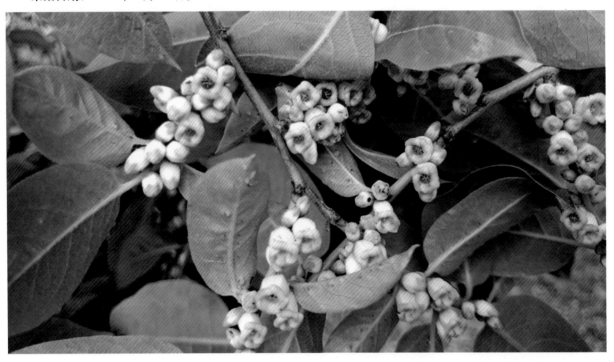

　　光学显微镜：花粉粒长球形。P/E=1.19（0.85 ~ 1.33）。极面观三裂圆形。花粉粒大小为 31.9（27.2 ~ 36.9）μm×26.9（23.7 ~ 31.9）μm。具 3 孔沟，沟膜上有网。外壁 2 层等厚。表面纹饰模糊。

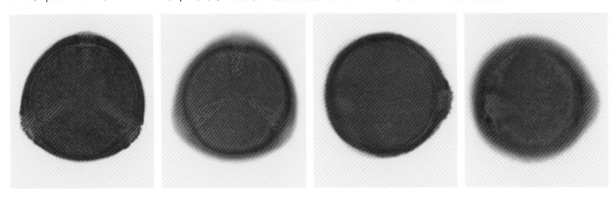

三十、胡颓子科 Elaeagnaceae

121. 胡颓子科 Elaeagnaceae 胡颓子属 *Elaeagnus* L.

中文：牛奶子

学名：*Elaeagnus umbellata* Thunb.

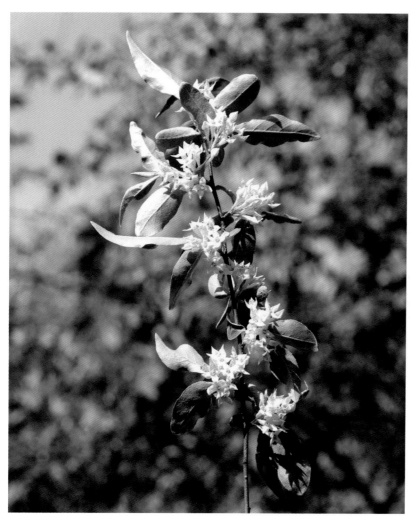

落叶灌木，高 1～4m。小枝黄褐色或带银白色，常具刺。叶椭圆形至倒卵状披针形，先端钝尖，基部圆形或楔形。叶全缘或波状。花两性，先叶开放，2～7 朵簇生新枝基部，黄白色，芳香。

花期：4—5 月份。

分布：长江流域及以北地区。

采集地点：北京市海淀区。

采集日期：2016 年 4 月 24 日。

光学显微镜：花粉粒扁球形。P/E=0.84（0.78～0.91）。极面观钝三角形。花粉粒大小为37.0（34.5～39.7）μm×44.2（39.7～49.7）μm。具 3 孔沟，沟细而短，孔周加厚外突。表面模糊的细网状纹饰。

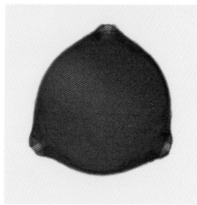
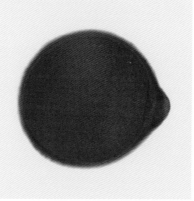
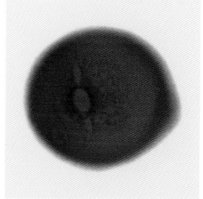

三十一、杜鹃花科 Ericaceae

122. 杜鹃花科 Ericaceae 杜鹃属 *Rhododendron* L.

中文：**杂种杜鹃（比利时杜鹃）**
学名：***Rhododendron × hybridum* Ker Gawl.**

　　常绿灌木或小乔木，高约 3m。枝疏被柔毛。叶椭圆形或披针形，全缘。总状伞形花序顶生，漏斗状，半重瓣或重瓣。花色丰富，红、粉、白、淡紫等。

花期：3—5 月份。

分布：我国多盆栽观赏、园林布置等。

采集地点：北京市海淀区。

采集日期：2016 年 3 月 13 日。

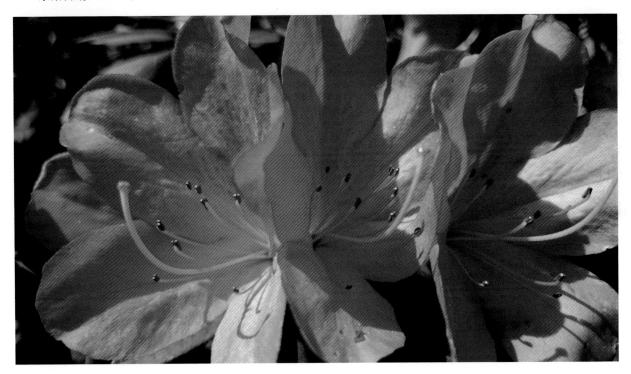

　　光学显微镜：四合花粉，呈四面体排列。直径为 46.2（41.2 ～ 51.7）μm。单个花粉粒大小为 24.8（20.7 ～ 28.0）μm×33.8（28.4 ～ 36.1）μm。具 3 孔沟，沟缘明显加厚。表面具模糊的细网状纹饰。

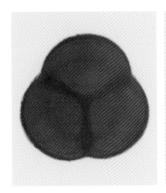 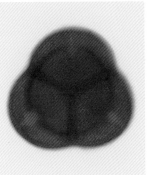 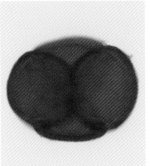 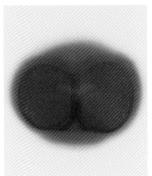

123. 杜鹃花科 Ericaceae 杜鹃属 *Rhododendron* L.

中文：照山白
学名：*Rhododendron micranthum* Turcz.

常绿灌木，高达 2m。树皮灰黑色。幼枝黄褐色，疏被鳞片。叶散生，长椭圆形或倒披针形，先端钝尖，基部狭楔形，两面被鳞片，下面尤多。叶全缘。伞形总状花序顶生。花小而密集，乳白色。

花期： 5—6 月份。
分布： 我国东北、华北、西北等地区。
采集地点： 北京市海淀区。
采集日期： 2016 年 5 月 6 日。

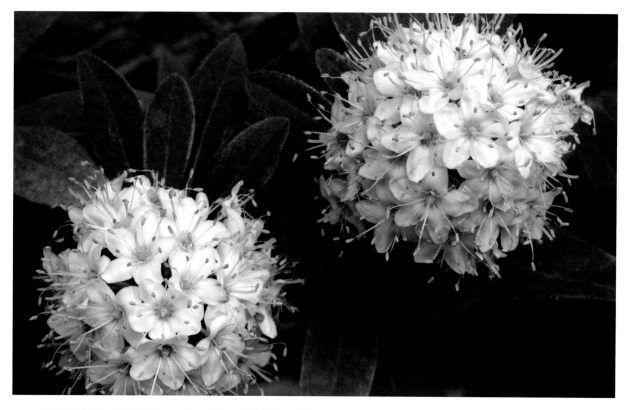

　　光学显微镜： 四合花粉，呈四面体或"十"字形排列，直径为 30.9（29.1 ~ 32.8）μm。单个花粉粒大小为 14.9（13.6 ~ 16.4）μm×23.2（20.5 ~ 24.8）μm，具 3 孔沟，沟细，沟缘明显加厚。表面具粗颗粒状纹饰。

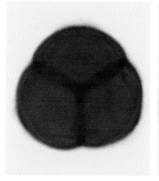 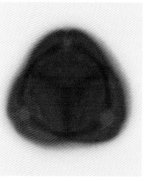 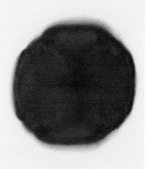 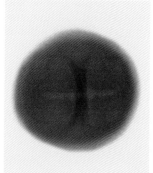

124. 杜鹃花科 Ericaceae 杜鹃属 *Rhododendron* L.

中文：迎红杜鹃

学名：*Rhododendron mucronulatum* Turcz.

落叶灌木，高 1 ~ 2m。树皮灰褐色。幼枝红褐色，细长。叶椭圆状披针形，先端尖，基部钝或楔形，两面疏生鳞片。叶全缘或稍呈波状。花两性，先叶开放，2 ~ 5 朵簇生枝顶，淡紫红色。

花期：4—6 月份。

分布：我国东北、华北地区以及山东、江苏等地。

采集地点：北京市海淀区。

采集日期：2016 年 3 月 30 日。

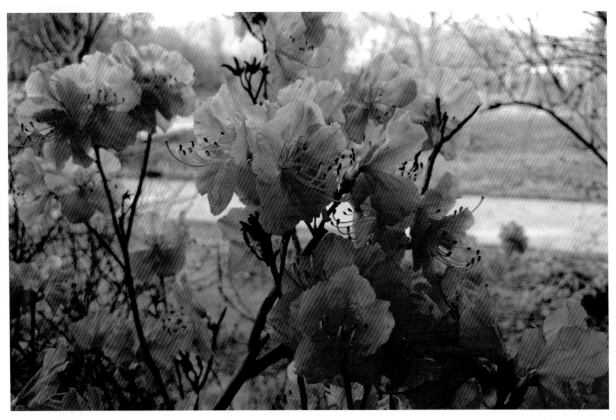

光学显微镜：四合花粉，呈四面体排列。直径为 47.3（41.4 ~ 63.3）μm。单个花粉粒大小为 25.7（21.1 ~ 29.4）μm×34.0（29.8 ~ 38.8）μm，具 3 孔沟，沟缘明显加厚。表面纹饰模糊。

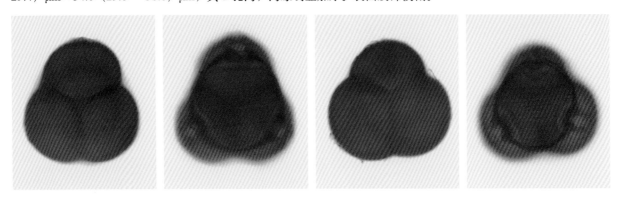

三十二、杜仲科 Eucommiaceae

125. 杜仲科 Eucommiaceae 杜仲属 *Eucommia* Oliv.

中文：杜仲
学名：*Eucommia ulmoides* Oliv.

落叶乔木，高达 20m。树皮灰色，纵裂，折断拉开有银白色细丝。小枝淡褐色至黄褐色。叶椭圆形或椭圆状卵形，先端渐尖，基部宽楔形或圆形。叶缘具锯齿。花单性，雌雄异株，无花被。常先叶开放，生于当年枝基部。雄花簇生于苞腋内，雄蕊 6 ~ 10，花药线形。

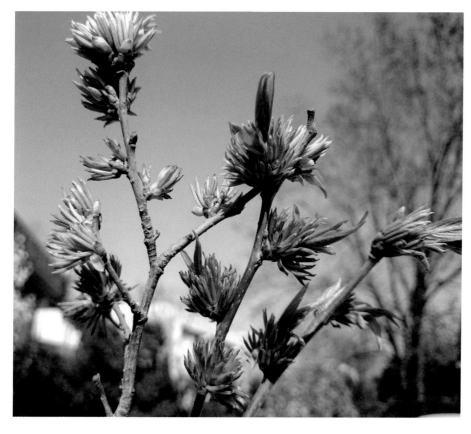

花期：4—5 月份。
分布：我国华北、华中、西北、西南等地区广泛栽培。
采集地点：北京市海淀区.
采集日期：2016 年 3 月 30 日。

光学显微镜：花粉粒近球形－长球形。P/E=1.13（1.08 ~ 1.19）。极面观三裂圆形。花粉粒大小为 25.5（24.0 ~ 27.9）μm×22.5（21.2 ~ 24.0）μm（12 粒）。具 3 拟孔沟。表面具模糊的颗粒状纹饰。

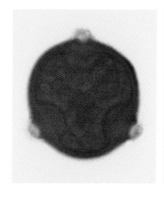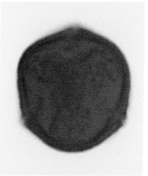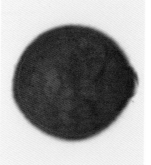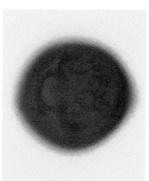

三十三、大戟科 Euphorbiaceae

126. 大戟科 Euphorbiaceae 变叶木属 *Codiaeum* A. Juss.

中文：变叶木
学名：*Codiaeum variegatum* (L.) A. Juss.

灌木或小乔木，高达 2m。幼枝灰褐色，无毛，有明显叶痕。叶形多变，椭圆形、匙形、条形或倒披针形。叶片质厚，绿色、紫红色或杂以黄色、红色或白色斑纹。花单性，雌雄同株。总状花序腋生。

花期：7 月份。

分布：我国南方普遍栽培，北京有栽培。

采集地点：北京市海淀区。

采集日期：2016 年 3 月 9 日（室内栽培）。

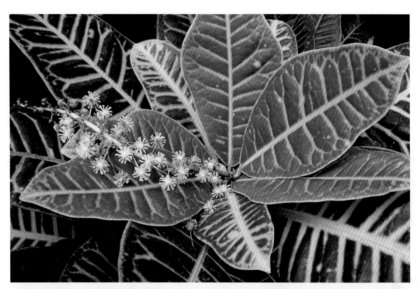

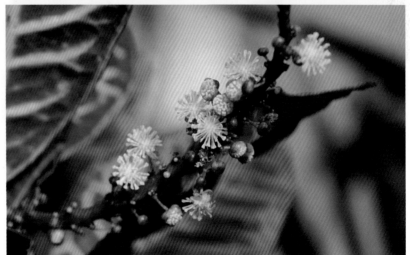

光学显微镜：花粉粒近球形。直径为 49.9（44.4 ～ 59.9）μm。表面具网状纹饰。

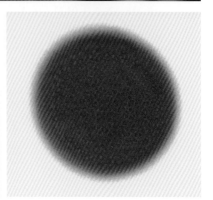

三十四、领春木科 Eupteleaceae

127. 领春木科 Eupteleaceae 领春木属 *Euptelea* Siebold et Zucc.

中文：领春木
学名：*Euptelea pleiospermum* Hook. f. et Thomson

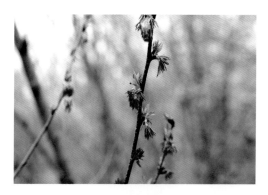

落叶灌木或小乔木，高达 15m。树皮棕灰色或紫黑色，小块状开裂。小枝无毛。叶卵形或椭圆形，先端渐尖，基部楔形或宽楔形。叶缘具疏细锯齿，近基部全缘。花两性。6 ～ 12 朵簇生叶腋，先叶开放，无花被。雄蕊 6 ～ 14。花药条形，红色。

花期：4—5 月份。

分布：我国河北、河南、陕西、甘肃、安徽、浙江、四川、云南等地。

采集地点：北京市海淀区。

采集日期：2017 年 4 月 4 日。

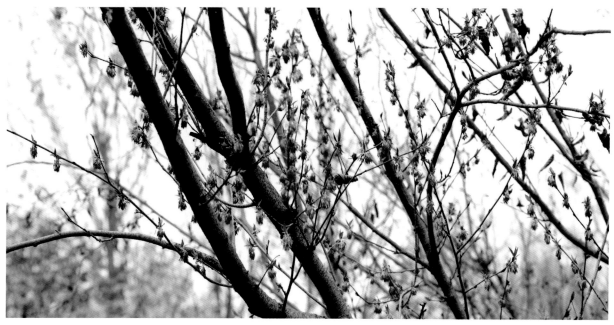

光学显微镜：花粉粒近球形 - 长球形。P/E=1.16（1.09 ～ 1.23）。极面观近圆形或四方形。花粉粒大小为 26.5（25.1 ～ 29.2）μm×22.8（21.2 ～ 24.3）μm（4 粒）。具 3 ～ 4 沟，沟宽而短。沟膜上有粗颗粒。表面具细网状纹饰。

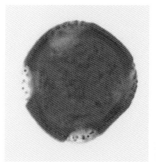 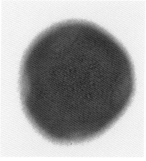 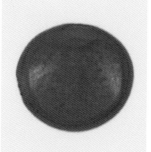 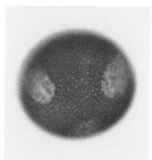

三十五、壳斗科 Fagaceae

128. 壳斗科 Fagaceae 栗属 *Castanea* Mill.

中文：栗（板栗）
学名：*Castanea mollissima* Blume

落叶乔木，高达 20m。树皮深灰色，纵裂，小枝灰褐色。叶互生，卵圆形或长椭圆状披针形，具短柄，先端短或渐尖，基部圆形或楔形，两侧内曲，呈耳垂状。叶缘具疏锯齿，齿尖芒状。幼叶两侧对称，叶背被绒毛或近无毛。花单性，雌雄同株，雄花序为直立柔荑花序，生于新枝下部的叶腋，雌花单生或叶腋间簇生。

花期：5—6 月份。
分布：全国各地区均有栽培。
采集地点：北京市海淀区。
采集日期：2017 年 5 月 25 日。

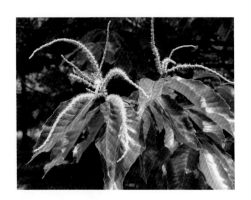

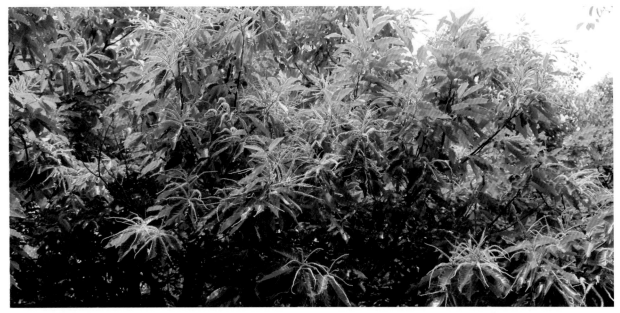

　　光学显微镜：花粉粒长球形。P/E=1.43（1.25 ～ 1.57）。极面观三裂圆形，赤道面观椭圆形。花粉粒大小为 13.4（12.3 ～ 16.2）μm×9.4（8.7 ～ 10.6）μm。具 3 孔沟，沟细长。表面具模糊的颗粒状纹饰。

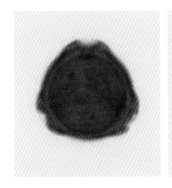
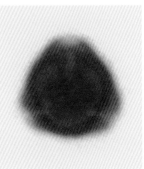
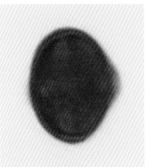
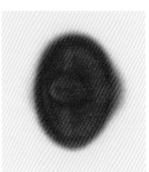

129. 壳斗科 Fagaceae 栎属 *Quercus* L.

中文：麻栎

学名：*Quercus acutissima* Carruth.

落叶乔木，高达 20m。树皮深灰褐色，深纵裂。小枝被黄色柔毛，后渐脱落。叶披针状长椭圆形，螺旋状互生，先端渐尖，基部宽楔形或圆形。叶缘刺芒状，稀全缘。花单性，雌雄同株。雄花单生或聚生于新枝叶腋，排列成柔荑花序。雌花单生或聚生为穗状花序。

花期：3—4 月份。

分布：广泛分布于华南、华中、华东地区，东北及华北部分地区可见栽培。

采集地点：北京市海淀区。

采集日期：2016 年 4 月 10 日。

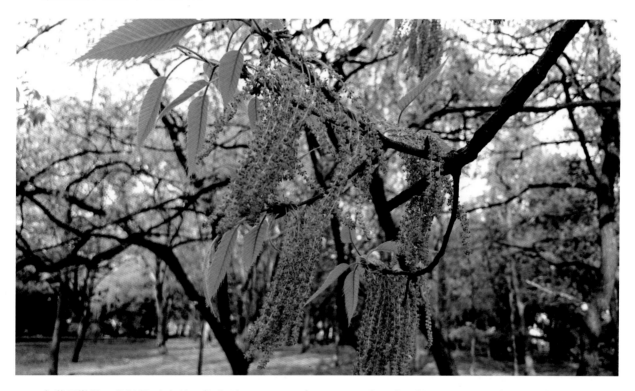

光学显微镜：花粉粒近球形 – 长球形，P/E=1.12（1.04 ～ 1.24）。极面观三裂圆形，赤道面观椭圆形。花粉粒大小为 26.9（24.1 ～ 32.8）μm×24.0（20.0 ～ 29.8）μm（7 粒）。具 3 沟，沟较短。表面具密集颗粒 – 小瘤状纹饰。

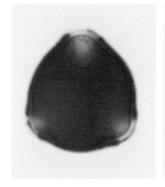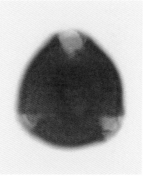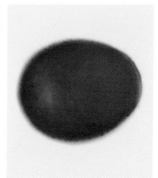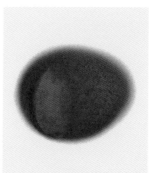

130. 壳斗科 Fagaceae 栎属 *Quercus* L.

中文：锐齿槲栎

学名：*Quercus aliena* Blume var. *acuteserrata* Maxim. ex Wenz.

落叶乔木，高 30m。树皮暗灰色，深纵裂。老枝暗紫色，小枝灰褐色，近无毛。叶倒卵形或长椭圆状卵形，先端微钝或短渐尖，基部圆形或楔形，叶形多变。叶背密被灰白色细绒毛。叶缘具重锯齿，齿端尖锐，内曲。雄花单生或簇生于花序轴，雌花单生或簇生于新枝叶腋。

花期：3—4 月份。

分布：主要分布于华东、华南、华中等地区，东北地区可见栽培。

采集地点：北京市海淀区。

采集日期：2016 年 4 月 10 日。

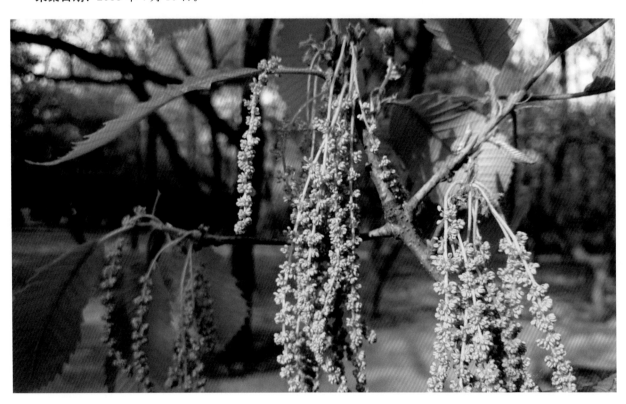

光学显微镜：花粉粒近球形 - 长球形。P/E=1.13（0.98 ~ 1.35）。极面观三裂圆形，赤道面观窄椭圆形。花粉粒大小为 25.3（22.3 ~ 29.0）μm×22.5（18.5 ~ 27.1）μm。具 3 沟，沟较长。表面具瘤状纹饰。

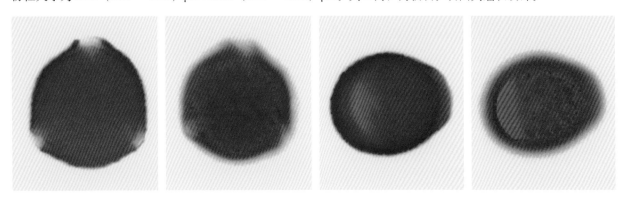

131. 壳斗科 Fagaceae 栎属 *Quercus* L.

中文：槲树（柞栎）

学名：*Quercus dentata* Thunb.

落叶乔木，高达 25m。树皮暗灰褐色，深纵裂。小枝粗壮，具沟棱，密被灰黄色绒毛。叶片倒卵形或椭圆状倒卵形，基部耳形或楔形，具短柄，先端钝圆。叶缘波状或具钝锯齿。花单性，雌雄同株。雄花簇生于新枝叶腋，雌花生于新枝上部叶腋。

花期：4—5 月份。

分布：我国东北、华北、西北、华东、华中及西南各省。

采集地点：北京市海淀区。

采集日期：2016 年 4 月 16 日。

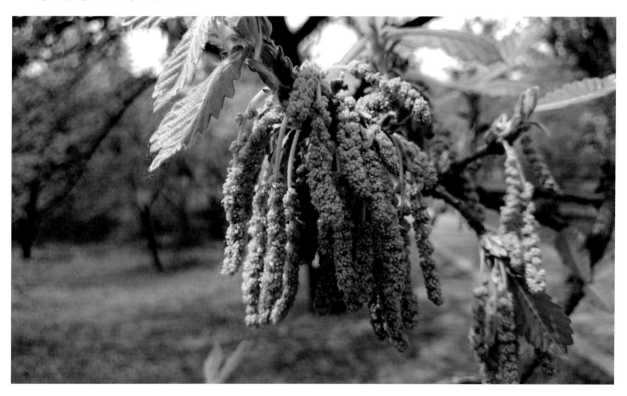

光学显微镜：花粉粒近球形－长球形。P/E=1.10（1.01～1.26）。极面观三裂圆形。花粉粒大小为 27.3（23.2～31.5）μm×25.0（21.2～30.3）μm。具 3 沟，沟较细，无内孔。表面具较大颗粒状纹饰。

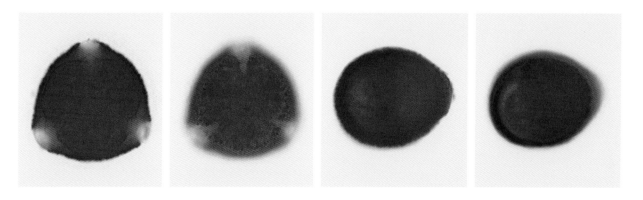

132. 壳斗科 Fagaceae 栎属 *Quercus* L.

中文： 辽东栎
学名： *Quercus liaotungensis* Koidz.

落叶乔木，高达 15m。树皮灰褐色，纵裂。小枝绿色，无毛。叶片长倒卵形，长 5 ~ 15cm，先端圆钝或短渐尖，基部窄，耳形。叶缘具波状圆齿。花单性，雌雄同株。雄花生于新枝基部，雌花生于新枝尖端叶腋。

花期： 4—5 月份。
分布： 主要分布于黄河流域及东北各省，北京山区多见。
采集地点： 北京市海淀区。
采集日期： 2016 年 4 月 10 日。

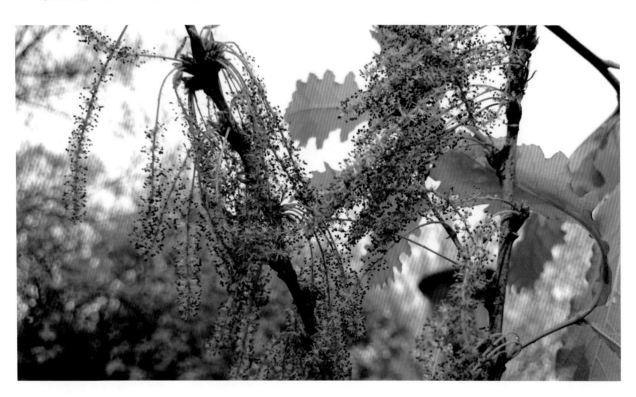

光学显微镜： 花粉粒近球形－长球形。P/E=1.31（1.03 ~ 1.44）。极面观三裂圆形，赤道面观窄椭圆形。花粉粒大小为 26.7（24.2 ~ 29.6）μm×20.4（18.6 ~ 24.7）μm。具 3 沟，沟细长，无内孔。表面具颗粒－小瘤状纹饰。

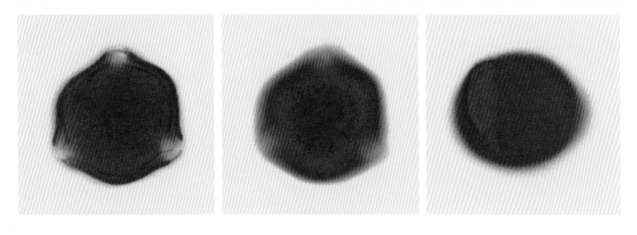

133. 壳斗科 Fagaceae 栎属 *Quercus* L.

中文：蒙古栎
学名：*Quercus mongolica* Fisch. ex Ledeb.

落叶乔木，高达 30m。树皮灰褐色，宽纵裂。幼枝有棱。叶倒卵形或长倒卵形，先端钝圆或急尖，基部耳形或窄圆形。叶缘具 8 ~ 9（10）对波状钝锯齿，叶柄极短。花单性，雌雄同株。雄花柔荑花序，生于新枝下部；雌花生于枝鞘。

花期：4—5 月份。
分布：广泛分布于我国东北、华北地区以及山东、河南等地，北京山区多见。
采集地点：北京市海淀区。
采集日期：2016 年 4 月 9 日。

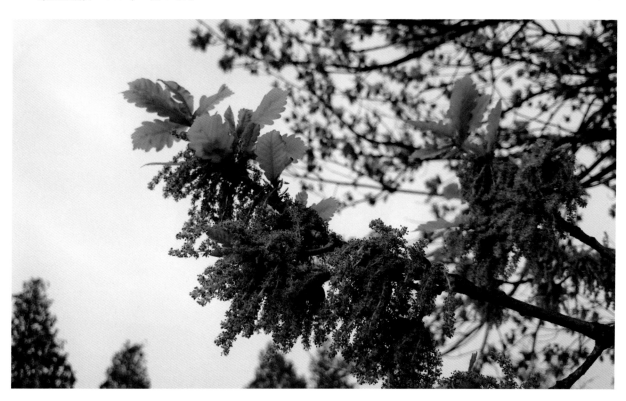

光学显微镜：花粉粒近球形 - 长球形。P/E=1.10（1.01 ~ 1.21）。极面观三裂圆形。花粉粒大小为 27.1（24.3 ~ 32.6）μm×24.9（20.7 ~ 32.6）μm。具 3 沟，稀 4 沟。表面粗颗粒状纹饰。

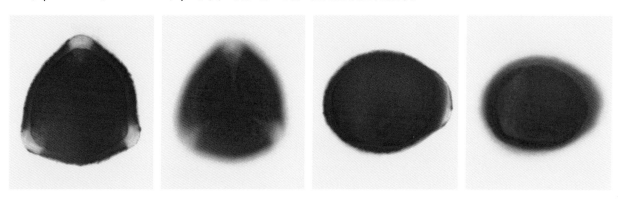

134. 壳斗科 Fagaceae 栎属 *Quercus* L.

中文：星毛栎
学名：*Quercus stellata* Wangenh.

　　落叶或常绿乔木，高 10 ～ 15m。树皮灰色或灰褐色，浅纵裂，略平滑。小枝浅褐色，常弯曲，密布短柔毛。叶倒卵形，先端渐尖，基部楔形。叶缘羽状深裂，裂片光滑或浅波状。5 裂叶呈马耳他"十"字形，基部 2 叶小，圆形或钝尖，中部 2 叶大，矩形（圆形边界），尖端叶钝矩形或圆形。小叶圆形或楔形，心形或平截。叶下被腺毛。花单性，雌雄同株，雄花簇生，与叶同放。雌花单生或簇生于小枝顶端。

　　花期：4—5 月份。
　　分布：原产美国东北部。
　　采集地点：北京市海淀区。
　　采集日期：2016 年 4 月 17 日。

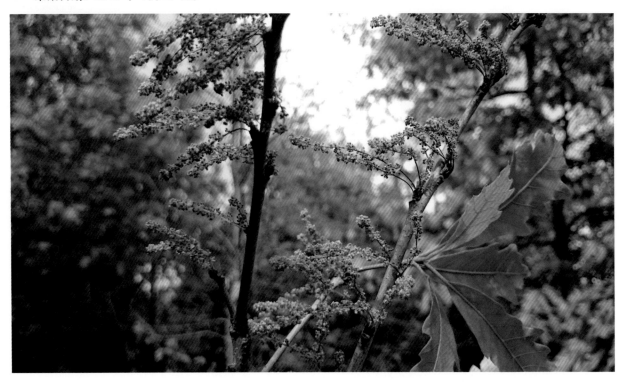

　　光学显微镜：花粉粒近球形 – 长球形。P/E=1.29（1.08 ～ 1.83）。极面观三裂圆形。花粉粒大小为 25.0（20.8 ～ 31.7）μm×19.4（17.3 ～ 22.5）μm（14 粒）。具 3 沟，沟细。表面具颗粒状纹饰。

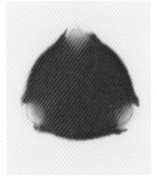 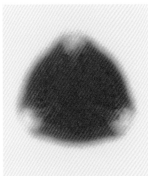 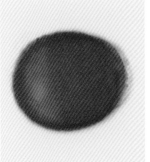 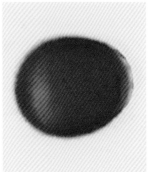

135. 壳斗科 Fagaceae 栎属 *Quercus* L.

中文：栓皮栎
学名：*Quercus variabilis* Blume

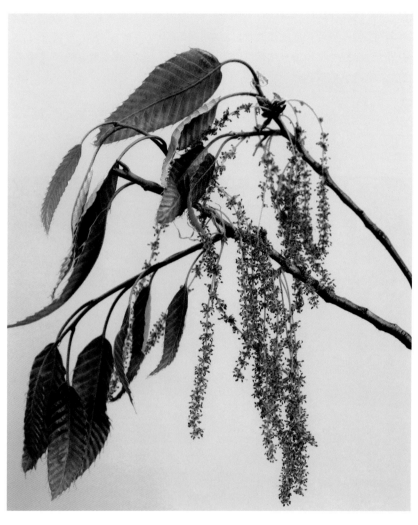

落叶乔木，高达 20 ~ 30m。树皮黑褐色，深纵裂。幼枝灰棕色，无毛。叶窄椭圆形或卵状披针形，具短柄，先端渐尖，基部圆形或宽楔形。叶背密被灰白色星状细绒毛。叶缘具芒状锯齿，稀全缘。花单性，雌雄同株。雄花柔荑花序，花序轴密被褐色绒毛，雌花单生或聚生于新枝叶腋成穗状。

花期：3—4 月份。

分布：我国辽宁以及华北、华东、西南等地区。

采集地点：北京市海淀区。

采集日期：2016 年 4 月 16 日。

光学显微镜：花粉粒近球形 - 长球形。P/E=1.17（1.01 ~ 1.29）。极面观三裂圆形，赤道面观椭圆形。花粉粒大小为 25.1（24.0 ~ 26.8）μm×21.6（20.1 ~ 24.6）μm（10 粒）。具 3 沟，沟短，无内孔。表面具颗粒 - 瘤状纹饰。

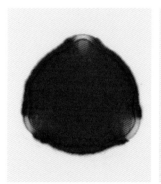
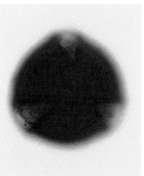
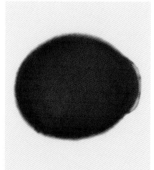
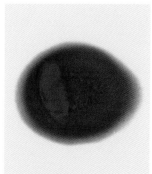

三十六、禾本科 Gramineae

136. 禾本科 Gramineae 冰草属 *Agropyron* Gaertn.

中文：西伯利亚冰草
学名：*Agropyron sibiricum* (Willd.) P. Beauv.

多年生草本，高 70 ～ 95cm。秆疏丛生，直立，具 4 ～ 5 节。叶鞘紧包秆，无毛；叶舌短小而不显著，叶片扁平或干燥时折叠。穗状花序微卷曲，穗轴节间较长。小穗含小花 4 ～ 11。颖卵状披针形，不对称。外稃披针形，背部无毛或微糙涩。

花期：7—9 月份。

分布：产自内蒙古锡林郭勒盟，北京有栽培。

采集地点：内蒙古锡林郭勒盟。

采集日期：2016 年 7 月 12 日。

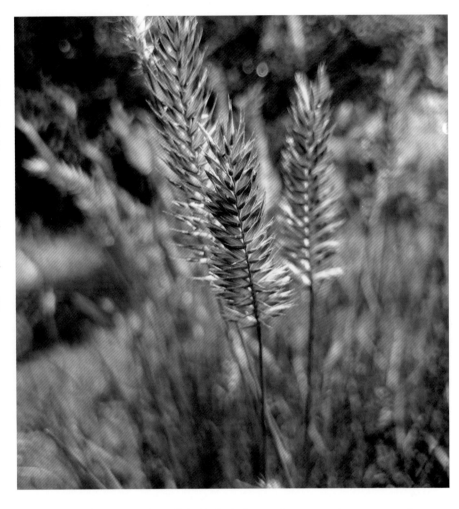

光学显微镜：花粉粒卵圆形。P/E=1.15（1.04 ～ 1.28）。花粉粒大小为 42.9（38.8 ～ 48.5）μm× 37.4（34.1 ～ 42.1）μm。具单孔，孔缘环状，具孔盖。表面具颗粒状纹饰。

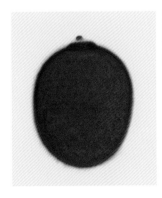 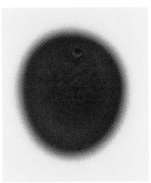 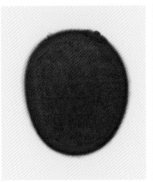 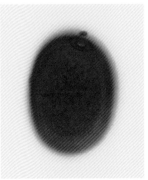

137. 禾本科 Gramineae 雀麦属 *Bromus* L.

中文：**无芒雀麦**
学名：*Bromus inermis* Leyss.

多年生草本，高 50 ~ 100cm。秆直立，无毛或节下有倒毛。叶鞘闭合；叶舌质硬；叶片扁平，通常无毛。圆锥花序顶生，开展。小穗近圆柱形，含小花 4 ~ 8。颖披针形，第一颖具 1 脉，第二颖具 3 脉。外稃长圆状披针形，具 5 ~ 7 脉，通常无芒。

花期：7—8 月份。
分布：我国东北、西北、华北等地区。
采集地点：内蒙古锡林郭勒盟。
采集日期：2016 年 7 月 13 日。

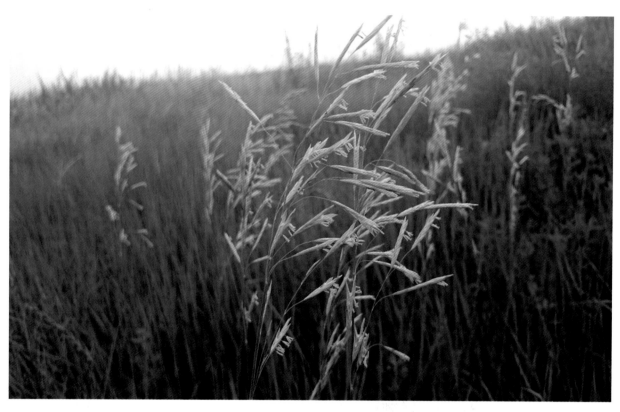

光学显微镜：花粉粒近球形。直径为 36.0（28.8 ~ 41.6）μm。具单孔，孔圆，具孔盖。表面具颗粒状纹饰。

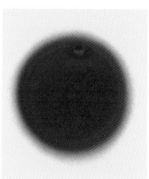

138. 禾本科 Gramineae 野牛草属 *Buchloe* Engelm.

中文：野牛草

学名：*Buchloe dactyloides* (Nutt.) Engelm.

多年生草本，高 5 ～ 25cm。秆细弱。叶鞘疏生柔毛；叶舌短小；叶片细条形，两面疏生白色柔毛。花单性，雌雄同株或异株。雄花序草黄色，2 ～ 3 个排成总状；雄小穗含 2 花。雌花序常呈头状；雌小穗含 1 花。

花期：6—8 月份。

分布：原产美洲，我国引种栽培。

采集地点：北京市海淀区。

采集日期：2016 年 6 月 13 日。

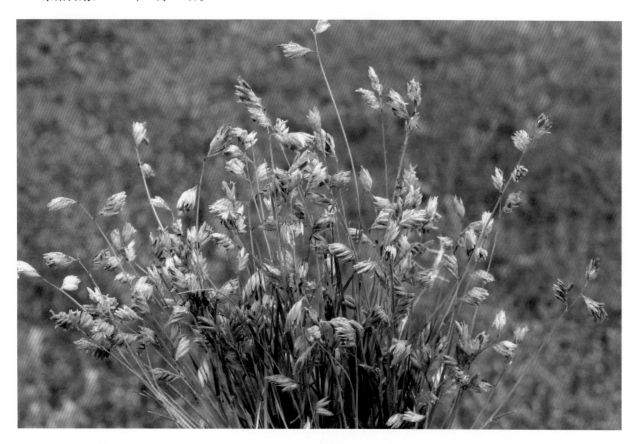

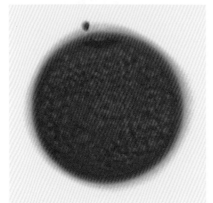 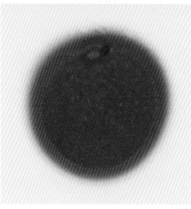

光学显微镜：花粉粒近球形。P/E=1.04（1.00 ～ 1.14）。花粉粒大小为 36.4（34.0 ～ 39.5）μm × 35.1（32.2 ～ 39.2）μm。具单孔，有孔盖。表面具颗粒状纹饰。

139. 禾本科 Gramineae 拂子茅属 *Calamagrostis* Adans.

中文：假苇拂子茅

学名：*Calamagrostis pseudophragmites* (Haller f.) Koeler

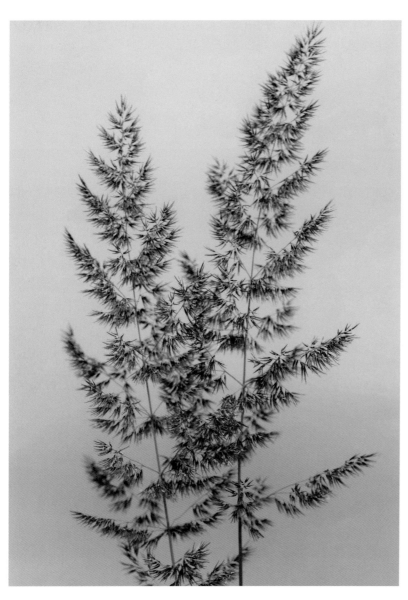

多年生草本，高 30 ~ 60cm。秆直立，光滑无毛。叶片常内卷，上面及边缘粗糙。圆锥花序疏松开展。小穗草绿色，熟后带紫色；颖线状披针形，不等长，具 1 ~ 3 脉；外稃透明膜质，先端微齿裂，基盘长柔毛与小穗近等长或稍短，具 3 脉；芒自顶端附近伸出；小穗轴不延伸；雄蕊 3。

花期：7—9 月份。

分布：我国东北、华北、西北等地区。

采集地点：内蒙古锡林郭勒盟。

采集日期：2016 年 7 月 11 日。

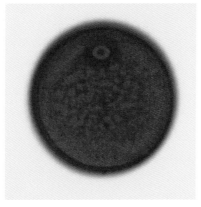 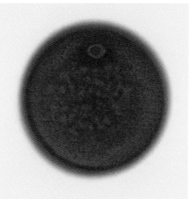

光学显微镜：花粉粒近球形。直径为 25.0（21.0 ~ 29.5）μm。具单孔，有孔盖。表面具颗粒状纹饰。

140. 禾本科 Gramineae 虎尾草属 *Chloris* Sw.

中文：虎尾草
学名：*Chloris virgata* Sw.

　　一年生草本，高 20 ～ 60cm。秆直立，基部节处常膝曲，光滑无毛。叶鞘松弛，背具脊，上部叶鞘常膨大而包藏花序，光滑无毛；叶舌具微纤毛；叶片条状披针形，无毛或边缘及上面粗糙。穗状花序 4 ～ 10 个簇生秆顶，呈指状排列。小穗排列于穗轴的一侧，含小花 2。颖具 1 脉，第二颖先端具芒；第一外稃具 3 脉，边脉密被长柔毛；内稃略短于外稃，脊具微纤毛。

　　花期：6—8 月份。
　　分布：全国普遍分布。
　　采集地点：北京市昌平区。
　　采集日期：2016 年 8 月 31 日。

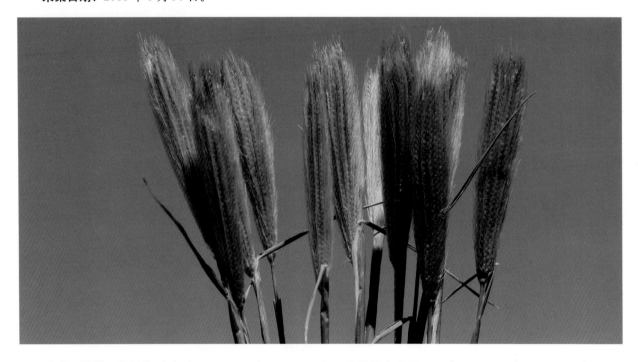

　　光学显微镜：花粉粒近球形。P/E=1.02（0.95 ～ 1.08）。花粉粒大小为 26.4（24.6 ～ 28.3）μm×25.9（23.1 ～ 28.6）μm。具单孔，孔周加厚。表面具细网状纹饰。

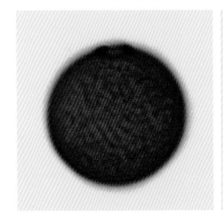  

141. 禾本科 Gramineae 披碱草属 *Elymus* L.

中文：**纤毛鹅观草**
学名：*Elymus ciliaris* (Trin.) Tzvelev var. *ciliaris*
异名：*Roegneria ciliaris* (Trin.) Nevski

多年生草本，高 40 ～ 80cm。秆直立，平滑无毛，常被白粉。叶片扁平无毛，边缘粗糙。穗状花序顶生，直立或稍下垂。小穗绿色，含小花 7 ～ 10。颖椭圆状披针形，先端具短尖头，边缘及边脉有纤毛。外稃长圆状披针形，背部被粗毛，边缘有长而硬的纤毛。第一外稃具芒，芒向外反曲，芒长 10 ～ 20mm。内稃长为外稃的 2/3。

花期：5—7 月份。
分布：全国广泛分布。
采集地点：北京市海淀区。
采集日期：2016 年 5 月 25 日。

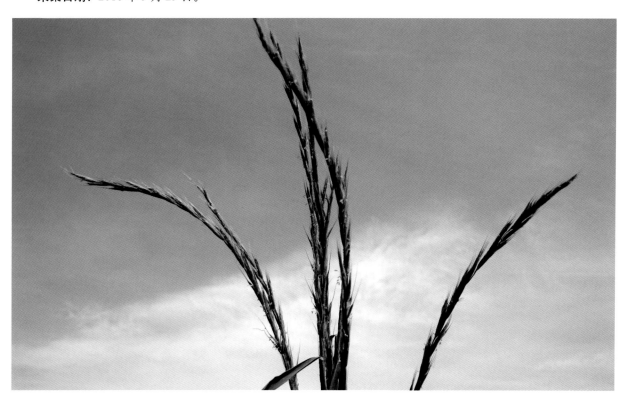

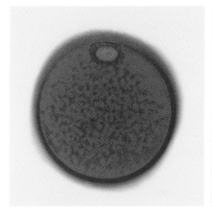
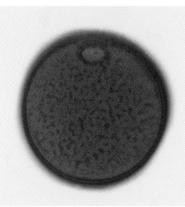

光学显微镜：花粉粒近球形。直径为 37.3（34.3 ～ 39.5）μm。具单孔，孔周加厚。表面具颗粒状纹饰。

142. 禾本科 Gramineae 披碱草属 *Elymus* L.

中文：**毛叶纤毛草**
学名：*Elymus ciliaris* (Trin.) Tzvelev var. *lasiophyllus* (Kitag.) S.L.Chen
异名：*Roegneria ciliaris* (Trin.) Nevski var. *lasiophylla* (Kitag.) Kitag.

本种与纤毛鹅观草主要区别在叶片两面及边缘密生柔毛。
花期：5—7 月份。
分布：我国东北、华北、西北等地区。
采集地点：北京市海淀区。
采集日期：2016 年 5 月 10 日。

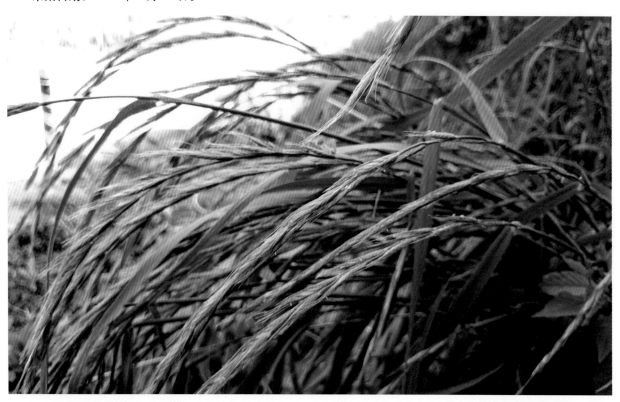

光学显微镜：花粉粒近球形。直径为 41.0（38.0 ～ 46.1）μm。具单孔，有孔盖。表面具颗粒状纹饰。

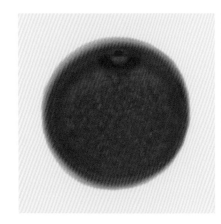  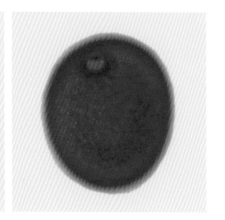

143. 禾本科 Gramineae 赖草属 *Leymus* Hochst.

中文：赖草

学名：*Leymus secalinus* (Georgi) Tzvelev

多年生草本，高 45～90cm。秆直立，上部密被柔毛，花序下尤多。叶鞘光滑，或在幼嫩时上部具纤毛；叶舌截平；叶片扁平或干时内卷。穗状花序直立，穗轴和小穗轴均被短柔毛。小穗含小花 5～7；颖线状披针形，短于小穗；外稃披针形，基盘具毛；内稃与外稃等长。

花期：6—9 月份。

分布：我国东北、华北、西北等地区。

采集地点：内蒙古锡林郭勒盟。

采集日期：2016 年 7 月 13 日。

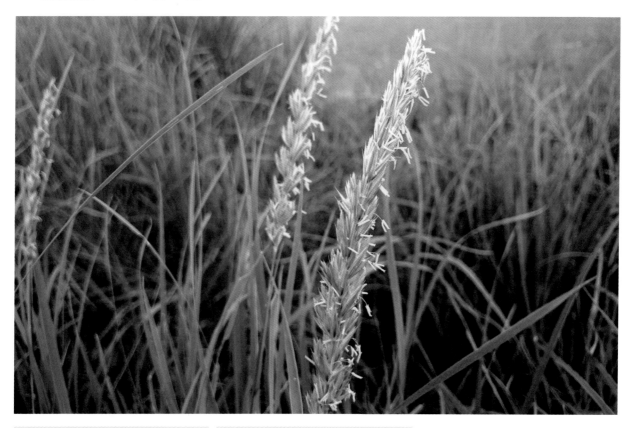

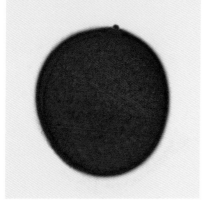

光学显微镜：花粉粒近球形。直径为 34.0（29.5～37.2）μm。具单孔，孔圆，具孔盖。表面具颗粒状纹饰。

144. 禾本科 Gramineae 臭草属 *Melica* L.

中文：臭草
学名：*Melica scabrosa* Trin.

多年生草本，高 30 ～ 70cm。秆丛生，直立或基部膝曲。叶鞘闭合；叶舌透明膜质，先端撕裂；叶片扁平，干时常卷折。圆锥花序狭窄，分枝。小穗柄短，含能育小花 2 ～ 4。颖狭披针形，近等长，具 3 ～ 5 脉。外稃具 7 脉。

花期：4—7 月份。
分布：我国华北、西北等地区。
采集地点：北京市海淀区。
采集日期：2016 年 5 月 15 日。

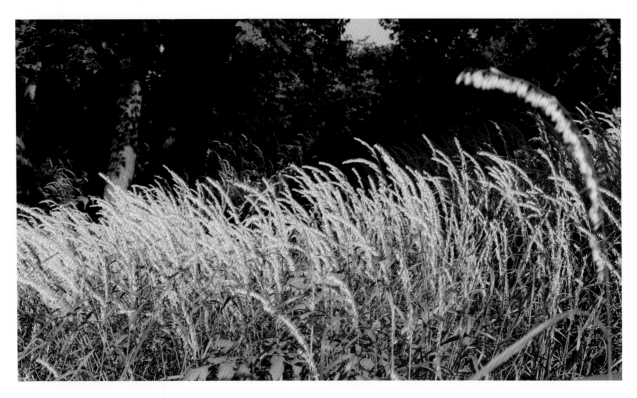

光学显微镜：花粉粒近球形。P/E=1.05（1.00 ～ 1.15）。花粉粒大小为 30.1（28.0 ～ 33.8）μm×28.7（26.4 ～ 32.0）μm。具单孔，孔圆，孔周加厚，具孔盖。表面具颗粒状纹饰。

  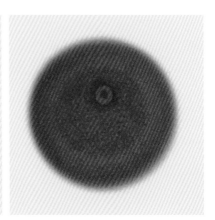

145. 禾本科 Gramineae 黍属 *Panicum* L.

中文：稷（黍）
学名：*Panicum miliaceum* L.

一年生草本，高 50～120cm。秆直立粗壮，节密被须毛，节下有疣毛。叶鞘松弛，密生疣毛；叶舌具纤毛；叶片条状披针形，无毛或疏生柔毛。圆锥花序常开展而疏散，成熟时下垂。小穗卵状椭圆形，含小花2。第一颖具5～7脉；第二颖常具 11 脉。第一外稃常具 13 脉，内稃短小，先端常微凹。

花期：7—9 月份。

分布：我国华北、西北、东北等地区。

采集地点：内蒙古赤峰市。

采集日期：2016 年 8 月 12 日。

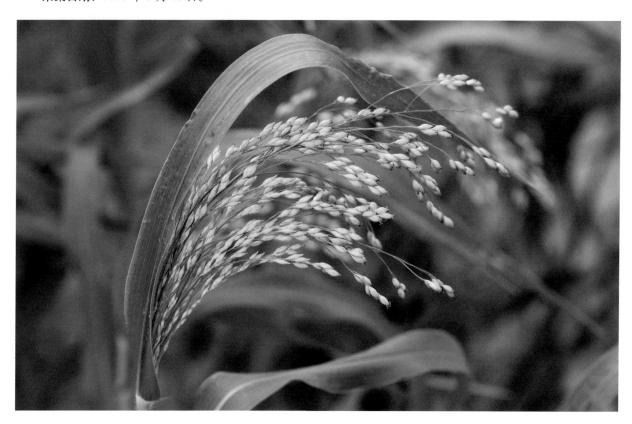

光学显微镜：花粉粒近球形。直径为 39.4（33.7～44.9）μm。具单孔。表面具模糊的网状纹饰。

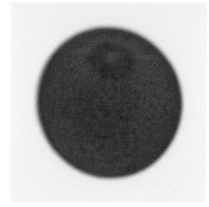 

146. 禾本科 Gramineae 狼尾草属 *Pennisetum* Rich.

中文：狼尾草
学名：*Pennisetum alopecuroides* (L.) Spreng.

多年生草本，高 30 ~ 100cm。秆丛生，花序以下密生柔毛。叶鞘光滑，两侧压扁，具脊；叶舌短，具纤毛；叶片条形，常内卷。穗状圆锥花序直立，主轴密生柔毛；刚毛具微小的糙刺；小穗常单生，线状披针形；第一颖微小或缺，卵形；第二颖卵状披针形，长为小穗的 1/2 ~ 2/3，具 3 ~ 5 脉。第一外稃与小穗等长，具 7 ~ 11 脉，边缘常包卷第二外稃。

花期：7—10 月份。
分布：全国广泛分布。
采集地点：北京市门头沟区。
采集日期：2015 年 8 月 18 日。

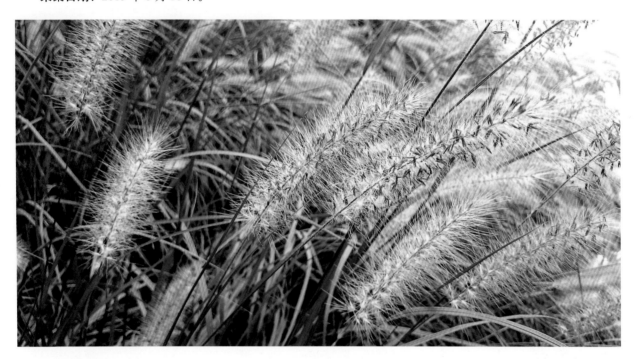

光学显微镜：花粉粒近球形。P/E=1.07（1.02 ~ 1.16）。花粉粒大小为 40.1（35.9 ~ 44.4）μm×37.4（33.3 ~ 42.5）μm。具单孔，孔周加厚，有孔盖。表面具颗粒状纹饰。

  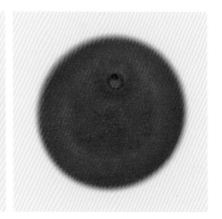

147. 禾本科 Gramineae 狗尾草属 *Setaria* P. Beauv.

中文：粱（小米）

学名：*Setaria italica* (L.) P. Beauv.

一年生草本，高 80 ~ 150cm。秆直立粗壮。叶鞘无毛；叶舌具纤毛；叶片条状披针形，先端渐尖，基部钝圆，上面粗糙。圆锥花序圆柱状，常下垂；小穗椭圆形，簇生于缩短的分枝上；第一颖长为小穗的 1/3 ~ 1/2，第二颖长为小穗的 3/4 ~ 4/5；第二外稃与第一外稃等长，卵形或圆球形，具细点状皱纹，成熟时由第一外稃基部和颖分离脱落。

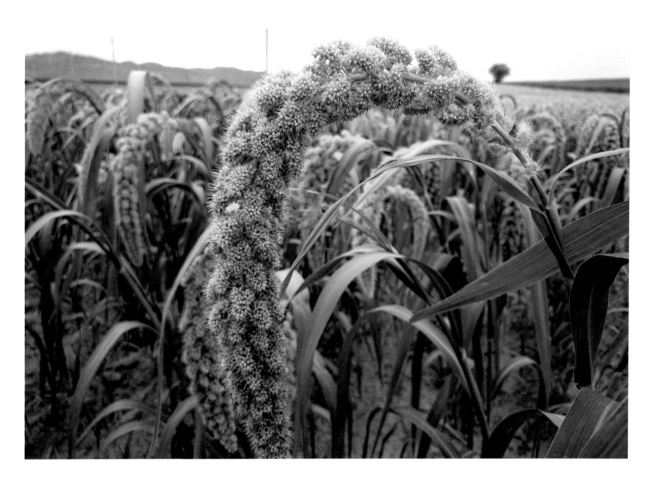

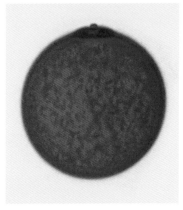
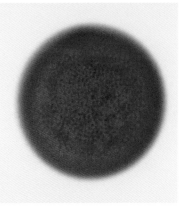

花期：7—9 月份。

分布：我国北方普遍栽培。

采集地点：内蒙古赤峰市。

采集日期：2016 年 8 月 12 日。

光学显微镜：花粉粒近球形。直径为 32.1（28.1 ~ 37.8）μm。具单孔，孔周加厚，有孔盖。表面具粗颗粒状纹饰。

148. 禾本科 Gramineae 狗尾草属 *Setaria* P. Beauv.

中文：狗尾草
学名：*Setaria viridis* (L.) P. Beauv.

一年生草本，高 30 ~ 100cm。秆直立或基部膝曲。叶鞘松弛，无毛或疏具柔毛；叶舌极短，缘有纤毛；叶片扁平，条状披针形，通常无毛。圆锥花序紧密呈圆柱状，直立或微倾斜，刚毛长 4 ~ 12mm；小穗椭圆形，2 至数个簇生于缩短的分枝上；第一颖长约为小穗的 1/3，第二颖与小穗近等长；第二外稃具细点状皱纹。

花期：7—9 月份。
分布：在我国广泛分布。
采集地点：北京市昌平区。
采集日期：2016 年 8 月 27 日。

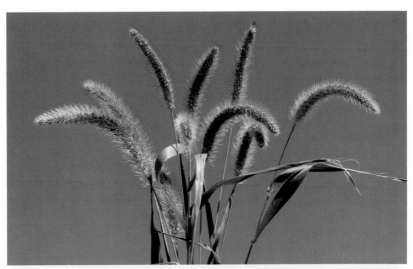

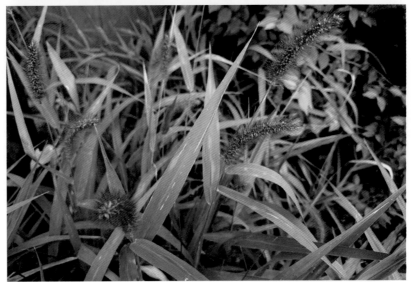

光学显微镜：花粉粒近球形。P/E=1.02（0.98 ~ 1.06）。花粉粒大小为 28.3（25.2 ~ 30.8）μm× 27.7（25.3 ~ 30.3）μm。具单孔，有孔盖。表面具颗粒状纹饰。

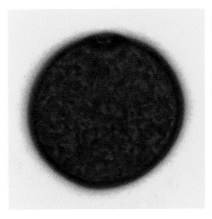
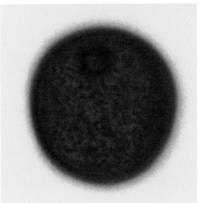
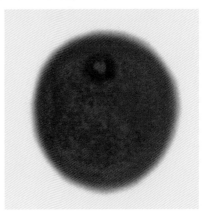

149. 禾本科 Gramineae 小麦属 *Triticum* L.

中文：普通小麦
学名：*Triticum aestivum* L.

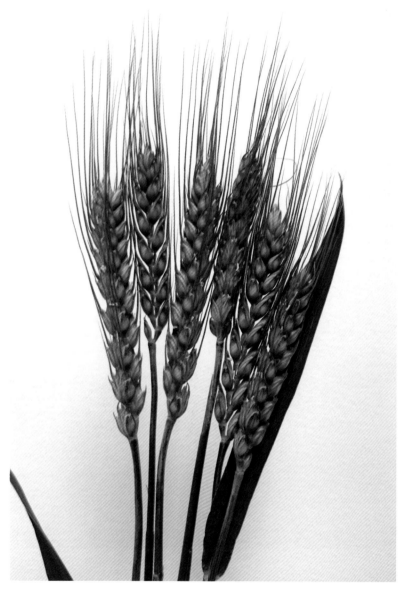

一年生草本，冬小麦越年生，高达 1m。秆直立丛生，具 6 ~ 7 节。叶片长披针形。穗状花序顶生。小穗含小花 3 ~ 9。颖卵圆形，革质。外稃长圆状披针形，先端常具芒。内稃与外稃近等长。

花期：5 月份。
分布：我国广泛栽培。
采集地点：河北省唐山市。
采集日期：2016 年 5 月 16 日。

光学显微镜：花粉粒近球形－卵圆形。P/E=1.08（0.93 ~ 1.23）。花粉粒大小为 53.8（49.8 ~ 62.9）μm×50.1（41.8 ~ 56.1）μm。具单孔，孔周加厚。外壁外层略厚于内层。表面具细网状纹饰。

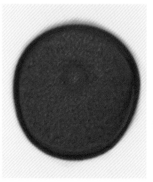

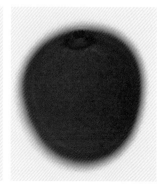

三十七、金缕梅科 Hamamelidaceae

150. 金缕梅科 Hamamelidaceae 金缕梅属 *Hamamelis* L.

中文：金缕梅
学名：*Hamamelis mollis* Oliv.

落叶小乔木或灌木，高达 8m。小枝有星状绒毛。叶阔倒卵形，先端短急尖，基部心形。叶缘具波状钝齿。花两性。短穗状花序腋生，花瓣 4，条形，黄白色。

花期：3 月份。

分布：湖南、湖北、浙江、广西等地，北京有栽培。

采集地点：北京市海淀区。

采集日期：2017 年 3 月 11 日。

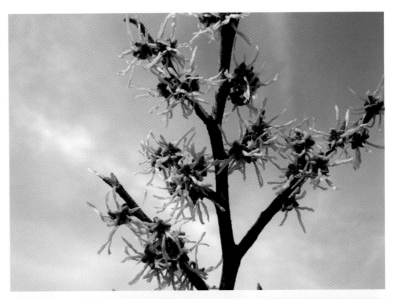

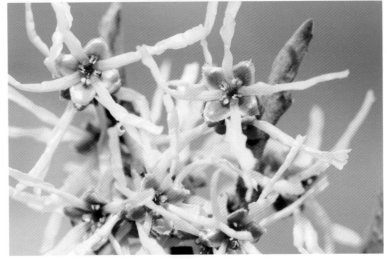

光学显微镜：花粉粒长球形。P/E=1.26（1.11 ～ 1.51）。极面观三裂圆形。花粉粒大小为 20.1（18.2 ～ 22.2）μm×16.0（13.3 ～ 18.2）μm。具 3 沟。表面具网状纹饰。

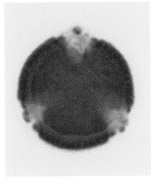
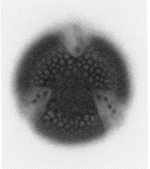
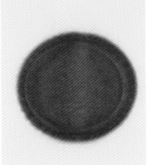
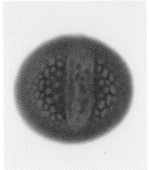

151. 金缕梅科 Hamamelidaceae 山白树属 *Sinowilsonia* Hemsl.

中文：山白树
学名：*Sinowilsonia henryi* Hemsl.

落叶小乔木或灌木，高达 8m。树皮灰白色。小枝有灰黄色星状绒毛。叶椭圆形或倒卵形，先端锐尖，基部浅心形或圆形。叶缘具细锯齿。花单性，雌雄同株。雄花排列成穗状花序状，雌花组成总状花序。

花期：4 月份。

分布：湖北、陕西等地，北京有栽培。

采集地点：北京市海淀区。

采集日期：2017 年 3 月 29 日。

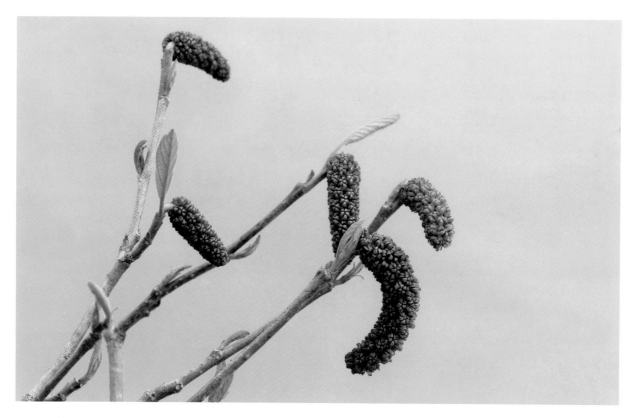

光学显微镜：花粉粒长球形。P/E=1.34（0.95 ～ 1.53）。极面观三裂圆形。花粉粒大小为 30.3（26.2 ～ 33.4）μm×22.7（19.2 ～ 27.7）μm。具 3 沟，沟宽，沟膜有颗粒。表面具网状纹饰。

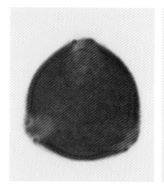 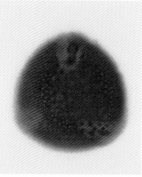 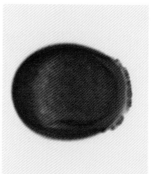 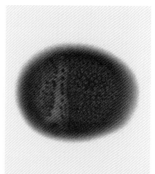

三十八、七叶树科 Hippocastanaceae

152. 七叶树科 Hippocastanaceae 七叶树属 *Aesculus* L.

中文：光叶七叶树
学名：*Aesculus glabra* Willd.

落叶乔木，高达 12m。树皮灰色。小枝粗壮。掌状复叶，小叶 5 ～ 7。小叶卵形或椭圆形。叶缘具细锯齿。叶揉碎后有臭味。雄花与两性花同株。圆锥花序顶生，具微柔毛。花芳香。

花期：4—5 月份。
分布：原产美国，我国有栽培。
采集地点：北京市海淀区。
采集日期：2016 年 4 月 9 日。

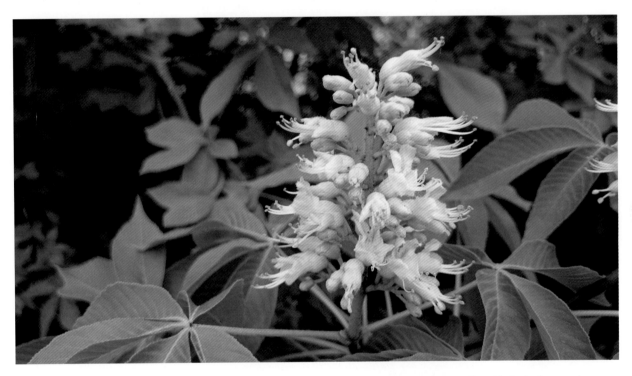

光学显微镜：花粉粒长球形。P/E=1.15（1.07 ～ 1.39）。极面观钝三角形。花粉粒大小为 24.2（21.8 ～ 26.0）μm× 21.1（17.8 ～ 24.5）μm。具 3 孔沟，沟膜有颗粒。表面具模糊的细网状纹饰。

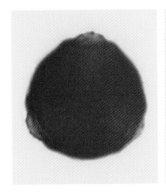 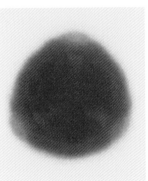 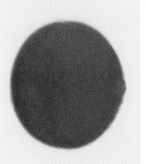 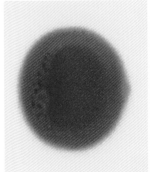

153. 七叶树科 Hippocastanaceae 七叶树属 *Aesculus* L.

中文：欧洲七叶树
学名：*Aesculus hippocastanum* L.

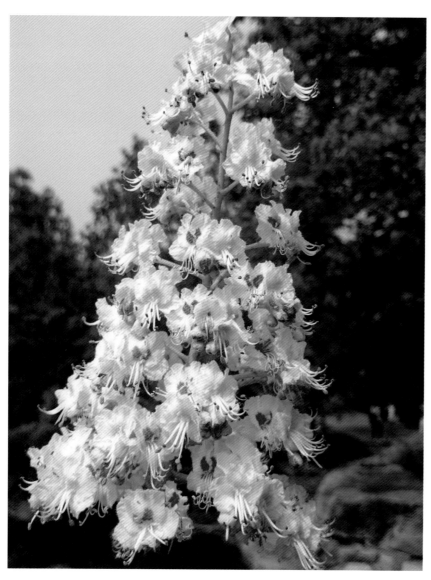

落叶乔木，高达 40m。树皮灰褐色，不规则块裂。幼枝浅紫绿色，被棕色长柔毛，后脱落。掌状复叶对生，小叶 5～7。小叶倒卵形，先端锐尖，基部楔形。叶缘具不整齐重锯齿。花杂性，雄花与两性花同株。圆锥花序顶生，花较大，花瓣 4～5，白色，基部黄色斑。

花期： 4 月下旬—6 月份。
分布： 原产希腊、阿尔巴尼亚，我国多地引种栽培。
采集地点： 北京市海淀区。
采集日期： 2016 年 4 月 26 日。

光学显微镜： 花粉粒长球形。P/E=1.41（1.29～1.76）。极面观钝三角形。花粉粒大小为 21.1（19.4～25.3）μm×15.0（13.9～16.0）μm。具 3 孔沟，沟宽，沟膜有小刺状突起。表面具模糊的细网状纹饰。

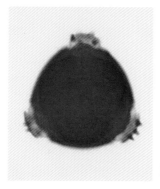 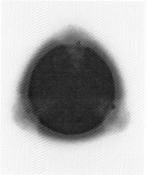  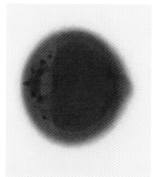

三十九、鸢尾科 Iridaceae

154. 鸢尾科 Iridaceae 鸢尾属 *Iris* L.

中文：蝴蝶花（日本鸢尾）
学名：*Iris japonica* Thunb.

多年生草本。直立根状茎，较粗；横生根状茎，纤细。叶基生，剑形，先端渐尖。花葶高出于叶片；顶生稀疏总状聚伞花序；花多数，淡蓝色或蓝紫色；花被片6，外轮3，倒卵形或椭圆形，先端微凹，边缘波状，中部具黄色鸡冠状突起；内轮3，狭倒卵形，先端微凹。

花期：3—4 月份。

分布：全国广泛分布。

采集地点：北京市海淀区。

采集日期：2016 年 5 月 10 日。

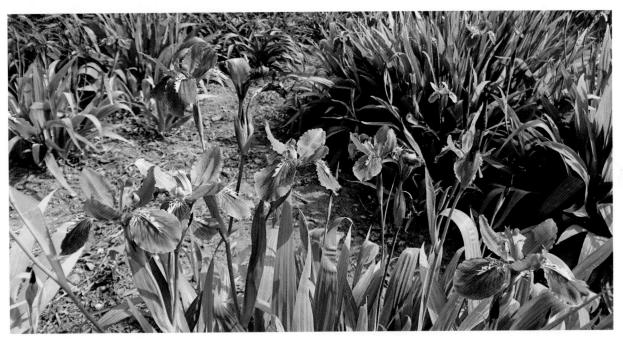

　　光学显微镜：花粉粒扁球形。P/E=0.50（0.46 ~ 0.59）。花粉较大，大小为 40.3（37.3 ~ 47.6）μm × 80.1（75.1 ~ 90.5）μm（15 粒）。具单沟。表面具明显的网 – 颗粒状纹饰，网眼大，每个网眼中具颗粒，网脊由颗粒组成。

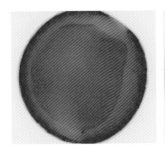 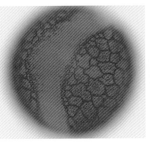 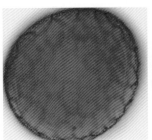 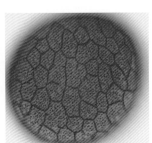

155. 鸢尾科 Iridaceae 鸢尾属 *Iris* L.

中文：马蔺

学名：*Iris lactea* Pall. var. *chinensis* (Fisch.) Koidz.

多年生草本，高 20 ～ 50cm。根状茎短而粗壮，基部具红褐色或深褐色纤维状的宿存叶鞘。基生叶多数，条形，先端尖锐。花葶丛生；花 1 ～ 3，淡蓝色或蓝紫色；花被片 6，外轮 3，较大，匙形，先端尖，上部有蓝紫色脉纹，中部有黄色脉纹，向外弯曲；内轮 3，较小，披针形，直立。

花期：4—6 月份。

分布：全国广泛分布。

采集地点：北京市海淀区。

采集日期：2015 年 4 月 20 日。

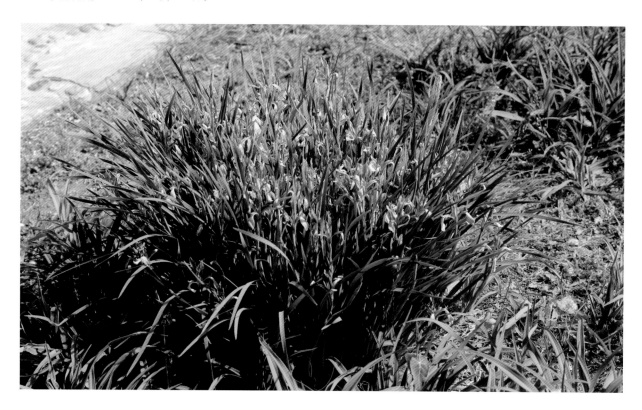

光学显微镜：花粉粒扁球形。P/E=0.52（0.39 ～ 0.74）。花粉粒大小为 32.4（26.1 ～ 42.6）μm×62.8（57.8 ～ 81.0）μm（15 粒）。具单沟。外壁外层稍厚于内层。表面具明显的细网状纹饰。

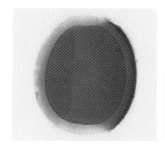 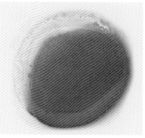 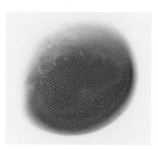 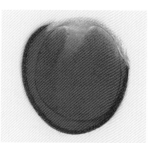

四十、胡桃科 Juglandaceae

156. 胡桃科 Juglandaceae 山核桃属 *Carya* Nutt. nom. cons.

中文： 美国山核桃

学名： *Carya illinoensis* (Wangenh.) K. Koch

落叶大乔木，高达 50m。树皮灰色，深纵裂。小枝灰褐色，有稀疏皮孔。奇数羽状复叶，小叶 9～17。小叶卵状披针形至长圆状披针形，先端渐尖，基部歪斜。小叶柄极短。叶缘具重锯齿或单锯齿。花单性，雌雄同株。雄柔荑花序 3 条一束；雌穗状花序直立。

花期： 4—5 月份。

分布： 原产北美，我国华北、华东等地区有栽培。

采集地点： 北京市海淀区。

采集日期： 2016 年 4 月 7 日。

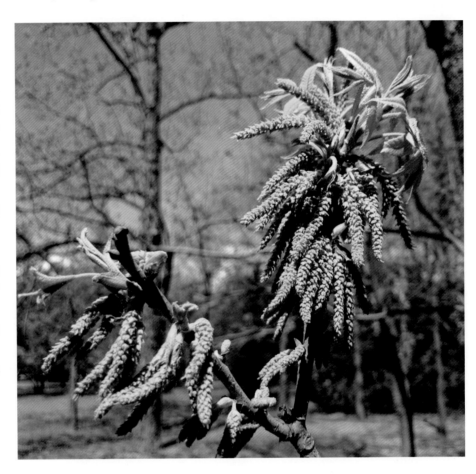

光学显微镜： 花粉粒扁球形。P/E=0.79（0.70～0.84）。极面观圆形，赤道面观阔椭圆形。花粉粒大小为 25.4（23.7～27.8）μm×32.0（29.3～34.2）μm（5 粒）。具 3 孔，孔小。表面具模糊的细颗粒状纹饰。

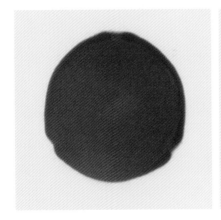

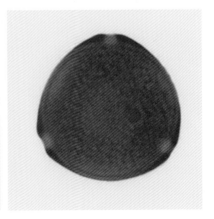

157. 胡桃科 Juglandaceae 青钱柳属 *Cyclocarya* Iljinsk.

中文：青钱柳

学名：*Cyclocarya paliurus* (Batalin) Iljinsk.

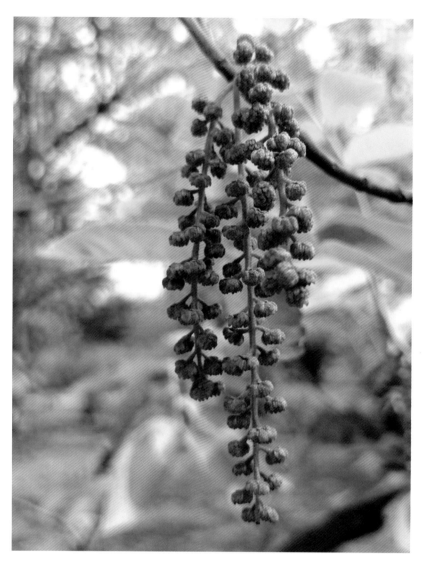

落叶乔木，高 10～30m。树皮老时灰褐色，深纵裂。枝条黑褐色，有灰黄色皮孔。奇数羽状复叶，小叶 7～9。侧生小叶长椭圆状卵形至阔披针形，顶生小叶长椭圆形至长椭圆状披针形。叶缘具锐锯齿。花单性，雌雄同株。雄柔荑花序 2～4 条一束生于短总梗上；雌柔荑花序单独顶生。

花期：4—5 月份。

分布：我国华东、华南、西南等地区，北京有栽培。

采集地点：北京市海淀区。

采集日期：2016 年 4 月 25 日。

光学显微镜：花粉粒扁球形。P/E=0.74（0.69～0.82）。极面观多边形，赤道面观椭圆形。花粉粒大小为 24.3（22.3～26.5）μm×32.8（30.3～36.4）μm。具 3～6 孔，常见 4～5 孔。表面具颗粒状纹饰。

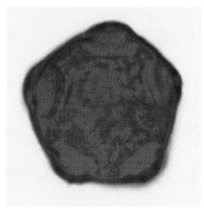
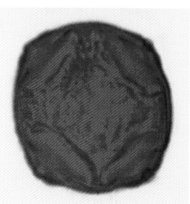
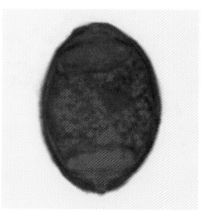

158. 胡桃科 Juglandaceae 胡桃属 *Juglans* L.

中文：胡桃楸

学名：*Juglans mandshurica* Maxim.

落叶乔木，高达 20m。树皮灰色或暗灰色，浅纵裂。小枝粗壮，灰褐色。奇数羽状复叶，小叶 9 ~ 17，椭圆形至长椭圆形，先端尖或短渐尖。叶缘具细锯齿。花单性，雌雄同株。雄花序为柔荑花序，雌花序为穗状花序。

花期：4—5 月份。

分布：我国东北、华北等地区。

采集地点：北京市海淀区。

采集日期：2016 年 4 月 14 日。

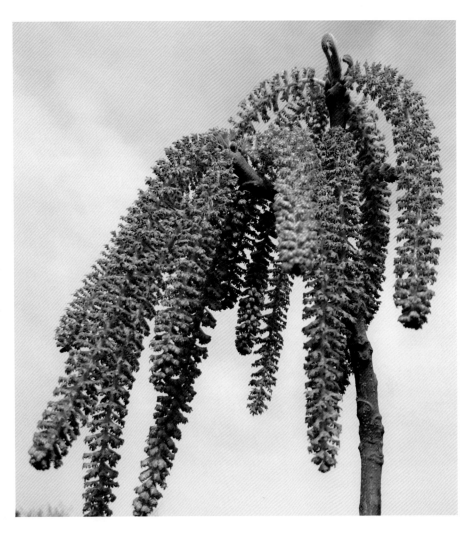

光学显微镜：花粉粒扁球形。P/E=0.86（0.79 ~ 0.90）。极面观多边形，赤道面观阔椭圆形。花粉粒大小为 31.7（29.8 ~ 33.2）μm×37.0（35.2 ~ 38.3）μm。具散孔 5 ~ 10，孔圆形。表面具细颗粒状纹饰。

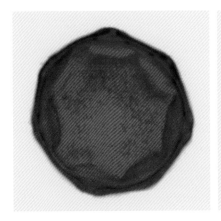 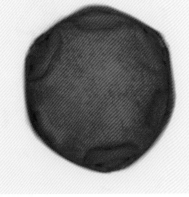 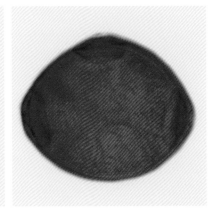

159. 胡桃科 Juglandaceae 胡桃属 *Juglans* L.

中文：美国黑核桃（黑核桃）

学名：*Juglans nigra* L.

落叶乔木，高达 30m。树皮灰褐色，纵裂。枝灰褐色，有稀疏皮孔。复叶互生，小叶 15～23，卵状披针形，叶面无毛。叶缘具锯齿。花单性，雌雄同株。雄柔荑花序着生于上年生枝侧芽处，先于雌花开放；雌花序着生在短枝顶端。

花期：4—5 月份。

分布：原产美国，我国引种栽培。

采集地点：北京市海淀区。

采集日期：2016 年 4 月 19 日。

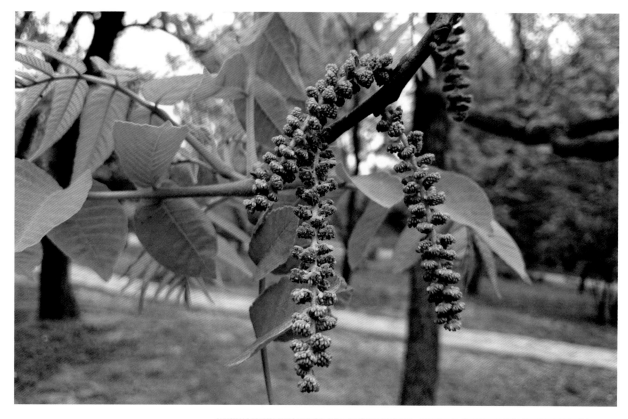

光学显微镜：花粉粒扁球形。P/E=0.81（0.77～0.86）。极面观多边形，赤道面观阔椭圆形。花粉粒大小为 30.8（29.1～32.3）μm×37.8（35.8～40.2）μm。具散孔，孔圆形。表面具颗粒状纹饰。

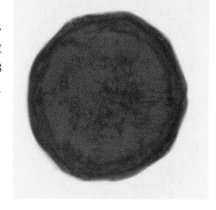
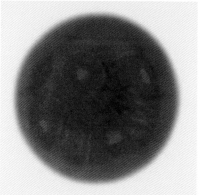

160. 胡桃科 Juglandaceae 枫杨属 *Pterocarya* Kunth

中文：枫杨
学名：*Pterocarya stenoptera* C.DC.

落叶大乔木，高达 30m。树皮暗灰色，老时深纵裂。小枝灰色，具灰黄色皮孔。常为偶数羽状复叶，小叶 10～16，稀 6～25，顶端小叶有时缺。小叶长椭圆形至长椭圆状披针形，先端常钝圆，基部歪斜。叶面上有细小的疣状突起。花单性，雌雄同株。雄柔荑花序生于老枝叶腋，雌柔荑花序生于新枝顶端。

花期：4—5 月份。
分布：全国广泛栽培。
采集地点：北京市海淀区。
采集日期：2016 年 4 月 4 日。

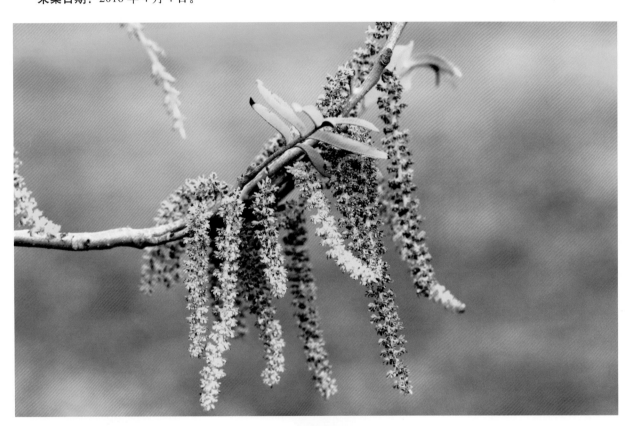

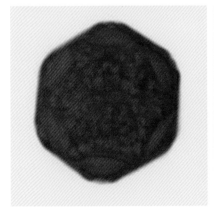
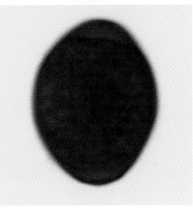

光学显微镜：花粉粒扁球形。P/E=0.78（0.69～0.86）。极面观多角形，赤道面观椭圆形。花粉粒大小为 23.6（21.8～26.4）μm× 30.4（27.6～32.7）μm。具散孔 5～7，常为 6 个。表面具细颗粒状纹饰。

四十一、唇形科 Labiatae

161. 唇形科 Labiatae 夏至草属 *Lagopsis* (Bunge ex Benth.) Bunge

中文：夏至草
学名：*Lagopsis supina* (Steph.) Ikonn.-Gal.

多年生草本，高 10 ~ 35cm。茎密被微柔毛，常在基部分枝。叶轮廓圆形、半圆形或倒卵形，3 深裂或浅裂，裂片有疏圆齿。叶具长柄。轮伞花序疏花，上部较密集，下部较疏松。花冠二唇形，白色。上唇直伸，长圆形，全缘；下唇斜展，3 裂，中裂片圆形，侧裂片椭圆形。

花期：3—5 月份。
分布：全国广泛分布。
采集地点：北京市海淀区。
采集日期：2016 年 4 月 23 日。

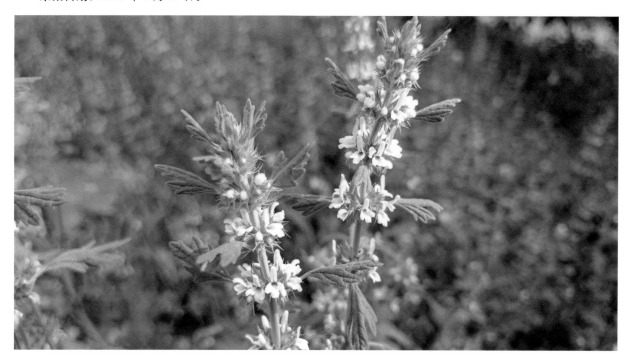

光学显微镜：花粉粒近球形。P/E=0.90（0.82 ~ 0.95）。花粉粒大小为 20.8（20.3 ~ 21.6）μm×23.0（21.5 ~ 25.2）μm。具 3 沟，稀 4 沟。表面具模糊的颗粒状纹饰。

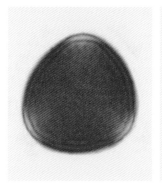 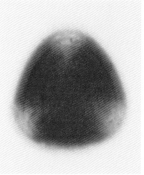 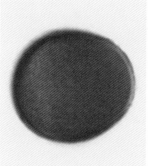 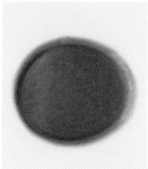

162. 唇形科 Labiatae 益母草属 *Leonurus* L.

中文：细叶益母草
学名：*Leonurus sibiricus* L.

一年生或二年生草本，高 30 ~ 75cm。茎直立，钝四棱形，具短而贴生的糙伏毛。下部叶早落；中部叶轮廓卵形，掌状 3 全裂，裂片上再羽状分裂成 3 裂的小裂片，小裂片条形，宽 1 ~ 3mm。轮伞花序腋生。花冠二唇形，粉红色，外面密被长柔毛。上唇直伸，长圆形，全缘；下唇长约为上唇的 3/4，3 裂，中裂片倒心形，侧裂片卵圆形。

花期：7—9 月份。

分布：我国内蒙古、河北、北京、陕西等地。

采集地点：内蒙古锡林郭勒盟。

采集日期：2016 年 7 月 13 日。

光学显微镜：花粉粒长球形。P/E=1.34（1.01 ~ 1.57）。花粉粒大小为 21.2（18.9 ~ 22.5）μm×15.9（14.1 ~ 17.9）μm。具 3 沟，沟膜上有颗粒。表面具网状纹饰。

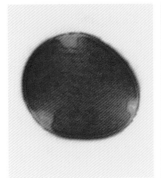 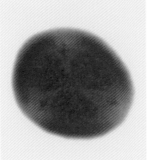 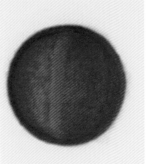 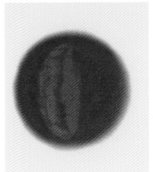

163. 唇形科 Labiatae 荆芥属 *Nepeta* L.

中文：'紫雾'荆芥

学名：*Nepeta cataria* L. 'Purple Haze'

多年生草本，高 40～150cm。茎直立，被白色短柔毛。叶卵状至三角状心形，叶缘具粗圆齿或牙齿。花冠二唇形，紫色。上唇直立，2 裂；下唇 3 裂，中裂片最大。

花期：5 月份。

分布：分布广泛，常用作盆栽、花境。

采集地点：北京市海淀区。

采集日期：2016 年 5 月 3 日。

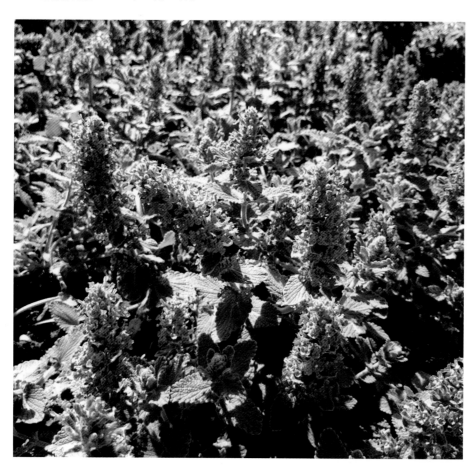

光学显微镜：花粉粒扁球形。P/E=0.85（0.77～0.92）。极面观椭圆六裂片状。花粉粒大小为 28.6（26.2～31.1）μm× 33.7（31.0～37.8）μm。具 6 沟，沟细长，近长达两极，沟缘粗糙。表面具网状纹饰。

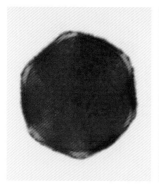
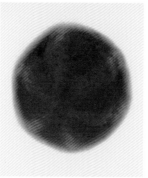
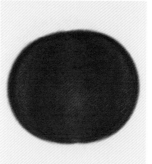
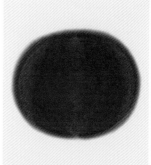

164. 唇形科 Labiatae 鼠尾草属 *Salvia* L.

中文：朱唇
学名：*Salvia coccinea* L.

　　一年或多年生草本，高达 70cm。植株被白毛。茎直立，四棱形，有浅槽。叶三角状卵圆形或卵圆形，先端锐尖，基部近截形或心形。叶缘具锯齿。轮伞花序，4 至多花，组成顶生总状花序。花冠二唇形，深红或绯红色，上唇长圆形，先端微凹；下唇 3 裂，中裂片倒心形，先端微缺，边缘波状。

花期：4—7 月份。
分布：原产美洲，北京公园有栽培。
采集地点：北京市海淀区。
采集日期：2016 年 4 月 20 日。

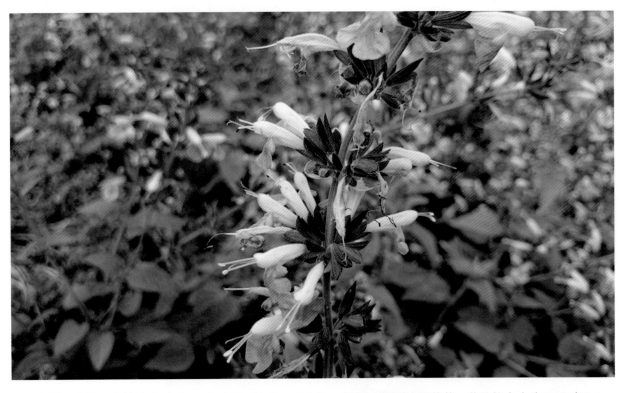

　　光学显微镜：花粉粒扁球形。P/E=0.69（0.62 ～ 0.74）。极面观椭圆六裂片状。花粉粒大小为 34.5（31.7 ～ 36.9）μm× 50.4（41.4 ～ 55.7）μm。具 6 沟，沟细长，长近达两极。表面具网状纹饰。

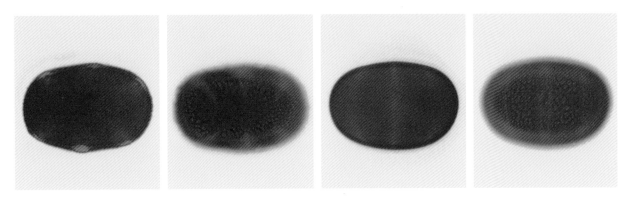

165. 唇形科 Labiatae 鼠尾草属 *Salvia* L.

中文：林荫鼠尾草
学名：*Salvia nemorosa* L.

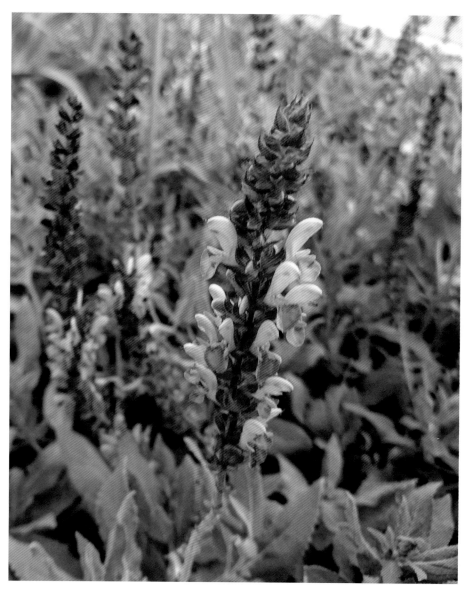

多年生草本。茎直立。单叶对生。叶缘具锯齿。轮伞花序，2 至多花，组成顶生总状花序。花冠二唇形，上唇直立，下唇 3 裂，中裂片最大，蓝紫色。

花期： 6—7 月份。

分布： 原产欧洲中部及西部，我国引种栽培。

采集地点： 北京市海淀区。

采集日期： 2016 年 6 月 22 日。

光学显微镜： 花粉粒长球形。P/E=1.19（0.93～1.54）。极面观椭圆六裂片状。花粉粒大小为 32.4（26.0～36.6）μm × 27.4（21.6～30.4）μm。具 6 沟，沟细长，近长达两极。表面具网状纹饰。

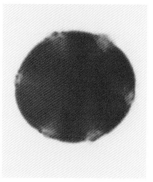
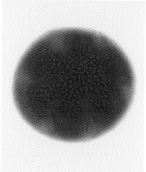
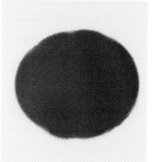
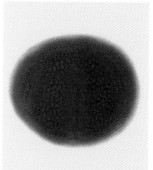

四十二、木通科 Lardizabalaceae

166. 木通科 Lardizabalaceae 木通属 *Akebia* Decne.

中文：三叶木通
学名：*Akebia trifoliata* (Thunb.) Koidz.

落叶木质藤本。小枝灰褐色，具稀疏皮孔。掌状复叶，小叶3。小叶长卵形、卵圆形或宽卵圆形，先端常钝圆或微凹，具短尖，基部常宽楔形或圆形。叶缘波状或浅裂。花单性，雌雄同株同序。总状花序腋生。雄花生于上部，萼片淡紫色；雌花生于下部，萼片紫褐色。

花期：4—5月份。

分布：我国河北、山西、山东、河南、甘肃、长江流域各省等。

采集地点：北京市海淀区。

采集日期：2016年4月26日。

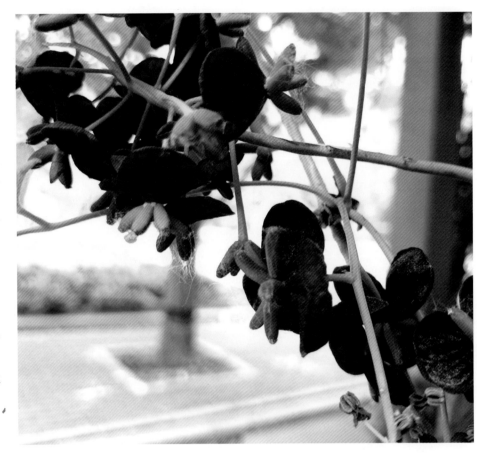

光学显微镜：花粉粒长球形。P/E=1.19（1.01～1.32）。极面观三裂圆形，赤道面观椭圆形。花粉粒大小为22.3（20.6～24.0）μm×18.7（16.5～20.6）μm（15粒）。具3拟孔沟。表面具细网状纹饰。

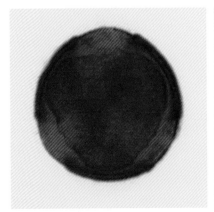
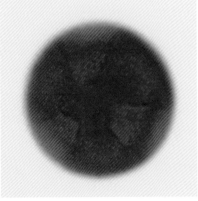
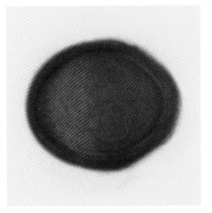

四十三、豆科 Leguminosae

167. 豆科 Leguminosae 合欢属 *Albizia* Durazz.

中文：合欢
学名：*Albizia julibrissin* Durazz.

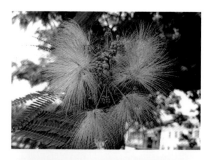

落叶乔木，高达 16m。树皮灰褐色。小枝疏生皮孔。2 回羽状复叶，羽片 4 ~ 12 对，小叶 10 ~ 30 对。小叶线形至长圆形，先端有小尖头，基部圆楔形。托叶线状披针形。头状花序腋生或顶生。花丝淡红色，丝状。

花期：6—7 月份。
分布：我国东北、华北、华南等地区。
采集地点：北京市丰台区。
采集日期：2016 年 6 月 28 日。

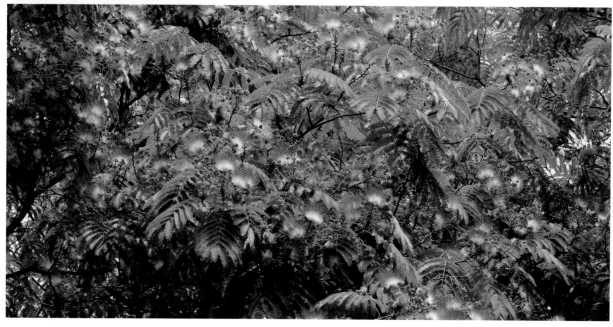

光学显微镜：花粉粒扁球形。16 合体，上下各有 4 粒呈方形的花粉粒，四周为 8 个花粉粒。复合体大小为 50.8（44.5 ~ 60.7）μm ×81.8（72.7 ~ 91.5）μm（10 粒）。表面具模糊的颗粒状纹饰。

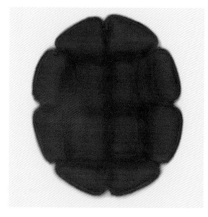
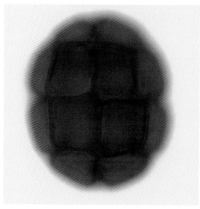
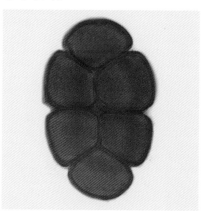

168. 豆科 Leguminosae 紫穗槐属 *Amorpha* L.

中文：紫穗槐

学名：*Amorpha fruticosa* L.

  落叶灌木，高 1 ～ 4m。树皮暗灰色，平滑。小枝灰褐色，有锈色皮孔。奇数羽状复叶，小叶 11 ～ 25。小叶卵形、椭圆形或披针状椭圆形，先端钝尖、圆或微凹，有小尖头，基部宽楔形或圆形。叶全缘。穗状花序集生于枝条上部。花冠紫色，旗瓣心形，无翼瓣和龙骨瓣。

  花期：5—6 月份。

  分布：我国东北、华北、华东等地区。

  采集地点：北京市西城区。

  采集日期：2016 年 5 月 23 日。

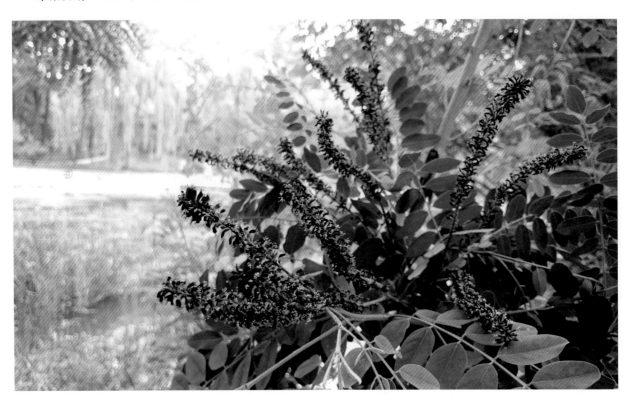

  光学显微镜：花粉粒长球形。P/E=1.27（1.16 ～ 1.55）。极面观三裂圆形。花粉粒大小为 22.3（18.9 ～ 24.7）μm×17.6（15.3 ～ 20.0）μm。具 3 孔沟。表面具网状纹饰。

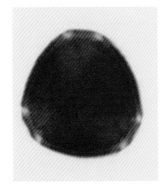 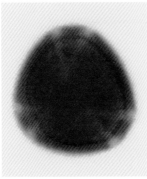 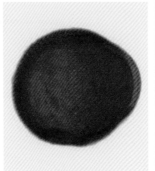 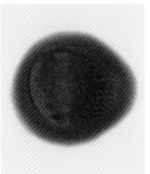

169. 豆科 Leguminosae 黄耆属 *Astragalus* L.

中文：斜茎黄耆（斜茎黄芪）
学名：*Astragalus adsurgens* Pall.

多年生草本，高 20 ～ 60cm。茎直立或斜上，有分枝。奇数羽状复叶，小叶 7 ～ 23。小叶椭圆形或卵状椭圆形，先端钝，基部圆形。托叶三角形。总状花序腋生。花紫红色、蓝紫色或近蓝色。

花期：6—8 月份。
分布：我国东北、华北、西北、西南等地区。
采集地点：内蒙古锡林郭勒盟。
采集日期：2016 年 7 月 12 日。

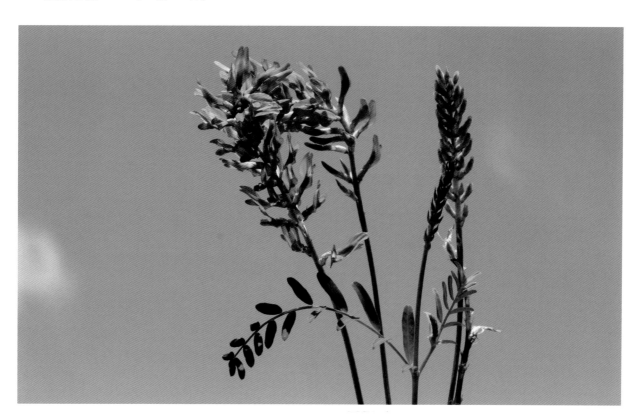

光学显微镜：花粉粒长球形。P/E=1.43（1.33 ～ 1.57）。极面观三裂圆形。花粉粒大小为 22.6（20.8 ～ 24.9）μm×15.8（14.4 ～ 17.0）μm。具 3 孔沟。表面具细网状纹饰。

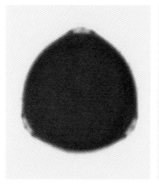

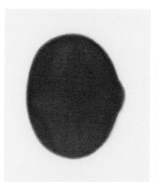
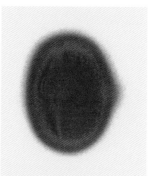

170. 豆科 Leguminosae 羊蹄甲属 *Bauhinia* L.

中文：红花羊蹄甲
学名：*Bauhinia blakeana* Dunn

　　常绿或半落叶乔木，高 7 ~ 15m。小枝细长，有毛。叶互生，阔心形或近圆形，先端下凹分裂成蹄状，基部心形。花两性。总状花序顶生或腋生。花大；花瓣 5，倒披针形，紫红色。

花期：全年（盛花期 3—4 月份）。
分布：华南常见栽培，北京亦可见。
采集地点：北京市海淀区。
采集日期：2016 年 4 月 19 日。

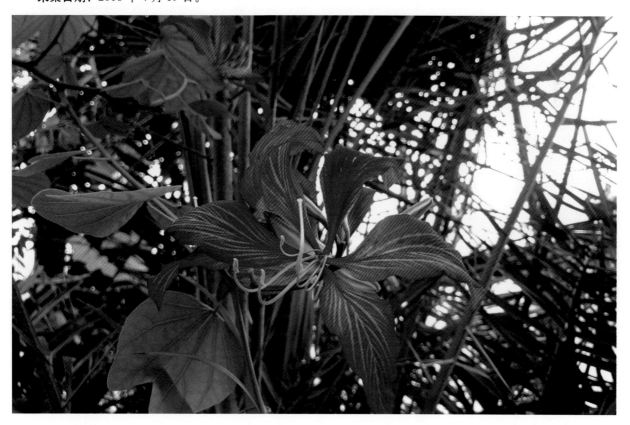

　　光学显微镜：花粉粒长球形。P/E=1.47（1.22 ~ 1.67）。极面观三裂圆形。花粉粒大小为 56.7（48.6 ~ 61.1）μm×38.8（32.2 ~ 49.9）μm。具 3 孔沟，沟膜上有颗粒。表面具条状纹饰。

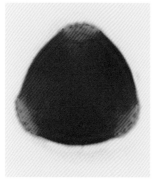 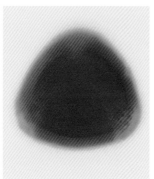 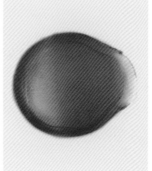 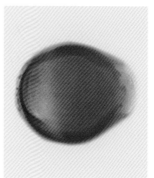

171. 豆科 Leguminosae 锦鸡儿属 *Caragana* Fabr.

中文：红花锦鸡儿
学名：*Caragana rosea* Turcz. ex Maxim.

多枝直立灌木，高 60～100cm。树皮灰黄色或灰褐色。小枝具条棱，无毛。长枝上的托叶宿存，硬化成细刺状。叶假掌状，小叶 4。小叶椭圆状倒卵形，先端圆或微凹，有刺尖，基部楔形。花单生，花梗中部有关节。花冠黄色，常带紫红色或全部淡红色，凋谢时为红色。

花期： 4—6 月份。
分布： 我国东北、华北、西北等地区。
采集地点： 北京市海淀区。
采集日期： 2016 年 4 月 9 日。

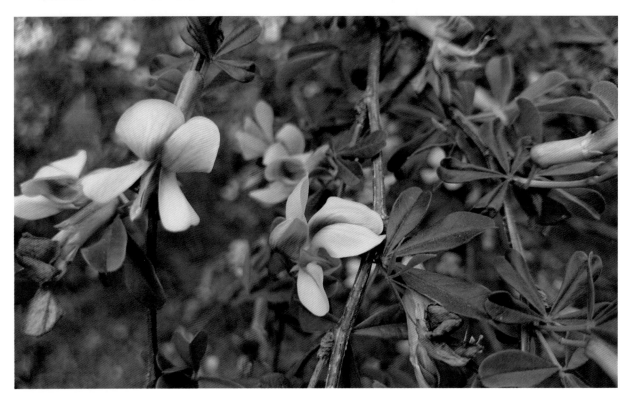

光学显微镜： 花粉粒长球形。P/E=1.40（1.21～1.61）。极面观三裂圆形。花粉粒大小为 20.8（19.3～23.2）μm×15.0（12.7～16.2）μm。具 3 孔沟，沟细长。表面具模糊的细网状纹饰。

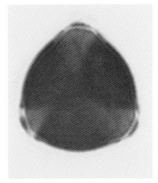 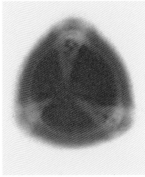 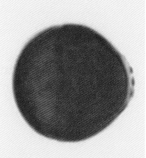 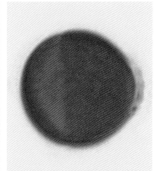

172. 豆科 Leguminosae 紫荆属 *Cercis* L.

中文：紫荆
学名：*Cercis chinensis* Bunge

野生为落叶乔木，高达 15m；栽培常为落叶灌木，高 2 ～ 5m。树皮暗灰色。小枝无毛，有皮孔。叶近圆形，先端急尖或骤尖，基部深心形。叶全缘。花两性，4 ～ 10 朵簇生于老枝上，玫瑰红色。

花期： 4 月份。
分布： 我国华北、华东、中南等地区。
采集地点： 北京市海淀区。
采集日期： 2016 年 4 月 7 日。

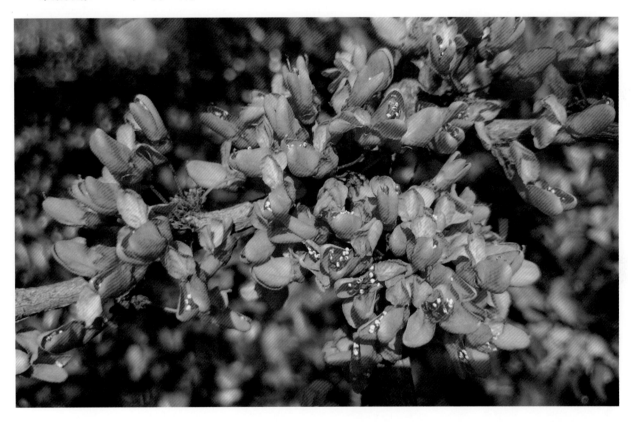

光学显微镜： 花粉粒长球形。P/E=1.46（1.29 ～ 1.63）。极面观三裂圆形，赤道面观椭圆形。花粉粒大小为 22.8（20.5 ～ 25.4）μm×15.7（13.2 ～ 19.9）μm。具 3 孔沟，沟长达两极，孔大而圆。表面具细网状纹饰。

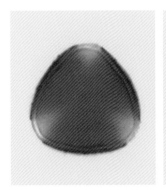 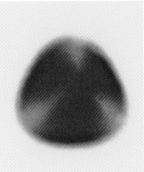 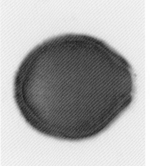 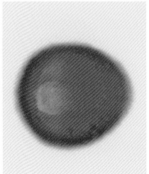

173. 豆科 Leguminosae 鱼鳔槐属 *Colutea* L.

中文：鱼鳔槐
学名：*Colutea arborescens* L.

落叶灌木，高达 4m。幼枝具白伏毛。奇数羽状复叶，小叶 7～13。小叶广卵形、广椭圆形或倒卵状长圆形，先端微凹，具小刺尖，基部宽楔形或圆形。总状花序腋生，有花 3～8，亮黄色，旗瓣反卷并具红线纹。

花期：5—6 月份。

分布：原产南欧及北非，我国北京、青岛等地有栽培。

采集地点：北京市海淀区。

采集日期：2016 年 6 月 3 日。

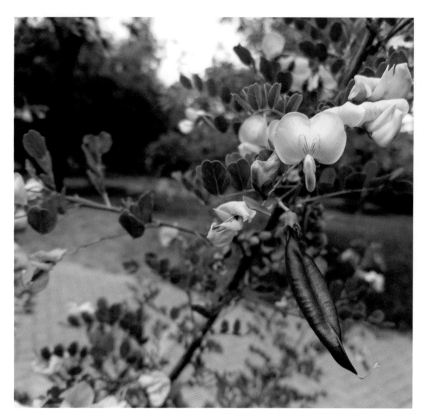
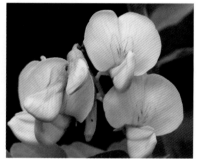

光学显微镜：花粉粒长球形。P/E=1.49（1.21～1.77）。极面观三裂圆形。花粉粒大小为 28.0（25.3～31.5）μm×18.9（16.0～21.3）μm。具 3 孔沟，孔圆，有孔膜。表面具细网状纹饰。

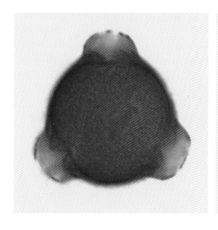
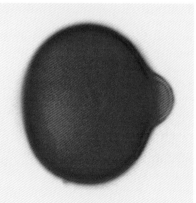
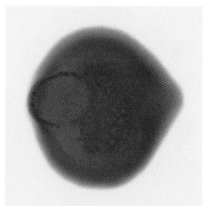

174. 豆科 Leguminosae 刺桐属 *Erythrina* L.

中文：**龙牙花**
学名：***Erythrina corallodendron* L.**

落叶灌木或小乔木，高达 7m。枝上有皮刺。羽状复叶，小叶 3。小叶菱状卵形，先端渐尖，基部宽楔形。小叶全缘。叶柄、叶脉具刺。总状花序腋生。花大，深红色。旗瓣长椭圆形，先端微缺。

花期：6—7 月份。
分布：我国南北各省均有栽培。
采集地点：北京市海淀区。
采集日期：2016 年 5 月 10 日（室内栽培）。

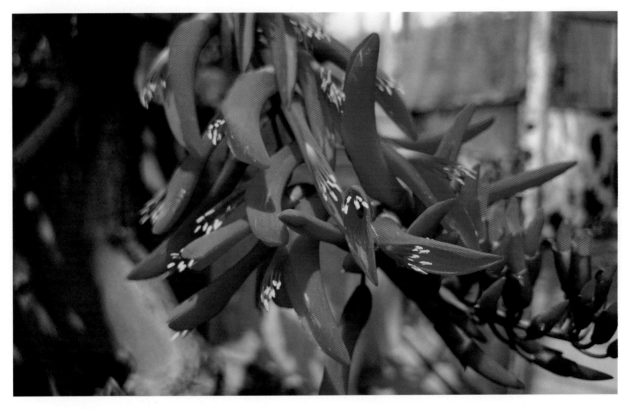

光学显微镜：花粉粒扁球形。P/E=0.78（0.74 ～ 0.86）。极面观钝三角形或四方形。花粉粒大小为 25.4（22.0 ～ 29.3）μm×32.5（28.5 ～ 37.5）μm。具 3 ～ 4 孔，孔近圆形，有孔膜。表面具粗网状纹饰。

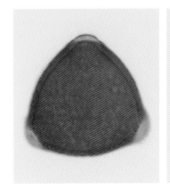 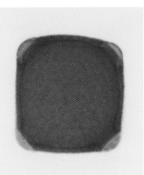 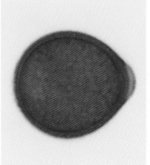 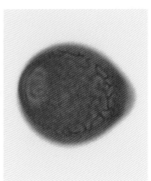

175. 豆科 Leguminosae 皂荚属 *Gleditsia* L.

中文：美国皂荚
学名：*Gleditsia triacanthos* L.

落叶乔木，高达 45m。树皮灰黑色，具深裂和纵脊。小枝深褐色，具皮孔。1 ～ 2 回羽状复叶，小叶 11 ～ 18 对。小叶长椭圆状披针形，边缘疏生细圆齿。总状花序顶生或腋生。花瓣 3 ～ 4，卵形或卵状披针形，黄绿色。

花期：4—6 月份。
分布：原产美国，我国北京、上海等地有栽培。
采集地点：北京市海淀区。
采集日期：2016 年 5 月 18 日。

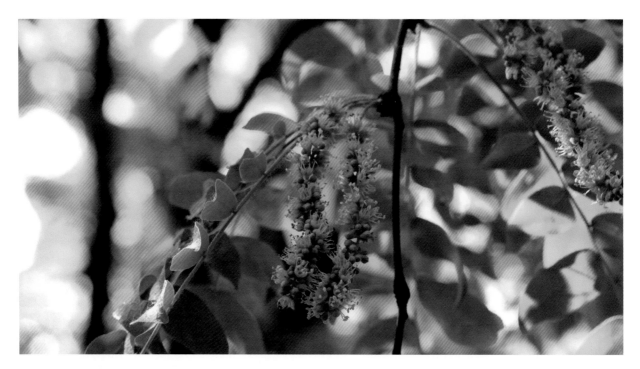

光学显微镜：花粉粒长球形。P/E=1.25（1.10 ～ 1.39）。极面观三裂圆形。花粉粒大小为 29.7（26.7 ～ 32.2）μm × 23.8（20.4 ～ 27.3）μm。具 3 孔沟。外壁外层基柱明显。表面具网状纹饰。

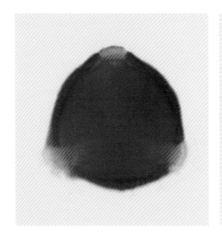 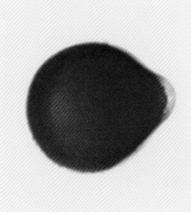 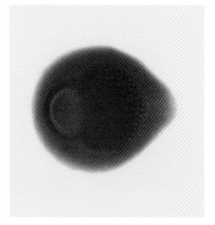

176. 豆科 Leguminosae 扁豆属 *Lablab* Adans.

中文：扁豆
学名：*Lablab purpureus* (L.) Sweet

一年生草质藤本。茎缠绕，常淡绿色或淡紫色。羽状复叶，小叶 3。顶生小叶宽三角状卵形，侧生小叶斜卵形。叶全缘。托叶披针形。总状花序腋生。花冠白色或紫红色。

花期：6—9 月份。

分布：我国普遍栽培。

采集地点：北京市顺义区。

采集日期：2016 年 5 月 29 日。

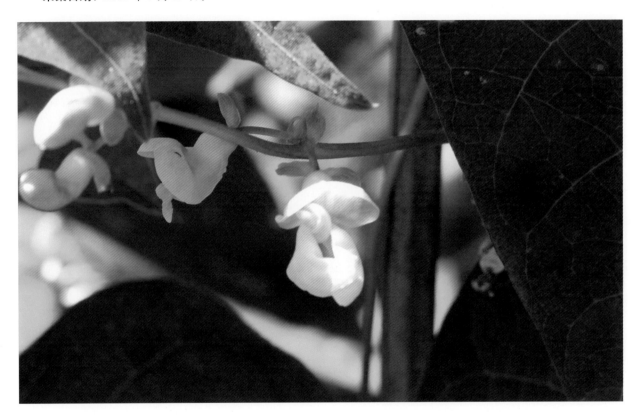

光学显微镜：花粉粒近球形－长球形。P/E=1.17（1.12～1.22）。极面观三裂圆形。花粉粒大小为 38.3（34.2～40.7）μm×32.9（28.1～35.6）μm（3 粒）。具 3 孔沟，沟短，孔近圆形。表面具网状纹饰。

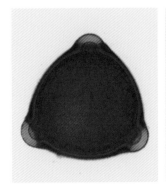
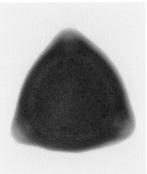
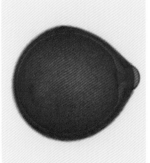
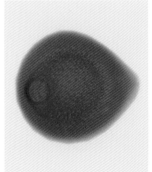

177. 豆科 Leguminosae 胡枝子属 *Lespedeza* Michx.

中文：胡枝子

学名：*Lespedeza bicolor* Turcz.

　　落叶灌木，高 1～3m。小枝暗褐色，有条棱。羽状复叶，小叶 3。顶生小叶较大，宽卵形或卵状椭圆形，先端钝圆或微凹，有短尖，基部圆形。叶全缘。托叶线状披针形。总状花序腋生，花冠紫色。

花期：7—8 月份。

分布：我国东北、华北、西北等地区。

采集地点：内蒙古锡林郭勒盟。

采集日期：2016 年 7 月 11 日。

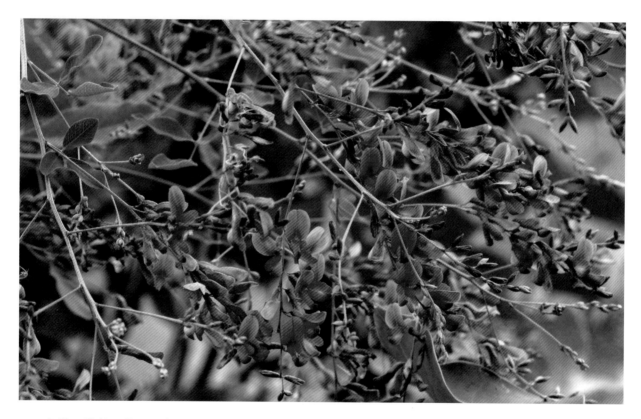

　　光学显微镜：花粉粒长球形。P/E=1.24（1.16～1.36）。极面观三裂圆形。花粉粒大小为 20.7（19.1～22.4）μm×16.8（16.1～18.4）μm（12 粒）。具 3 孔沟。表面具细网状纹饰。

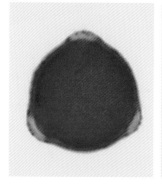 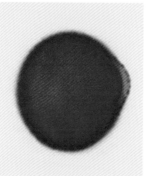 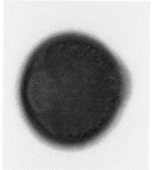 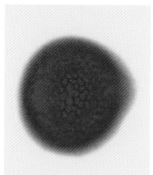

178. 豆科 Leguminosae 苜蓿属 *Medicago* L.

中文：紫花苜蓿（紫苜蓿）
学名：*Medicago sativa* L.

多年生草本，高 30 ～ 100cm。茎四棱形，多分枝。羽状复叶，小叶 3。小叶倒卵形或倒披针形，先端钝圆，具长齿尖，基部楔形。叶缘上部具锯齿。托叶狭披针形或锥形。总状花序腋生。花紫色或蓝紫色。

花期：5—7 月份。
分布：我国东北、华北、西北等地区。
采集地点：内蒙古锡林郭勒盟。
采集日期：2016 年 7 月 12 日。

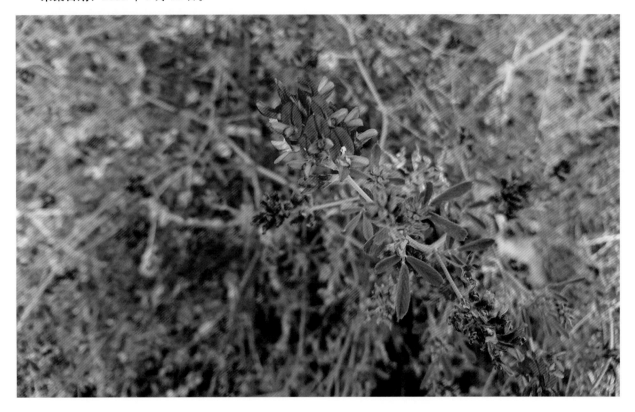

光学显微镜：花粉粒长球形。P/E=1.58（1.26 ～ 1.80）。极面观三浅裂圆形。花粉粒大小为 32.0（27.9 ～ 35.6）μm× 20.5（17.4 ～ 23.8）μm。具 3 孔沟，沟近长达两极。表面具模糊的网状纹饰。

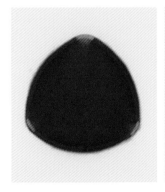 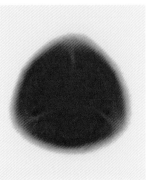 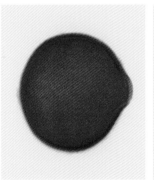 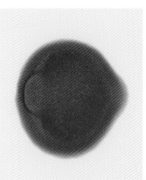

179. 豆科 Leguminosae 草木犀属 *Melilotus* Mill.

中文：细齿草木犀

学名：*Melilotus dentatus* (Waldst. et Kit.) Pers.

二年生草本，高 20 ~ 50cm。茎直立，有分枝，无毛。羽状复叶，小叶 3。小叶长椭圆形至长圆状披针形，先端钝圆，基部楔形或圆形。叶缘具细锯齿。托叶狭三角形。总状花序腋生。花黄色，旗瓣稍长于翼瓣。

花期： 6—8 月份。

分布： 我国东北、华北等地区。

采集地点： 内蒙古锡林郭勒盟。

采集日期： 2016 年 7 月 13 日。

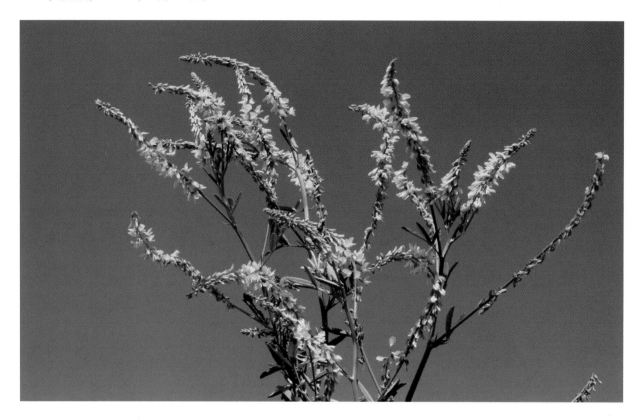

光学显微镜： 花粉粒长球形。P/E=1.32（1.25 ~ 1.47）。极面观三裂圆形。花粉粒大小为 29.3（27.1 ~ 30.9）μm×22.3（20.5 ~ 23.6）μm。具 3 孔沟，沟细，长达两极。表面具细网状纹饰。

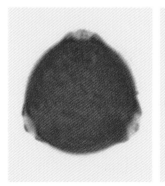 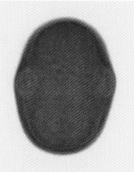 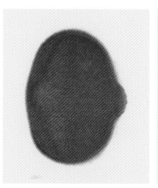 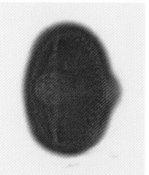

180. 豆科 Leguminosae 草木犀属 *Melilotus* Mill.

中文：草木犀
学名：*Melilotus suaveolens* Ledeb.

一年生或二年生草本，高 60 ~ 90cm。茎直立，多分枝，无毛。羽状复叶，小叶 3。小叶长椭圆形至倒披针形，先端钝圆，基部楔形或近圆形。叶缘具疏锯齿。托叶线状披针形。总状花序腋生。花黄色，旗瓣稍长于翼瓣。

花期： 6—8 月份。
分布： 我国东北、华北、西北等地区。
采集地点： 北京市门头沟区。
采集日期： 2016 年 6 月 11 日。

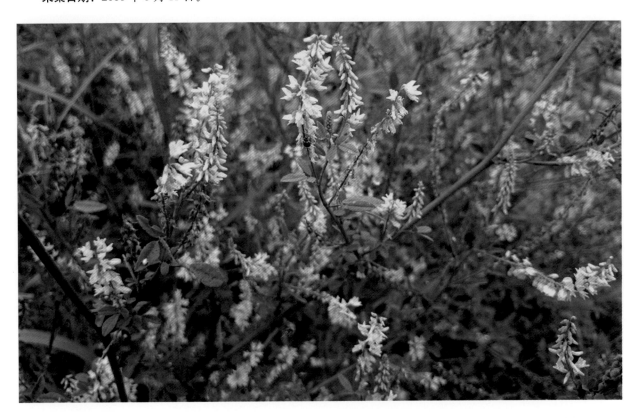

光学显微镜： 花粉粒长球形。P/E=1.57（1.49 ~ 1.69）。极面观三裂圆形。花粉粒大小为 24.6（22.8 ~ 26.1）μm×15.6（14.2 ~ 17.2）μm。具 3 孔沟，沟细，长达两极。表面具网状纹饰。

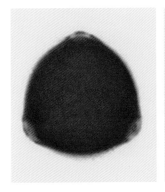 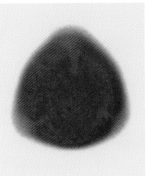 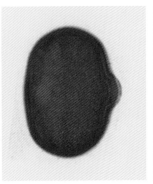 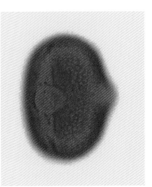

181. 豆科 Leguminosae 刺槐属 *Robinia* L.

中文：刺槐
学名：*Robinia pseudoacacia* L.

落叶乔木，高 10 ~ 25m。树皮深灰褐色，纵裂。小枝灰褐色。托叶宿存成刺状。羽状复叶，小叶 7 ~ 25。小叶椭圆形至卵形，先端圆或微凹，具小尖头，基部圆形或宽楔形。总状花序腋生，下垂，花冠白色，旗瓣基部有绿黄斑。

花期：4—6 月份。
分布：我国普遍栽培。
采集地点：北京市海淀区。
采集日期：2016 年 4 月 24 日。

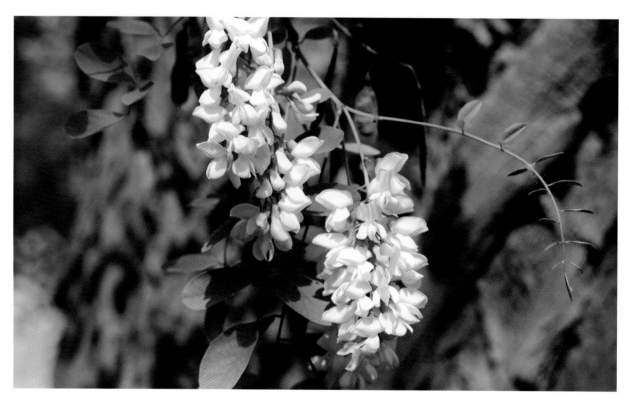

光学显微镜：花粉粒近球形。P/E=1.02（0.96 ~ 1.13）。极面观三裂圆形。花粉粒大小为 22.7（20.3 ~ 28.0）μm×22.3（20.2 ~ 26.6）μm。具 3 孔沟。表面具模糊的细网状纹饰。

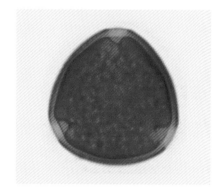 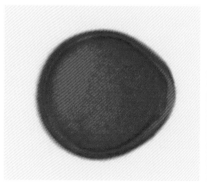 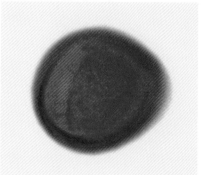

182. 豆科 Leguminosae 槐属 *Sophora* L.

中文：白刺花

学名：*Sophora davidii* (Franch.) Skeels

落叶灌木，高达 2.5m。枝棕色，有锐刺。托叶呈刺状。奇数羽状复叶，小叶 11 ～ 25。小叶长卵形或椭圆形，先端圆形或微凹，有小尖头。总状花序生于枝顶，有花 6 ～ 12，花白色或蓝白色。

花期：5—6 月份。

分布：我国华北、华东、西北等地区。

采集地点：北京市海淀区。

采集日期：2016 年 5 月 13 日。

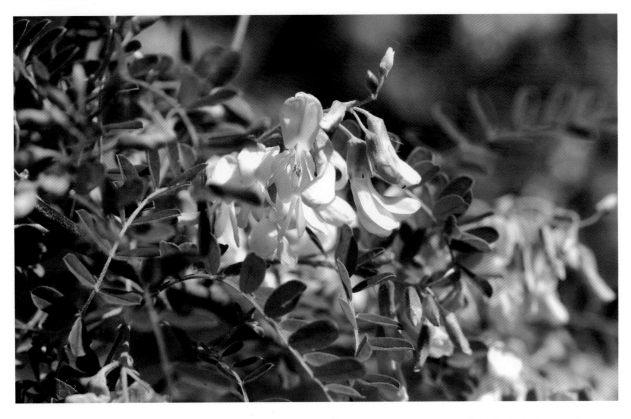

光学显微镜：花粉粒长球形。P/E=1.52（1.18 ～ 1.72）。极面观三裂圆形。花粉粒大小为 19.8（18.1 ～ 21.1）μm×13.1（11.1 ～ 17.1）μm。具 3 孔沟，沟细长。表面具细网状纹饰。

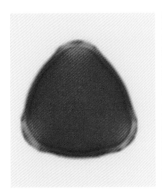 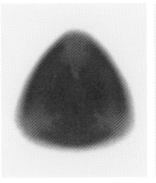 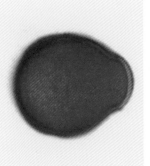 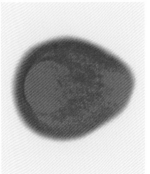

183. 豆科 Leguminosae 槐属 *Sophora* L.

中文： 槐（国槐）

学名： *Sophora japonica* L.

　　落叶乔木，高达 25m。树皮灰褐色，粗糙纵裂。幼枝绿色，具明显皮孔。奇数羽状复叶，小叶 7～15。小叶卵形至卵状披针形，先端尖，具小尖头，基部宽楔形或圆形。叶全缘。花两性。圆锥花序顶生。花冠蝶形，白色或淡黄色。

　　花期： 7—8 月份。

　　分布： 在全国广泛分布。

　　采集地点： 北京市石景山区。

　　采集日期： 2016 年 7 月 1 日。

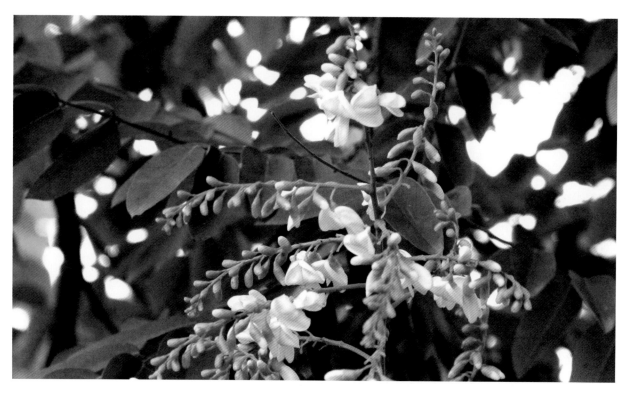

　　光学显微镜： 花粉粒近球形。P/E=1.04（0.94～1.20）。极面观三裂圆形，赤道面观椭圆形。花粉粒大小为 20.3（18.4～23.7）μm×16.6（14.2～19.4）μm。具 3 孔沟，沟长。表面具细网状纹饰。

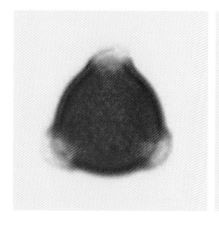 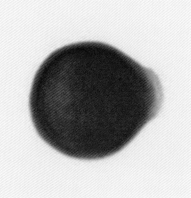 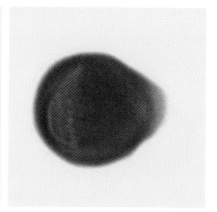

184. 豆科 Leguminosae 槐属 *Sophora* L.

中文：五叶槐

学名：*Sophora japonica* L. var. *japonica* f. *oligophylla* Franch.

落叶乔木，高达 25m。树皮灰褐色，粗糙纵裂。幼枝绿色，具明显皮孔。奇数羽状复叶，小叶 3 ~ 5，顶端小叶常 3 裂。花两性。圆锥花序顶生。花冠蝶形，白色或淡黄色。

花期：7—8 月份。

分布：我国河北、山西等地有栽培。

采集地点：北京市石景山区。

采集日期：2016 年 6 月 30 日。

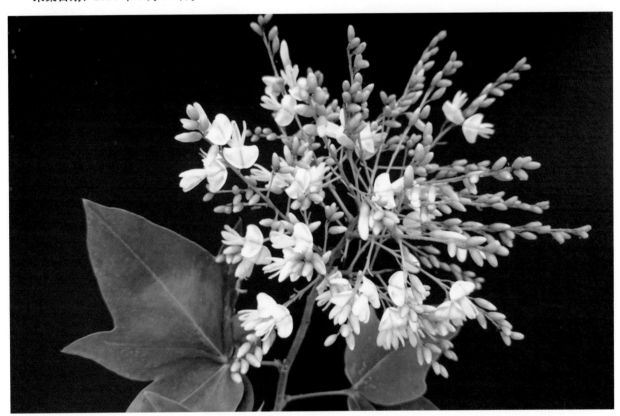

光学显微镜：花粉粒长球形。P/E=1.25（1.16 ~ 1.46）。极面观三裂圆形，赤道面观长椭圆形。花粉粒大小为 15.1（14.1 ~ 16.1）μm×12.1（10.6 ~ 13.1）μm。具 3 孔沟。表面具细网状纹饰。

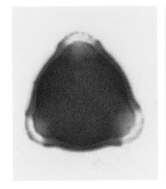 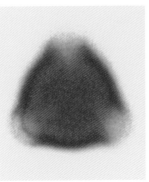 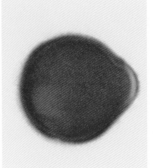 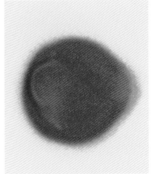

185. 豆科 Leguminosae 车轴草属 *Trifolium* L.

中文：白车轴草（白三叶）
学名：*Trifolium repens* L.

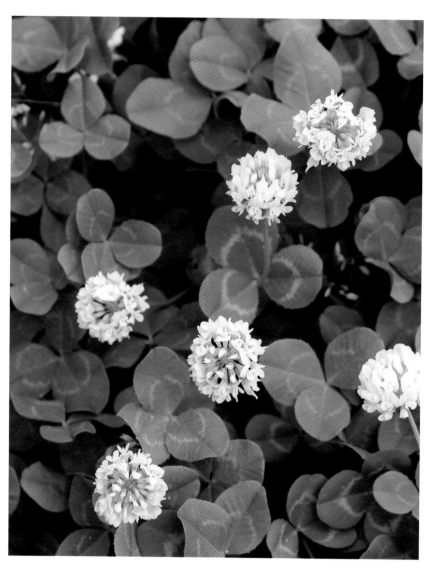

多年生草本。植株无毛。茎匍匐，长 30 ~ 60cm。掌状复叶，小叶 3。小叶倒卵形或近倒心形，先端圆或凹，基部楔形。叶缘具细锯齿。头状花序，总花梗长，高出于叶。花密集，白色或淡红色。

花期：5—6 月份。

分布：原产欧洲，我国华北、东北、华东、西南等地区有栽培。

采集地点：北京市西城区。

采集日期：2016 年 5 月 23 日。

光学显微镜：花粉粒长球形。P/E=1.53（1.34 ~ 1.70）。极面观三裂圆形。花粉粒大小为 26.8（24.9 ~ 30.2）μm × 17.5（15.0 ~ 19.8）μm。具 3 孔沟，沟膜上有颗粒。表面具模糊的网状纹饰。

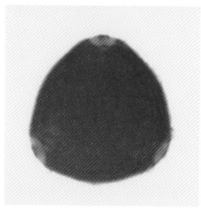 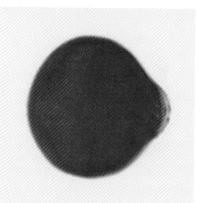 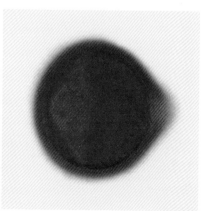

186. 豆科 Leguminosae 野豌豆属 *Vicia* L.

中文：蚕豆

学名：*Vicia faba* L.

一年生草本，高 30 ～ 100cm。茎直立，具四棱，无毛。偶数羽状复叶，小叶 2 ～ 4（6）。小叶长圆形、椭圆形或倒卵形，先端圆钝，有短刺尖，基部楔形。叶全缘。托叶半箭头形。总状花序腋生，有花 2 ～ 4（6）。花冠白色，具紫色脉纹和黑色斑晕。

花期：5—6 月份。

分布：全国普遍栽培。

采集地点：北京市顺义区。

采集日期：2016 年 5 月 29 日。

光学显微镜：花粉粒长球形。P/E=1.75（1.53 ～ 1.92）。极面观三裂圆形。花粉粒大小为 41.4（40.3 ～ 44.0）μm × 23.7（22.0 ～ 27.0）μm。具 3 孔沟，沟细长，近达两极。表面具网 – 细颗粒状纹饰，网主要分布于沟两侧。

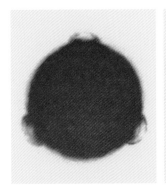
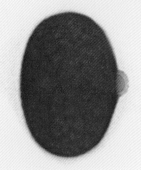
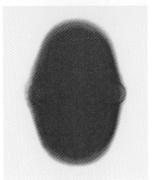
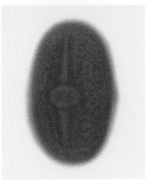

187. 豆科 Leguminosae 野豌豆属 *Vicia* L.

中文：大野豌豆
学名：*Vicia sinogigantea* B. J. Bao et Turland

多年生草本，高达 100cm。植株被白色柔毛。茎直立或攀援，基部木质。偶数羽状复叶，有卷须，小叶 2 ～ 10。小叶椭圆形或卵形，先端钝，有短尖，基部圆形。总状花序腋生。花白色、粉红色或紫色。

花期：6—7 月份。

分布：我国华北、东北等地区。

采集地点：内蒙古锡林郭勒盟。

采集日期：2016 年 7 月 12 日。

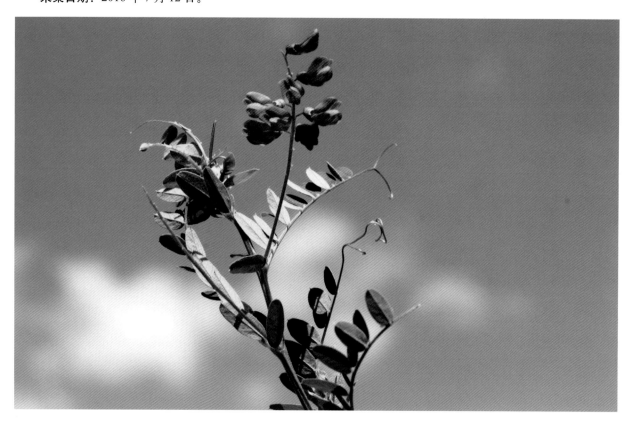

光学显微镜：花粉粒长球形。P/E=1.74（1.51 ～ 2.00）。极面观钝三角形。花粉粒大小为 38.6（34.8 ～ 41.8）μm×22.4（20.4 ～ 24.0）μm。具 3 孔沟，孔圆而突出。表面具模糊的网状纹饰。

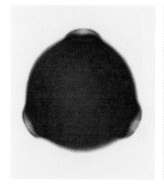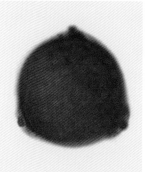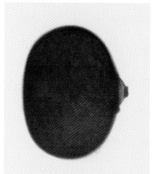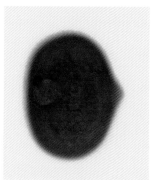

188. 豆科 Leguminosae 紫藤属 *Wisteria* Nutt.

中文：**多花紫藤**

学名：*Wisteria floribunda* (Willd.) DC.

落叶藤本。树皮赤褐色。幼枝密被短柔毛。羽状复叶，小叶 5 ～ 9 对。小叶卵形或卵状椭圆形，先端渐尖或骤尖，基部钝或歪斜。花多数，在当年生枝的枝鞘排成总状花序，紫色至蓝紫色。

花期：4—5 月份。

分布：原产日本，我国各地有栽培。

采集地点：北京市海淀区。

采集日期：2016 年 4 月 14 日。

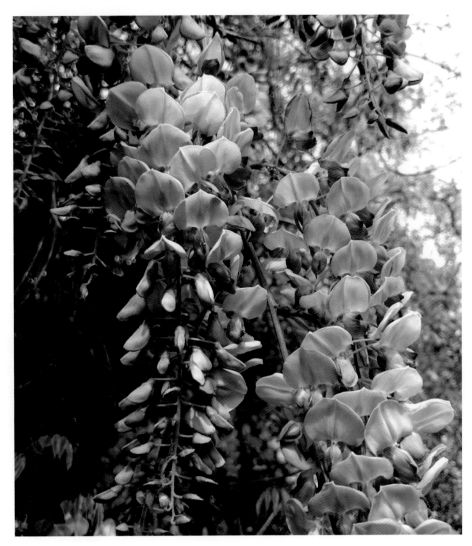

光学显微镜：花粉粒长球形。P/E=1.23（1.08 ～ 1.41）。极面观三裂圆形。花粉粒大小为 27.5（24.5 ～ 29.5）μm×22.5（20.2 ～ 25.9）μm。具 3 孔沟。表面具细网状纹饰。

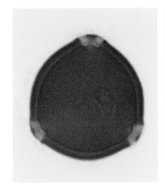 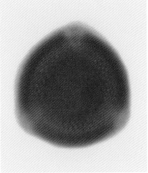 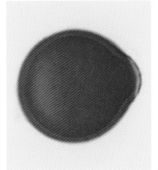 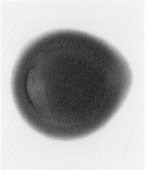

四十四、百合科 Liliaceae

189. 百合科 Liliaceae 葱属 *Allium* L.

中文：葱
学名：*Allium fistulosum* L.

多年生草本。鳞茎单生，圆柱状，外皮白色。叶圆柱状，中空。伞形花序球状，花被片 6，白色。
花期：4—7 月份。
分布：全国广泛栽培。
采集地点：河北省唐山市 。
采集日期：2016 年 5 月 16 日。

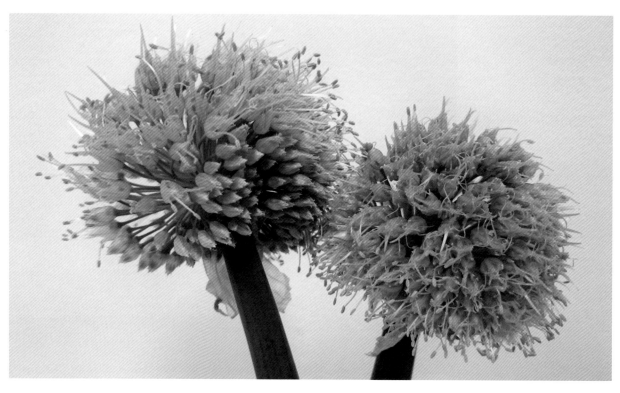

光学显微镜：花粉粒椭圆体形，左右对称。P/E=0.51（0.46 ~ 0.59）。极面观卵圆形。花粉粒大小为 15.9（14.5 ~ 18.1）μm×31.1（28.5 ~ 32.6）μm。具 1 远极沟。外壁 2 层，内层与外层近等厚。表面具细网状纹饰。

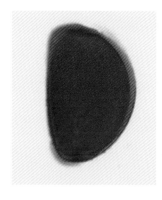 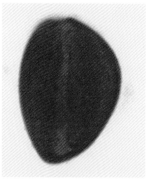 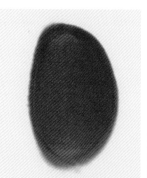 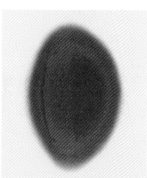

190. 百合科 Liliaceae 葱属 *Allium* L.

中文：野韭
学名：*Allium ramosum* L.

多年生草本。鳞茎簇生，近圆柱状；外皮暗黄色至黄褐色，网状纤维质。叶三棱状条形，中空；叶背面有隆起的纵棱，呈龙骨状。叶缘具细糙齿。花葶圆柱形，具纵棱或有时不明显。伞形花序近球状或半球状。花被片6，白色，稀粉红色；外轮花被片矩圆状卵形至矩圆状披针形；内轮花被片矩圆状倒卵形。

花期：7—9 月份。
分布：我国北部各省区。
采集地点：内蒙古锡林郭勒盟。
采集日期：2016 年 7 月 12 日。

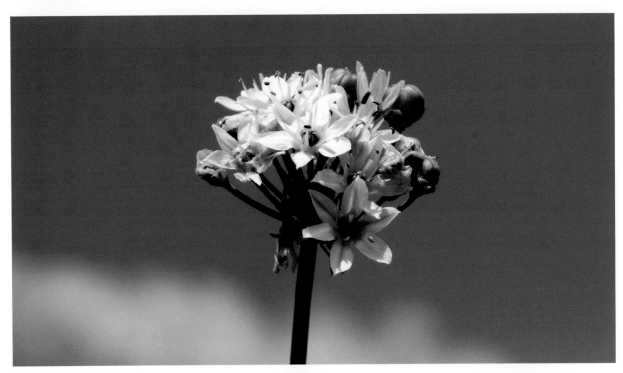

光学显微镜：花粉粒椭圆体形。P/E=0.61（0.54 ～ 0.66）。极面观近椭圆形。花粉粒大小为 23.7（20.9 ～ 25.7）μm×39.1（37.1 ～ 40.0）μm。具 1 远极沟，沟细长，长达两极。表面具细网状纹饰。

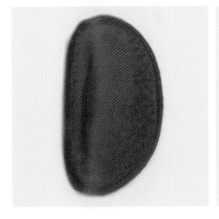
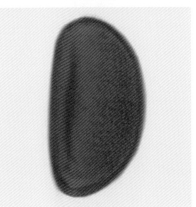

191. 百合科 Liliaceae 葱属 *Allium* L.

中文：韭菜

学名：*Allium tuberosum* Rottler ex Spreng.

多年生草本。鳞茎簇生，圆柱状；外皮黄褐色，网状纤维质。叶基生，条形，扁平，实心。叶缘平滑。花葶圆柱形，常具 2 纵棱。伞形花序近球状或半球状，花被片 6，狭卵形至长圆状披针形，白色。

花期：7—9 月份。

分布：全国广泛栽培。

采集地点：北京市昌平区。

采集日期：2016 年 8 月 27 日。

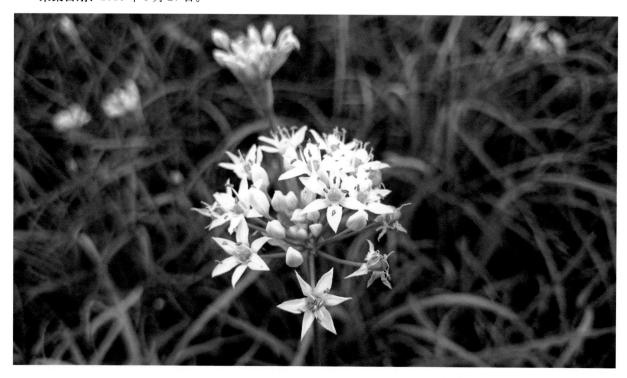

光学显微镜：花粉粒椭圆体形，左右对称。P/E=0.45（0.36 ~ 0.55）。极面观近椭圆形，长赤道面观椭圆形，短赤道面观钝三角形或心形。花粉粒大小为 17.8（14.6 ~ 21.0）μm×39.5（36.0 ~ 41.2）μm。具 1 远极沟，沟细长，长达两极。表面具模糊的细网状纹饰。

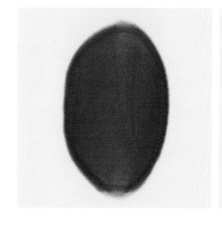 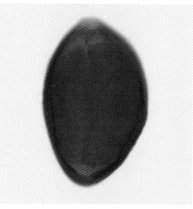 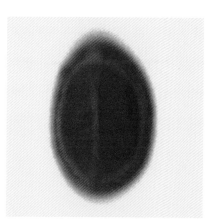

192. 百合科 Liliaceae 贝母属 *Fritillaria* L.

中文：'极点鲁特'冠花贝母（皇冠贝母）
学名：*Fritillaria imperalis* L. 'Maxima Lutea'

多年生草本。基生叶轮状丛生，顶生叶生于花葶顶端。小花 5 ～ 10 朵聚生在顶生小叶叶腋，形成花盘。小花钟状下垂，花被片 6，黄色。

花期：4—5 月份。

分布：原产印度、阿富汗等，我国引种栽培。

采集地点：北京市海淀区。

采集日期：2016 年 4 月 20 日。

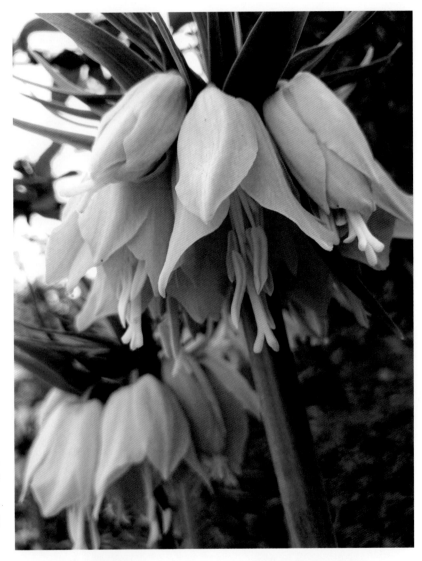

光学显微镜：花粉粒椭圆体形，左右对称。P/E=0.71（0.66 ～ 0.79）。极面观椭圆形。花粉粒大小为 49.7（46.3 ～ 52.1）μm×70.2（65.0 ～ 74.5）μm。具 1 远极沟。表面具网状纹饰。

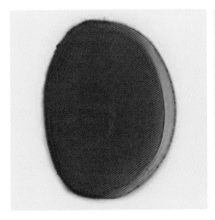
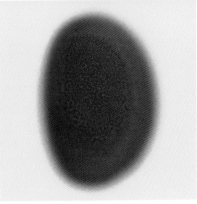
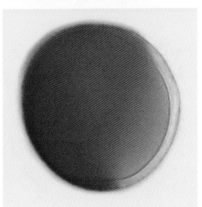

193. 百合科 Liliaceae 贝母属 *Fritillaria* L.

中文：波斯贝母
学名：*Fritillaria persica* L.

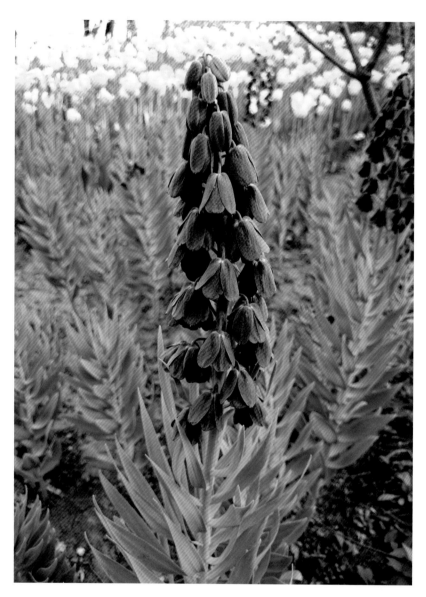

多年生草本，高 30 ~ 60cm。叶绿色略带灰色。圆锥花序，花 30 余朵。花冠钟形，深紫色。

花期：4—5 月份。

分布：原产西亚，我国引种栽培。

采集地点：北京市海淀区。

采集日期：2016 年 4 月 20 日。

光学显微镜：花粉粒椭圆体形，左右对称。P/E=0.78（0.70 ~ 0.83）。极面观椭圆形。花粉粒大小为 39.6（34.7 ~ 42.6）μm×50.8（46.6 ~ 54.5）μm。具 1 远极沟。表面具网状纹饰。

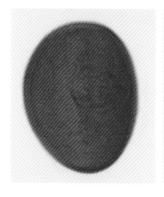
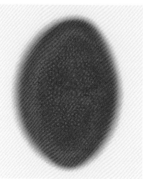
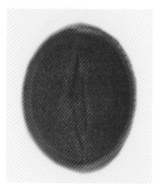
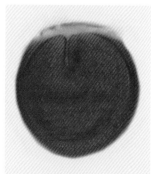

194. 百合科 Liliaceae 萱草属 *Hemerocallis* L.

中文：萱草
学名：*Hemerocallis fulva* (L.) L.

多年生草本。叶基生，排成两列，条形。花葶粗壮，高 60～100cm，聚伞花序组成圆锥花序，有花 6～12 或更多。花被片 6，橘红色至橘黄色。外轮花被片 3，长圆状披针形；内轮花被片 3，长圆形，中部具褐红色色带。

花期：5—8 月份。

分布：全国普遍栽培。

采集地点：北京市海淀区。

采集日期：2016 年 6 月 12 日。

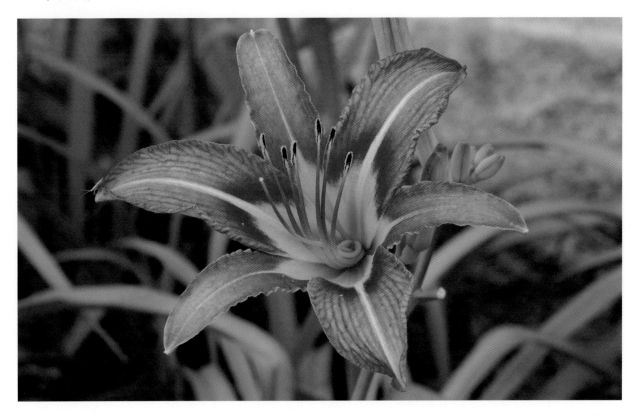

光学显微镜：花粉粒椭圆体形。P/E=0.45（0.38～0.52）。极面观近椭圆形。花粉粒大小为 41.9（35.3～55.8）μm×93.5（80.6～107.1）μm。具 1 远极沟。表面具清晰的粗网状纹饰。

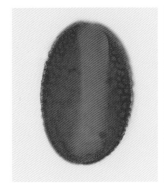 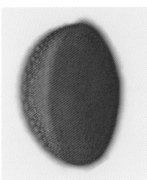 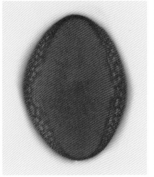 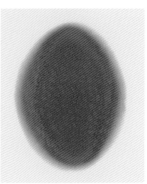

195. 百合科 Liliaceae 萱草属 *Hemerocallis* L.

中文：小黄花菜

学名：*Hemerocallis minor* Mill.

多年生草本。叶基生，条形，长 20 ～ 60cm，宽 3 ～ 14mm。花葶顶端常具 1 ～ 2 花，稀 3 花。花被片 6，淡黄色，盛开时反曲。

花期：6—7 月份。

分布：我国东北、华北等地区。

采集地点：北京市海淀区。

采集日期：2016 年 6 月 3 日。

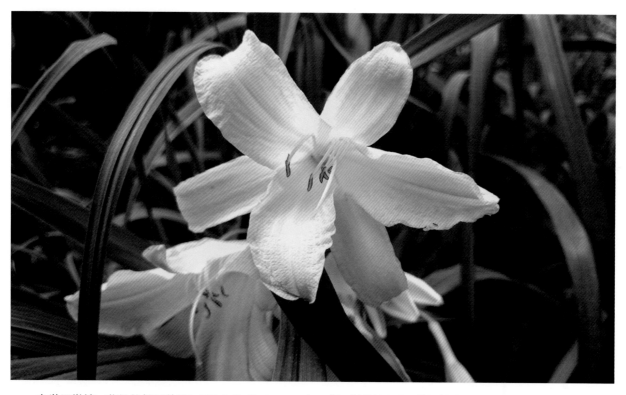

光学显微镜：花粉粒椭圆体形。P/E=0.69（0.58 ～ 0.85）。极面观椭圆形。花粉粒大小为 57.0（51.2 ～ 69.3）μm×82.7（72.3 ～ 93.0）μm。具 1 远极沟。表面具清晰的粗网状纹饰。

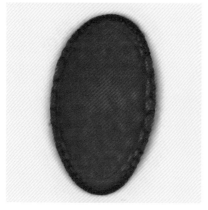
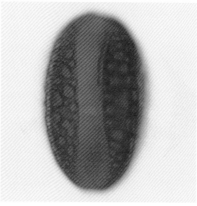
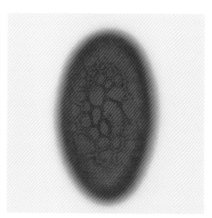

196. 百合科 Liliaceae 玉簪属 *Hosta* Tratt.

中文：玉簪
学名：*Hosta plantaginea* (Lam.) Asch.

多年生草本。叶基生，大，卵形至心状卵形，先端近渐尖，基部心形。叶缘波状，具长柄。总状花序，花单生或 2～3 朵簇生。花被漏斗状，先端 6 裂，裂片长椭圆形，白色，芳香。

花期：6—8 月份。
分布：全国各地常有栽培。
采集地点：北京市昌平区。
采集日期：2016 年 8 月 17 日。

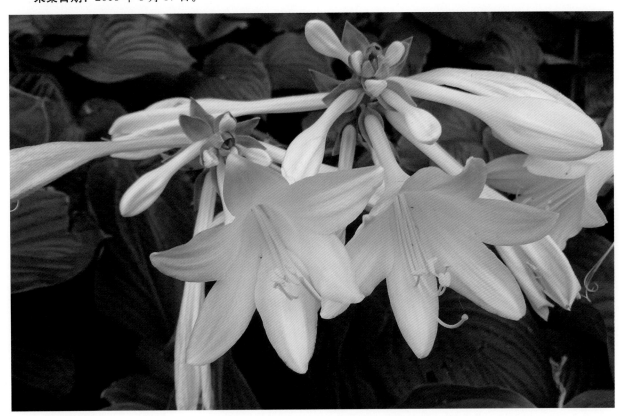

光学显微镜：花粉粒椭圆体形。P/E=0.78（0.67～0.89）。极面观椭圆形。花粉粒大小为 88.1（74.0～ 103.7）μm× 114.0（101.0～131.2）μm。具 1 远极沟。表面具清晰的粗网状纹饰，网眼大，网脊由粗颗粒组成。

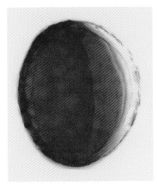 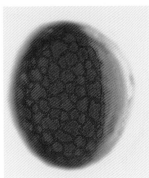 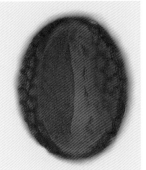 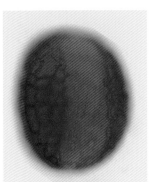

197. 百合科 Liliaceae 火把莲属 *Kniphofia* Moench

中文：'芒果棒冰' 火炬花
学名：*Kniphofia uvaria* (L.) Oken 'Mango Popsicle'

多年生草本，高 50 ~ 80cm。叶基生，长剑形。总状花序，小花密集下垂，花冠橙色，花序和花梗整体形似点燃的火炬。

花期：5—6 月份。
分布：原产南非，我国有引种栽培。
采集地点：北京市海淀区。
采集日期：2016 年 5 月 3 日。

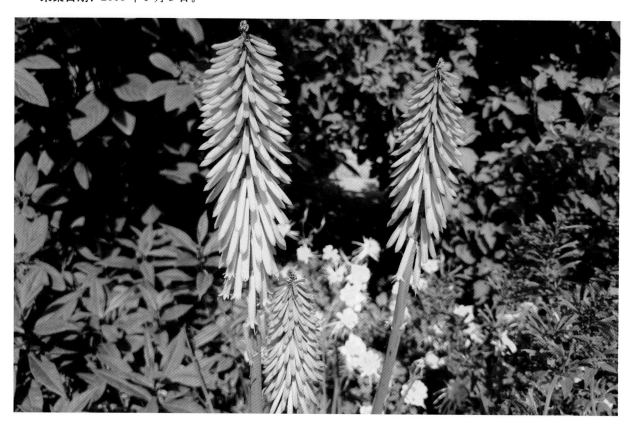

光学显微镜：花粉粒椭圆体形。P/E=0.65（0.55 ~ 0.74）。极面观椭圆形。花粉粒大小为 24.7（22.0 ~ 27.4）μm × 38.4（33.3 ~ 43.5）μm。具 1 远极沟。表面具网状纹饰。

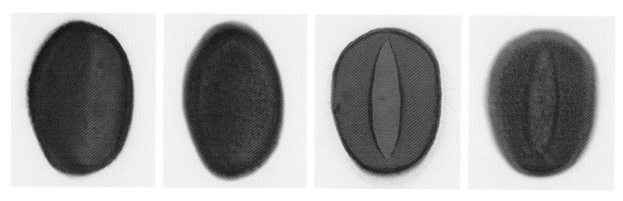

198. 百合科 Liliaceae 沿阶草属 *Ophiopogon* Ker Gawl.

中文：麦冬
学名：*Ophiopogon japonicus* (L. f.) Ker Gawl.

多年生草本。叶基生成丛，禾叶状，先端渐尖，具 3 ~ 7 脉。叶缘具细锯齿。总状花序，有花 8 ~ 10。花被片 6，披针形，先端急尖或钝，淡紫色或白色。

花期：5—8 月份。
分布：我国华北、西北、华南、西南、华东等地区。
采集地点：北京市海淀区。
采集日期：2016 年 8 月 8 日。

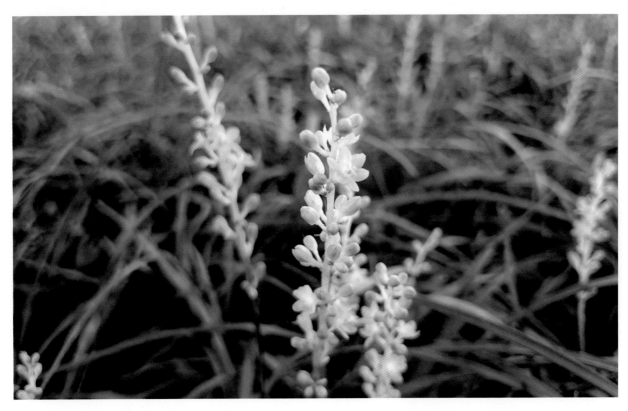

光学显微镜：花粉粒椭圆体形，左右对称。P/E=0.71（0.66 ~ 0.75）。极面观椭圆形。花粉粒大小为 21.7（20.4 ~ 22.9）μm×30.6（28.6 ~ 32.9）μm。具 1 远极沟，沟膜上有颗粒。表面具模糊的细网状纹饰。

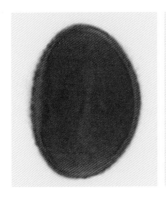 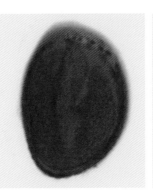 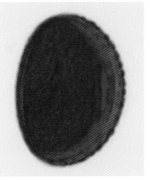 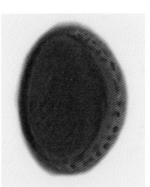

199. 百合科 Liliaceae 黄精属 *Polygonatum* Mill.

中文：玉竹

学名：*Polygonatum odoratum* (Mill.) Druce

多年生草本，高 20 ～ 50cm。叶 7 ～ 12，互生，椭圆形至卵状矩圆形。花序腋生，常有花 1 ～ 4 朵，多可达 8 朵。花被筒状钟形，先端 6 裂，白色带黄绿。

花期：5—6 月份。

分布：我国东北、华北地区以及内蒙古等地。

采集地点：北京市海淀区。

采集日期：2016 年 4 月 25 日。

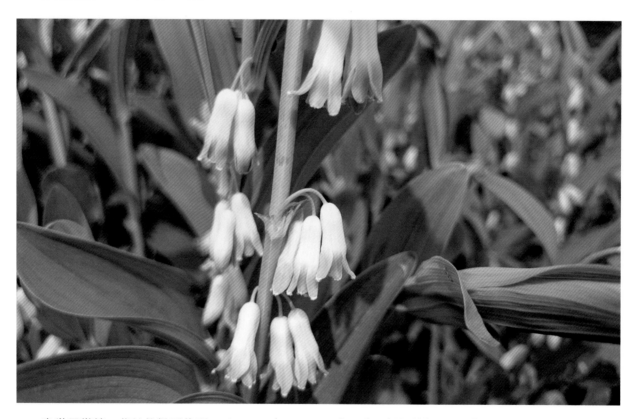

光学显微镜：花粉粒椭圆体形。P/E=0.71（0.66 ～ 0.75）。极面观近椭圆形。花粉粒大小为 36.6（33.3 ～ 39.7）μm×44.5（39.7 ～ 55.5）μm。具 1 远极沟，沟长。表面具细网状纹饰。

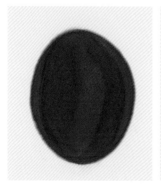 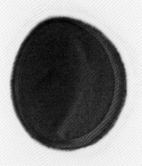 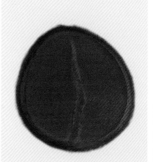 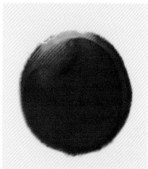

200. 百合科 Liliaceae 郁金香属 *Tulipa* L.

中文：'优雅女士'郁金香
学名：*Tulipa gesneriana* L. 'Elegant Lady'

多年生草本。具鳞茎。叶 3 ~ 5，条状披针形至卵状披针形。花单生于茎顶。花粉色，先端具不整齐齿裂。雄蕊黄色。

花期：4—5 月份。
分布：原产欧洲，我国引种栽培。
采集地点：北京市海淀区。
采集日期：2016 年 4 月 20 日。

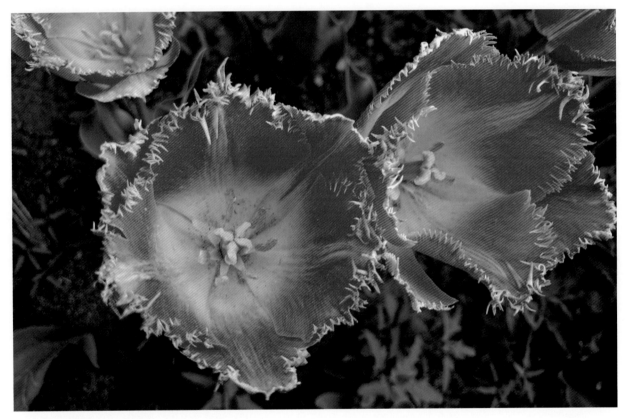

光学显微镜：花粉粒近球形。花粉粒大小为 52.9（48.1 ~ 55.9）μm×52.2（48.7 ~ 54.2）μm。无萌发孔。表面具瘤 – 细颗粒状纹饰。

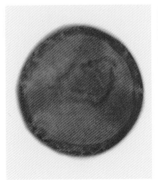 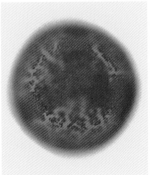 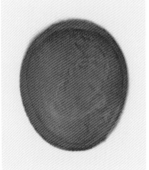 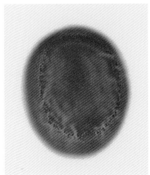

201. 百合科 Liliaceae 郁金香属 *Tulipa* L.

中文：'利奥维瑟'郁金香
学名：*Tulipa gesneriana* L. 'Leo Visser'

多年生草本。具鳞茎。叶 3 ~ 5，条状披针形至卵状披针形。花单生于茎顶。花被片 6，花红色，先端微凹，白色。雄蕊 6，黑紫色。

花期：4—5 月份。

分布：原产欧洲，我国引种栽培。

采集地点：北京市海淀区。

采集日期：2016 年 4 月 20 日。

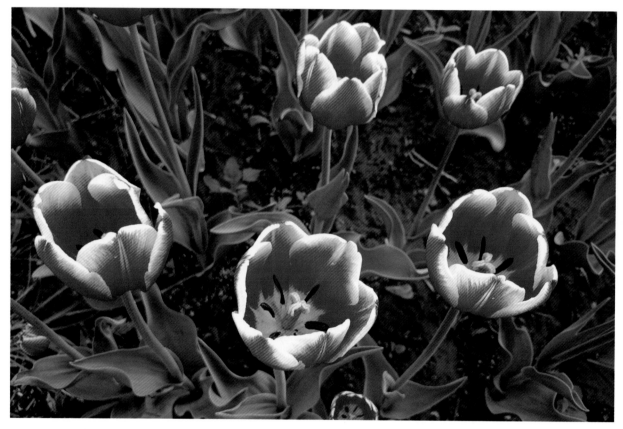

光学显微镜：花粉粒近球形。直径为 58.2（54.3 ~ 62.4）μm。无萌发孔。表面具瘤 - 细颗粒状纹饰。

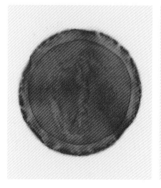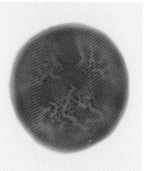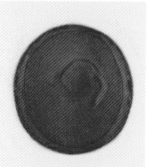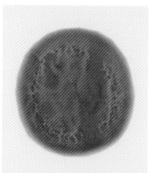

202. 百合科 Liliaceae 郁金香属 *Tulipa* L.

中文：'莱弗伯夫人'郁金香
学名：*Tulipa gesneriana* L. 'Madame Lafeber'

多年生草本。具鳞茎。叶 3 ～ 5，条状披针形至卵状披针形。花单生于茎顶，花被片 6，红色。雄蕊 6，紫色。
花期：4—5 月份。
分布：原产欧洲，我国引种栽培。
采集地点：北京市海淀区。
采集日期：2016 年 4 月 8 日。

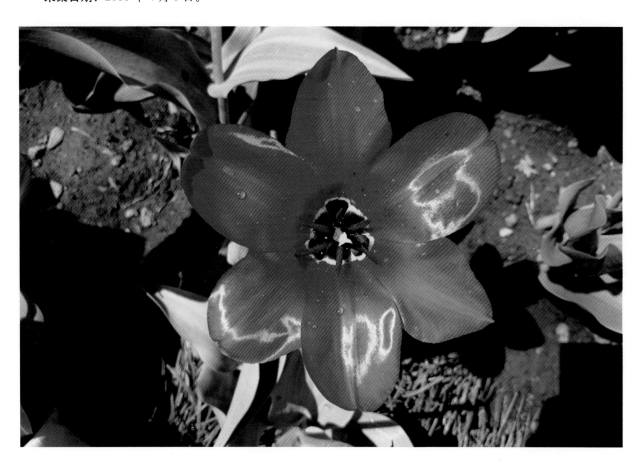

光学显微镜：花粉粒近球形。直径为 50.4（46.4 ～ 53.8）μm。无萌发孔。表面具瘤 – 细颗粒状纹饰。

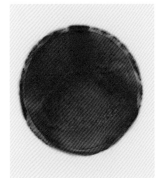 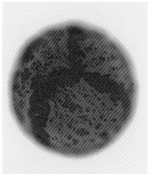 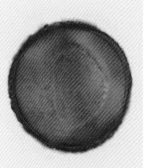 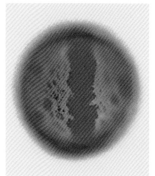

203. 百合科 Liliaceae 郁金香属 *Tulipa* L.

中文： ‘紫旗’郁金香
学名： *Tulipa gesneriana* L. ‘Purple Flag’

多年生草本。具鳞茎。叶 3～5，条状披针形至卵状披针形。花单生于茎顶，花被片 6，紫色。外轮花被片披针形至椭圆形，先端尖；内轮花被片倒卵形，先端钝。雄蕊 6，黄色。

花期： 4—5 月份。
分布： 原产欧洲，我国引种栽培。
采集地点： 北京市海淀区。
采集日期： 2016 年 4 月 8 日。

![tulip flower photograph]

光学显微镜： 花粉粒近球形。直径为 58.6（53.6～65.7）μm。无萌发孔。表面具瘤 - 细颗粒状纹饰。

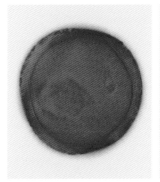
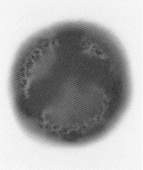
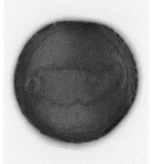
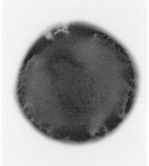

204. 百合科 Liliaceae 丝兰属 *Yucca* L.

中文：凤尾丝兰
学名：*Yucca gloriosa* L.

常绿小乔本，高达 5m。茎明显，常分枝。
叶剑形，先端刺状。幼叶边缘具疏齿，老叶
全缘。圆锥花序，花近钟形，白色，下垂。
　　花期：夏季 6 月份，秋季 9—10 月份。
　　分布：原产北美，我国引种栽培。
　　采集地点：北京市西城区。
　　采集日期：2016 年 5 月 23 日。

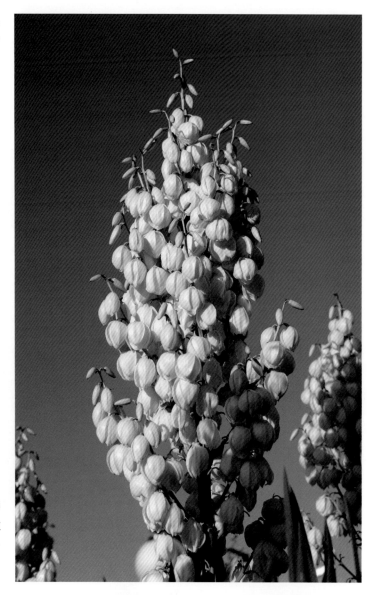

　　光学显微镜：花粉粒椭圆体形。P/E=0.63
（0.52 ～ 0.73）。极面观近椭圆形。花粉粒
大小为 27.9（23.8 ～ 34.1）μm×44.3（39.8 ～
48.9）μm。具 1 远极沟。表面具细网状纹饰。

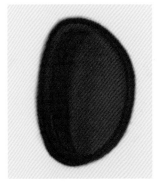
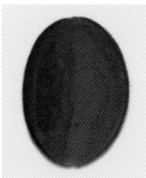
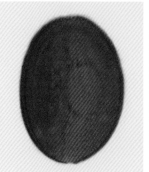
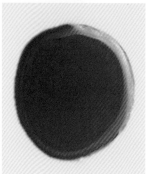

四十五、马钱科 Loganiaceae

205. 马钱科 Loganiaceae 醉鱼草属 *Buddleja* L.

中文：互叶醉鱼草
学名：*Buddleja alternifolia* Maxim.

落叶灌木，高达 4m。枝开展，细弱，常呈弧状弯垂。叶互生，披针形，先端圆钝或短尖，基部楔形。叶全缘。簇生状圆锥花序生于二年生枝叶腋。花冠紫蓝色，先端 4 裂，裂片卵形或宽卵形，芳香。

花期：5—6 月份。
分布：我国西北、华北地区以及内蒙古等地。
采集地点：北京市海淀区。
采集日期：2016 年 5 月 13 日。

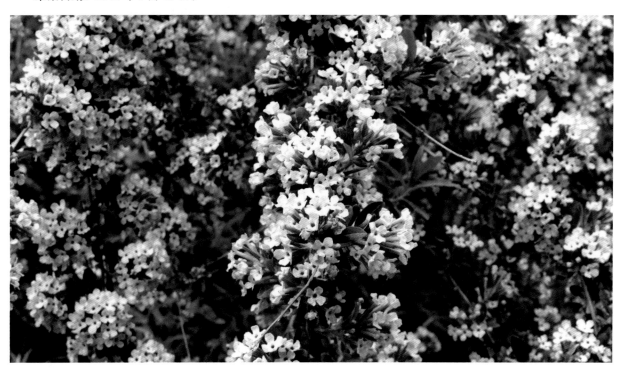

光学显微镜：花粉粒长球形。P/E=1.55（1.34～1.83）。极面观三裂圆形，赤道面观窄椭圆形。花粉粒大小为 14.2（13.1～16.3）μm×9.2（7.4～10.8）μm。具 3 孔沟。表面具模糊的网状纹饰。

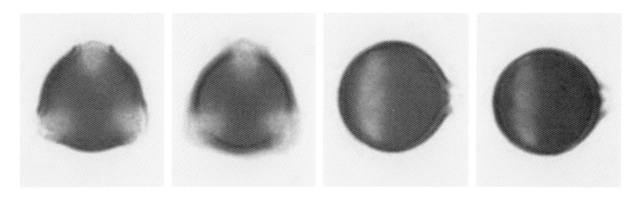

四十六、千屈菜科 Lythraceae

206. 千屈菜科 Lythraceae 紫薇属 *Lagerstroemia* L.

中文：紫薇
学名：*Lagerstroemia indica* L.

落叶灌木或小乔木，高达 7m。树皮淡褐色，光滑。小枝具 4 棱，常有狭翅。叶椭圆形至倒卵形，先端钝或短尖，基部楔形或圆形。圆锥花序顶生。花瓣 6，圆形，基部有长爪，呈皱缩状，淡红色、紫色或白色。

花期：6—9 月份。
分布：全国普遍栽培。
采集地点：北京市海淀区。
采集日期：2015 年 7 月 30 日。

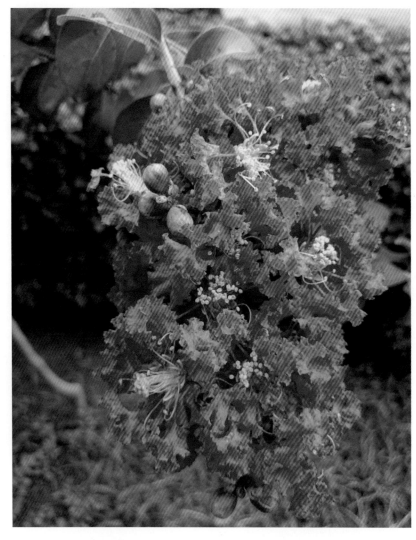

光学显微镜：花粉粒长球形。P/E=1.31（1.24 ~ 1.45）。极面观钝三角形或三裂圆形，赤道面观椭圆形。花粉粒大小为 38.9（36.3 ~ 41.1）μm×29.8（28.3 ~ 31.8）μm。具 3 孔沟，沟膜上有颗粒。孔向外突出，孔腹乳头状。外壁沟间区显著加厚。表面具细颗粒状纹饰。

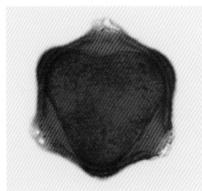
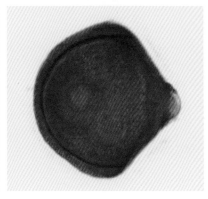
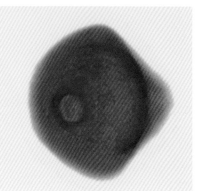

207. 千屈菜科 Lythraceae 千屈菜属 *Lythrum* L.

中文：千屈菜
学名：*Lythrum salicaria* L.

多年生草本，高达 1m。茎常四棱形，直立多分枝。叶对生或 3 叶轮生，披针形，先端钝或锐尖，基部略抱茎，全缘。花两性。总状花序顶生。花瓣 6，狭倒卵形，红紫色或淡紫色。

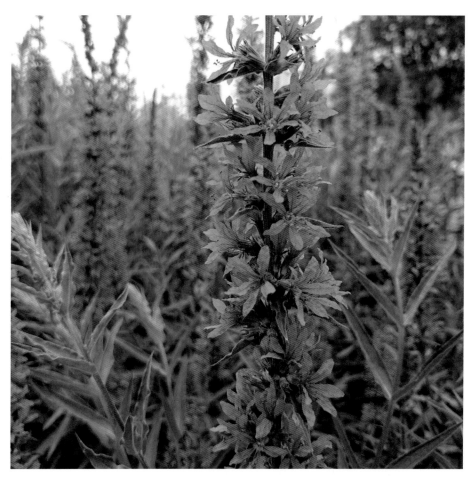

花期：6—8 月份。
分布：全国均有分布。
采集地点：北京市石景山区。
采集日期：2016 年 6 月 1 日。

光学显微镜：花粉粒扁球形 - 近球形。P/E=0.91（0.83 ～ 0.96）。极面观六裂圆形。花粉粒大小为 24.9（17.8 ～ 33.2）μm×27.4（19.2 ～ 35.7）μm。具 3 孔沟和 3 假沟，相间排列。沟长达近两极，具明显的圆形内孔。假沟较短，无内孔。表面具条状纹饰。

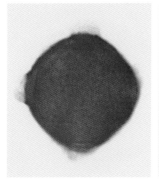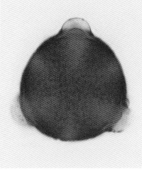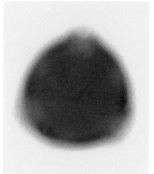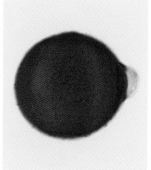

四十七、木兰科 Magnoliaceae

208. 木兰科 Magnoliaceae 鹅掌楸属 *Liriodendron* L.

中文：杂交鹅掌楸
学名：*Liriodendron chinense* (Hemsl.) Sarg. × *L. tulipifera* L.

落叶乔木，高 20 ～ 30m。树皮灰褐色，具皮孔。幼枝红褐色。叶马褂状，先端 2 浅裂。花杯状，花被片外轮黄绿色，内轮黄色。

花期：5 月份。
分布：北京有栽培。
采集地点：北京市海淀区。
采集日期：2016 年 4 月 26 日。

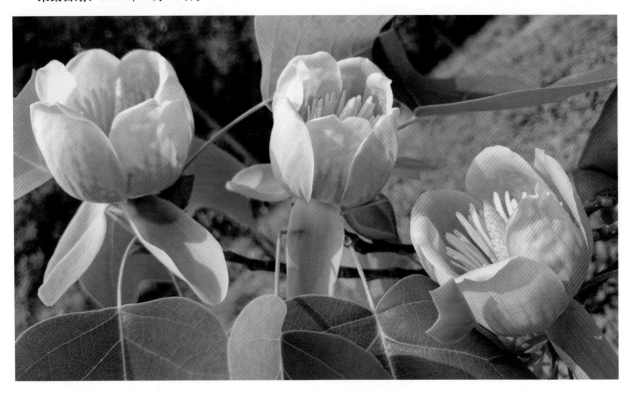

光学显微镜：花粉粒长球形。P/E=1.82（1.63 ～ 2.01）。近极面观椭圆形。花粉粒大小为 58.4（54.1 ～ 61.9）μm×32.2（29.6 ～ 36.8）μm。具 1 远极沟。表面具细网状纹饰。

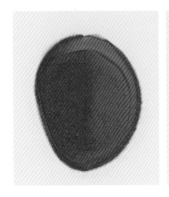
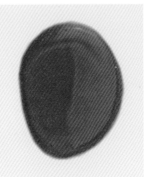
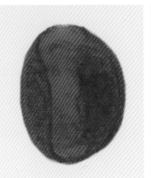
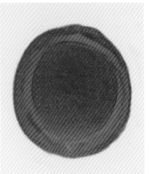

209. 木兰科 Magnoliaceae 含笑属 *Michelia* L.

中文：含笑花（含笑）

学名：*Michelia figo* (Lour.) Spreng.

常绿灌木，高 2～3m。树皮灰褐色，分枝密。叶窄椭圆形或倒卵状椭圆形，先端渐尖或尾尖，基部楔形或宽楔形。叶全缘。花单生叶腋。花被片 6，长椭圆形，淡黄色，边缘带红色或紫色。

花期：3—4 月份。

分布：产自我国华南地区，北京有栽培。

采集地点：北京市海淀区。

采集日期：2016 年 3 月 11 日。

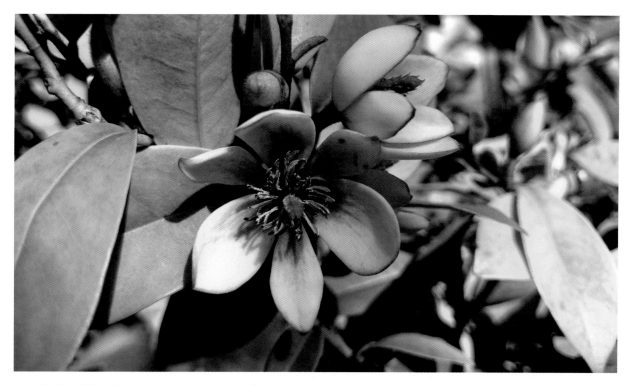

光学显微镜：花粉粒长球形。P/E=1.46（1.38～1.62）。近极面观椭圆形，长赤道面观舟形。花粉粒大小为 44.3（37.9～49.9）μm×30.4（27.0～32.7）μm。具 1 远极沟，沟长达两极。表面具细网状纹饰。

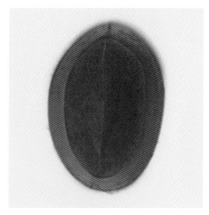 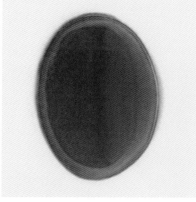 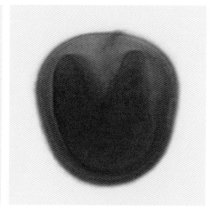

210. 木兰科 Magnoliaceae 玉兰属 *Yulania* Spach

中文：玉兰
学名：*Yulania denudata* (Desr.) D. L. Fu
异名：*Magnolia denudata* Desr.

落叶乔木，高达 15m。树皮深灰色。小枝灰褐色。叶倒卵形至倒卵状长圆形，先端短突尖，基部宽楔形或楔形。叶全缘。花单生枝顶，先叶开放。花被片 9，长圆状倒卵形，白色。

花期：3—4 月份。
分布：全国各地均有栽培。
采集地点：北京市海淀区。
采集日期：2016 年 3 月 27 日。

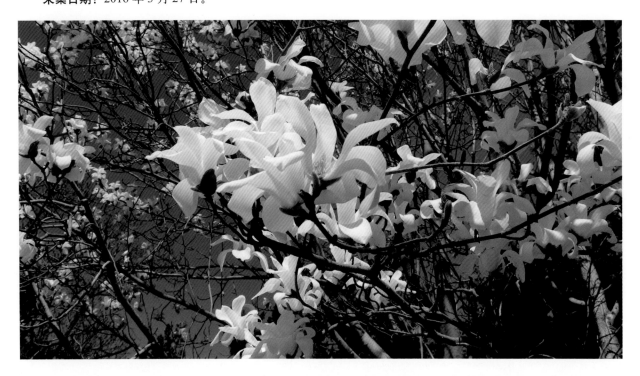

光学显微镜：花粉粒长球形。P/E=1.70（1.48 ~ 1.90）。近极面观椭圆形，长赤道面观舟形。花粉粒大小为 54.3（49.9 ~ 58.7）μm×32.1（29.6 ~ 34.1）μm。具 1 远极沟，沟长达两极。表面具模糊的细网状纹饰。

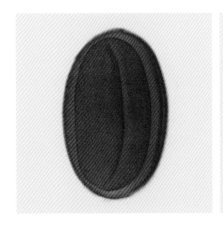

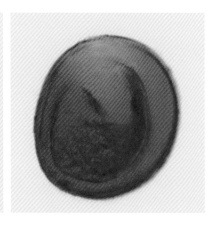

211. 木兰科 Magnoliaceae 玉兰属 *Yulania* Spach

中文：二乔木兰
学名：*Yulania soulangeana* (Soul.-Bod.) D. L. Fu
异名：*Magnolia soulangeana* Soul.-Bod.

落叶小乔木，高 6 ～ 7m。幼枝无毛。叶倒卵形，先端短急尖。花钟状，先叶开放。花被片 6 ～ 9，淡紫红色，边缘多为白色。

花期：3—4 月份。
分布：我国北京、杭州、广州等有栽培。
采集地点：北京市海淀区。
采集日期：2016 年 3 月 27 日。

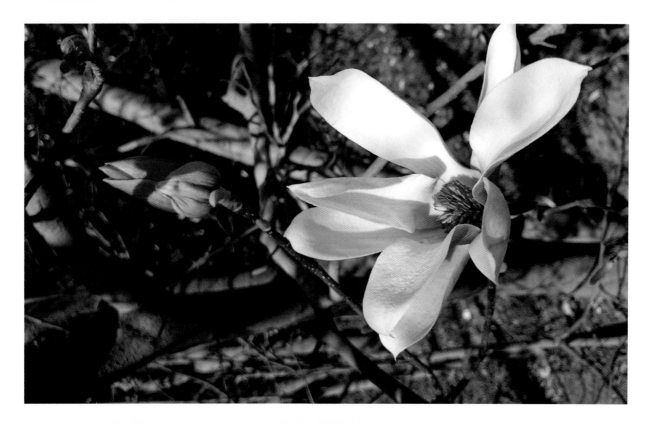

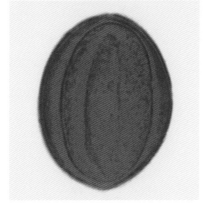
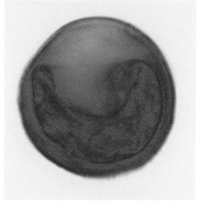

光学显微镜：花粉粒长球形。P/E=1.41（1.35 ～ 1.53）。近极面观椭圆形，长赤道面观舟形，短赤道面观近肾形。花粉粒大小为 46.5（43.3 ～ 49.2）μm×33.0（29.5 ～ 34.5）μm。具 1 远极沟。表面具模糊的细网状纹饰。

四十八、锦葵科 Malvaceae

212. 锦葵科 Malvaceae 苘麻属 *Abutilon* Mill.

中文：苘麻
学名：*Abutilon theophrasti* Medik.

一年生草本，高1～2m。茎直立，有柔毛。叶圆心形，先端尖，基部心形，两面密生星状柔毛。叶缘具细圆锯齿。花单生叶腋。花瓣5，倒卵形，黄色。蒴果半球形，有粗毛，顶端具2长芒。

花期：6—8月份。
分布：全国广泛分布。
采集地点：北京市石景山区。
采集日期：2016年6月27日。

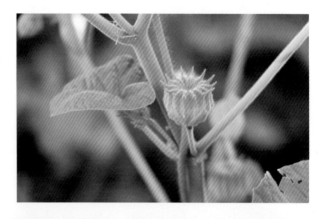

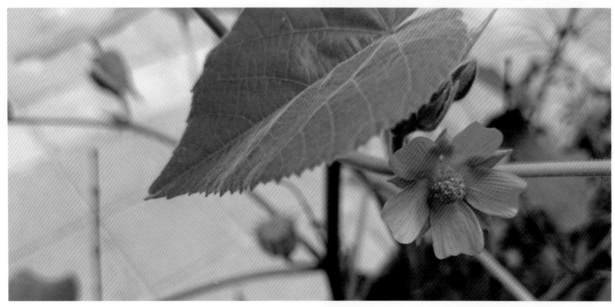

光学显微镜：花粉粒近球形。P/E=0.93（0.90～0.96）。花粉粒大小为49.5（46.7～56.4）μm×53.3（49.7～58.8）μm。具3孔沟，沟短。外壁2层近等厚。表面具刺状纹饰，刺长4.1（3.6～4.7）μm。

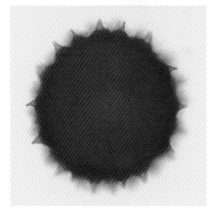
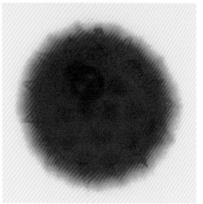

213. 锦葵科 Malvaceae 蜀葵属 *Alcea* L.

中文：蜀葵
学名：*Alcea rosea* L.
异名：*Althaea rosea* (L.) Cav.

二年生草本，高达 2m。茎直立不分枝。叶圆心形，掌状 5 ～ 7 浅裂或波状边缘。叶具长柄。花单生于叶腋，排成总状花序。单瓣或重瓣，花瓣倒卵状三角形，先端凹缺，爪有长髯毛。花色丰富，有红、紫、粉红、白、黄等。

花期：6—8 月份。
分布：全国普遍栽培。
采集地点：北京市丰台区。
采集日期：2016 年 5 月 27 日。

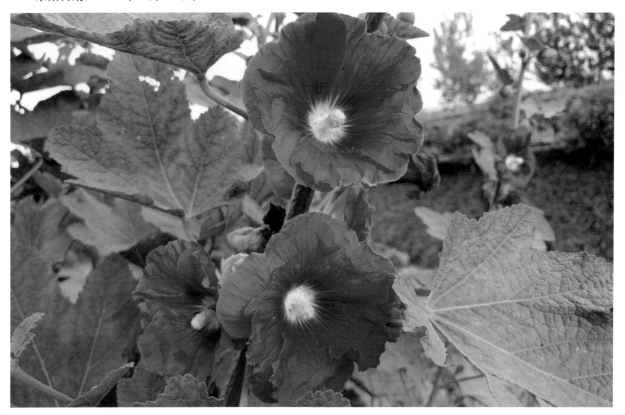

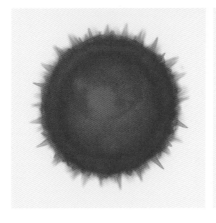
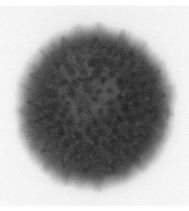

光学显微镜：花粉粒近球形。直径为 113.1（93.5 ～ 135.1）μm。具散孔。表面具刺－细颗粒状纹饰，具二型刺，大刺末端尖，小刺末端圆钝。

214. 锦葵科 Malvaceae 木槿属 *Hibiscus* L.

中文：朱槿
学名：*Hibiscus rosa-sinensis* L.

落叶灌木，高达 3m。植株无毛。小枝圆柱形。叶宽卵形或狭卵形，先端尖，基部楔形。叶缘具粗齿或缺刻。托叶线形，有毛。花单生上部叶腋间，常下垂。花冠漏斗形；花瓣倒卵形，玫瑰红色、淡红色或淡黄色等。

花期：5—10 月份。
分布：原产我国南方，北京有栽培。
采集地点：北京市海淀区。
采集日期：2016 年 5 月 27 日。

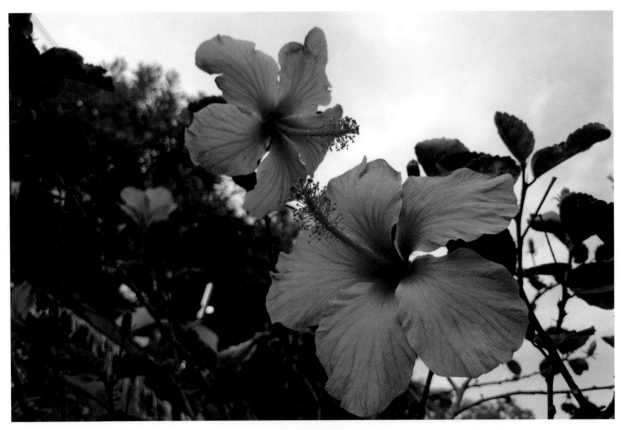

光学显微镜：花粉粒近球形。直径为 135.7（120.7 ~ 160.6）μm。具散孔约 30 个。表面具刺 - 细颗粒状纹饰，刺末端圆钝。

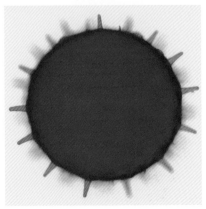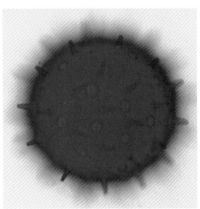

215. 锦葵科 Malvaceae 木槿属 *Hibiscus* L.

中文：木槿
学名：*Hibiscus syriacus* L.

　　落叶灌木，高 3 ～ 4m。小枝幼时有柔毛。叶菱状卵圆形，常 3 裂，基部楔形。叶缘具不整齐齿缺。花单生叶腋。花冠钟形；花瓣倒卵形，淡紫色、白色或红色等。

　　花期：7—9 月份。
　　分布：全国普遍栽培。
　　采集地点：北京市海淀区。
　　采集日期：2016 年 6 月 23 日。

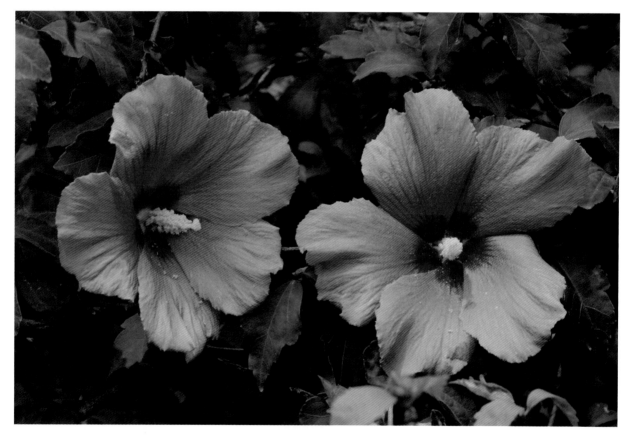

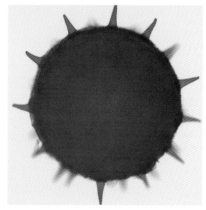
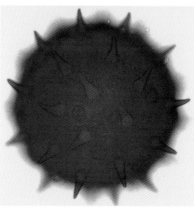

光学显微镜：花粉粒近球形。直径为 148.4（107.5 ～ 195.6）μm。具散孔约 18 个。表面具长刺 – 细颗粒状纹饰，刺长为 22.4（20.6 ～ 24.7）μm。

四十九、楝科 Meliaceae

216. 楝科 Meliaceae 香椿属 *Toona* (Endl.) M. Roem.

中文： 香椿
学名： *Toona sinensis* (A. Juss.) M. Roem.

落叶乔木，高达 25m。树皮深褐色，片状剥落。幼枝有柔毛。偶数羽状复叶，小叶 10 ～ 22；叶卵状披针形或卵状长椭圆形，先端尾尖，基部偏斜。叶缘具浅锯齿。圆锥花序顶生。花瓣 5，卵状长圆形，白色。

花期： 5—6 月份。
分布： 我国华北、东南、西南等地区。
采集地点： 北京市石景山区。
采集日期： 2016 年 5 月 24 日。

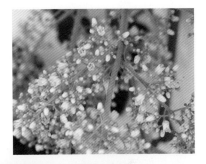

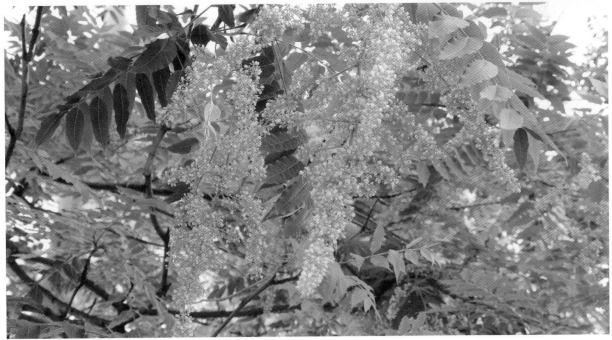

光学显微镜： 花粉粒长球形。P/E=1.26（1.18 ～ 1.46）。极面观三裂或四裂圆形。花粉粒大小为 23.0（22.3 ～ 23.8）μm×18.4（16.3 ～ 19.3）μm（4 粒）。具 3 ～ 4 孔沟，常见 4 孔沟，沟细长，沟膜上有颗粒。表面纹饰模糊。

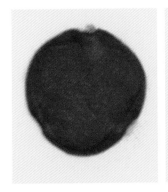 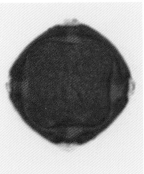 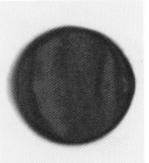 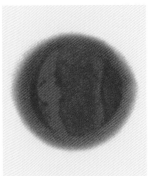

五十、桑科 Moraceae

217. 桑科 Moraceae 构属 *Broussonetia* L'Hért. ex Vent.

中文：构树

学名：*Broussonetia papyrifera* (L.) L'Hért. ex Vent.

落叶乔木，高达 15m。树皮深灰色。小枝密被柔毛。叶宽卵形或长圆状卵形，不裂或不规则的 3～5 深裂，先端渐尖，基部歪斜。叶缘具粗锯齿。花单性，雌雄异株。雄花序为柔荑花序；雌花序为头状花序。

花期：5—6 月份。

分布：我国南北各地均有分布。

采集地点：北京市海淀区。

采集日期：2016 年 6 月 3 日。

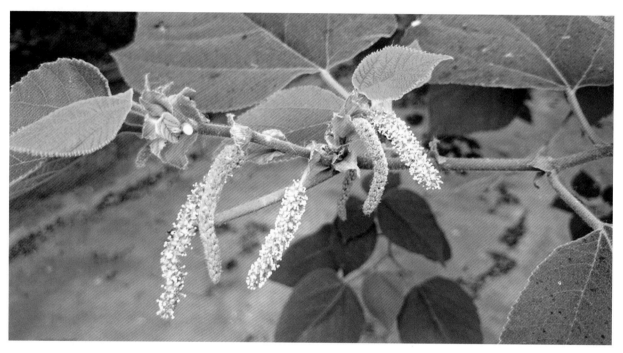

光学显微镜：花粉粒近球形。P/E=1.08（1.02～1.13）。花粉粒大小为 12.2（11.4～13.1）μm×11.4（10.1～12.4）μm。具 2～3 孔。表面具颗粒状纹饰。

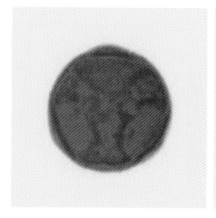 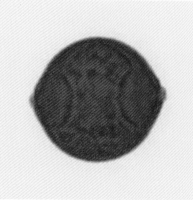 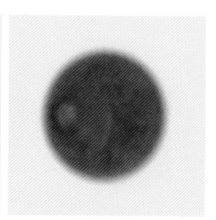

218. 桑科 Moraceae 大麻属 *Cannabis* L.

中文：大麻
学名：*Cannabis sativa* L.

一年生草本，高 1 ~ 3m。茎灰绿色，具纵沟，密被短柔毛。叶掌状全裂，裂片 3 ~ 11，披针形至条状披针形，先端渐尖，基部渐狭。叶缘具粗锯齿。花单性，雌雄异株。雄花序圆锥形，黄绿色；雌花序球形或穗状，绿色。

花期：6—8 月份。
分布：全国普遍分布。
采集地点：内蒙古锡林浩特市。
采集日期：2016 年 7 月 12 日。

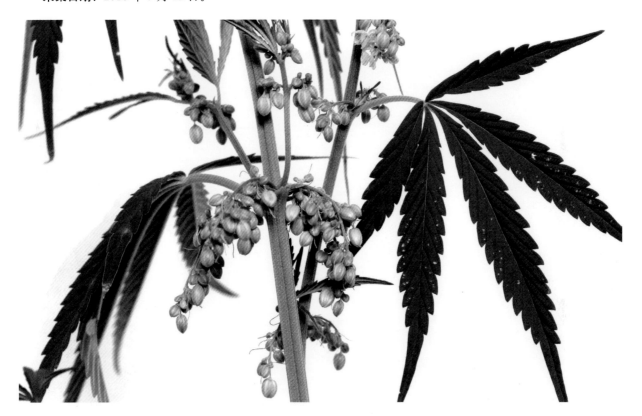

光学显微镜：花粉粒扁球形。P/E=0.83（0.78 ~ 0.87）。花粉粒大小为 19.0（17.6 ~ 21.1）μm×22.8（21.1 ~ 24.6）μm。具 3 孔，稀 4 孔，孔周加厚，有孔膜。表面具细网状纹饰。

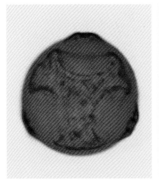
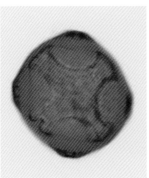
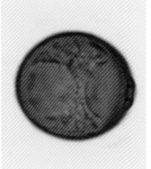
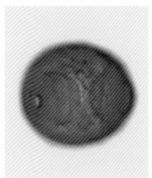

五十一、芭蕉科 Musaceae

219. 芭蕉科 Musaceae 鹤望兰属 *Strelitzia* Aiton

中文：鹤望兰
学名：*Strelitzia reginae* Aiton

多年生草本，高达 1 ~ 2m。无茎。叶革质，对生，长圆状披针形，先端急尖，基部楔形或圆形。下部叶缘波状。花数朵生于与叶柄近等长或稍短的总花梗上，下托舟状佛焰苞。

花期：冬季。
分布：全国南北均有栽培。
采集地点：北京市海淀区。
采集日期：2016 年 9 月 15 日（室内栽培）。

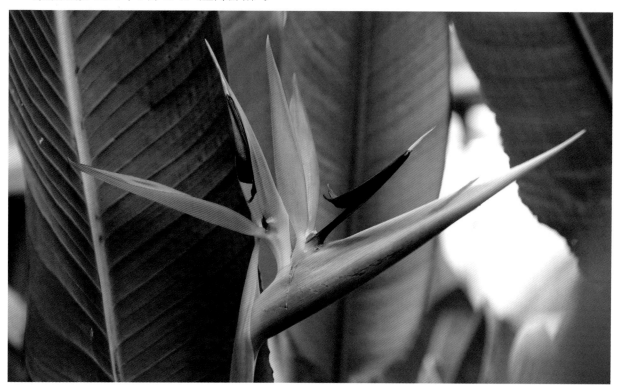

光学显微镜：花粉粒近球形。直径为 110.9（101.0 ~ 117.9）μm。表面具颗粒状纹饰。

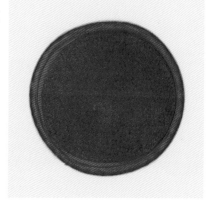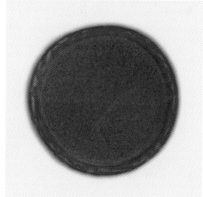

五十二、桃金娘科 Myrtaceae

220. 桃金娘科 Myrtaceae 红千层属 *Callistemon* R. Br.

中文：红千层
学名：*Callistemon rigidus* R. Br.

常绿灌木，高 1～2m。树皮灰褐色，不易剥离。幼枝有白色柔毛。叶革质，条形，先端尖锐，有透明腺点。叶柄极短。穗状花序生于近枝顶。花瓣卵形，绿色；雄蕊鲜红色，长 2.5cm。

花期：4—6 月份。

分布：原产澳大利亚，我国广东、广西、北京有栽培。

采集地点：北京市海淀区。

采集日期：2016 年 5 月 3 日。

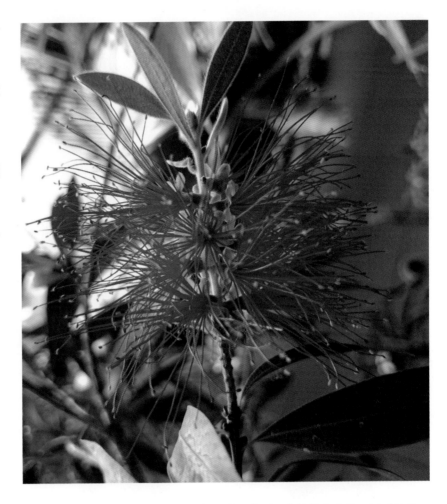

光学显微镜：花粉粒扁球形。P/E=0.72（0.65～0.82）。极面观三角形或四方形。花粉粒大小为 14.4（12.7～15.6）μm×20.0（18.0～21.4）μm。具 3～4 孔沟、副合沟。沟界极区有近圆形、三角形、四方形或其他不规则形状。表面具颗粒状纹饰。

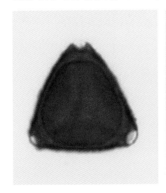
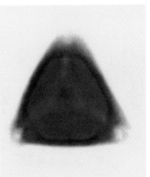
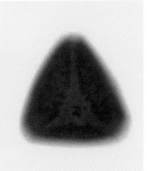
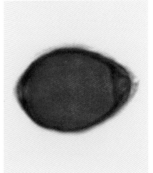

221. 桃金娘科 Myrtaceae 蒲桃属 *Syzygium* Gaertn.

中文：蒲桃
学名：*Syzygium jambos* (L.) Alston

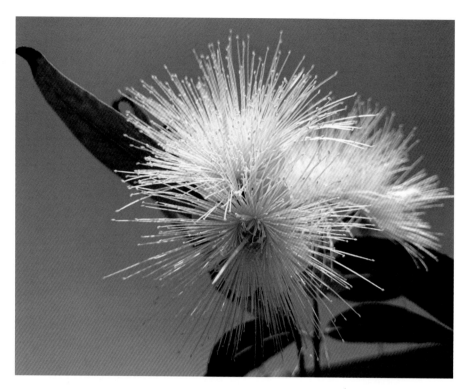

落叶乔木，高达 10m。小枝圆形。叶长圆形或披针形，先端渐尖，基部宽楔形。聚伞花序顶生。花瓣阔卵形，白色；雄蕊多数，离生，伸出。

花期： 3—5 月份。

分布： 我国华南、西南，北京有栽培。

采集地点： 北京市海淀区。

采集日期： 2016 年 5 月 10 日。

光学显微镜： 花粉粒扁球形。P/E=0.65（0.55～0.73）。极面观三角形或四方形。花粉粒大小为 12.7（10.4～14.3）μm×19.6（17.3～21.1）μm。具 3～4 孔沟，稀 5 孔沟，副合沟。沟界极区多为三角形或四方形。表面具颗粒状纹饰。

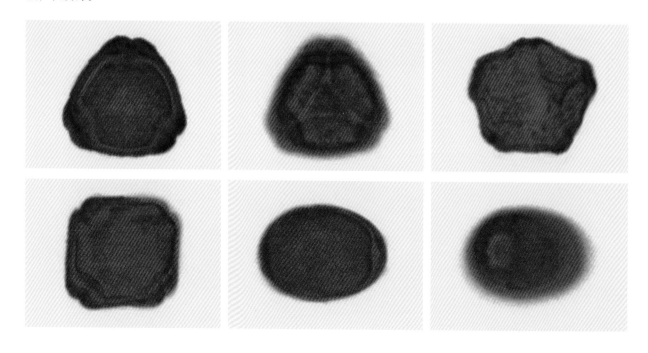

222. 桃金娘科 Myrtaceae 蒲桃属 *Syzygium* Gaertn.

中文：洋蒲桃
学名：*Syzygium samarangense* Merr. et L. M. Perry

落叶乔木，高达 12m。嫩枝稍扁。叶椭圆形至长圆形，先端稍尖或钝，基部圆形或狭心形。网脉明显。近无柄。聚伞花序顶生或腋生。花白色；雄蕊极多，离生，伸出。

花期：3—5 月份。

分布：我国广东、广西、云南、福建、北京等地有栽培。

采集地点：北京市海淀区。

采集日期：2016 年 5 月 10 日。

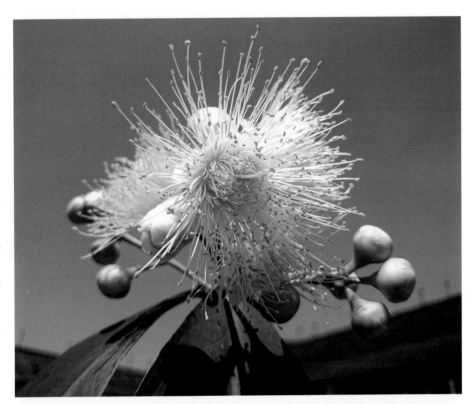

光学显微镜：花粉粒扁球形。P/E=0.66（0.55 ~ 0.77）。极面观三角形或四方形。花粉粒大小为 12.2（10.5 ~ 14.4）μm×18.5（16.9 ~ 20.4）μm。具 3 ~ 4 孔沟、合沟、副合沟。表面具粗颗粒状纹饰。

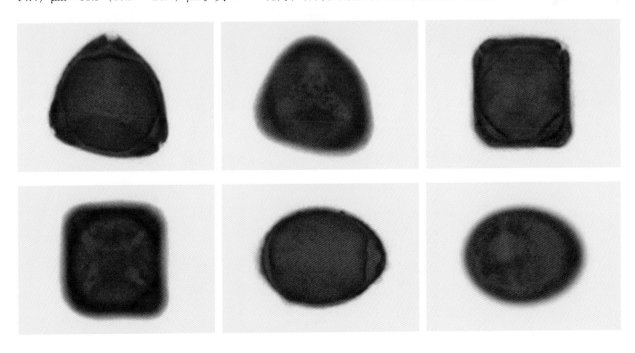

五十三、紫茉莉科 Nyctaginaceae

223. 紫茉莉科 Nyctaginaceae 叶子花属 *Bougainvillea* Comm. ex Juss.

中文：叶子花
学名：*Bougainvillea spectabilis* Willd.

常绿攀援灌木。枝下垂，密被柔毛；刺腋生。叶椭圆形或卵形。有叶柄。花顶生或腋生。苞片椭圆状卵形，淡紫红色或暗红色。

花期：全年。
分布：我国室内广泛栽培，供观赏。
采集地点：北京市海淀区。
采集日期：2016 年 5 月 13 日。

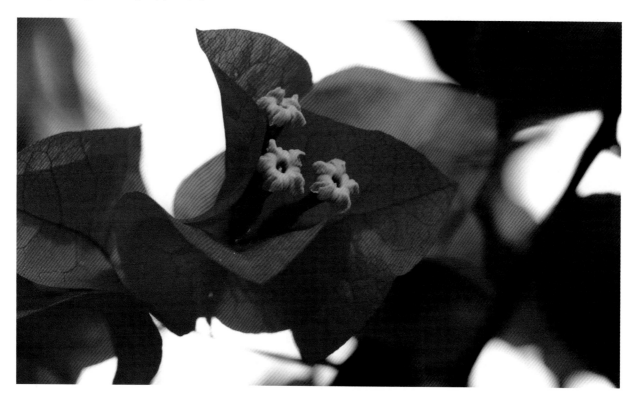

光学显微镜：花粉粒近球形。P/E=1.12（1.05 ～ 1.21）。极面观三浅裂圆形。花粉粒大小为 28.7（25.7 ～ 31.0）μm×25.7（23.0 ～ 28.2）μm。具 3 沟，沟短。表面具粗网 - 颗粒状纹饰，网眼大，内有颗粒。

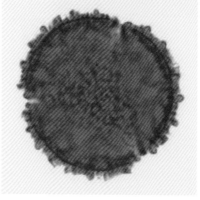
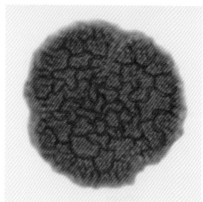

五十四、睡莲科 Nymphaeaceae

224. 睡莲科 Nymphaeaceae 莲属 *Nelumbo* Adans.

中文：莲（荷花）
学名：*Nelumbo nucifera* Gaertn.

多年生水生草本，高 1 ~ 2m。叶基生，盾状圆形，直径 25 ~ 90cm。叶全缘稍呈波状。叶柄圆柱形，中空，散生小刺。花大，直径 10 ~ 20cm，芳香。花瓣椭圆形，先端尖，红色、粉红色或白色。

花期：7—8 月份。
分布：全国南北均有分布。
采集地点：北京市石景山区。
采集日期：2016 年 7 月 2 日。

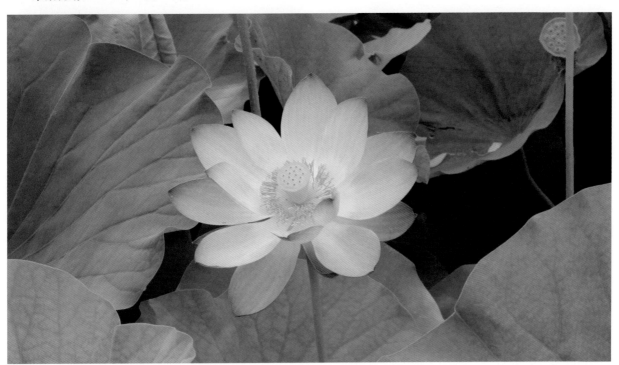

光学显微镜：花粉粒长球形。P/E=1.26（1.17 ~ 1.40）。花粉轮廓线凸波形。极面观三裂圆形。花粉粒大小为 59.3（52.2 ~ 69.0）μm×47.2（40.6 ~ 52.8）μm（16 粒）。具 3 沟，沟膜上有颗粒。表面具棒状纹饰。

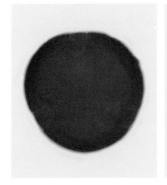   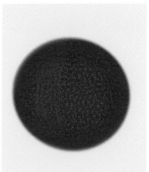

225. 睡莲科 Nymphaeaceae 睡莲属 *Nymphaea* L.

中文：睡莲
学名：*Nymphaea tetragona* Georgi

多年生水生草本。叶漂浮在水面上；卵状椭圆形或心状卵形，基部有深弯缺。叶全缘。花单生于花梗顶端，直径 3 ～ 5cm。花瓣 8 ～ 15，长圆形、倒卵形或宽披针形，白色。

花期：5—7 月份。

分布：全国广泛分布。

采集地点：北京市海淀区。

采集日期：2016 年 5 月 15 日。

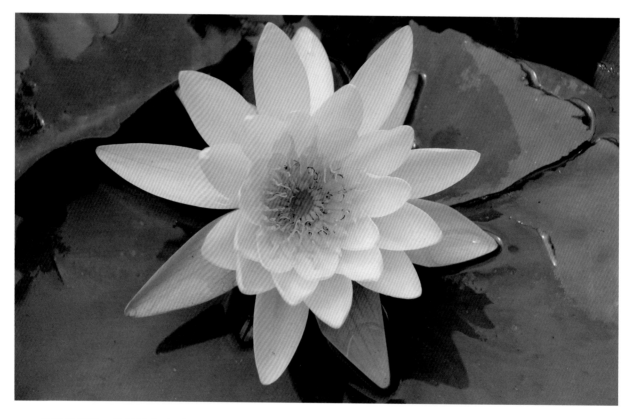

光学显微镜：花粉粒扁球形。P/E=0.77（0.69 ～ 0.86）。花粉粒大小为 28.6（22.5 ～ 35.2）μm×37.4（28.8 ～ 43.7）μm。具环状萌发孔。表面具棒状纹饰。

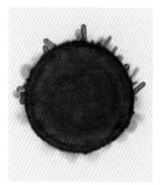 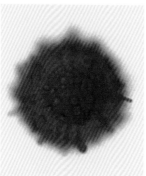 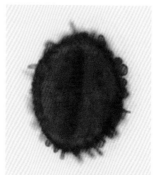 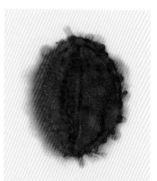

五十五、柳叶菜科 Onagraceae

226. 柳叶菜科 Onagraceae 柳兰属 *Chamerion* Raf. ex Holub

中文：柳兰

学名：*Chamerion angustifolium* (L.) Holub

异名：*Chamaenerion angustifolium* (L.) Scop.

多年生草本，高约 1m。茎直立，光滑无毛。叶披针形，先端长渐尖，基部楔形。叶全缘或有细锯齿。花两性。总状花序顶生，直立。花瓣 4，倒卵形，先端钝圆，基部有短爪，紫红色，雄蕊 8，花丝 4。

花期：7—8 月份。

分布：我国东北、华北、西北、西南等地区。

采集地点：内蒙古锡林郭勒盟。

采集日期：2015 年 8 月 5 日。

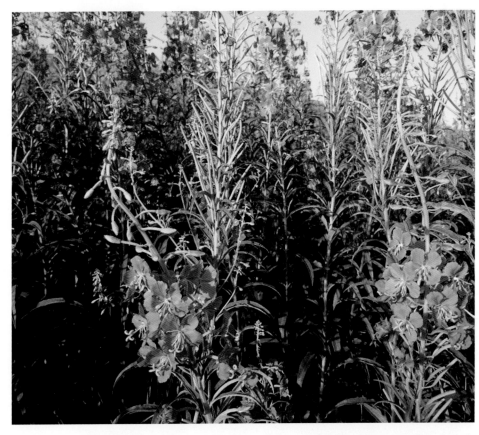

光学显微镜：花粉粒扁球形。P/E=0.75（0.67～0.81）。极面观三角形、四角形或五角形。花粉粒大小为 69.3（62.0～74.3）μm×92.6（81.3～100.3）μm（16 粒）。具圆形萌发孔 4～5，稀 3 个。萌发孔乳头状突出。表面具细网状纹饰。

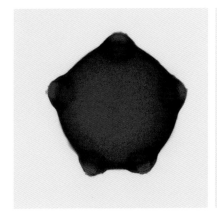
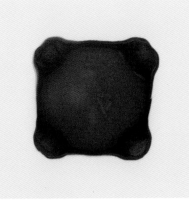
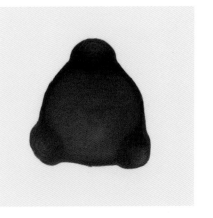

227. 柳叶菜科 Onagraceae 山桃草属 *Gaura* L.

中文：'红蝴蝶' 山桃草
学名：*Gaura lindheimeri* Engelm. et A. Gray 'Crimson Butterfly'

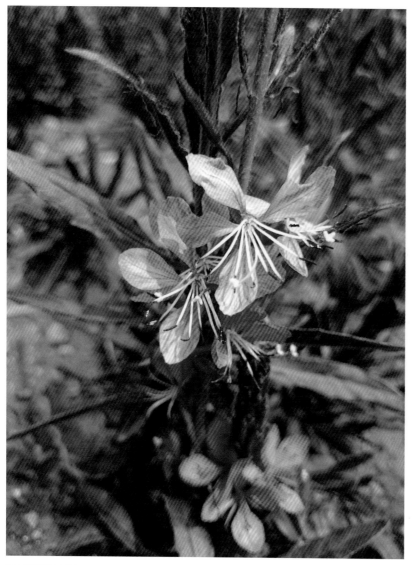

多年生草本，高达 1m。植株被粗毛。茎直立，常多分枝。叶披针形或匙形，先端锐尖，基部楔形。叶缘有波状齿。穗状花序或圆锥花序顶生。花粉红色。

花期：5—9 月份。
分布：原产北美，北京有栽培。
采集地点：北京市海淀区。
采集日期：2016 年 4 月 26 日。

光学显微镜：花粉粒扁球形。极面观三角形或四角形。花粉粒大小为 84.4（68.6 ～ 94.3）μm × 110.2（98.9 ～ 128.7）μm。具 3 ～ 4 个萌发孔。萌发孔乳头状突出。表面具细网 - 条状纹饰，萌发孔突出部分为条状纹饰。

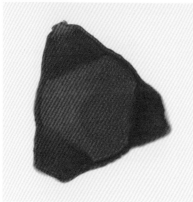
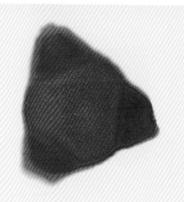
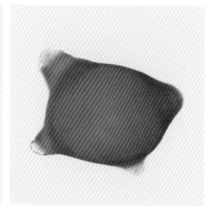

228. 柳叶菜科 Onagraceae 月见草属 *Oenothera* L.

中文：月见草
学名：*Oenothera biennis* L.

二年生草本，高达 1m。茎直立粗壮。茎生叶窄椭圆形至披针形，先端渐尖，基部楔形，叶缘具稀钝齿。穗状花序腋生。花瓣 4，黄色。

花期：6—9 月份。

分布：原产北美，我国东北、华北等地区有栽培。

采集地点：北京市海淀区。

采集日期：2016 年 6 月 15 日。

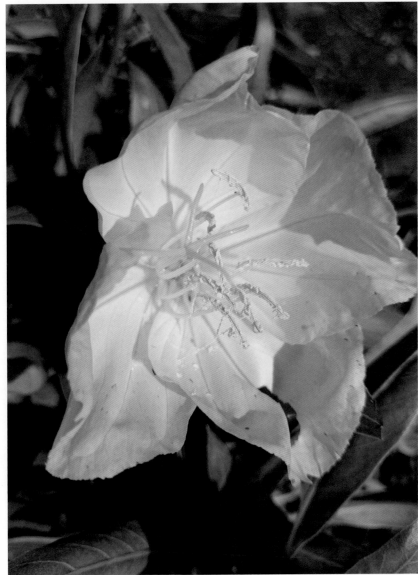

光学显微镜：花粉粒超扁球形。P/E = 0.44 (0.38 ～ 0.49)。极面观常呈三角形。花粉粒大小为 52.2 (39.0 ～ 65.4) μm × 117.7 (103.0 ～ 132.5) μm（2 粒）。具 3 ～ 4 个萌发孔。萌发孔乳头状突出。表面具颗粒状纹饰。

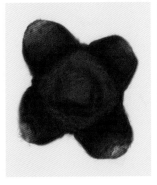 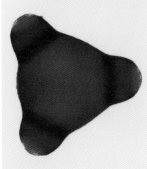 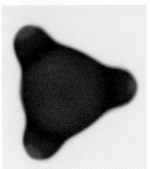 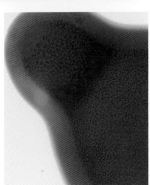

五十六、木犀科 Oleaceae

229. 木犀科 Oleaceae 流苏树属 *Chionanthus* L.

中文：流苏树

学名： *Chionanthus retusus* Lindl. et Paxton

落叶灌木或乔木，高达 20m。树皮暗灰褐色。幼枝褐色或淡黄褐色。叶椭圆形或卵形至长椭圆形，先端钝圆或微凹，基部宽楔形或圆形。叶全缘或有小锯齿。聚伞状圆锥花序顶生。花冠 4 深裂，裂片条状倒披针形，白色。

花期： 3—6 月份。

分布： 我国南北均有分布。

采集地点： 北京市海淀区。

采集日期： 2016 年 4 月 25 日。

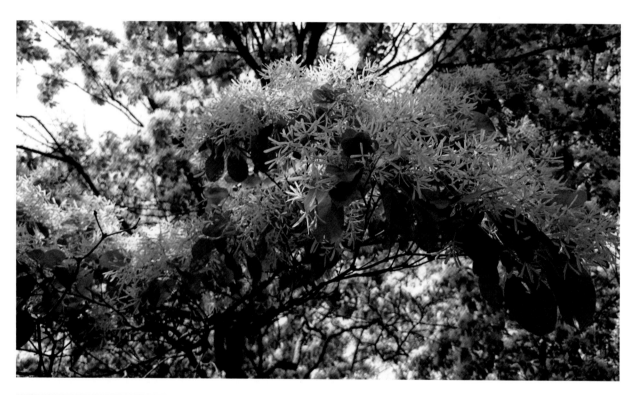

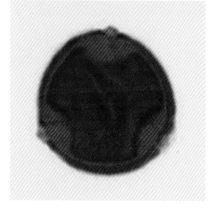 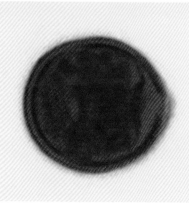

光学显微镜： 花粉粒长球形。P/E=1.38（1.16 ~ 1.62）。极面观三裂圆形。花粉粒大小为 16.2（15.2 ~ 17.7）μm×11.9（10.3 ~ 13.4）μm。具 2 ~ 3 孔沟，常见 3 孔沟。表面具细网状纹饰。

230. 木犀科 Oleaceae 雪柳属 *Fontanesia* Labill.

中文：雪柳

学名：*Fontanesia phillyreoides* Labill. subsp. *fortunei* (Carrière) Yalt.

异名：*Fontanesia fortunei* Carrière

落叶灌木或乔木，高达 5m。树皮灰褐色。幼枝四棱形。叶狭卵形、披针形或卵状披针形，先端锐尖，基部楔形。叶全缘。花两性或杂性同株。圆锥花序顶生或腋生。花瓣 4，卵状披针形，绿白色或粉红色。

花期：5—6 月份。

分布：我国广泛栽培。

采集地点：北京市海淀区。

采集日期：2016 年 5 月 6 日。

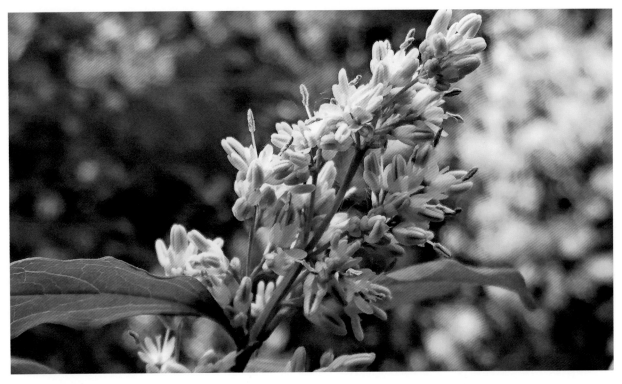

光学显微镜：花粉粒长球形。P/E=1.54（1.37 ～ 1.73）。极面观三裂圆形，赤道面观窄椭圆形。花粉粒大小为 20.9（18.8 ～ 22.4）μm×13.7（12.6 ～ 15.4）μm。具 3 孔沟，沟细长。表面具细网状纹饰。

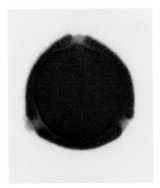 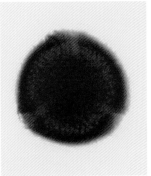 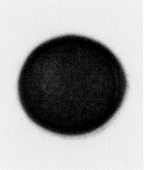 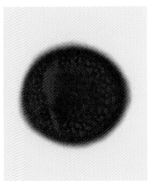

231. 木犀科 Oleaceae 连翘属 *Forsythia* Vahl

中文：连翘

学名：*Forsythia suspensa* (Thunb.) Vahl

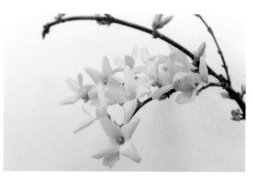

落叶灌木，高达 4m。枝褐色，稍四棱，呈拱形下垂。叶卵形、宽卵形或椭圆状卵形，先端尖，基部宽楔形或圆形。叶缘除基部具粗锯齿或锐锯齿。花一至数朵着生于叶腋，先叶开放。花冠裂片 4，倒卵状椭圆形，黄色，内有橘红色条纹。

花期：3—5 月份。

分布：我国北部和中部地区。

采集地点：北京市海淀区。

采集日期：2016 年 4 月 2 日。

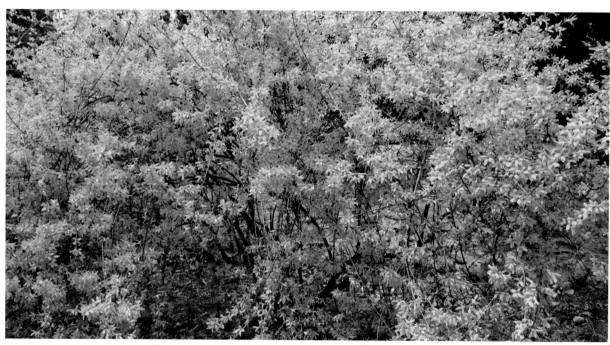

光学显微镜：花粉粒长球形。P/E=1.24（1.13 ~ 1.36）。极面观三裂圆形。花粉粒大小为 29.6（26.2 ~ 35.6）μm × 24.0（21.2 ~ 31.5）μm。具 3 孔沟。表面具粗网状纹饰，网眼大小不一。

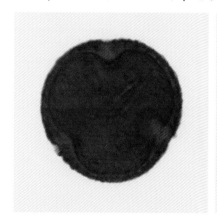
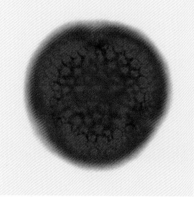
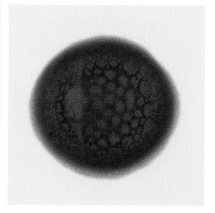

232. 木犀科 Oleaceae 白蜡树属（梣属）*Fraxinus* L.

中文：小叶白蜡
学名：*Fraxinus bungeana* A. DC.

落叶灌木或小乔木，高达 5m。树皮黑灰色，光滑。幼枝淡褐色，有细短柔毛。奇数羽状复叶，小叶 3 ~ 7，常为 5；小叶圆卵形或卵形，先端钝至短渐尖，基部宽楔形。叶缘具钝锯齿。圆锥花序顶生。花瓣条形，白色带绿色。

花期：4—5 月份。
分布：我国华北、东北、西北、西南地区。
采集地点：北京市海淀区。
采集日期：2016 年 4 月 18 日。

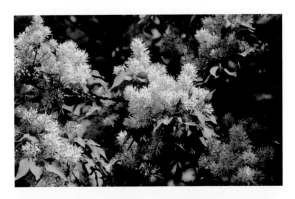

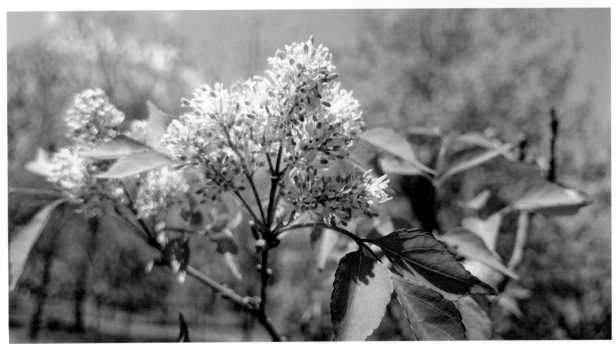

光学显微镜：花粉粒近球形 - 长球形。P/E=1.10（1.04 ~ 1.19）。极面观三裂圆形。花粉粒大小为 20.4（19.3 ~ 22.3）μm × 18.6（17.3 ~ 19.6）μm（5 粒）。具 3 沟，沟细。表面具网状纹饰。

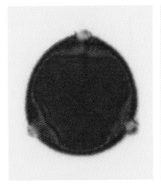
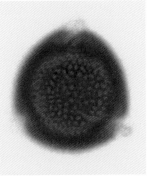
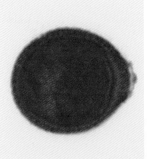
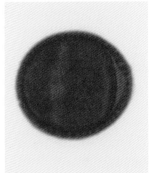

233. 木犀科 Oleaceae 白蜡树属（梣属）*Fraxinus* L.

中文：白蜡树（中国白蜡）
学名：*Fraxinus chinensis* Roxb.

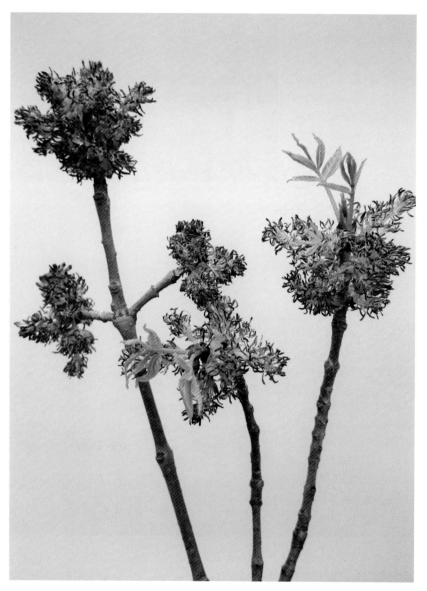

落叶乔木，高达 15m。树皮灰褐色，纵裂。小枝黄褐色，无毛。奇数羽状复叶，小叶 5～9，常为 7；小叶椭圆形或椭圆状卵形，先端渐尖，基部圆形或楔形。叶缘具锯齿或波状齿。花单性，雌雄异株。圆锥花序顶生或腋生。

花期：4—5 月份。

分布：我国华北、东北、华南等地区。

采集地点：北京市海淀区。

采集日期：2017 年 4 月 8 日。

光学显微镜：花粉粒长球形。P/E=1.18（1.04～1.32）。极面观三裂圆形或四方形。花粉粒大小为 23.1（20.2～25.0）μm×19.8（17.1～24.7）μm（6 粒）。具 3～4 孔沟。表面具细网状纹饰。

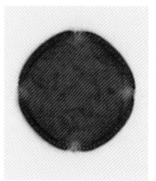
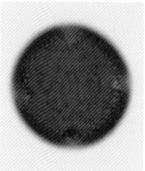
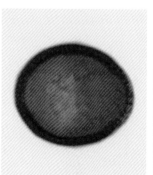
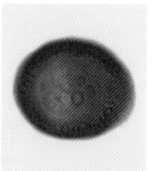

234. 木犀科 Oleaceae 白蜡树属（梣属）*Fraxinus* L.

中文： 金叶白蜡
学名： *Fraxinus chinensis* Roxb. 'Jinguan'

落叶乔木。树皮淡黄褐色。小枝无毛。小叶 5 ～ 9，卵状椭圆形，先端渐尖，基部狭窄，不对称，金黄色。叶缘具锯齿和波状齿。两性花或杂性花，先叶开放。

花期： 3—5 月份。
分布： 我国东北、西北、长江及黄河流域等。
采集地点： 北京市门头沟区。
采集日期： 2016 年 4 月 12 日。

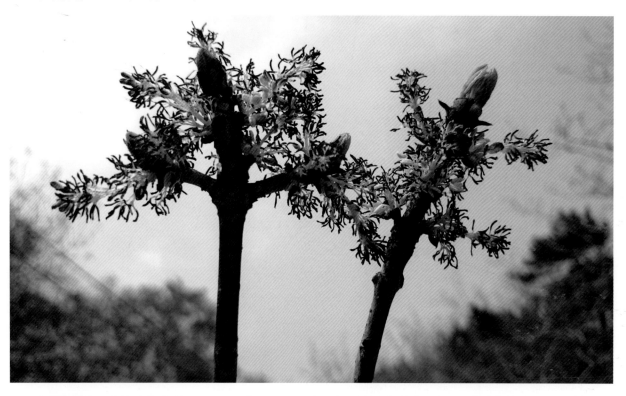

光学显微镜： 花粉粒长球形。P/E=1.34（1.17 ～ 1.71）。极面观四方形或五角形。花粉粒大小为 23.1（21.1 ～ 25.9）μm×17.3（15.2 ～ 19.9）μm。具 4 ～ 5 孔沟，常见 4 孔沟。表面具细网状纹饰。

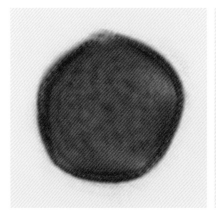
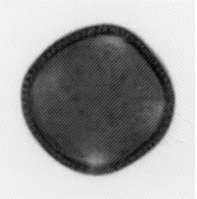
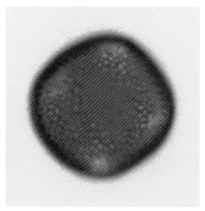

235. 木犀科 Oleaceae 白蜡树属（梣属） *Fraxinus* L.

中文：大叶白蜡

学名： *Fraxinus chinensis* Roxb. subsp. *rhynchophylla* (Hance) Murray

落叶乔木，高达 15m。树皮灰褐色。一年生枝褐绿色，后变灰褐色。奇数羽状复叶，小叶 3～7，常为 5；小叶宽卵形或倒卵形，顶生小叶特大，先端尾尖或钝尖，基部宽楔形至心形。叶缘疏具钝锯齿。

花单性，雌雄异株。圆锥花序顶生或腋生。

花期： 4—5 月份。

分布： 我国东北、华北地区。

采集地点： 北京市海淀区。

采集日期： 2017 年 4 月 4 日。

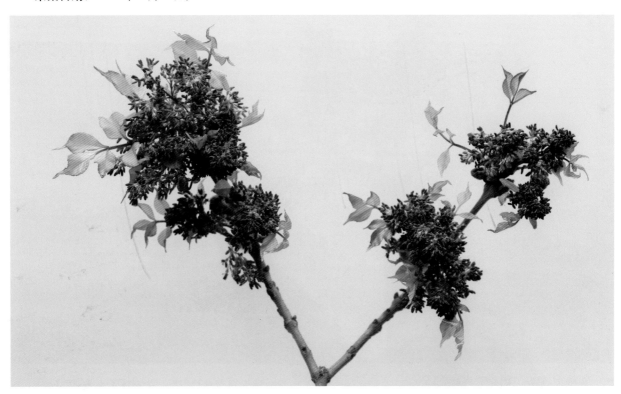

光学显微镜： 花粉粒近球形－长球形。P/E=1.18（1.04～1.40）。极面观三裂圆形，赤道面观椭圆形。花粉粒大小为 23.4（19.4～27.1）×19.8（15.2～24.2）μm（16 粒）。具 3 孔沟。表面具细网状纹饰。

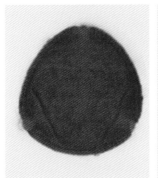 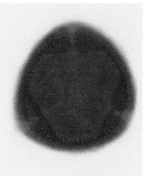 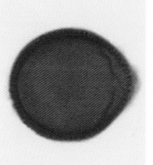 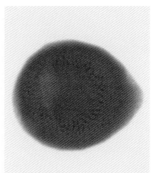

236. 木犀科 Oleaceae 素馨属 *Jasminum* L.

中文：迎春花
学名：*Jasminum nudiflorum* Lindl.

　　落叶灌木，高达 5m。小枝四棱形，直立或弯曲成拱形。小叶 3，卵形至长椭圆状卵形，先端狭突尖，基部楔形。叶缘具短睫毛。花单生于去年生枝叶腋，先叶开放。花冠裂片 5～6，倒卵形，黄色。

花期：2—4 月份。

分布：我国北京、河北、山东等地普遍栽培。

采集地点：北京市海淀区。

采集日期：2016 年 3 月 22 日。

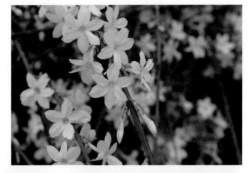

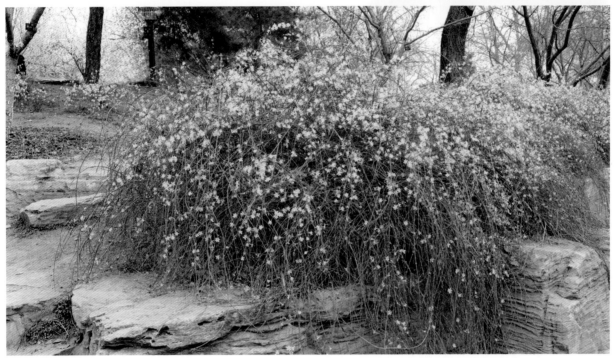

　　光学显微镜：花粉粒长球形。P/E=1.29（1.16～1.43）。极面观三裂圆形。花粉粒大小为 42.6（37.1～48.5）μm×33.2（29.4～37.7）μm。具 3～4 沟，沟细，长近达两极。外层基柱明显。表面具粗网状纹饰。

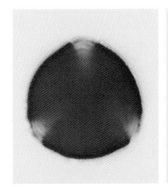 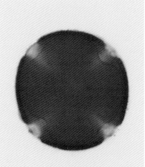  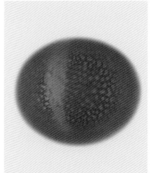

237. 木犀科 Oleaceae 女贞属 *Ligustrum* L.

中文：女贞
学名：*Ligustrum lucidum* W. T. Aiton

常绿乔木或灌木，高达 10m，稀 20m。树皮灰褐色。枝圆柱形，疏生皮孔。叶卵形至卵状披针形，先端渐尖，基部宽楔形或近圆形。叶全缘。圆锥花序顶生，直立。花近无梗，芳香。

花期：5—7 月份。
分布：长江流域及以南地区，华北有栽培。
采集地点：北京市海淀区。
采集日期：2016 年 5 月 10 日。

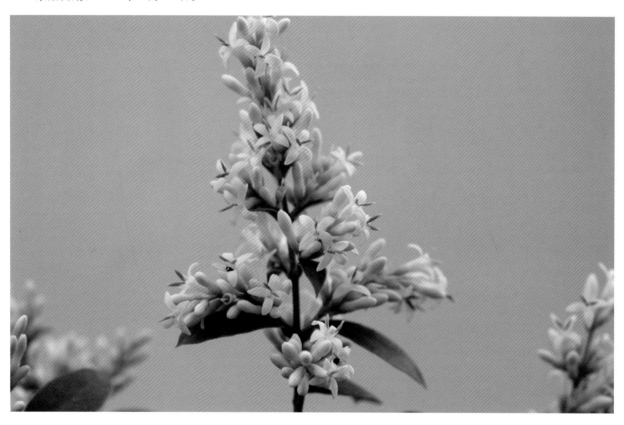

光学显微镜：花粉粒长球形。P/E=1.23（1.12 ~ 1.38）。极面观三裂圆形。花粉粒大小为 30.2（25.7 ~ 32.2）μm×24.6（21.3 ~ 27.3）μm（12粒）。具 3 孔沟，孔近圆形，有孔膜。表面具粗网状纹饰。

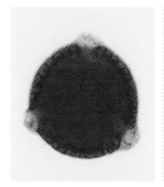 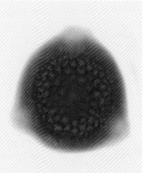  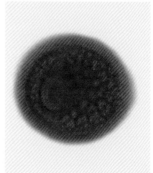

238. 木犀科 Oleaceae 女贞属 *Ligustrum* L.

中文：水蜡树
学名：*Ligustrum obtusifolium* Siebold et Zucc.

落叶灌木,高达3m。树皮暗黑色。幼枝有短柔毛。叶椭圆形至长圆状倒卵形,先端钝或锐尖,基部宽楔形或楔形。圆锥花序有短柔毛,常下垂。

花期：5—6月份。
分布：我国华北、华中、华东地区。
采集地点：北京市海淀区。
采集日期：2016年5月13日。

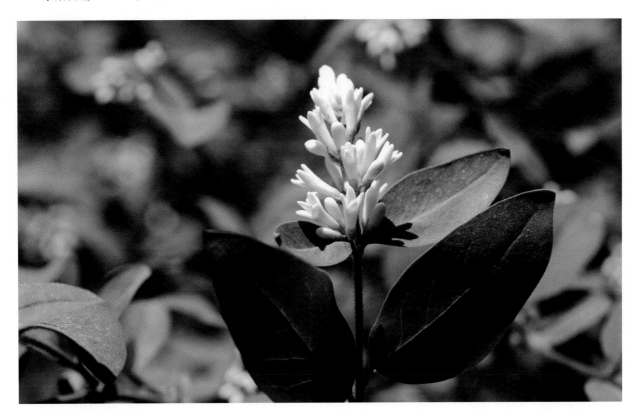

光学显微镜：花粉粒近球形。P/E=1.09（1.00～1.19）。极面观三裂圆形。花粉粒大小为28.6（26.2～32.4）μm×26.4（22.8～32.4）μm（7粒）。具3孔沟。表面具粗网状纹饰。

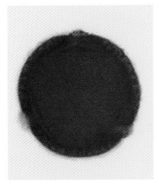 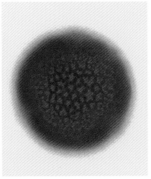 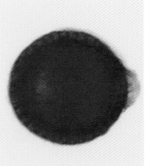 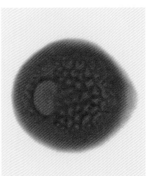

239. 木犀科 Oleaceae 女贞属 *Ligustrum* L.

中文：金叶女贞
学名： *Ligustrum ovalifolium* Hassk. var. *aureo-marginatum* Rehder

半常绿灌木，高达 3m。小枝灰绿至灰褐色。叶卵形至卵状椭圆形，先端渐尖，基部宽楔形或近圆形，金黄色。叶全缘。总状花序，花小，白色。

花期： 5—6 月份。
分布： 我国华北、华东等地区。
采集地点： 北京市西城区。
采集日期： 2016 年 5 月 23 日。

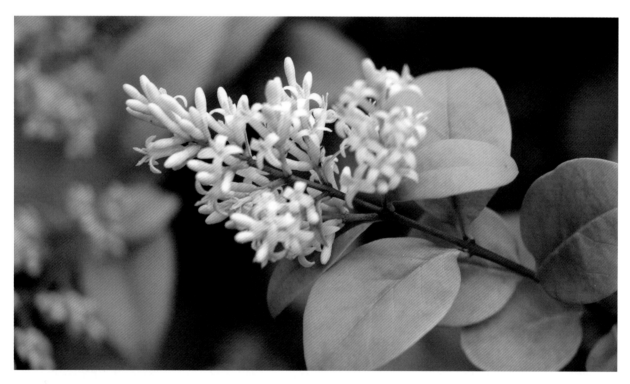

光学显微镜： 花粉粒近球形－长球形。P/E=1.11（1.01～1.27）。极面观三裂圆形。花粉粒大小为 28.1（25.4～30.7）μm×25.3（23.2～28.1）μm。具 3 孔沟。表面具粗网状纹饰。

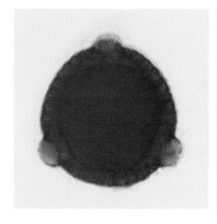 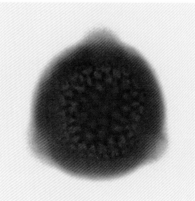 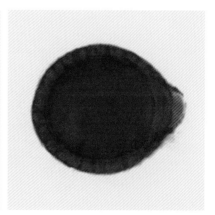

240. 木犀科 Oleaceae 丁香属 *Syringa* L.

中文：紫丁香
学名：*Syringa oblata* Lindl.

落叶灌木或小乔木，高达 4m。树皮灰色或灰褐色。枝无毛，疏生皮孔。叶圆卵形至肾形，先端渐尖，基部心形、楔形或宽楔形。花两性。圆锥花序疏散，由侧芽发出。花冠紫色。

花期：4—5 月份。
分布：我国东北、华北地区以及山东、甘肃等地。
采集地点：北京市海淀区。
采集日期：2016 年 4 月 8 日。

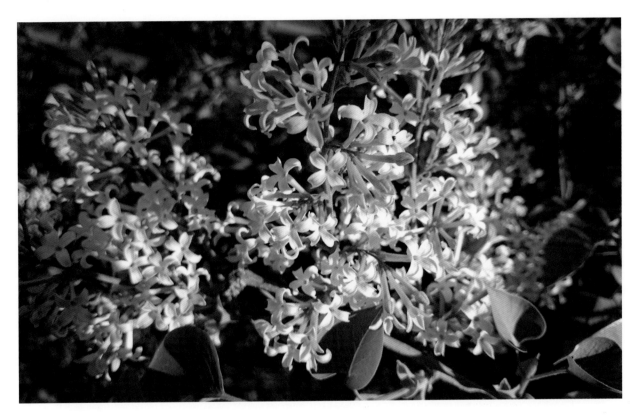

光学显微镜：花粉粒近球形 – 长球形。P/E=1.20（1.08 ～ 1.36）。极面观三裂圆形。花粉粒大小为 30.0（28.5 ～ 33.7）μm×25.1（21.7 ～ 28.6）μm。具 3 孔沟。外层约为内层 2 倍厚。表面具粗网状纹饰。

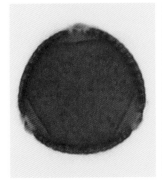 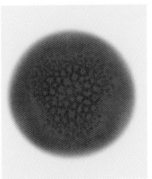 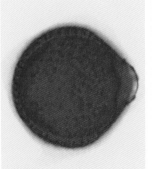 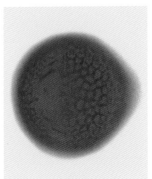

241. 木犀科 Oleaceae 丁香属 *Syringa* L.

中文：白丁香

学名：*Syringa oblata* Lindl. var. *alba* Hort. ex Rehder

落叶灌木或小乔木，高达 4m。树皮灰色或灰褐色。枝无毛，疏生皮孔。叶圆卵形至肾形，先端渐尖，基部常为近心形、截形、圆楔形至近圆形，下面常有短柔毛。花两性。圆锥花序疏散，由侧芽发出。花白色，单瓣，香气浓。

花期：4—5 月份。

分布：我国长江以北各省市。

采集地点：北京市海淀区。

采集日期：2016 年 3 月 30 日。

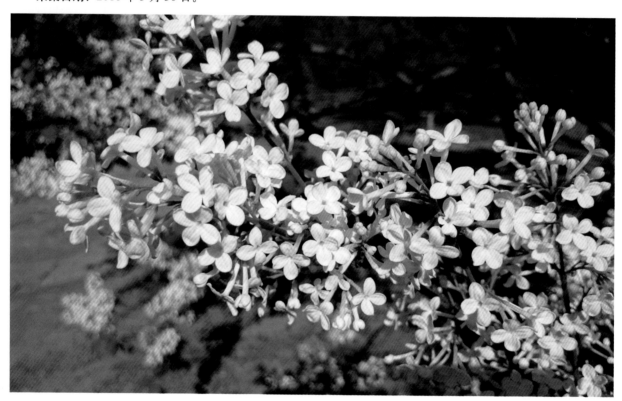

光学显微镜：花粉粒近球形 - 长球形。P/E=1.22（1.03 ～ 1.47）。极面观三裂圆形。花粉粒大小为 26.3（23.8 ～ 28.8）μm×21.8（19.6 ～ 25.9）μm。具 3 孔沟。外层约为内层 3 倍厚。表面具粗网状纹饰。

 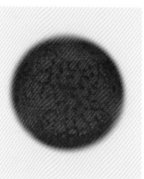 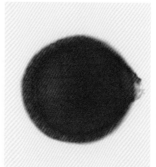 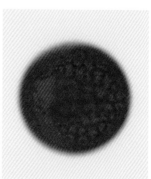

242. 木犀科 Oleaceae 丁香属 *Syringa* L.

中文：巧玲花
学名：*Syringa pubescens* Turcz.

落叶灌木，高达 4m。树皮灰褐色。幼枝无毛，疏生皮孔。叶椭圆状卵形、菱状卵形、卵形或卵圆形，先端短渐尖，基部宽楔形或圆形。叶缘具细毛。花两性。圆锥花序直立，由侧芽发出。花冠紫色，盛开淡紫色，后渐白色。

花期：5—6 月份。
分布：我国中部、西部、西北部。
采集地点：北京市海淀区。
采集日期：2016 年 4 月 23 日。

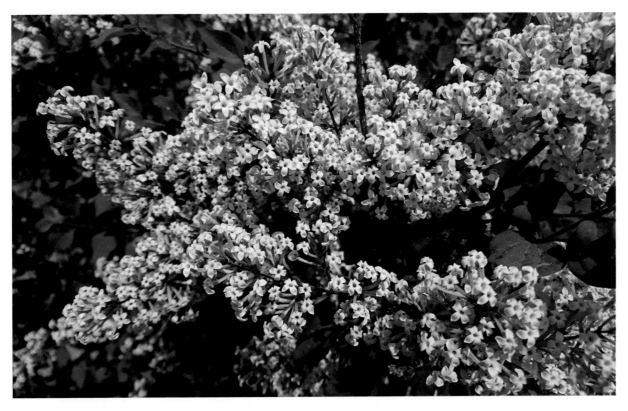

光学显微镜：花粉粒长球形。P/E=1.45（1.32 ～ 1.55）。极面观三裂圆形。花粉粒大小为 36.8（34.1 ～ 39.3）μm×25.4（23.4 ～ 27.7）μm。具 3 孔沟。表面具粗网状纹饰。

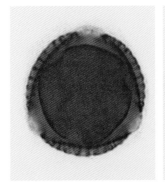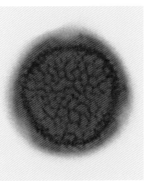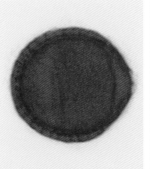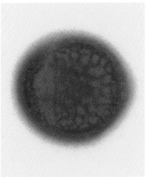

243. 木犀科 Oleaceae 丁香属 *Syringa* L.

中文：暴马丁香

学名：*Syringa reticulata* (Blume) H. Hara subsp. *amurensis* (Rupr.) P. S. Green et M. C. Chang

异名：*Syringa reticulata* (Blume) H. Hara var. *amurensis* (Rupr.) Pringle

落叶小乔木或大乔木，高可达 15m。树皮紫灰褐色，有细裂纹。枝灰褐色，疏生皮孔。叶卵形至宽卵形，先端渐尖，基部常圆形或截形。花两性。圆锥花序，大而疏松。花冠黄白色，辐状。

花期：5—6 月份。

分布：我国东北、华北、西北地区。

采集地点：北京市海淀区。

采集日期：2016 年 5 月 18 日。

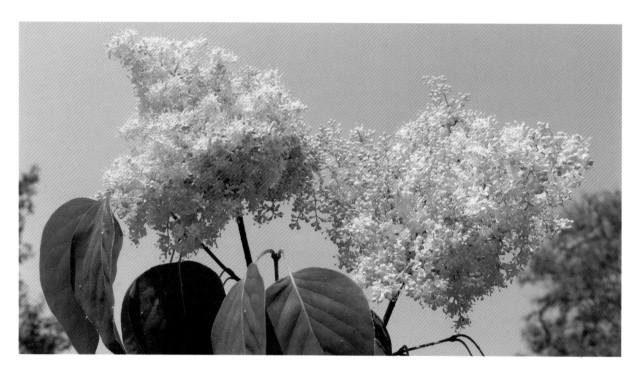

光学显微镜：花粉粒近球形。P/E=1.05（1.00 ~ 1.13）。极面观三裂圆形。花粉粒大小为 28.3（26.0 ~ 31.3）μm×27.0（24.5 ~ 31.3）μm（17 粒）。具 3 孔沟。表面具粗网状纹饰。

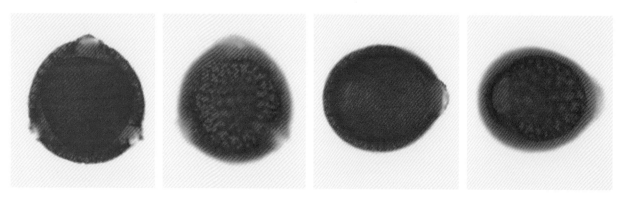

244. 木犀科 Oleaceae 丁香属 *Syringa* L.

中文：北京丁香

学名：*Syringa reticulata* (Blume) H. Hara subsp. *pekinensis* (Rupr.) P. S. Green et M. C. Chang

异名：*Syringa pekinensis* Rupr.

落叶灌木或小乔木，高达 5m。树皮灰棕色或褐色，纵裂。枝淡黄色或赤褐色，皮孔明显。叶卵形至卵状披针形，先端渐尖，基部楔形。叶全缘。花两性。圆锥花序。花冠黄白色，辐状；雄蕊与花冠裂片等长。

花期：5—8 月份。

分布：我国河北、山西、内蒙古、北京等地。

采集地点：北京市海淀区。

采集日期：2016 年 5 月 25 日。

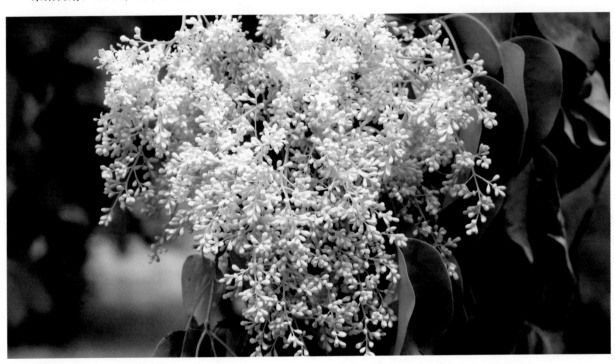

光学显微镜：花粉粒近球形－长球形。P/E=1.20（1.08 ~ 1.32）。极面观三裂圆形。花粉粒大小为 29.1（27.6 ~ 32.1）μm×24.3（22.3 ~ 27.0）μm。具 3 孔沟。表面具粗网状纹饰。

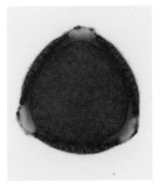 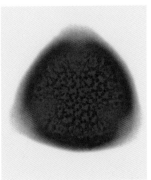 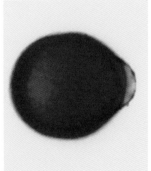 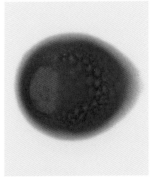

245. 木犀科 Oleaceae 丁香属 *Syringa* L.

中文：佛手丁香

学名：*Syringa vulgaris* L. 'Alba-plena'

落叶灌木或小乔木，高达4m。树皮灰色或灰褐色。枝无毛，疏生皮孔。叶圆卵形至肾形，先端渐尖，基部心形、楔形或宽楔形。花两性。圆锥花序疏散，由侧芽发出。花白色，重瓣。

花期：4—5 月份。

分布：北京有栽培。

采集地点：北京市海淀区。

采集日期：2016 年 4 月 20 日。

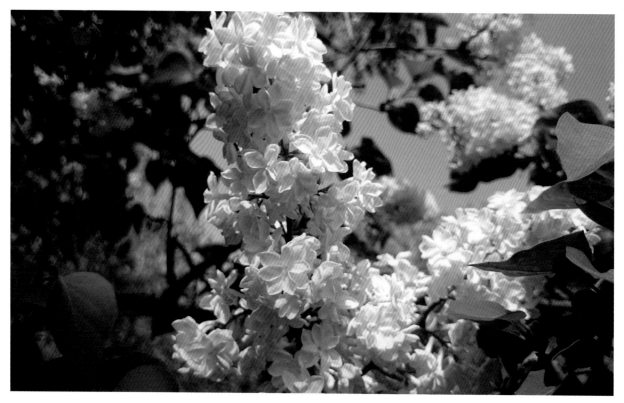

光学显微镜：花粉粒长球形。P/E=1.26（1.18 ～ 1.39）。极面观三裂圆形。花粉粒大小为 29.9（27.6 ～ 36.5）μm×23.7（22.0 ～ 27.6）μm（7 粒）。具 3 孔沟。表面具粗网状纹饰。

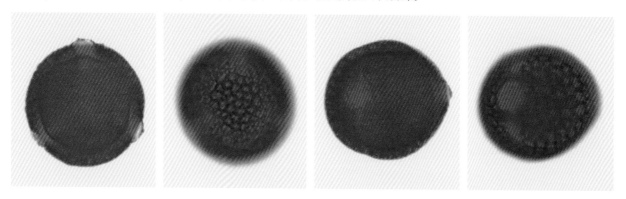

五十七、棕榈科 Palmae

246. 棕榈科 Palmae 散尾葵属 *Chrysalidocarpus* H. Wendl.

中文：散尾葵
学名：*Chrysalidocarpus lutescens* H. Wendl.

丛生灌木或小乔木，高 3 ~ 8m。茎粗，具环状叶痕，基部略膨大。叶披针形，羽状全裂，平展稍弯，先端长尾状渐尖并具短 2 裂。花小，金黄色，雌雄同株，肉穗花序呈圆锥状排列，生于叶鞘下，多分枝。果近陀螺形或倒卵形。

花期： 5 月份。
分布： 原产马达加斯加，我国南方多省园林有栽培。
采集地点： 北京市海淀区。
采集日期： 2016 年 5 月 10 日。

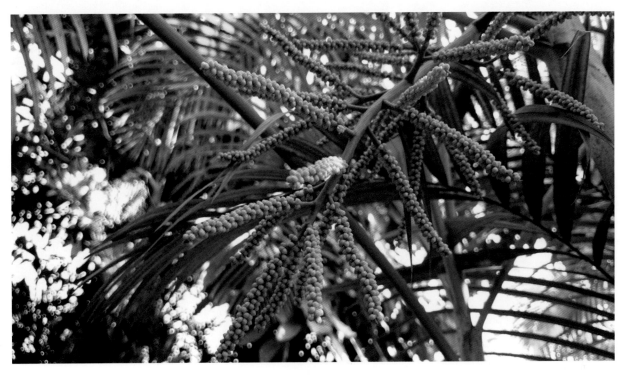

光学显微镜： 花粉具单沟、3 歧沟及过渡型，单沟多见，沟细长。单沟花粉粒椭圆形，常不规则，极面观椭圆形，赤道面观舟形。花粉粒大小为 16.3（15.0 ~ 18.5）μm × 37.2（34.3 ~ 42.6）μm。表面具模糊颗粒状纹饰。

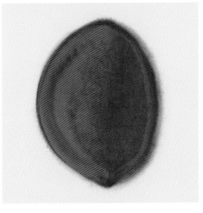
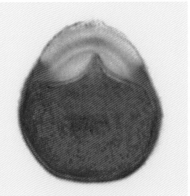

247. 棕榈科 Palmae 蒲葵属 *Livistona* R. Br.

中文：蒲葵
学名：*Livistona chinensis* (Jacq.) R. Br.

多年生常绿乔木，直立，单生，高 5 ~ 20m。叶阔，肾状扇形，直径 1m 余，掌状深裂，裂片线状披针形，先端长渐尖，顶端两叶下垂。叶柄三棱形，下部被逆刺。花小，两性，黄绿色，长约 2mm。肉穗花序呈圆锥状，生于叶腋。总梗具分枝花序，每分枝花序基部有 1 个佛焰苞。

花期：5—6 月份。
分布：产自我国南部，北京有栽培。
采集地点：北京市海淀区。
采集日期：2016 年 5 月 18 日。

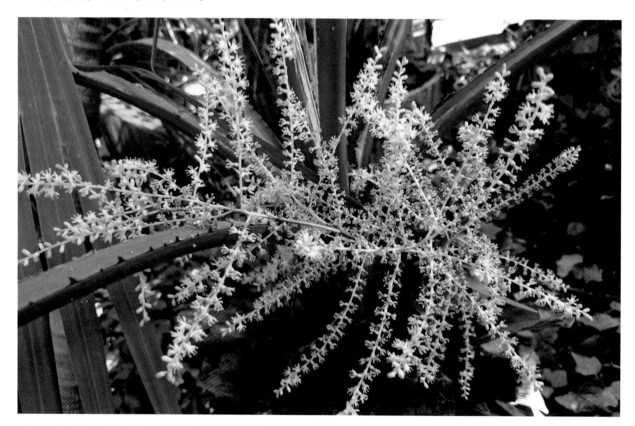

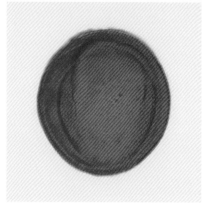
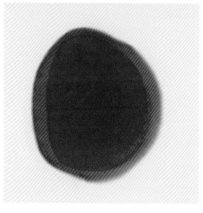

光学显微镜：花粉粒极面观长椭圆形，长赤道面观近舟形，短赤道面观近肾形。花粉粒大小为 16.1（12.8 ~ 18.9）μm×34.3（29.8 ~ 36.4）μm。具单沟，沟细长。表面具颗粒状纹饰。

248. 棕榈科 Palmae 刺葵属 *Phoenix* L.

中文：*海枣*
学名：*Phoenix dactylifera* L.

乔木状，高达 35m。叶长，羽片线状披针形，先端短渐尖，下部羽片针刺状，质硬。花单性，雌雄异株。花序为密集圆锥状花序，雄花长圆形或卵形，白色，雌花近球形。佛焰苞肥厚，大而长。

花期：3—4 月份。

分布：原产西亚和北非，我国福建、广东、广西、云南等南部省市有引种栽培。

采集地点：北京市海淀区。

采集日期：2016 年 9 月 15 日（室内栽培）。

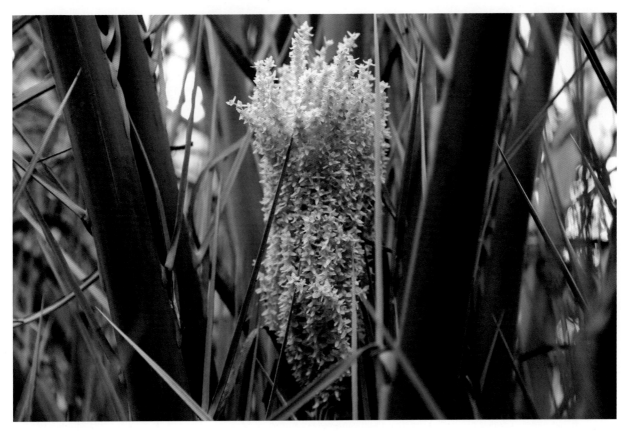

光学显微镜：花粉粒椭圆形－近球形。极面观椭圆形－近圆形，长赤道面观舟形，短赤道面观肾形。花粉粒大小为 18.6（17.2 ~ 20.4）μm ×13.8（11.7 ~ 15.1）μm。具单沟，稍宽。表面具模糊网状纹饰。

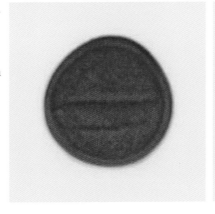
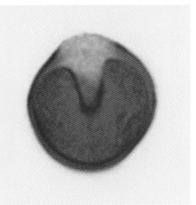

249. 棕榈科 Palmae 刺葵属 *Phoenix* L.

中文：软叶刺葵
学名：*Phoenix roebelenii* O' Brien

常绿灌木，高 1～3m，茎丛生或单生，多不分枝。叶互生，羽状全裂，羽片线形，较柔软，基部退化为细长软刺。花单性，雌雄异株，分枝花序长而纤细，花小，黄色。花序生于叶间，直立或结果时下垂。雄花花萼杯状，花瓣 3，针形，镊合状排列，雌花近卵形，花萼与雄花相似，花瓣 3，覆瓦状排列。果实长圆形，先端具短尖头。

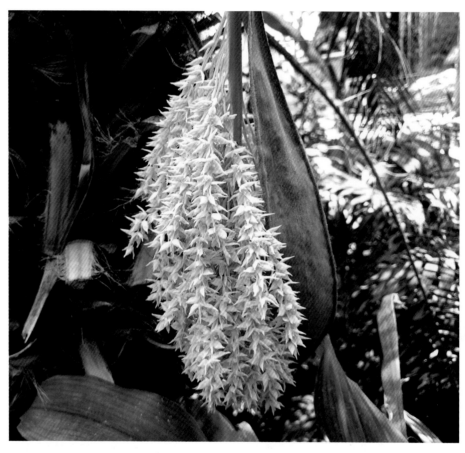

花期：4—5 月份。
分布：产自云南，广东、广西等地有引种栽培。
采集地点：北京市海淀区。
采集日期：2016 年 5 月 3 日。

光学显微镜：花粉粒椭圆形－近球形。极面观椭圆形，长赤道面观舟形，短赤道面观肾形。花粉粒大小为 9.9（9.0～10.9）μm×18.7（16.4～19.7）μm。具单沟，稍宽。表面具模糊网状纹饰。

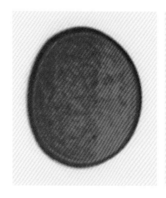 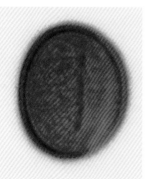 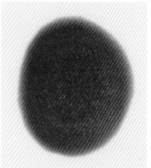 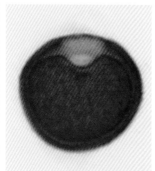

250. 棕榈科 Palmae 非洲椰子属 *Ravenea* C. D. Bouché

中文：国王椰子
学名：*Ravenea rivularis* Jum. et H. Perrier

常绿乔木，高达 25m。单茎通直，表面光滑，茎干纤维柔韧。羽状复叶，叶片 2 裂，1 回羽状全裂。小叶线形。
花期：9 月份。
分布：原产马达加斯加南部，我国华南地区广泛栽培。
采集地点：北京市海淀区。
采集日期：2016 年 9 月 24 日。

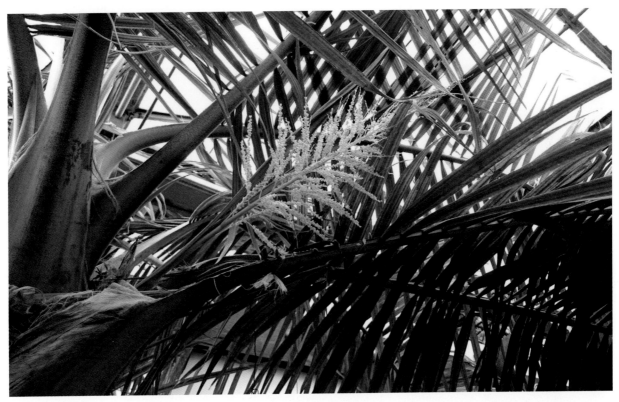

光学显微镜：花粉具单沟、3 歧沟，单沟多见。单沟花粉粒椭圆形，长赤道面观近舟形。短赤道面观近肾形。花粉粒大小为 13.3（11.4 ～ 15.7）μm×24.6（22.4 ～ 27.2）μm。沟细。表面具刺－颗粒状纹饰。

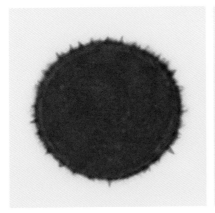 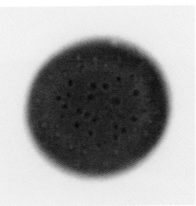 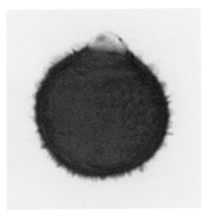

五十八、罂粟科 Papaveracea

251. 罂粟科 Papaveracea 白屈菜属 *Chelidonium* L.

中文：白屈菜
学名：*Chelidonium majus* L.

多年生草本，高 30 ～ 100cm。茎直立，多分枝，具黄色乳液。叶互生，1 ～ 2 回羽状全裂，全裂片卵形或长圆形，具不规则小裂片。边缘具不整齐圆齿。花多数，伞形花序腋生，幼时被长柔毛。花瓣 4，黄色，倒卵形。

花期：4—9 月份。
分布：广泛分布于我国大部分省市。
采集地点：北京市海淀区。
采集日期：2016 年 4 月 25 日。

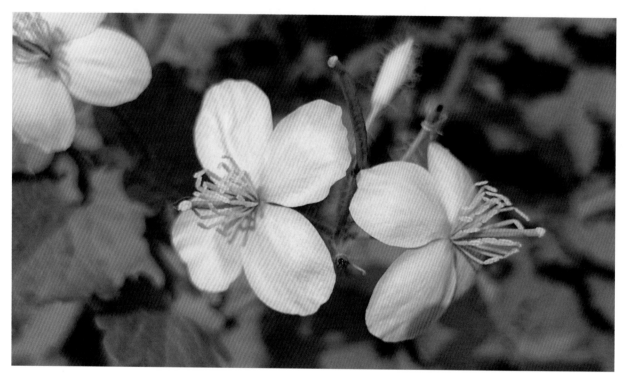

光学显微镜：花粉粒为长球形 – 近球形。P/E=1.43（1.27 ～ 1.61）。极面观为三裂圆形，赤道面观近圆形。花粉粒大小为 25.0（19.9 ～ 27.8）μm×17.6（13.7 ～ 20.5）μm。具 3 沟，沟膜具颗粒。表面具细网 – 颗粒状纹饰。

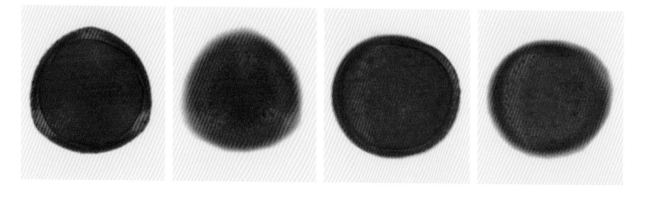

252. 罂粟科 Papaveracea 荷包牡丹属 *Dicentra* Bernh.

中文：荷包牡丹
学名：*Dicentra spectabilis* (L.) Lem.

多年生直立草本，高 30～60cm。茎直立，圆柱形，带紫红色。叶片三角形，2 回 3 出羽状全裂，小裂片常全缘。花聚生，总状花序，外花瓣紫红色，稀白色，内花瓣先端紫色。

花期：4—6 月份。
分布：产自我国北部，南方部分省份有栽培。
采集地点：北京市海淀区。
采集日期：2016 年 4 月 25 日。

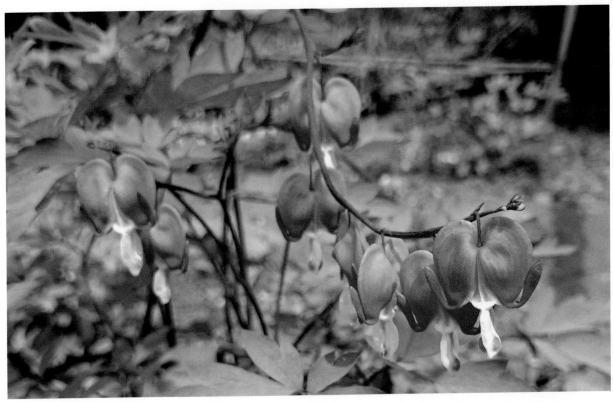

光学显微镜：花粉粒近球形－长球形。P/E=1.06（0.92～1.39）。极面观三裂圆形，赤道面观宽椭圆形或近圆形。花粉粒大小为 24.0（19.2～29.4）μm×22.7（19.8～26.4）μm（16 粒）。具 3 沟。表面具粗网状纹饰。

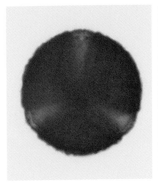 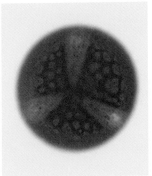 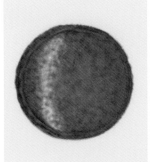 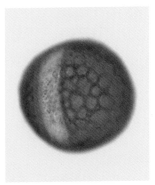

253. 罂粟科 Papaveracea 罂粟属 *Papaver* L.

中文：虞美人

学名：*Papaver rhoeas* L.

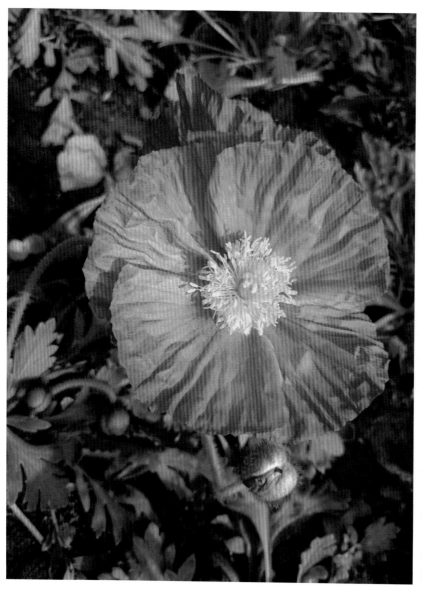

一年生草本，高 20～90cm。茎直立，圆柱形，被淡黄色刚毛。叶互生，奇数羽状裂，下部全裂，上部深裂或浅裂。裂片披针形，先端急尖。叶缘具不规则粗锯齿。花单生于枝顶。花瓣 4，圆形或宽倒卵形。

花期：3—8 月份。

分布：原产欧洲，我国各省广泛栽培。

采集地点：北京市海淀区。

采集日期：2016 年 4 月 20 日。

光学显微镜：花粉粒长球形。P/E=1.48（1.20～1.86）。极面观常为三裂圆形，赤道面观近圆形。花粉粒大小为 28.6（27.1～31.4）μm× 19.5（16.1～22.6）μm。具 3～4 沟，稀 2 沟，沟膜具颗粒。表面具稀疏颗粒状纹饰。

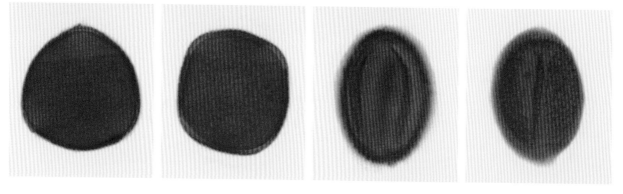

五十九、车前科 Plantaginaceae

254. 车前科 Plantaginaceae 车前属 *Plantago* L.

中文：车前
学名：*Plantago asiatica* L.

多年生草本，高 20 ～ 60cm。叶基生，莲座状，平卧或斜展。叶宽卵形或椭圆状卵形，先端圆钝或急尖。叶缘波状，近全缘或具疏齿，基部近圆形或宽楔形。穗状花序细圆柱状，长 3 ～ 40cm。花疏生，绿白色。

花期： 4—8 月份。
分布： 我国各省广泛分布。
采集地点： 北京市海淀区。
采集日期： 2016 年 5 月 23 日。

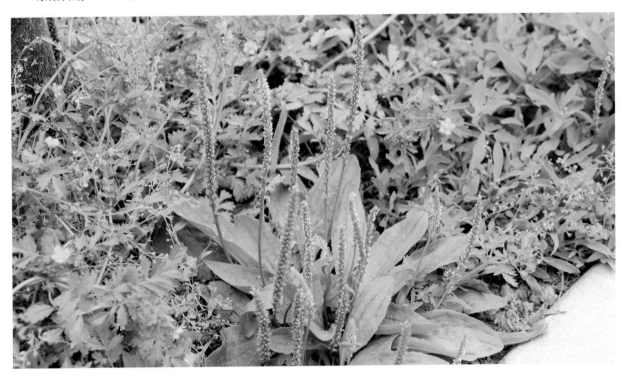

光学显微镜： 花粉粒近球形。直径 24.4 (21.7 ～ 27.3) μm。具散孔约 5 个，孔圆，孔膜具颗粒。表面具瘤状纹饰。

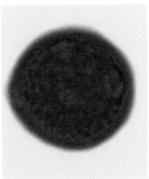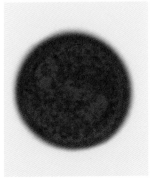

六十、悬铃木科 Platanaceae

255. 悬铃木科 Platanaceae 悬铃木属 *Platanus* L.

中文：一球悬铃木（美国梧桐）
学名：*Platanus occidentalis* L.

落叶大乔木，高达 50m。树皮浅灰褐色，小块状剥落。嫩枝密被黄褐色绒毛。叶掌状 3 ~ 5 浅裂，中裂片宽大于长。叶缘具多个粗锯齿。花单性，雌雄同株。雄花、雌花球形头状花序，果序常为 1，稀 2。

花期：4—5 月份。

分布：原产北美，我国各省区多引种栽培。

采集地点：北京市海淀区。

采集日期：2016 年 4 月 8 日。

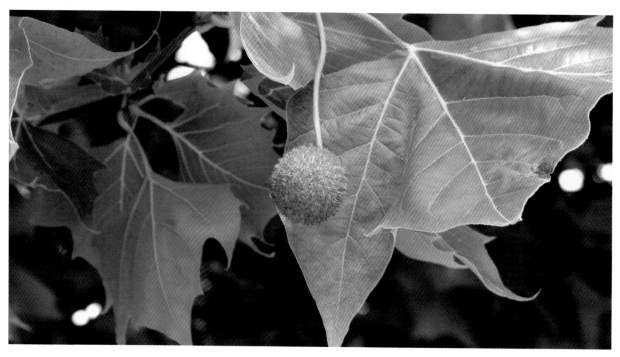

光学显微镜：花粉粒近球形 - 长球形。P/E=1.20（1.03 ~ 1.38）。极面观三裂圆形，沟下缘向内呈圆凹状（沟下凹的沟底呈半圆形）。花粉粒大小为 17.9（15.0 ~ 22.1）μm × 15.0（13.0 ~ 18.1）μm。具 3 沟，沟膜具颗粒，沟缘齿状。外壁 2 层，外层具明显基柱。表面具细网状纹饰。

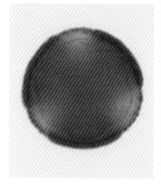 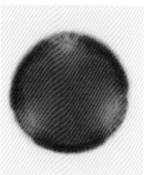  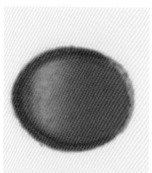

256. 悬铃木科 Platanaceae 悬铃木属 *Platanus* L.

中文：三球悬铃木（法国梧桐）
学名：*Platanus orientalis* L.

落叶大乔木，高达 30m。树皮深灰色，片状剥落。嫩枝密被黄褐色绒毛。叶掌状 5 ～ 7 深裂，中裂片宽小于长。叶缘疏生粗锯齿。花单性，雌雄同株。雄花、雌花球形头状花序，果序 2 ～ 6，常为 3。

花期：4—5 月份。

分布：原产欧洲东南部和亚洲西部，我国各省区多引种栽培。

采集地点：北京市海淀区。

采集日期：2016 年 4 月 7 日。

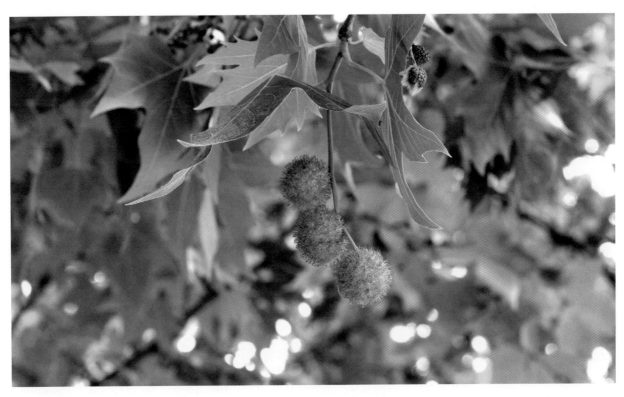

　　光学显微镜：花粉粒长球形。P/E=1.34（1.16 ～ 1.74）。极面观三裂圆形。花粉粒大小为 17.1（14.8 ～ 21.5）μm×12.8（11.0 ～ 15.4）μm。具 3 沟，沟膜具颗粒，沟缘齿状。外壁 2 层，外层较厚且具明显基柱。表面具细网状纹饰。

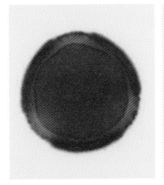 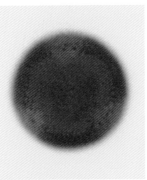 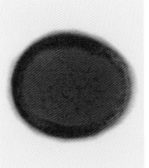 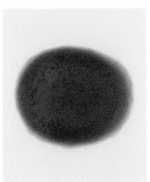

六十一、白花丹科 Plumbaginaceae

257. 白花丹科 Plumbaginaceae 补血草属 *Limonium* Mill.

中文：二色补血草
学名：*Limonium bicolor* (Bunge) Kuntze

多年生草本，高 20 ～ 60cm。茎丛生，直立或倾斜。叶基生，匙形或长倒卵形，先端圆或钝，具短尖头。花期叶常存。花序圆锥状，中部以上多分枝。穗状花序排列于花序分枝上部至顶端；小穗含花 2 ～ 3；外苞长圆状宽卵形，第一内苞漏斗状。萼檐初为粉红色或淡紫红色，后变白。花瓣 5，匙形或椭圆形。

花期：5—7 月份。

分布：我国黄河流域、东北及江苏北部。

采集地点：内蒙古锡林郭勒盟。

采集日期：2015 年 8 月 5 日。

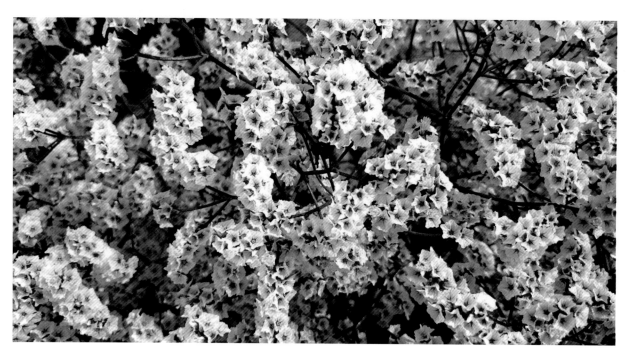

光学显微镜：花粉粒近球形。P/E=0.99（0.93 ～ 1.09）。极面观三裂圆形，赤道面观近圆形。花粉粒大小为 56.3（48.5 ～ 59.8）μm×56.9（46.0 ～ 61.8）μm（9 粒）。具 3 孔沟，孔膜突出。表面具网状纹饰。

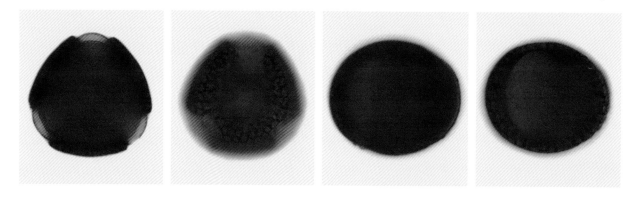

六十二、花葱科 Polemoniaceae

258. 花葱科 Polemoniaceae 天蓝绣球属 *Phlox* L.

中文：**厚叶福禄考**
学名：***Phlox carolina* L.**

多年生草本，株高 30 ~ 40cm。茎直立，多分枝。叶互生，基生叶对生，叶披针形，先端急尖。叶全缘。伞形花序松散平展。花瓣 5，粉色花瓣带白色条纹。雄蕊不伸出。花量极大。

花期：5—9 月份。
分布：全国各地庭院广泛栽培。
采集地点：北京市海淀区。
采集日期：2016 年 4 月 26 日。

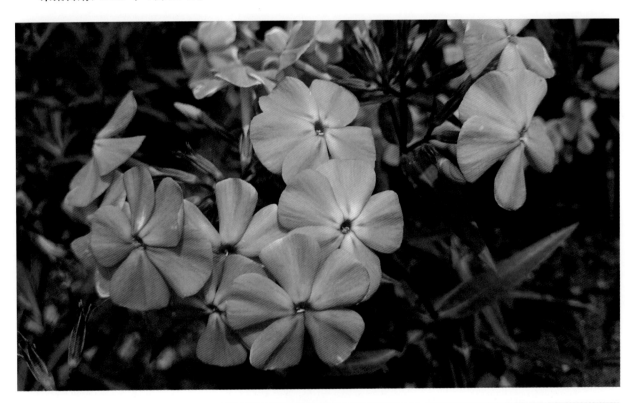

光学显微镜：花粉粒近球形。P/E=0.96（0.94 ~ 0.99）。花粉粒大小为 48.8（39.2 ~ 53.5）μm× 50.7（40.2 ~ 55.7）μm。具散孔，孔数 6 ~ 8，孔圆，处于网眼中。表面具清楚的不规则网状纹饰，具网脊，网脊上具颗粒。

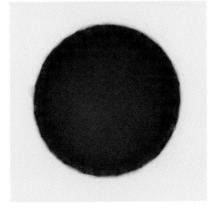
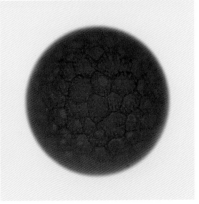

六十三、蓼科 Polygonaceae

259. 蓼科 Polygonaceae 荞麦属 *Fagopyrum* Mill.

中文：荞麦

学名：*Fagopyrum esculentum* Moench

一年生草本，高 40 ～ 100cm。茎直立，上部多分枝，浅绿色或红色，具纵棱，无毛。叶互生，三角形或卵状三角形，先端渐尖，基部心形。花两性，花序总状或圆锥状，顶生或腋生。花被白色或粉红色，椭圆形。雄蕊 8。

花期：7—8 月份。

分布：我国广泛栽培。

采集地点：内蒙古赤峰市。

采集日期：2016 年 8 月 12 日。

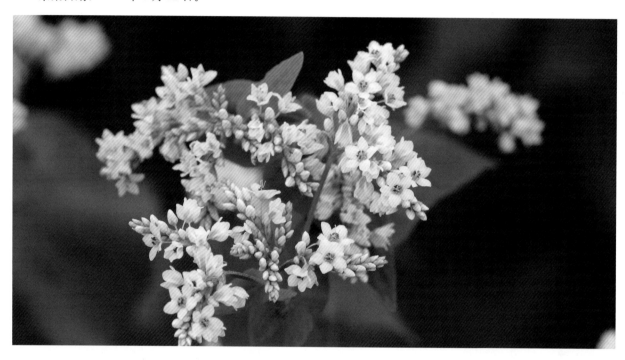

光学显微镜：花粉粒长球形。P/E=1.36（1.20 ～ 1.54）。极面观三裂圆形，赤道面观椭圆形。花粉粒大小为 51.7（39.7 ～ 59.7）μm×38.0（30.0 ～ 46.4）μm。具 3 孔沟，稀 2 孔沟，沟细长，外层基柱明显。表面具颗粒 – 网状纹饰。

  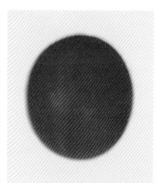 

260. 蓼科 Polygonaceae 蓼属 *Polygonum* L.

中文： 酸模叶蓼
学名： *Polygonum lapathifolium* L.

一年生草本，高30～100cm。茎直立，具分枝，无毛。叶互生，披针形，先端渐尖或急尖，基部楔形。叶全缘。花两性，总状花序呈穗状，腋生或顶生，花被淡红色或白色。雄蕊6。

花期： 6—7月份。
分布： 我国南北各省区广泛分布。
采集地点： 内蒙古多伦县。
采集日期： 2016年7月15日。

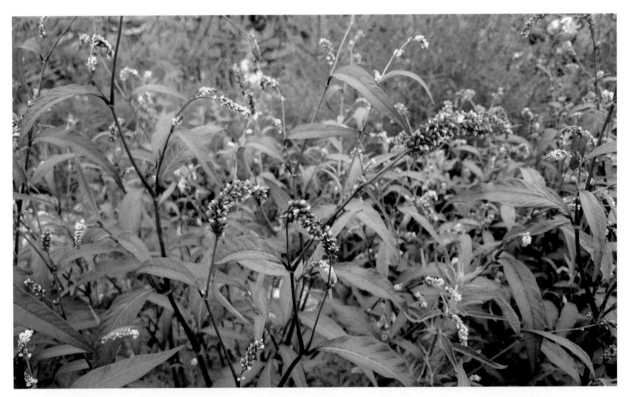

光学显微镜： 花粉粒近球形。直径为39.9（36.3～43.3）μm。具散孔。表面具多边形似蜂巢网状纹饰。

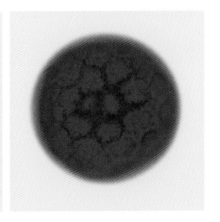

261. 蓼科 Polygonaceae 蓼属 *Polygonum* L.

中文：红蓼

学名：*Polygonum orientale* L.

一年生草本，高 1 ~ 3m。茎直立，粗壮，多分枝，密被长柔毛。叶宽卵形、宽披针形或卵状披针形，先端渐尖，密被短柔毛。叶全缘。花序圆锥状，顶生或腋生，花被 5 深裂，淡红色或白色。雄蕊 7。

花期：6—9 月份。

分布：除西藏外，全国各省区广泛分布。

采集地点：北京市石景山区。

采集日期：2016 年 8 月 17 日。

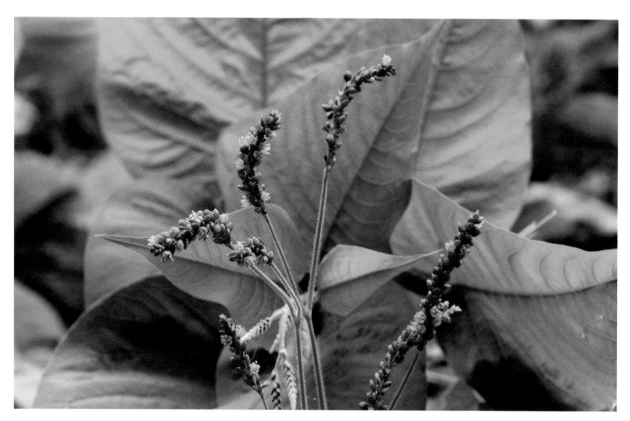

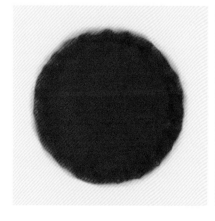
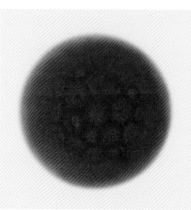

光学显微镜：花粉粒近球形。直径为 50.9（43.1 ~ 61.8）μm。具散孔，孔圆。表面具明显的多边形似蜂巢网状纹饰，网脊具颗粒。

262. 蓼科 Polygonaceae 酸模属 *Rumex* L.

中文：皱叶酸模
学名：*Rumex crispus* L.

多年生草本，高 40 ～ 100cm。茎直立，不分枝或上部分枝，具浅沟。基生叶披针形或矩圆状披针形，先端急尖，基部楔形。叶缘皱波状。茎生叶小狭披针形。花两性，淡绿色，先端尖，基部心形。圆锥花序顶生，密集。

花期：5—7 月份。
分布：我国南北各省。
采集地点：北京市海淀区。
采集日期：2016 年 6 月 22 日。

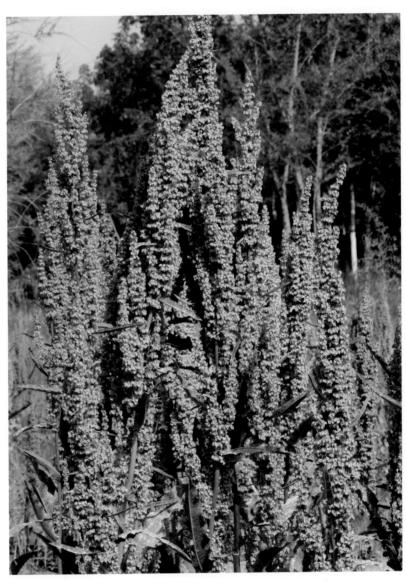

光学显微镜：花粉粒近球形。P/E=0.97（0.91 ～ 1.11）。极面观常呈三裂圆形。花粉粒大小为 27.7（24.7 ～ 32.0）μm×28.7（24.5 ～ 33.8）μm。具 3 ～ 4 孔沟，沟细长，孔椭圆形。外壁 2 层，内层与外层等厚，表面具细网状纹饰。

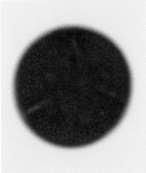
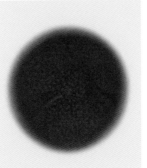
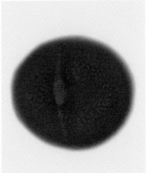

263. 蓼科 Polygonaceae 酸模属 *Rumex* L.

中文：巴天酸模
学名：*Rumex patientia* L.

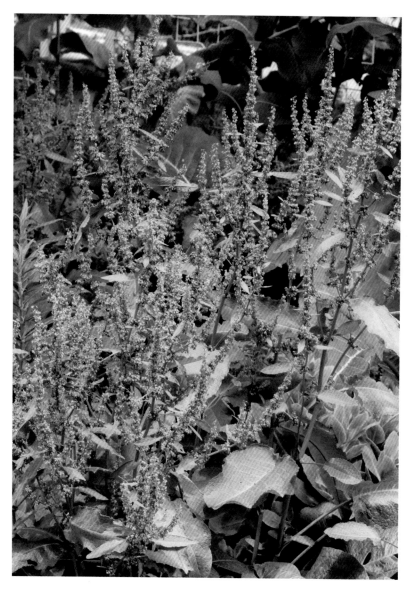

多年生草本，高 0.9 ~ 1.5m。茎直立，上部分枝或不分枝，具深沟。基生叶矩圆状披针形，先端急尖或圆钝，基部圆形或近心形。叶全缘或波状缘。上部叶狭披针形。花两性，聚生为圆锥状花序，顶生或腋生。外花被片长圆形，内花被片宽心形。

花期：5—8 月份。

分布：我国东北、华北、西北地区以及山东、河南、湖南、湖北、四川及西藏等地。

采集地点：北京市海淀区。

采集日期：2016 年 6 月 23 日。

光学显微镜：花粉粒近球形。P/E=0.92（0.86 ~ 1.00）。极面观常呈三裂圆形。花粉粒大小为 25.8（22.8 ~ 28.8）μm×28.1（24.6 ~ 31.5）μm。具 3 ~ 4 孔沟，沟细长，孔大，圆形。表面具网状纹饰。

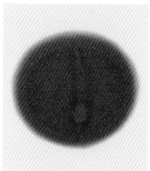

六十四、马齿苋科 Portulacaceae

264.马齿苋科 Portulacaceae 马齿苋属 *Portulaca* L.

中文：**大花马齿苋（太阳花）**
学名：***Portulaca grandiflora* Hook.**

　　一年生肉质草本，高 10～20cm。茎平匍或斜升，紫红色，分枝，节上毛丛生。叶圆柱形，先端急尖或圆钝，无毛，具短柄或无柄。花两性，单生或簇生于枝端。花瓣 5，倒卵形，红色、紫色或黄白色。雄蕊多数，着生于萼筒，长为花冠 1/2。

　　花期：6—9 月份。
　　分布：原产巴西，我国各地广泛栽培。
　　采集地点：北京市海淀区。
　　采集日期：2016 年 6 月 23 日。

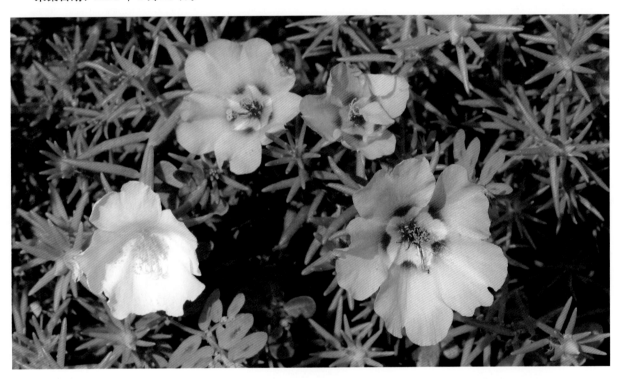

光学显微镜：花粉粒近球形。直径为 77.1（65.7～98.5）μm。具散沟，约 30。外壁层次不清，表面具小刺，末端尖。

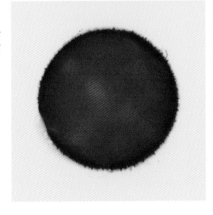
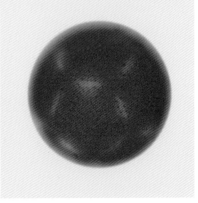

六十五、报春花科 Primulaceae

265. 报春花科 Primulaceae 珍珠菜属 *Lysimachia* L.

中文：狼尾花
学名：*Lysimachia barystachys* Bunge

多年生草本，高 40 ~ 100cm。茎直立，细长，密被细柔毛。叶互生或近对生，椭圆状披针形或倒披针形，先端圆形或锐尖，基部心形或截形。叶全缘或具浅裂。总状花序顶生，花密集，弯曲成狼尾状。花冠粉红色、淡蓝紫色或近白色。雄蕊长为花冠 1/2。

花期：6—7 月份。

分布：我国东北、华北、华东、西北及西南地区。

采集地点：北京市海淀区。

采集日期：2016 年 6 月 3 日。

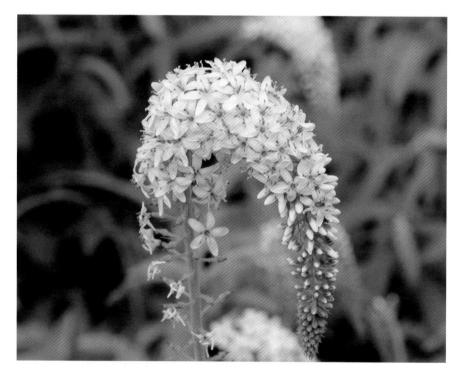

光学显微镜：花粉粒长球形。P/E=1.37（1.26 ~ 1.48）。极面观三裂圆形，赤道面观椭圆形。花粉粒大小为 29.1（26.2 ~ 31.8）μm×21.3（19.1 ~ 25.3）μm。具 3 孔沟，内孔横长，与沟呈十字形。表面纹饰模糊。

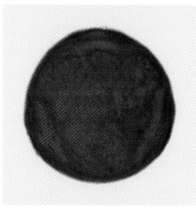
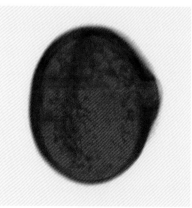
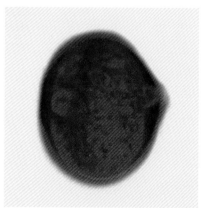

六十六、石榴科 Punicaceae

266. 石榴科 Punicaceae 石榴属 *Punica* L.

中文：石榴
学名：*Punica granatum* L.

　　落叶灌木或小乔木，高 3 ~ 7m。老枝近圆柱形，幼枝四棱形，具刺。叶长圆状倒披针形，多对生，可见簇生。叶全缘。花两性，单生或簇生于枝顶或叶腋，多红色，稀白色或浅黄色。花萼钟形，紫红色。雄蕊多数，花丝纤细。
花期：6—7 月份。
分布：原产亚洲南部，我国南北都均有栽培，江苏、河南等地种植面积较大。
采集地点：北京市海淀区。
采集日期：2016 年 6 月 2 日。

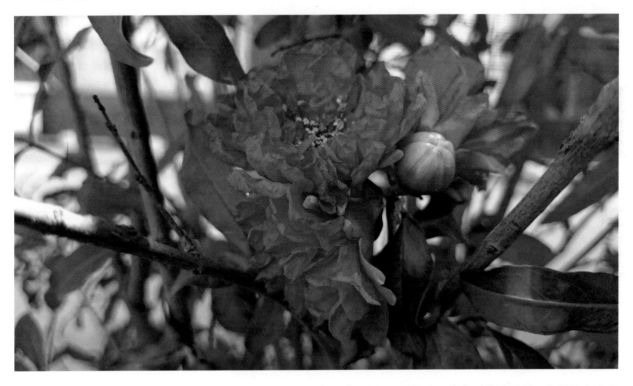

　　光学显微镜：花粉粒长球形。P/E=1.32（1.22 ~ 1.53）。极面观三裂圆形，赤道面观椭圆形。花粉粒大小为 20.5（17.7 ~ 23.5）μm × 15.5（12.6 ~ 18.0）μm。具 3 孔沟，孔大。表面具模糊网状纹饰。

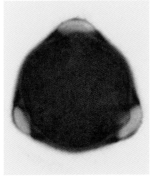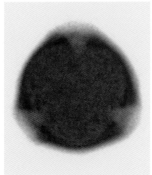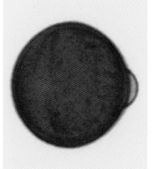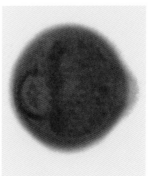

六十七、毛茛科 Ranunculaceae

267. 毛茛科 Ranunculaceae 乌头属 *Aconitum* L.

中文：乌头

学名：*Aconitum carmichaelii* Debeaux

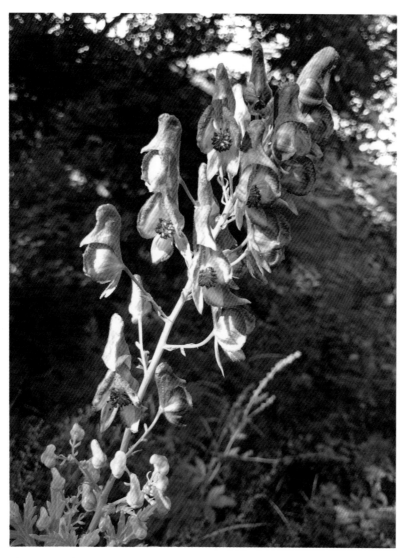

多年生草本，高 60 ～ 150cm。茎直立，具分枝，等距离生叶。叶基生或互生，五角形，基部浅心形。3全裂，中央裂片宽菱形或倒卵状菱形，急尖。花两性，总状花序顶生。萼片 5，蓝紫色，被短绒毛。雄蕊多数，无毛或疏生短毛。

花期：8—10 月份。

分布：除新疆外，其他各地区均有分布。

采集地点：内蒙古赤峰市。

采集日期：2016 年 8 月 13 日。

光学显微镜：花粉粒长球形。P/E=1.37（1.21 ～ 1.56）。极面观三裂圆形，赤道面观长椭圆形。花粉粒大小为 27.6（23.8 ～ 31.4）μm×20.2（16.6 ～ 23.4）μm（7 粒）。具 3 沟，沟较宽，沟膜具颗粒。外壁表面具不明显颗粒状纹饰。

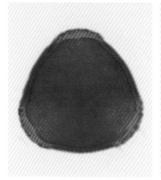
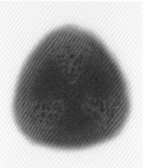

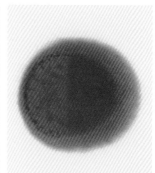

268. 毛茛科 Ranunculaceae 银莲花属 *Anemone* L.

中文：银莲花

学名：*Anemone cathayensis* Kitag.

多年生草本，高 15～40cm。根状茎长 4～6cm。叶圆肾形，稀圆卵形，3 全裂，中裂片宽菱形或菱状倒卵形，3 裂。花 2～5，聚生为伞形花序。萼片 5～8，多数 5，白色或淡粉色，狭倒卵形，先端圆或钝。雄蕊多数，长约 5mm，花药窄椭圆形。

花期：4—7 月份。

分布：陕西及河北。

采集地点：北京市海淀区。

采集日期：2016 年 4 月 26 日。

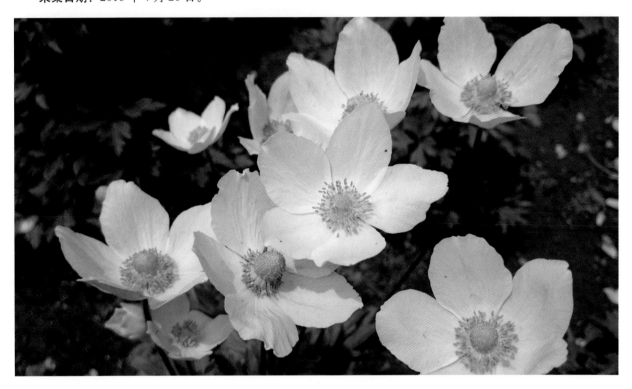

光学显微镜：花粉粒长球形。P/E=1.35（1.19～1.64）。极面观三裂圆形。花粉粒大小为 19.9（16.5～21.6）μm×14.8（12.8～17.5）μm。具 3 沟，沟的边缘不平，沟膜具颗粒状纹饰。外壁 2 层，外层较厚，表面具网状纹饰。

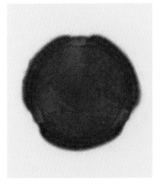 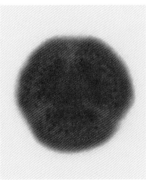 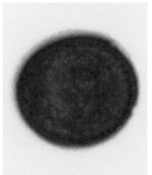 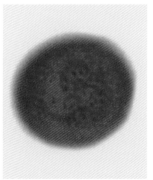

269. 毛茛科 Ranunculaceae 耧斗菜属 *Aquilegia* L.

中文：杂种耧斗菜
学名：*Aquilegia hybrida* Sims

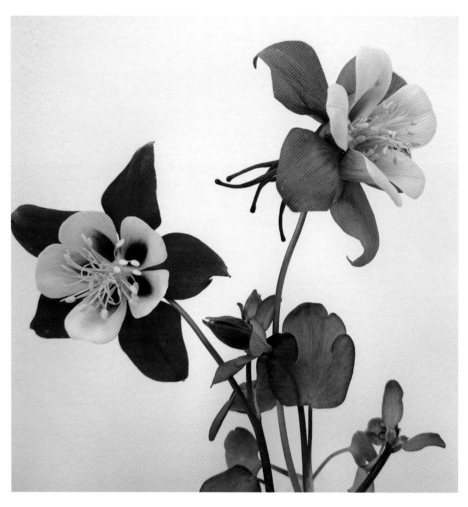

多年生草本，高 15 ～ 50cm。茎上部常分枝，被柔毛及腺毛。基生叶少，2 回 3 出复叶。最终小叶或裂片广楔形。花生于枝顶，倾斜或略下垂，青色、紫色或白色，花瓣 5，直立倒卵形，各有一弯曲距。雄蕊伸出花外，花药黄色。

花期：5—7 月份。
分布：部分地区庭院可见栽培。
采集地点：北京市海淀区。
采集日期：2016 年 3 月 22 日。

光学显微镜：花粉粒长球形。P/E=1.32（1.20 ～ 1.50）。极面观三裂圆形。花粉粒大小为 20.8（19.1 ～ 22.6）μm×15.8（14.1 ～ 17.0）μm。具 3 沟，沟膜具颗粒。表面具颗粒状纹饰。

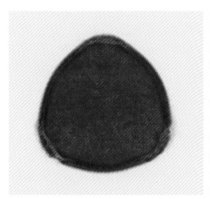
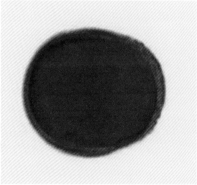
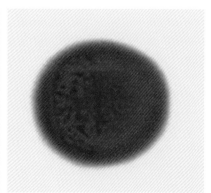

270. 毛茛科 Ranunculaceae 耧斗菜属 *Aquilegia* L.

中文：紫花耧斗菜

学名：*Aquilegia viridiflora* Pall. var. *atropurpurea* (Willd.) K. C. Davis

多年生草本，高 15 ～ 50cm。茎上部常分枝，被柔毛及腺毛。基生叶少，2 回 3 出复叶；小叶楔状倒卵形，上部 3 裂，裂片具圆齿；茎生叶较小。花小，3 ～ 7 朵，花瓣 5，暗紫色或紫色，倒卵形。萼片暗紫色或紫色，长椭圆状卵形；雄蕊长约 2cm，伸出花外，花药黄色。

花期：4—7 月份。

分布：我国青海、山西、山东、河北、内蒙古、辽宁等地。

采集地点：北京市海淀区。

采集日期：2016 年 3 月 30 日。

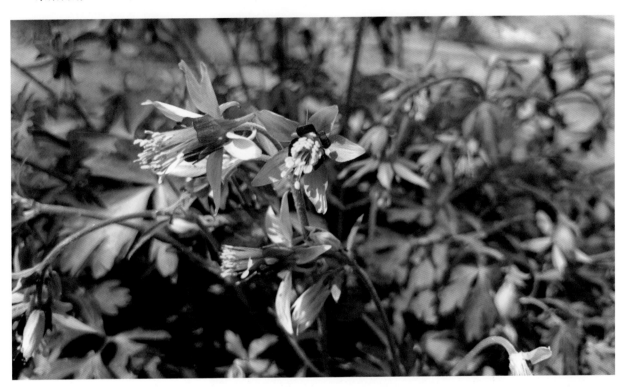

光学显微镜：花粉粒长球形。P/E=1.29（1.14 ～ 1.52）。极面观三裂圆形。花粉粒大小为 23.7（19.6 ～ 26.6）μm× 18.4（15.4 ～ 21.6）μm。具 3 沟，沟膜具颗粒。表面具颗粒状纹饰及微弱的小刺。

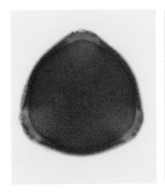 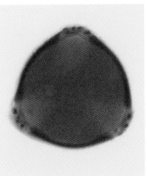 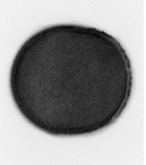 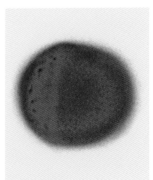

271. 毛茛科 Ranunculaceae 驴蹄草属 *Caltha* L.

中文：驴蹄草
学名：*Caltha palustris* L.

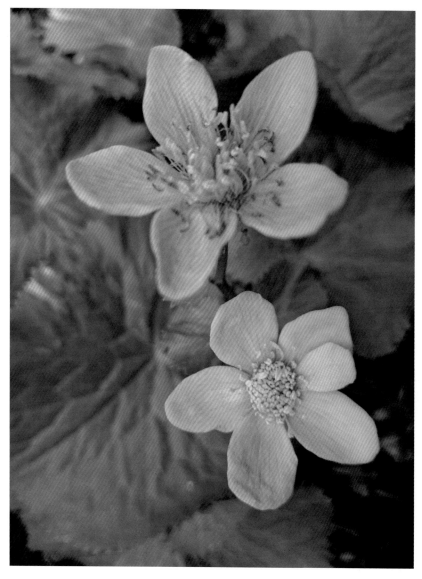

多年生草本，高 10 ～ 48cm。茎实心，具细纵沟，分枝。基生叶叶片肾形或心形，基部深心形，边缘生小密齿。茎生叶小，肾形或三角状心形。单歧聚伞花序茎生或顶生。萼片 5，黄色，雄蕊长 4.5 ～ 9.0mm，花药长圆形。

花期：5—9 月份。

分布：我国西藏、云南、四川、浙江、甘肃、陕西、河南、山西、河北、内蒙古及新疆等地。

采集地点：北京市海淀区。

采集日期：2016 年 4 月 26 日。

光学显微镜：花粉粒近球形－长球形。P/E = 1.36（1.08 ～ 1.77）。花粉粒大小为 27.3（22.3 ～ 32.4）μm ×20.3（16.6 ～ 25.2）μm。具 3 ～ 4 沟，沟膜具粗颗粒。外壁 2 层，表面具均匀而稀疏的小刺和颗粒－网状纹饰。

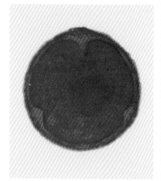

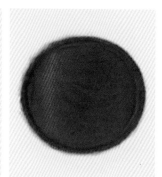
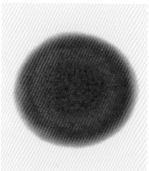

272. 毛茛科 Ranunculaceae 铁线莲属 *Clematis* L.

中文：'粉香槟'铁线莲
学名：*Clematis florida* Thunb. 'Pink Charming'

草质藤本，高 2.5 ~ 3m。与铁线莲区别在于雄蕊花瓣状，白色或浅绿色。萼片 8。

花期：5—6 月份。

分布：全国各地均有栽培。

采集地点：北京市海淀区。

采集日期：2016 年 4 月 26 日。

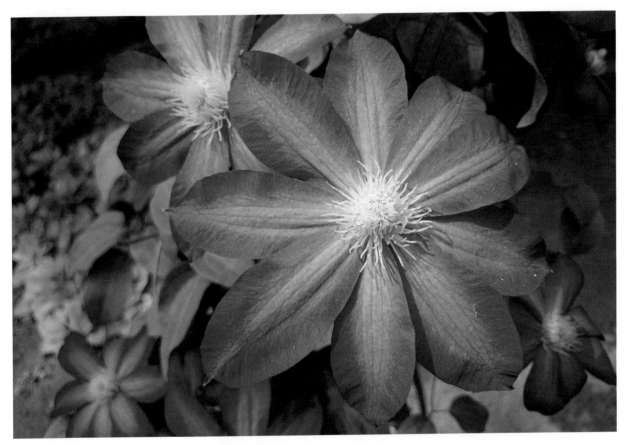

光学显微镜：花粉近球形。直径为 25.3（21.4 ~ 29.1）μm。具散孔，孔膜上具颗粒。表面具颗粒状纹饰。

 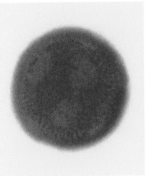 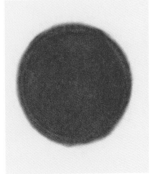 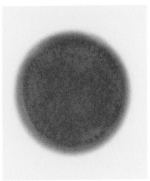

273. 毛茛科 Ranunculaceae 铁线莲属 *Clematis* L.

中文：大叶铁线莲
学名：*Clematis heracleifolia* DC.

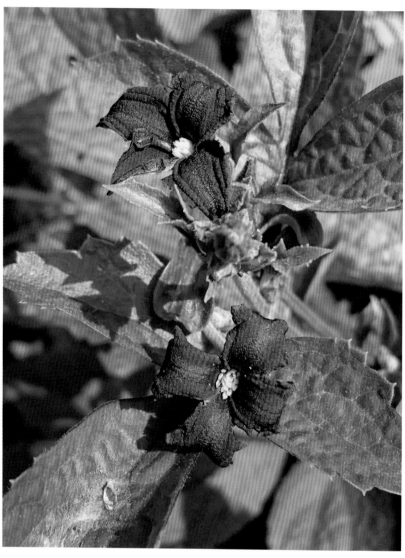

直立草本或半灌木，高达 1m。茎粗壮，具条纹，密生白绒毛。叶对生，3 出复叶。小叶卵形或宽卵形，先端急尖，基部圆形或楔形，边缘具粗锯齿，齿尖具短尖头。花杂性，雄花与两性花异株。聚伞花序腋生或顶生。花萼管状，萼片 4，蓝色。雄蕊多数，花丝条形。

花期：7—8 月份。

分布：我国湖南、湖北、陕西、河南、安徽、浙江、江苏、山东、河北、山西、辽宁、吉林等地。

采集地点：北京市海淀区。

采集日期：2016 年 6 月 22 日。

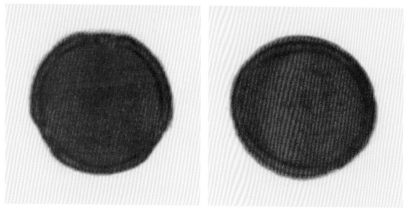

光学显微镜：花粉粒长球形。P/E=1.26（1.11 ~ 1.46）。极面观三裂圆形，赤道面观近圆形。花粉粒大小为22.6(19.4 ~ 25.7)μm×18.0(16.2 ~ 19.8) μm。具 3 沟，沟膜具颗粒。表面具颗粒状纹饰。

274. 毛茛科 Ranunculaceae 飞燕草属 *Consolida* (DC.) Gray

中文：飞燕草
学名：*Consolida ajacis* (L.) Schur

一年生草本，高约60cm。叶掌状细裂，小裂片狭线形。茎下部叶具长柄。花序生茎或分枝顶端。萼片宽卵形，紫色、粉红色或白色。花瓣瓣片3裂。

花期：5—7月份。

分布：原产欧洲南部，我国各省市均有栽培。

采集地点：北京市海淀区。

采集日期：2016年5月3日。

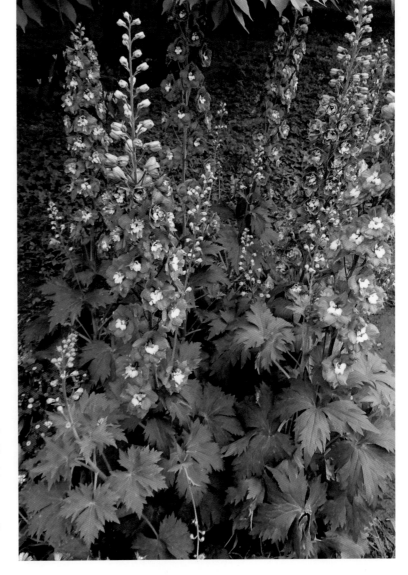

光学显微镜：花粉粒长球形。P/E=1.42（1.16～1.66）。极面观三裂圆形或四方形，赤道面观椭圆形。花粉粒大小为26.2（22.8～29.6）μm×18.5（15.9～22.2）μm。具3～4沟，沟膜具颗粒。外壁2层，内层与外层近等厚，表面模糊颗粒状纹饰。

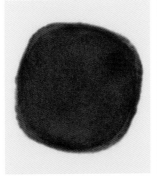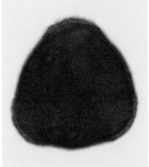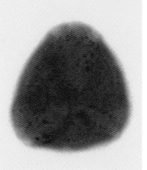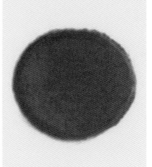

275. 毛茛科 Ranunculaceae 翠雀属 *Delphinium* L.

中文：翠雀
学名：*Delphinium grandiflorum* L.

多年生草本，高 35 ~ 65cm。叶圆五角形，3 全裂，中央全裂片近菱形，末回裂片线状披针形或线形。总状花序，花 3 ~ 15。花瓣蓝色，无毛，顶端圆形。退化雄蕊蓝色。

花期：5—10 月份。
分布：我国东北地区以及内蒙古、山西、四川、河北、宁夏等地。
采集地点：内蒙古锡林郭勒盟。
采集日期：2016 年 7 月 29 日。

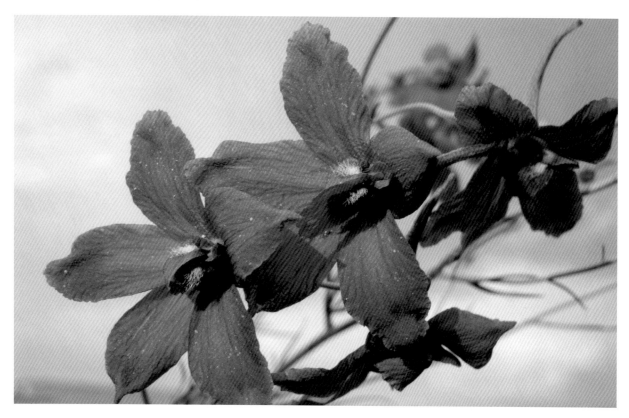

光学显微镜：花粉粒长球形。P/E=1.30（1.17 ~ 1.42）。极面观三裂圆形。花粉粒大小为 21.5（20.1 ~ 23.3）μm×16.5（15.3 ~ 18.3）μm。具 3 沟，沟膜具颗粒。外壁 2 层，内层与外层等厚，表面具细网状纹饰。

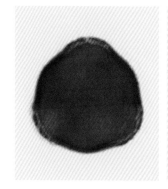 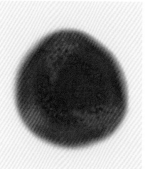 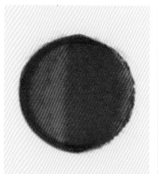 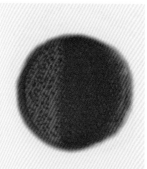

276. 毛茛科 Ranunculaceae 芍药属 *Paeonia* L.

中文: '凤丹' 牡丹
学名: *Paeonia suffruticosa* Andrews cv. Feng Dan

落叶灌木,高达 2m。茎分枝短而粗,灰褐色。叶常为 2 回 3 出复叶。近枝顶偶见 3 小叶;顶生小叶宽卵形,3 裂近中部,裂片 3 浅裂或不裂;侧生小叶狭卵形,2～3 浅裂或不裂。花大,单生枝顶。花单瓣,多白色、粉红和紫红色,倒卵形。雄蕊多数,花丝窄条形,花药黄色。

花期: 4—5 月份。
分布: 全国各地园林广泛栽培。
采集地点: 北京市海淀区。
采集日期: 2016 年 4 月 22 日。

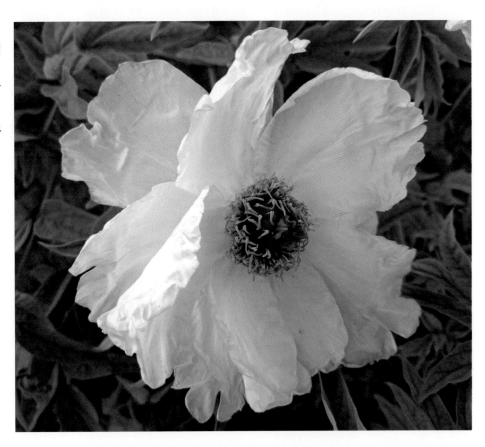

光学显微镜: 花粉粒长球形。P/E=1.51(1.34～1.89)。极面观三裂圆形。花粉粒大小为 30.5(28.0～35.8)μm×20.3(15.2～26.6)μm。具 3 孔沟,沟长,末端尖。外壁 2 层,外层厚于内层,表面具细网状纹饰。

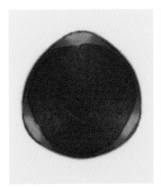 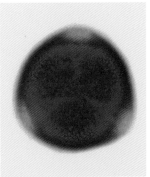 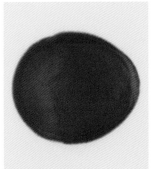 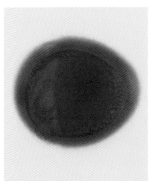

277. 毛茛科 Ranunculaceae 芍药属 *Paeonia* L.

中文：'乌龙捧盛'牡丹
学名：*Paeonia suffruticosa* Andrews cv. Wu Long Peng Sheng

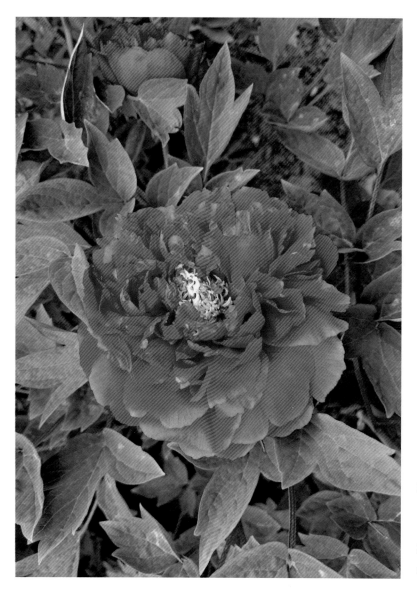

落叶灌木，高达 2m。茎分枝多而粗，灰黑色。叶常为 2 回 3 出复叶。顶生小叶宽卵形，侧生小叶狭卵形，先端短尖。花大，千层台阁型，单生枝顶。花瓣紫红色，雄蕊多数，花药黄色。

花期：4—5 月份。
分布：全国各地园林广泛栽培。
采集地点：北京市海淀区。
采集日期：2016 年 4 月 19 日。

光学显微镜：花粉粒长球形。P/E=1.50（1.18 ~ 1.76）。极面观三裂圆形或四裂圆形。花粉粒大小为 28.3（25.0 ~ 30.7）μm×19.0（16.6 ~ 23.8）μm。具 3 ~ 4 孔沟。外壁 2 层，外层厚于内层，表面具细网状纹饰。

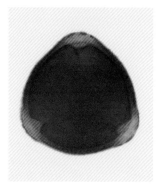
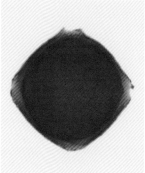
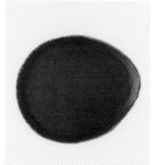
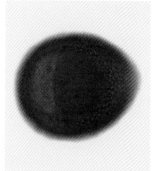

278. 毛茛科 Ranunculaceae 毛茛属 *Ranunculus* L.

中文：毛茛
学名：*Ranunculus japonicus* Thunb.

多年生草本，高 30 ~ 70cm。茎直立，具分支，被柔毛。基生叶叶片圆心形或五角形，基部心形或截形，3 深裂，中裂片倒卵状楔形或宽卵圆形，3 浅裂，边缘具粗锯齿，两面贴生柔毛，叶柄长。下部叶似基生叶，渐向上叶柄渐短，叶片小，裂片披针形，具锐锯齿。上部叶线形，全缘，无柄。聚伞花序具数朵花，疏散，花瓣 5，黄色，倒卵形。

花期：5—8 月份。

分布：除西藏外，其他各省广泛分布。

采集地点：北京市海淀区。

采集日期：2016 年 4 月 25 日。

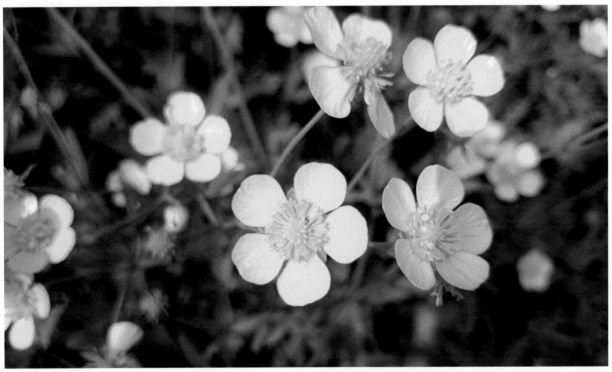

光学显微镜：毛茛花粉形状种内较一致，近球形，但萌发孔类型具明显种内多态性，大体分 4 类［无萌发孔、3 沟、散沟（6 沟或 12 沟）、近散孔］。本花粉粒直径为 32.5（28.1 ~ 34.0）μm。具 12 沟，沟宽，沟膜具颗粒。表面具颗粒状纹饰。

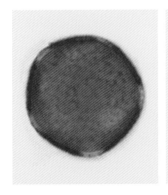 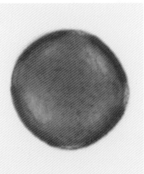 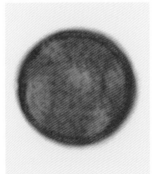 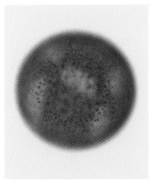

279. 毛茛科 Ranunculaceae 唐松草属 *Thalictrum* L.

中文：瓣蕊唐松草

学名：*Thalictrum petaloideum* L.

　　多年生草本，高 20～70cm。茎圆柱形，通常分枝。基生叶数个，3～4回3出羽状复叶。小叶叶形多变，顶生小叶倒卵形、菱形或近圆形，基部圆楔形或楔形，先端钝。叶3浅裂或深裂，全缘。花常两性，偶单性，雌雄异株。复单歧聚伞花序伞房状，花白色。雄蕊多数，花药狭长圆形。

　　花期：6—7月份。

　　分布：我国东北、华北地区以及青海、四川等地。

　　采集地点：内蒙古锡林郭勒盟。

　　采集日期：2016年7月12日。

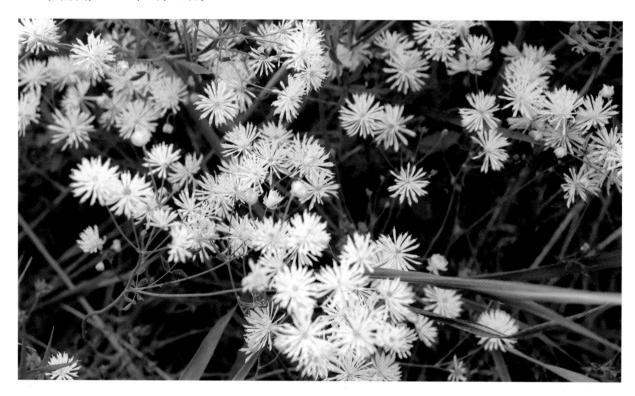

　　光学显微镜：花粉粒近球形。直径为 17.9（15.1～22.4）μm。具散孔，孔约6个，具孔膜，孔膜具颗粒。外壁2层，内层与外层等厚，表面具网状纹饰。

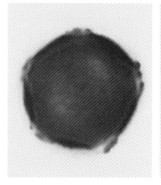 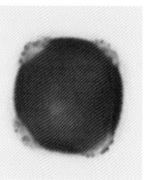 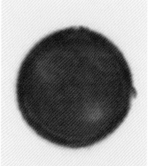 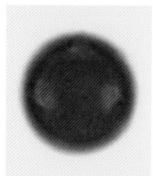

280. 毛茛科 Ranunculaceae 唐松草属 *Thalictrum* L.

中文：箭头唐松草
学名：*Thalictrum simplex* L.

多年生草本，高 60 ～ 90cm。茎直立，无毛，上部分枝向上直展，下部分枝或不分枝。茎生叶 2 回 3 出羽状复叶。茎下部叶菱状倒卵形，3 裂，具圆齿；茎上部叶小，楔状倒卵形，基部楔形或圆钝，先端急尖。花序圆锥状，呈窄塔形。雄蕊多数，花药狭长圆形。

花期：7—8 月份。

分布：我国东北地区以及内蒙古、陕西、河北、山西、湖北、甘肃、青海、四川等地。

采集地点：北京市海淀区。

采集日期：2016 年 6 月 15 日。

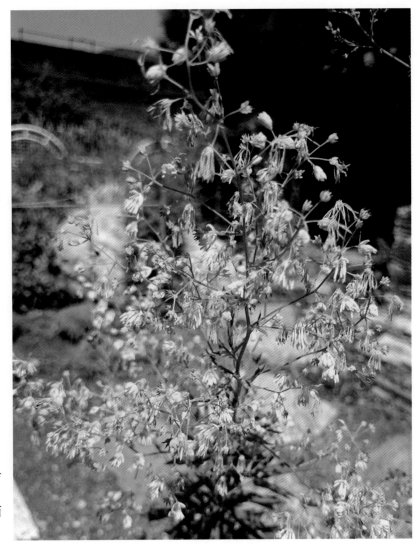

光学显微镜：花粉粒近球形。直径为 20.9（19.3 ～ 21.1）μm。具散孔，孔 6 ～ 8 个，孔膜具颗粒。外壁 2 层，内层与外层等厚，表面具网状纹饰。

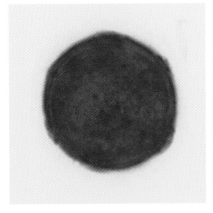
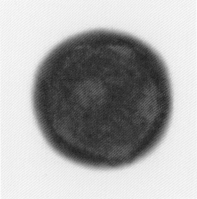
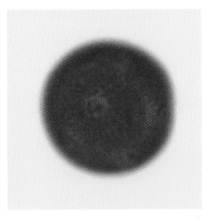

六十八、鼠李科 Rhamnaceae

281. 鼠李科 Rhamnaceae 枣属 *Ziziphus* Mill.

中文：枣
学名：*Ziziphus jujuba* Mill.

落叶小乔木，高达 10m。树皮灰色、灰褐色或黑褐色。当年生小枝绿色，下垂。单叶互生，卵形或卵状椭圆形，先端圆钝，具小尖头。叶缘具圆齿。花两性，黄绿色。单生或腋下簇生为聚伞花序。花瓣 5，倒卵形，雄蕊 5。核果矩圆形或长卵圆形，成熟时红色，后红紫色，肉厚，味甜，核顶端锐尖，基部锐尖或钝。

    花期：5—7 月份。
    分布：我国广泛分布。
    采集地点：北京市门头沟区。
    采集日期：2016 年 6 月 27 日。

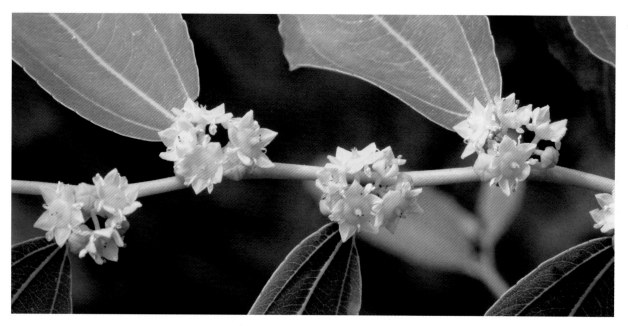

    光学显微镜：花粉粒长球形。P/E=1.28（1.10 ~ 1.49）。极面观钝三角形。花粉粒大小为 21.1（18.0 ~ 24.6）μm×16.5（14.3 ~ 18.8）μm。具 3 孔沟，沟细长，内孔横长。外壁层次不明显，表面纹饰模糊。

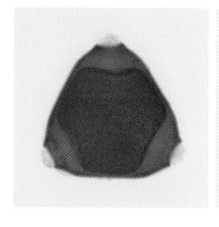 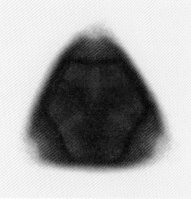 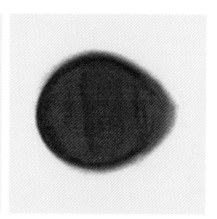

282. 鼠李科 Rhamnaceae 枣属 *Ziziphus* Mill.

中文：酸枣

学名：*Ziziphus jujuba* Mill. var. *spinosa* (Bunge) H. H. Hu ex H. F. Chow

落叶灌木或小乔木，高 1 ～ 3m。树皮褐色或灰褐色。新枝弯曲，紫褐色，具刺。叶较小，互生，边缘具锯齿，稀全缘。花两性，黄绿色，聚伞花序腋生。核果小，近球形或短矩圆形，具薄果皮，味酸，核两端钝。

花期：6—7 月份。

分布：除华南地区外，其他地区均有分布。

采集地点：北京市海淀区。

采集日期：2016 年 6 月 3 日。

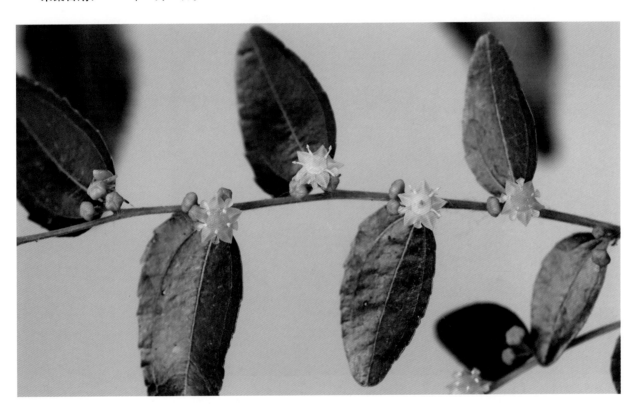

光学显微镜：花粉粒近球形。P/E=1.02（0.89 ～ 1.33）。极面观三裂圆形。花粉粒大小为 18.5（15.5 ～ 21.3）μm×18.2（12.6 ～ 19.8）μm。具 3 孔沟，沟细长，具孔膜。表面具颗粒状纹饰。

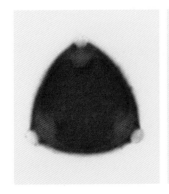
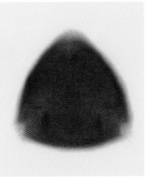

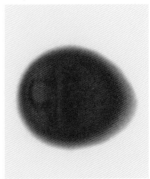

六十九、蔷薇科 Rosaceae

283. 蔷薇科 Rosaceae 桃属 *Amygdalus* L.

中文：山桃（毛桃）

学名：*Amygdalus davidiana* (Carrière) de Vos ex Henry

落叶乔木，高达 10m。茎直立，树皮暗紫色，光滑。小枝细长，无毛，老时褐色。叶片狭卵状披针形，先端渐尖，基部楔形，叶缘具锐锯齿。花单生，先叶开放。花瓣倒卵形，粉红色，先端圆钝，稀微凹。雄蕊多数，雌蕊 1 枚。

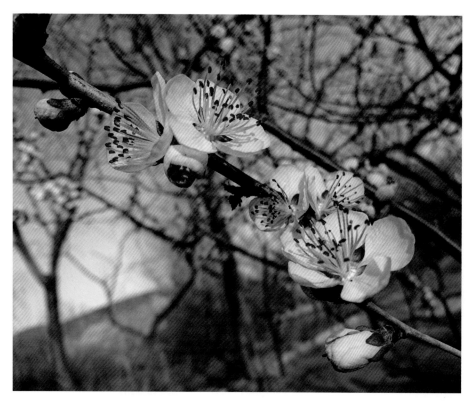

花期：3—4 月份。

分布：我国山东、河北、河南、山西、陕西、甘肃、四川、云南等地。

采集地点：北京市海淀区。

采集日期：2017 年 3 月 14 日。

光学显微镜：花粉粒长球形。P/E=1.36（1.14 ～ 1.53）。极面观常呈三裂圆形，赤道面观椭圆形。花粉粒大小为 34.1（28.4 ～ 37.9）μm×25.2（20.6 ～ 29.3）μm。具 3 ～ 4 孔沟。表面具颗粒状纹饰。

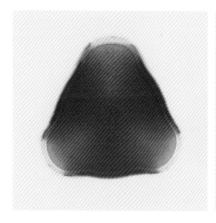
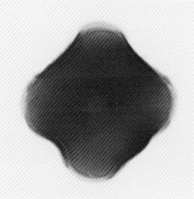
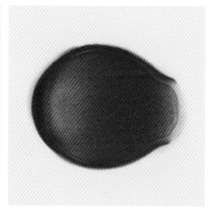

284. 蔷薇科 Rosaceae 桃属 *Amygdalus* L.

中文：菊花桃

学名：*Amygdalus persica* L. 'Ju Hua Tao'

落叶灌木或小乔木。树皮灰褐色，小枝红褐色或黄褐色。叶椭圆状披针形。花生于叶腋，红色或粉红色，花瓣细似菊花。

花期：4—5 月份。

分布：我国北部及中部地区园林多有栽培。

采集地点：北京市海淀区。

采集日期：2016 年 4 月 15 日。

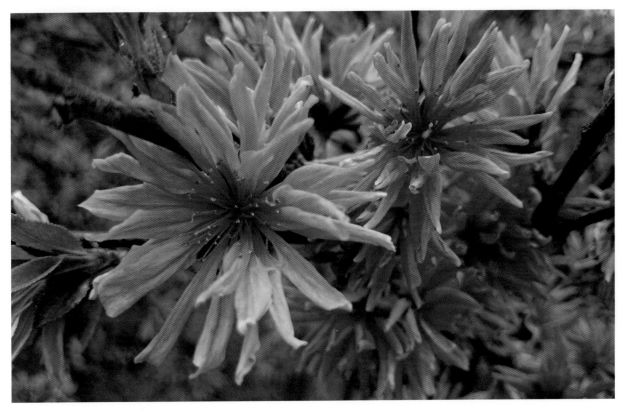

光学显微镜：花粉粒长球形。P/E=1.37（1.12 ～ 1.51）。极面观三裂或四裂圆形，赤道面观椭圆形。花粉粒大小为 35.4（29.5 ～ 41.6）μm×25.9（22.3 ～ 31.4）μm。具 3 ～ 4 孔沟。表面具模糊条纹状纹饰。

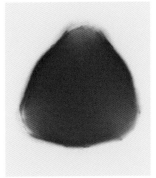 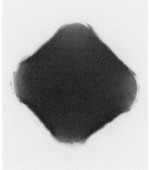 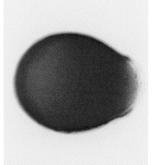 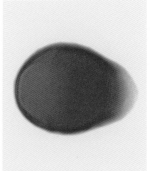

285. 蔷薇科 Rosaceae 桃属 *Amygdalus* L.

中文：照手姬
学名：*Amygdalus persica* L. 'Terutehime'

落叶小乔木，树型高大，树冠窄高。树皮灰黑色，枝条直上，分枝角度小。叶椭圆状披针形，叶缘具细锯齿。花单生，淡粉色，重瓣，着花繁密，花瓣数 26 ～ 30，花直径约 4.2cm，着花密度接近"照手桃"3 倍。

花期： 4 月下旬。
分布： 我国北方广泛栽培。
采集地点： 北京市海淀区。
采集日期： 2017 年 4 月 8 日。

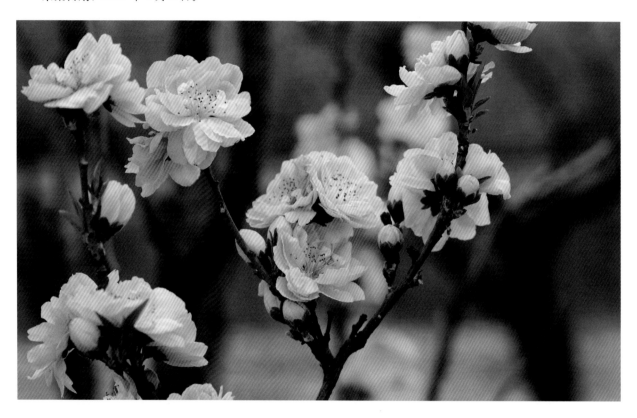

光学显微镜： 花粉粒长球形。P/E=1.35（1.12 ～ 1.60）。极面观三裂圆形。花粉粒大小为 41.3（34.6 ～ 47.0）μm×31.2（21.6 ～ 40.6）μm。具 3 孔沟。表面具条纹 – 颗粒状纹饰。

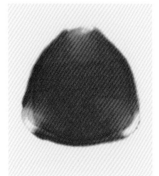 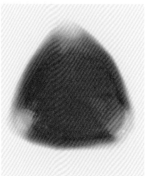  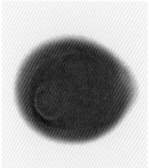

286. 蔷薇科 Rosaceae 桃属 *Amygdalus* L.

中文：照手桃

学名：*Amygdalus persica* L. 'Teruteshiro'

落叶小乔木，树型高大，树冠窄高。树皮灰色，枝条直上，分枝角度小。叶椭圆状披针形，叶缘具细锯齿。花单生，白色，重瓣，花瓣数约 22，花直径约 4.4cm，着花中密。

花期： 4 月中旬。

分布： 我国北方广泛栽培。

采集地点： 北京市海淀区。

采集日期： 2017 年 4 月 8 日。

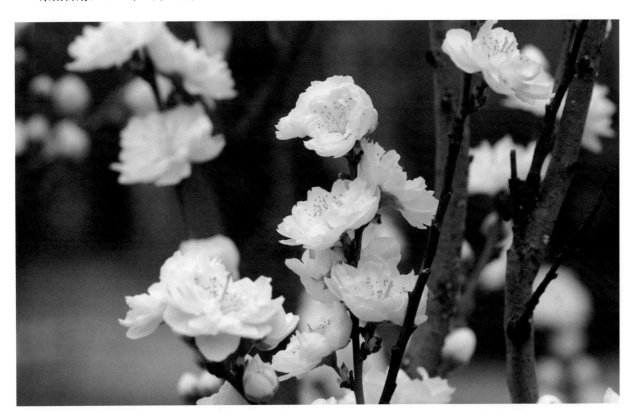

光学显微镜： 花粉粒长球形。P/E=1.40（1.18 ~ 1.66）。极面观三裂圆形。花粉粒大小为 33.5（27.7 ~ 37.9）μm×24.2（20.2 ~ 31.7）μm。具 3 孔沟。表面具条纹 - 颗粒状纹饰。

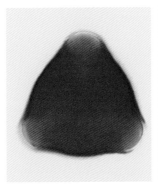
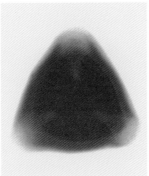
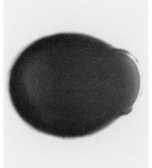
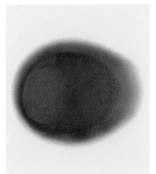

287. 蔷薇科 Rosaceae 桃属 *Amygdalus* L.

中文：榆叶梅
学名：*Amygdalus triloba* (Lindl.) Ricker

落叶灌木，稀小乔木，高 2～3m。枝紫褐色或褐色，小枝灰褐色。叶短枝簇生，一年生枝互生，倒卵形或宽椭圆形，先端短渐尖，基部宽楔形，叶缘具不等的粗锯齿。花先叶开放，花瓣粉红色，单瓣或重瓣，近圆形或宽倒卵形，先端圆钝。雄蕊约 30。

花期：4—5 月份。
分布：我国东北、华北、华东等地区。
采集地点：北京市海淀区。
采集日期：2016 年 3 月 30 日。

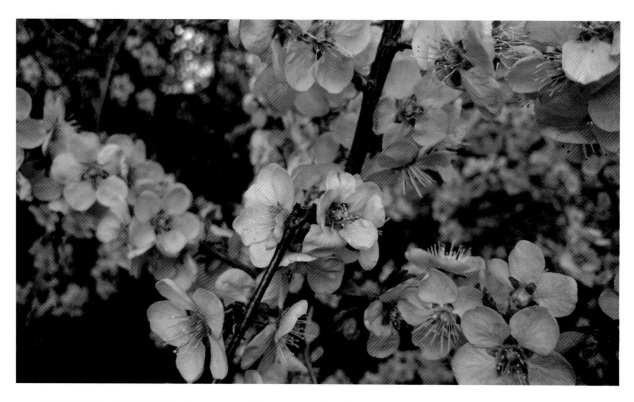

光学显微镜：花粉粒长球形。P/E=1.59（1.37～2.00）。极面观钝三角形。赤道面观椭圆形。花粉粒大小为 49.9（46.8～53.2）μm×32.0（26.7～35.3）μm（3 粒）。具 3 孔沟，沟膜具粗颗粒。表面具模糊条纹状纹饰。

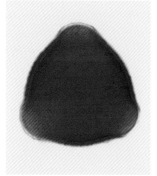 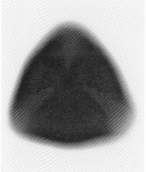 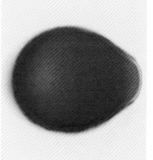 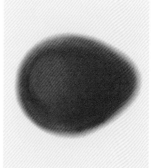

288. 蔷薇科 Rosaceae 杏属 *Armeniaca* Mill.

中文：杏梅
学名：*Armeniaca mume* Siebold var. *bungo* Makino

　　小乔木，稀灌木，高 4 ～ 10m。树皮浅灰色，小枝绿色，无毛。叶卵圆形或椭圆状卵形，先端尾尖，基部楔形或圆形，叶缘具锐锯齿。花单生或 2 朵共生于 1 芽。花重瓣，倒卵形，粉红色或白色，先于叶开放。雄蕊短或稍长于花瓣。

花期：3 月中下旬。
分布：我国各地广泛栽培。
采集地点：北京市海淀区。
采集日期：2016 年 3月 30 日。

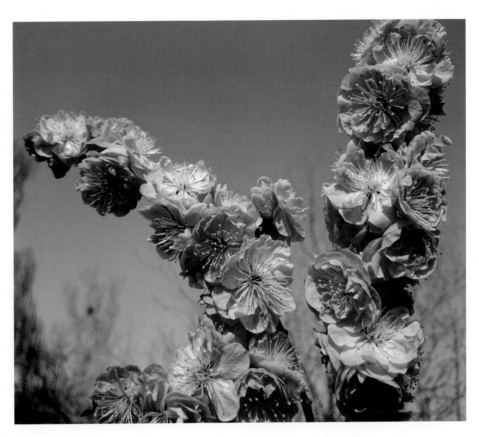

　　光学显微镜：花粉粒长球形。P/E=1.40（1.17 ～ 1.67）。极面观三裂圆形，赤道面观椭圆形。花粉粒大小为 29.9（27.6 ～ 31.5）μm×21.4（18.8 ～ 25.7）μm。具 3 孔沟。表面具模糊条纹状纹饰。

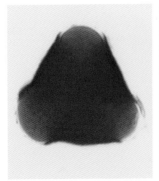 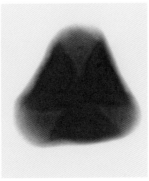 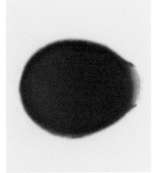 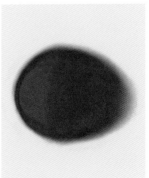

289. 蔷薇科 Rosaceae 杏属 *Armeniaca* Mill.

中文：山杏
学名：*Armeniaca sibirica* (L.) Lam.

落叶灌木或小乔木，高达 2 ~ 5m。树皮灰褐色，小枝无毛，灰褐色或淡红褐色。叶卵形或近圆形，先端长渐尖或尾尖，基部圆形或近心形，叶缘具细锯齿。花单生，先叶开放。花瓣近圆形或倒卵形，白色或粉红色。雄蕊与花瓣近等长。

花期：3—4 月份。

分布：我国黑龙江、吉林、辽宁、内蒙古、甘肃、河北、山西及新疆等地。

采集地点：北京市海淀区。

采集日期：2016 年 4 月 17 日。

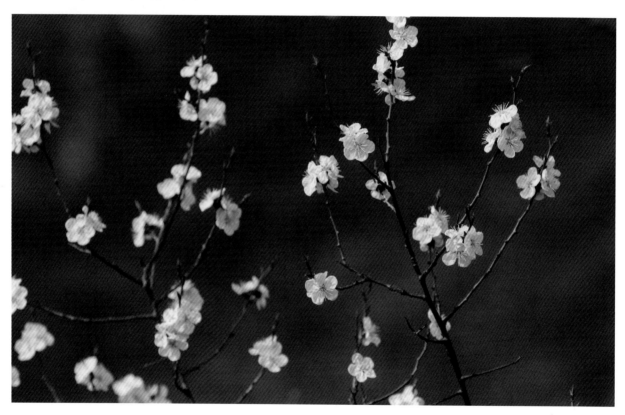

光学显微镜：花粉粒长球形。P/E=1.48（1.25 ~ 1.81）。极面观三裂圆形，赤道面观椭圆形。花粉粒大小 36.4（32.8 ~ 42.0）μm ×24.7（20.4 ~ 28.0）μm（8 粒）。具 3 孔沟，沟细长。表面具条纹状纹饰。

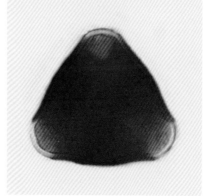 

290. 蔷薇科 Rosaceae 杏属 *Armeniaca* Mill.

中文：杏
学名：*Armeniaca vulgaris* Lam.

落叶乔木，高 5 ~ 12m。树皮灰褐色，纵裂，多年生枝浅褐色，小枝浅红褐色，无毛。叶卵圆形或卵状椭圆形，基部宽楔形或圆形，先端突渐尖，叶缘具钝锯齿。花单生，先于叶开放。花瓣圆形或倒卵形，白色或淡红色。雄蕊多数。

花期：3—4 月份。
分布：我国东北、华北、西北及西南等地区。
采集地点：北京市海淀区。
采集日期：2016 年 3 月 30 日。

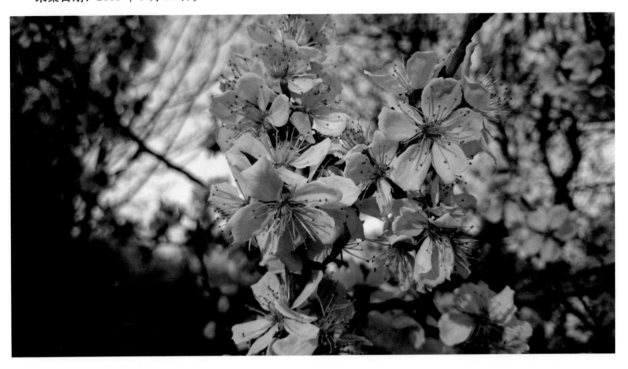

光学显微镜：花粉粒长球形。P/E=1.28（1.17 ~ 1.49）。极面观三裂圆形。花粉粒大小为 33.3（29.0 ~ 41.0）μm×26.1（22.4 ~ 31.6）μm。具 3 孔沟。表面具条纹状纹饰。

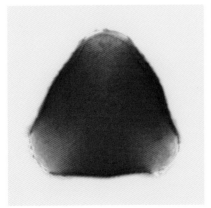
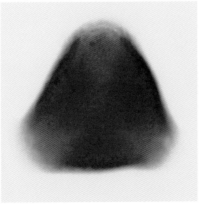
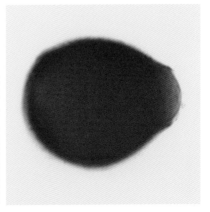

291. 蔷薇科 Rosaceae 樱属 *Cerasus* Mill.

中文：麦李
学名：*Cerasus glandulosa* (Thunb.) Loisel.

　　落叶灌木，高 1.5 ~ 2m。小枝棕褐色或灰棕色，无毛，嫩枝被柔毛。叶长圆状披针形或卵状矩圆形，先端渐尖，基部楔形，叶缘具细钝重锯齿。花 1 ~ 2 朵生于叶腋，先于叶开或同开。花瓣白色或粉红色，倒卵形。雄蕊 30。

花期：3—4 月份。

分布：我国华中、华东、华南、西南地区及陕西。

采集地点：北京市海淀区。

采集日期：2016 年 4 月 9 日。

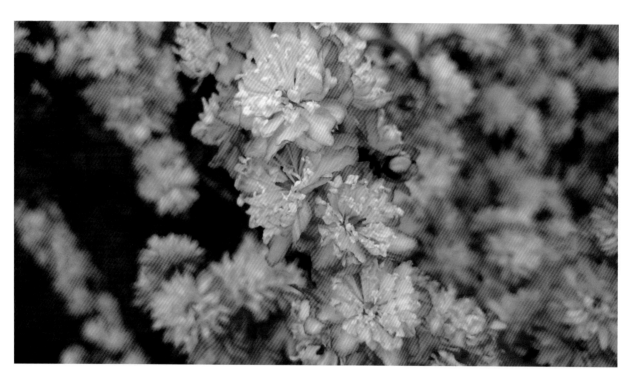

　　光学显微镜：花粉粒长球形。P/E=1.37（1.21 ~ 1.74）。极面观三裂圆形，赤道面观椭圆形。花粉粒大小 28.6（25.9 ~ 32.6）μm×21.0（16.8 ~ 23.9）μm。具 3 孔沟，孔圆。表面具条纹状纹饰。

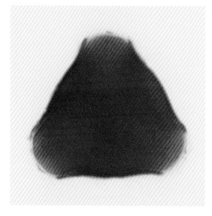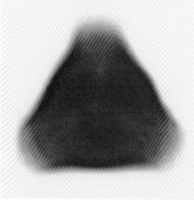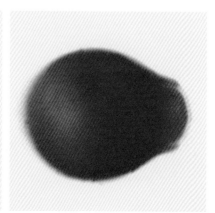

292. 蔷薇科 Rosaceae 樱属 *Cerasus* Mill.

中文：樱花（山樱花）
学名：*Cerasus serrulata* (Lindl.) G. Don ex Loudon

落叶乔木，高达 17m。茎直立，树皮灰褐色或灰黑色，小枝浅褐色或灰白色。叶椭圆状卵形，先端渐尖，基部圆形，叶缘具锯齿。花先叶开放。总状或伞房状花序，具花 3 ～ 5 朵，花白色，稀粉红色。

花期：4—5 月份。

分布：我国黑龙江、河北、山东、江苏、浙江、安徽、江西、湖南、贵州等地。

采集地点：北京市海淀区。

采集日期：2016 年 3 月 30 日。

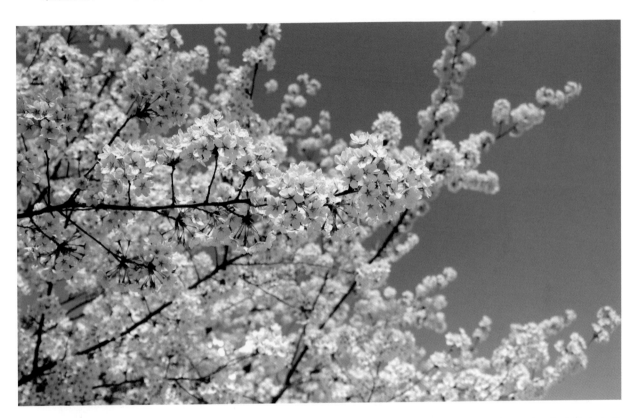

光学显微镜：花粉粒长球形。P/E=1.32（1.12 ～ 1.64）。极面观三裂圆形，赤道面观椭圆形。花粉粒大小为 30.7（27.6 ～ 34.7）μm×23.5（18.2 ～ 28.3）μm。表面具条纹状纹饰。

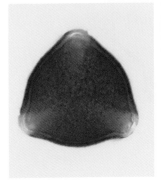 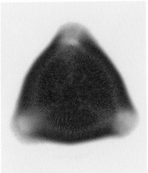 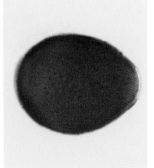 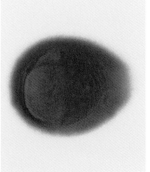

293. 蔷薇科 Rosaceae 樱属 *Cerasus* Mill.

中文：毛樱桃

学名： *Cerasus tomentosa* (Thunb.) Masam et S. Suzuki

落叶灌木，高 2 ~ 3m。小枝灰褐色，嫩枝被绒毛或无毛。叶卵状椭圆形或椭圆状倒卵形，先端急尖或渐尖，基部楔形，叶缘具不规则锯齿。叶被柔毛。花单生或簇生，先于叶或与叶同开。花瓣白色或粉红色，倒卵形。雄蕊多数。

花期： 4—5 月份。

分布： 广泛分布于东北、华北、西南、西北地区，山东也可见。

采集地点： 北京市海淀区。

采集日期： 2016 年 3 月 30 日。

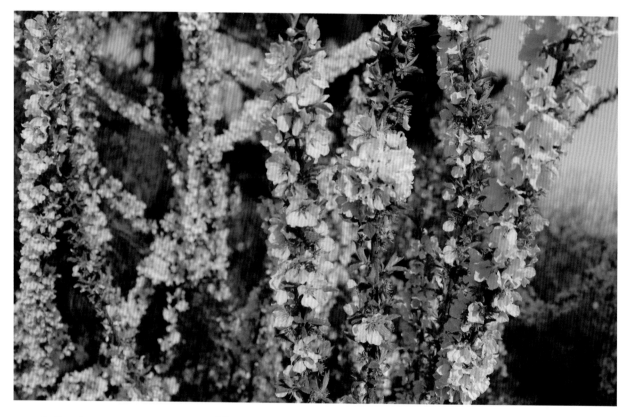

光学显微镜： 花粉粒长球形。P/E=1.50（1.28 ~ 1.81）。极面观钝三角形，赤道面观椭圆形。花粉粒大小为 28.7（26.0 ~ 32.1）μm × 19.3（16.7 ~ 23.4）μm。具 3 孔沟，孔大。表面具模糊条纹状纹饰。

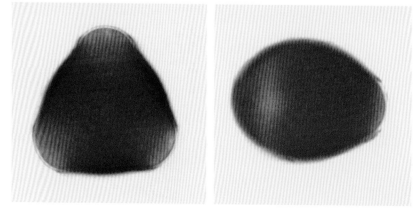

294. 蔷薇科 Rosaceae 樱属 *Cerasus* Mill.

中文：东京樱花

学名：*Cerasus yedoensis* (Matsum.) Masam et S. Suzuki

落叶乔木，高达 16m。树皮暗灰色，平滑。小枝淡紫色，无毛。嫩枝绿色，被柔毛。叶椭圆状卵形或倒卵形，先端渐尖或尾尖，基部圆形。叶缘具锐重锯齿。花瓣 5，白色或淡粉色，椭圆状卵形，先端凹。数朵簇生为伞形或短总状花序。雄蕊 32。

花期：4 月份。

分布：我国各地广泛栽培。

采集地点：北京市海淀区。

采集日期：2017 年 3 月 29 日。

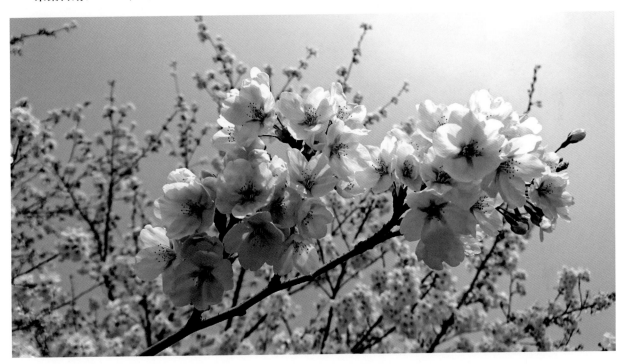

光学显微镜：花粉粒长球形。P/E=1.31（1.16 ~ 1.58）。极面观三裂圆形。花粉粒大小为 31.3（28.6 ~ 34.7）μm×24.0（20.7 ~ 26.3）μm。具 3 孔沟。外壁细条纹状纹饰。

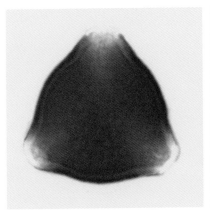 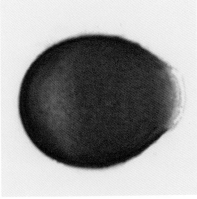 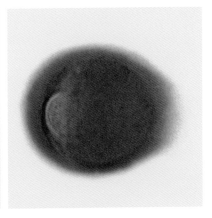

295. 蔷薇科 Rosaceae 木瓜属 *Chaenomeles* Lindl.

中文：木瓜

学名：*Chaenomeles sinensis* (Thouin) Koehne

灌木或小乔木，高 5 ~ 10m。树皮片状脱落。小枝无刺，紫红色，圆柱形。二年生枝紫褐色。叶椭圆形或椭圆状长卵形，先端急尖，基部圆形或宽楔形，叶缘具刺芒状锐锯齿。花单生叶腋。花瓣倒卵形，淡粉红色。雄蕊多数。

花期：4 月份。

分布：我国山东、陕西、湖北、江西、安徽、江苏、浙江、广东、广西等地。

采集地点：北京市海淀区。

采集日期：2016 年 4 月 20 日。

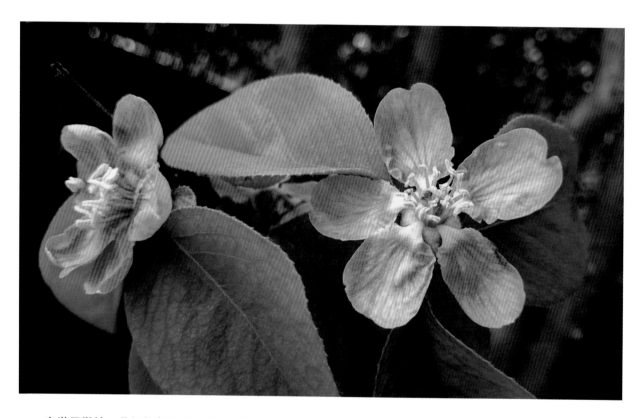

光学显微镜：花粉粒长球形。P/E=1.35（1.17 ~ 1.54）。极面观三裂或四裂圆形，赤道面观椭圆形。花粉粒大小为 28.0（25.9 ~ 30.0）μm×20.9（18.9 ~ 24.9）μm。具 3 ~ 4 孔沟，内孔横长。表面具条纹 - 细网状纹饰。

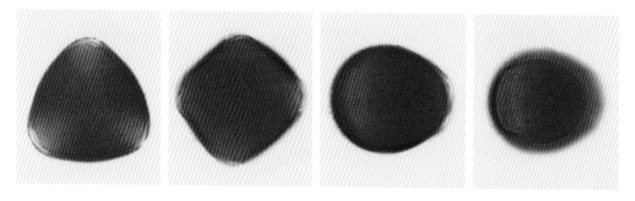

296. 蔷薇科 Rosaceae 木瓜属 *Chaenomeles* Lindl.

中文：贴梗海棠（皱皮木瓜）

学名：*Chaenomeles speciosa* (Sweet) Nakai

落叶灌木，高达 2m。枝条直立，具刺。小枝圆柱形，黑褐色。叶卵形或椭圆形，先端急尖或稀圆钝，基部楔形或近圆形，叶缘具刺芒状锯齿。花簇生于二年生老枝，先叶开放。花瓣倒卵形或近圆形，猩红色、淡红色或白色。雄蕊 40 ~ 50，花药黄色。

花期：3—5 月份。

分布：我国陕西、甘肃、四川、贵州、云南、广东等地。

采集地点：北京市海淀区。

采集日期：2016 年 3 月 30 日。

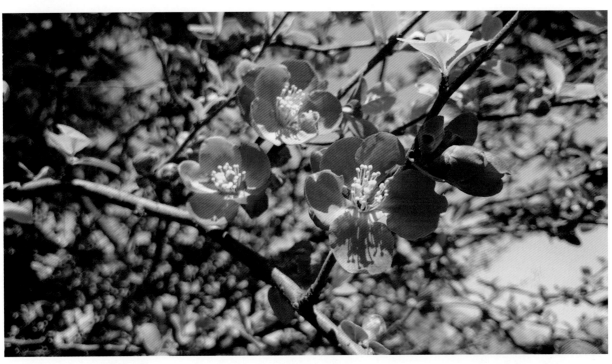

光学显微镜：花粉粒长球形。P/E=1.39（1.24 ~ 1.69）。极面观三裂圆形，赤道面观椭圆形。花粉粒大小为 30.5（27.7 ~ 33.1）μm×22.1（18.6 ~ 25.5）μm。具 3 孔沟。表面具条纹－细网状纹饰。

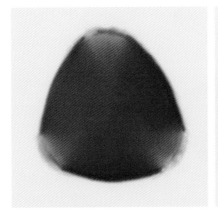
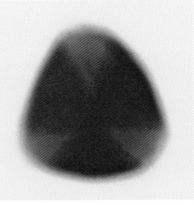
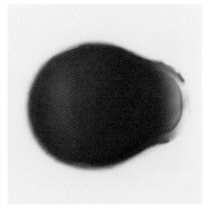

297. 蔷薇科 Rosaceae 枸子属 *Cotoneaster* Medik.

中文：平枝枸子
学名：*Cotoneaster horizontalis* Decne.

半常绿匍匐灌木，高 0.5m。干皮黑灰色，幼枝红褐色。枝水平开展，幼时被糙伏毛，后脱落。叶互生，近圆形或椭圆形，先端急尖或圆钝，基部楔形，叶全缘。花单生或 2 朵并生，花小，聚伞花序，花多数。花瓣粉红色，倒卵形，先端圆钝。雄蕊 12。

花期：5—6 月份。
分布：我国陕西、甘肃、湖北、湖南、四川、贵州、云南等地。
采集地点：北京市海淀区。
采集日期：2016 年 5 月 10 日。

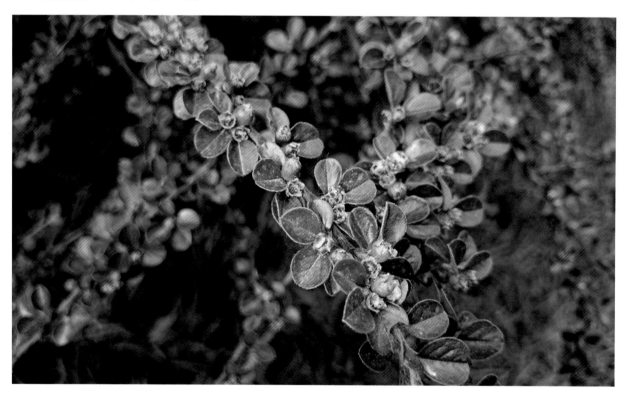

光学显微镜：花粉粒长球形。P/E=1.28（1.19 ~ 1.55）。极面观三裂或四裂圆形，赤道面观椭圆形。花粉粒大小为 26.2（21.7 ~ 30.0）μm×20.5（16.5 ~ 25.2）μm（14 粒）。具 3 ~ 4 孔沟。表面具密集条纹状纹饰。

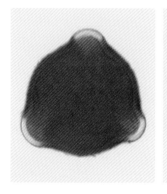 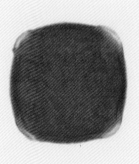 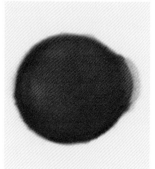 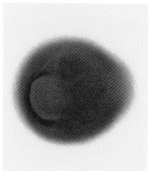

298. 蔷薇科 Rosaceae 枸子属 *Cotoneaster* Medik.

中文：毛叶水枸子
学名：*Cotoneaster submultiflorus* Popov

落叶灌木，高 2 ～ 4m。小枝圆柱形，灰褐色或棕褐色，幼时被柔毛，后脱落。叶卵形或菱状卵形，先端急尖或圆钝，基部宽楔形，叶全缘。花单生，聚伞花序，花多数。花瓣平展，白色，卵形或近圆形，先端圆钝或微缺。

花期：5—6 月份。

分布：我国内蒙古、山西、陕西等地。

采集地点：北京市海淀区。

采集日期：2016 年 4 月 26 日。

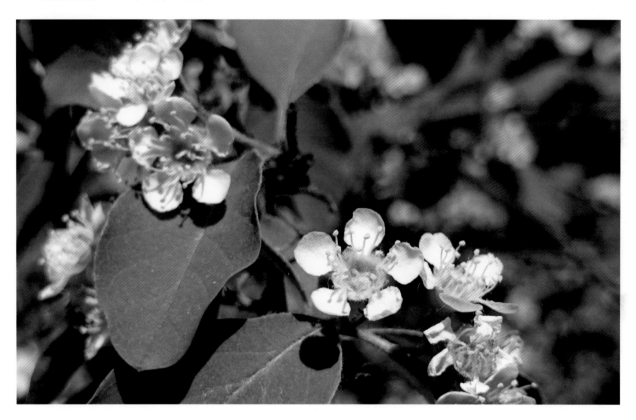

光学显微镜：花粉粒长球形。P/E=1.28（1.10 ～ 1.60）。极面观三裂或四裂圆形，赤道面观椭圆形。花粉粒大小为 28.0（23.7 ～ 31.7）μm×21.9（17.6 ～ 25.2）μm。具 3 ～ 4 孔沟，内孔较大。表面具模糊条纹状纹饰。

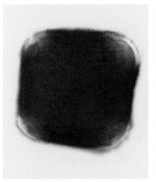 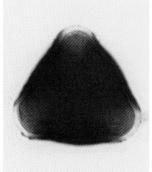 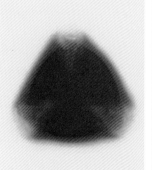 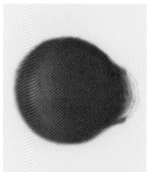

299. 蔷薇科 Rosaceae 山楂属 *Crataegus* L.

中文：山楂
学名：*Crataegus pinnatifida* Bunge

落叶乔木，高达 6m。树皮灰褐色，粗糙。小枝圆柱形，当年生枝紫褐色，老枝灰褐色。叶羽状深裂，单叶互生，宽卵形或三角状卵形，先端短渐尖，基部宽楔形或截形，叶缘具不规则重锯齿。伞房花序，花白色，花瓣倒卵形或近圆形。雄蕊 20，花药粉红色。

花期：5—6 月份。
分布：我国内蒙古、河北、河南、山东、山西、陕西、江苏等地。
采集地点：北京市海淀区。
采集日期：2016 年 4 月 23 日。

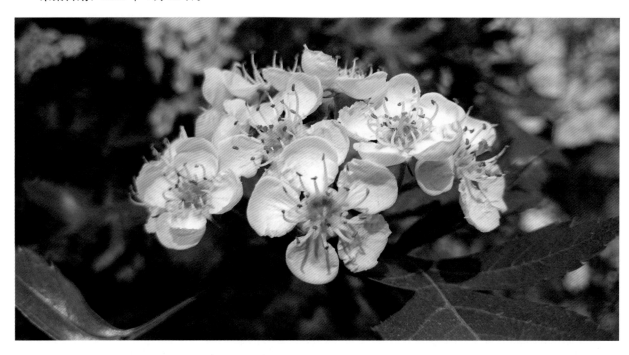

光学显微镜：花粉粒长球形。P/E=1.36（1.19 ~ 1.50）。极面观三裂或四裂圆形，赤道面观长椭圆形。花粉粒大小为 32.2（28.6 ~ 37.6）μm×23.8（20.3 ~ 29.7）μm（7 粒）。具 3 ~ 4 孔沟，沟宽。外壁 2 层，外层厚于内层，表面具模糊颗粒状纹饰。

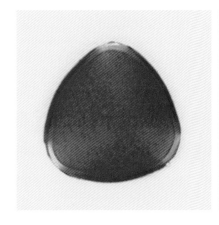
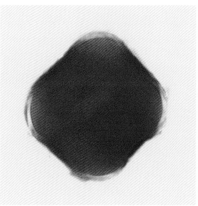
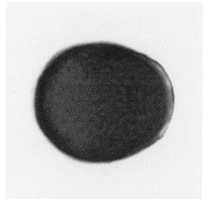

300. 蔷薇科 Rosaceae 榅桲属 *Cydonia* Mill.

中文：榅桲
学名：*Cydonia oblonga* Mill.

落叶灌木或小乔木，高达 8m。小枝圆柱形，嫩枝被绒毛，紫红色，二年生枝无毛，紫褐色。叶卵形或矩圆形，先端急尖、凸尖或微凹，基部圆形或近心形。花单生于小枝顶，白色或粉红色。花瓣 5，倒卵形。雄蕊 20。

花期：4—5 月份。
分布：我国新疆、陕西、江西、福建等地。
采集地点：北京市海淀区。
采集日期：2016 年 4 月 14 日。

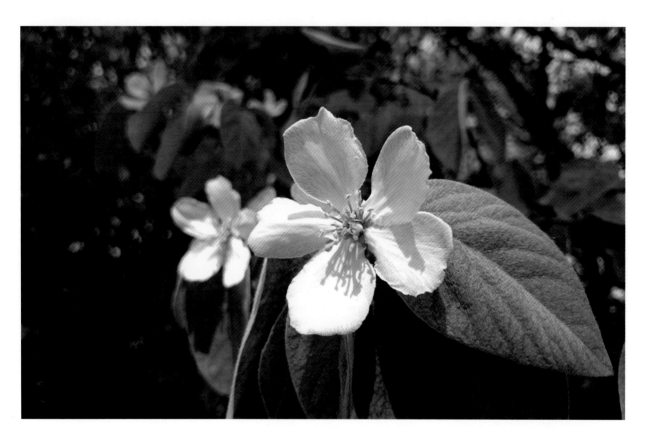

　　光学显微镜：花粉粒长球形。P/E=1.31（1.17 ～ 1.57）。极面观三裂圆形。花粉粒大小为 28.4（26.6 ～ 30.3）μm×21.8（18.6 ～ 24.8）μm。具 3 孔沟，沟宽，孔圆。表面具模糊颗粒 – 网状纹饰。

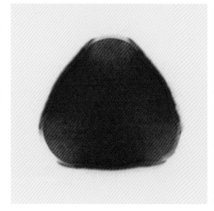

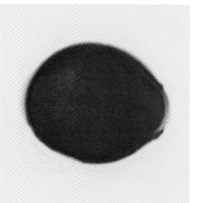

301. 蔷薇科 Rosaceae 白鹃梅属 *Exochorda* Lindl.

中文：白鹃梅

学名：*Exochorda racemosa* (Lindl.) Rehder

落叶灌木，高 3 ~ 5m。树皮深灰色，小枝幼时红褐色，老时褐色。叶椭圆状倒卵形或矩圆形，先端急尖或圆钝，基部楔形，叶全缘，稀具锯齿。总状花序顶生，花白色。雄蕊 15 ~ 20。

花期： 5 月份。

分布： 我国河南、江西、江苏、浙江等地。

采集地点： 北京市海淀区。

采集日期： 2016 年 4 月 10 日。

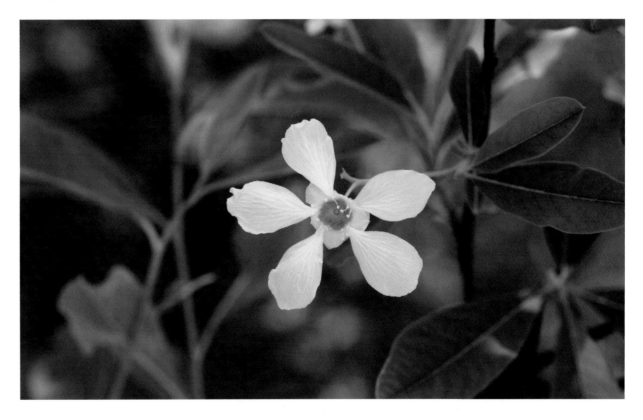

光学显微镜： 花粉粒近球形。P/E=0.95（0.90 ~ 1.00）。极面观三裂圆形，赤道面观椭圆形。花粉粒大小为 18.8（17.6 ~ 19.8）μm×19.9（18.3 ~ 21.6）μm。具 3 孔沟。外壁 2 层，内层与外层等厚，表面具条纹状纹饰。

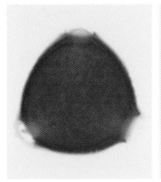 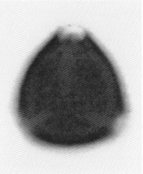 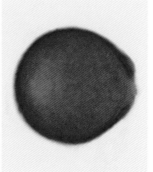 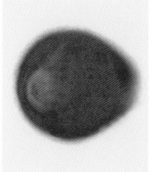

302. 蔷薇科 Rosaceae 白鹃梅属 *Exochorda* Lindl.

中文：齿叶白鹃梅

学名：*Exochorda serratifolia* S. Moore

落叶灌木，高达 2m。小枝红紫色，圆柱形，老时暗褐色。叶椭圆形或长圆状倒卵形，先端急尖或圆钝，基部楔形，叶缘中部以上具锐锯齿，下部全缘。总状花序顶生，花 4 ~ 7，白色。花瓣 5，长圆形或倒卵形，先端微凹。雄蕊 25。

花期：4—6 月份。

分布：我国辽宁、河北等地。

采集地点：北京市海淀区。

采集日期：2016 年 4 月 17 日。

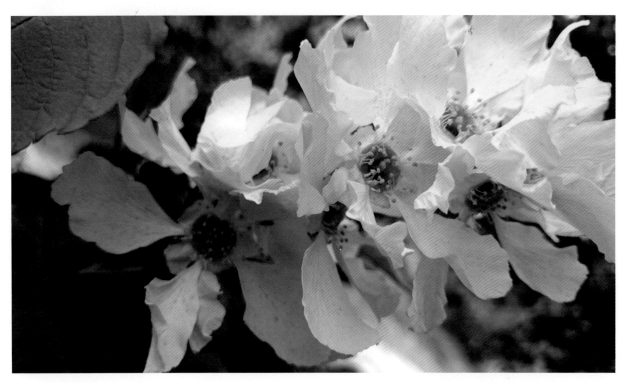

光学显微镜：花粉粒长球形。P/E=1.26（1.05 ~ 1.61）。极面观三裂或四裂圆形，赤道面观椭圆形。花粉粒大小为 22.6（20.6 ~ 26.9）μm×18.1（15.9 ~ 21.0）μm。具 3 ~ 4 孔沟，沟细，孔圆。外壁 2 层，内层与外层等厚，表面具条纹状纹饰。

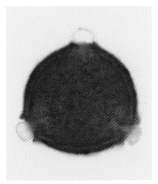 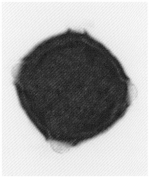 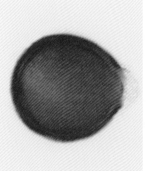 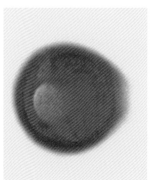

303. 蔷薇科 Rosaceae 棣棠花属 *Kerria* DC.

中文：重瓣棣棠花

学名： *Kerria japonica* (L.) DC. f. *pleniflora* (Witte) Rehder

落叶灌木，高达 1.5m。小枝绿色，略呈曲折状。叶三角状卵形，先端渐尖，基部近圆形。叶缘具重锯齿。花生于侧枝顶端。花重瓣，黄色。

花期： 4—6 月份。

分布： 我国南北各省普遍栽培。

采集地点： 北京市海淀区。

采集日期： 2016 年 4 月 9 日。

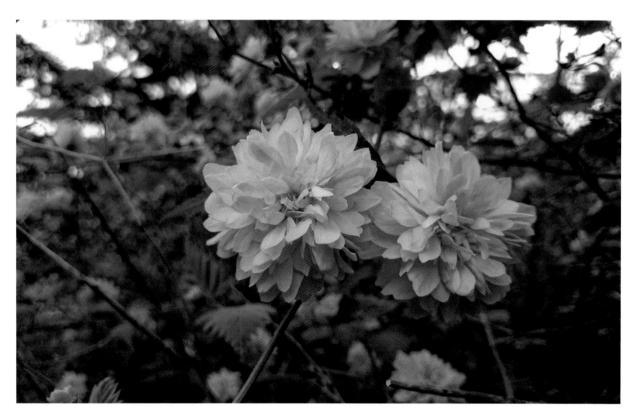

光学显微镜： 花粉粒长球形。P/E=1.39（1.17 ～ 1.80）。极面观三裂圆形，赤道面观椭圆形。花粉粒大小为 18.6（17.7 ～ 21.7）μm×13.4（12.1 ～ 15.5）μm。具 3 孔沟，沟细长。表面具细条纹 - 网状纹饰。

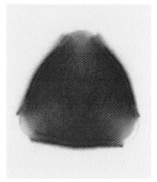 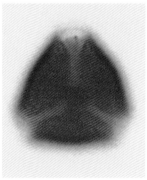 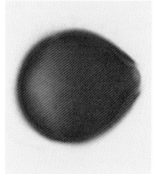 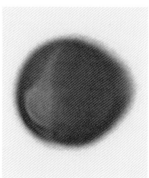

304. 蔷薇科 Rosaceae 苹果属 *Malus* Mill.

中文：西府海棠

学名：*Malus × micromalus* Makino

    小乔木，高达 5m。树枝直立。老枝灰紫色或灰褐色。小枝圆柱形，紫红色或暗褐色，幼时被柔毛。叶片长椭圆形或卵形，先端渐尖或急尖，基部楔形，叶缘具锐锯齿。花簇生于小枝先端，伞形总状花序。花瓣长椭圆形或近圆形，白色或粉红色。雄蕊约 20。

    花期：4—5 月份。

    分布：我国辽宁、河北、山西、山东、陕西、甘肃、云南等地。

    采集地点：北京市海淀区。

    采集日期：2016 年 4 月 1 日。

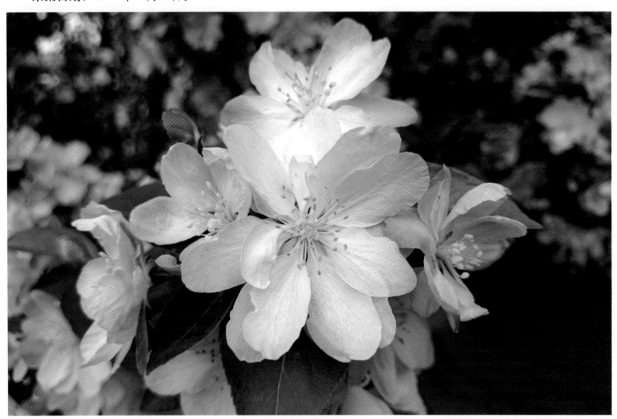

    光学显微镜：花粉粒长球形。P/E=1.35（1.10 ~ 1.54）。极面观三裂圆形，赤道面观椭圆形。花粉粒大小为25.7(23.0 ~ 28.3)μm×19.1(17.4 ~ 21.0) μm。具 3 拟孔沟。外壁表面具细条纹状纹饰。

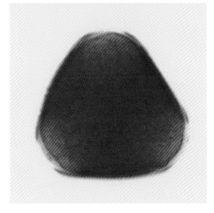
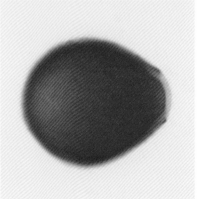

305. 蔷薇科 Rosaceae 苹果属 *Malus* Mill.

中文：海棠花

学名：*Malus spectabilis* (Aiton) Borkh.

落叶乔木，高达8m。小枝圆柱形，幼时被柔毛，老时红褐色或紫褐色。叶片圆形或长椭圆形，先端圆钝或短渐尖，基部近圆形或宽楔形，叶缘具细锯齿或近全缘。伞形花序，花 4～6 朵。花瓣卵形，白色。雄蕊 20～25。

花期：4—5 月份。

分布：我国河北、山东、陕西、江苏、浙江、云南等地。

采集地点：北京市海淀区。

采集日期：2016 年 4 月 8 日。

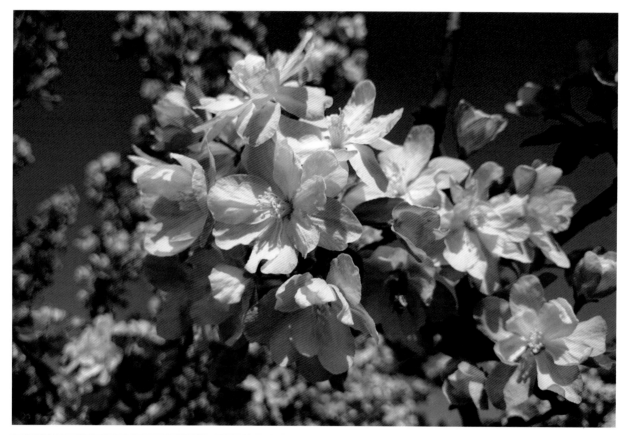

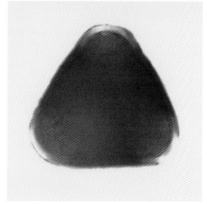
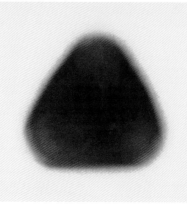

光学显微镜：花粉粒长球形。P/E=1.53（1.25～1.79）。极面观三裂圆形，赤道面观椭圆形。花粉粒大小26.9（24.5～29.3）μm×17.7（15.1～20.1）μm。具 3 孔沟。表面具模糊条纹状纹饰。

306. 蔷薇科 Rosaceae 稠李属 *Padus* Mill.

中文：稠李
学名：*Padus avium* Mill.
异名：*Padus racemosa* (Lam.) Gilib.

落叶乔木，高达 15m。树皮粗糙，具斑纹。老枝灰褐色或紫褐色，幼枝红褐色。单叶互生，椭圆形或椭圆状倒卵形，先端尾尖，基部圆形或宽楔形，叶缘具不规则锐锯齿。总状花序，花多数，生于当年生小枝顶端。花瓣白色，长圆形，先端波状，基部楔形，具短爪。雄蕊多数，雌蕊 1。

花期：4—5 月份。
分布：主要分布于东北、华北及华中地区，华东地区部分省市可见分布。
采集地点：北京市海淀区。
采集日期：2016 年 4 月 10 日。

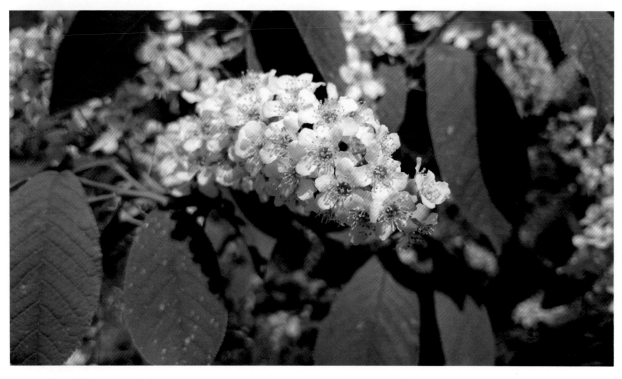

光学显微镜：花粉粒长球形。P/E=1.17（0.96 ~ 1.35）。极面观三裂圆形，赤道面观椭圆形。花粉粒大小为 21.6（18.6 ~ 24.2）μm×18.6（15.0 ~ 20.6）μm。具 3 孔沟。表面具条纹状纹饰。

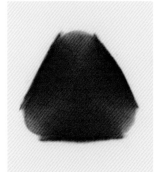
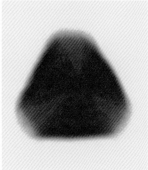
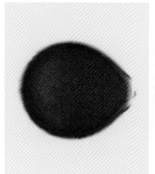
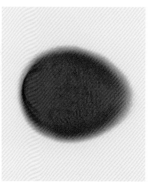

307. 蔷薇科 Rosaceae 委陵菜属 *Potentilla* L.

中文：蕨麻

学名：*Potentilla anserina* L.

多年生草本。茎匍匐，节处生根，外被疏柔毛或无毛。基生叶为羽状复叶。小叶对生或互生，椭圆形或倒卵状椭圆形，先端圆钝，基部楔形或宽楔形，叶缘具锐锯齿或呈裂片状。茎生叶与基生叶相似。花单生于叶腋，被柔毛。花瓣黄色，倒卵形。

花期：5—7 月份。

分布：我国东北、华北、西北及西南地区。

采集地点：内蒙古二连浩特市。

采集日期：2016 年 7 月 12 日。

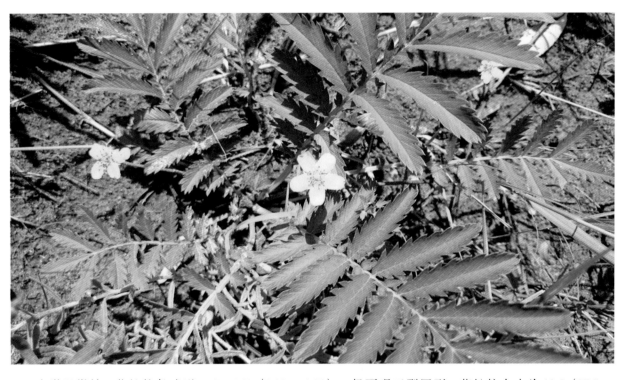

光学显微镜：花粉粒长球形。P/E=1.48（1.30 ～ 1.73）。极面观三裂圆形。花粉粒大小为 19.5（17.5 ～ 24.5）μm × 13.3（11.5 ～ 17.0）μm。具 3 孔沟，沟细长。表面条纹状纹饰。

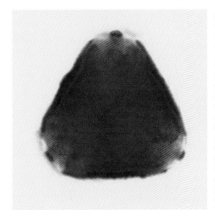
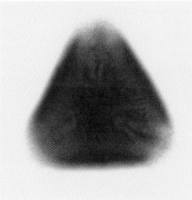
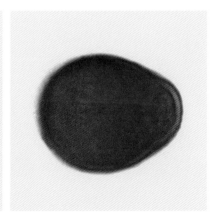

308. 蔷薇科 Rosaceae 委陵菜属 *Potentilla* L.

中文：金露梅
学名：*Potentilla fruticosa* L.

  落叶灌木，高 0.5 ~ 2m。树皮灰褐色，纵向细条状剥落。小枝红褐色，幼时被柔毛。奇数羽状复叶，小叶长圆形、倒圆状长圆形或卵状披针形，先端急尖或圆钝，基部楔形，叶全缘，表面疏被柔毛或近无毛。花单生或数朵生于枝顶。花瓣 5，黄色，宽倒卵形，先端圆钝。雄蕊、雌蕊多数。

  花期：6—9 月份。
  分布：我国东北、西北及西南等地区。
  采集地点：北京市海淀区。
  采集日期：2016 年 6 月 15 日。

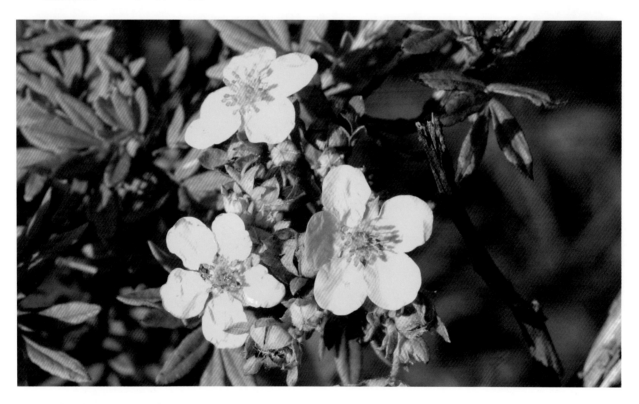

  光学显微镜：花粉粒长球形。P/E=1.33（1.15 ~ 1.57）。极面观三裂圆形，赤道面观椭圆形。花粉粒大小为 17.7（15.1 ~ 22.0）μm×13.4（10.6 ~ 15.8）μm。具 3 孔沟。表面具模糊条纹状纹饰。

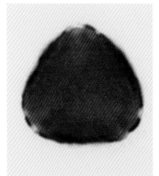 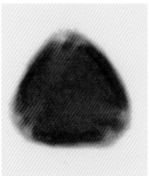 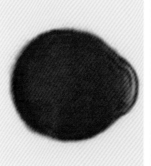 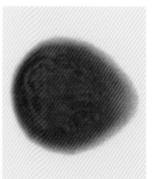

309. 蔷薇科 Rosaceae 李属 *Prunus* L.

中文：美人梅

学名：*Prunus × blireana* cv. Meiren

落叶或灌木小乔木。小枝细长，紫红色。叶紫红色，卵圆形，基部楔形，先端渐尖，叶缘具细锯齿。花色浅紫或粉红，重瓣，先叶开放。雄蕊多数。

花期：4 月份。

分布：我国长江流域及河北秦皇岛、上海、山东济宁、山西大同、山西太原、重庆等地均有广泛种植。

采集地点：北京市海淀区。

采集日期：2016 年 4 月 20 日。

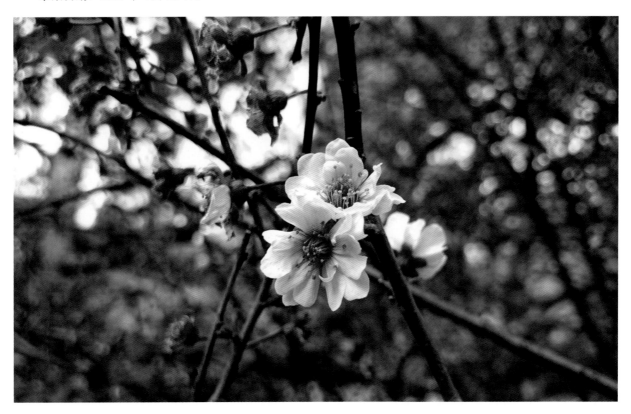

光学显微镜：花粉粒长球形。P/E=1.21（1.05 ～ 1.45）。极面观三裂圆形，赤道面观椭圆形。花粉粒大小为 25.9（23.5 ～ 29.8）μm× 21.5（17.3 ～ 24.3）μm。具 3 孔沟。表面具条纹 - 颗粒状纹饰。

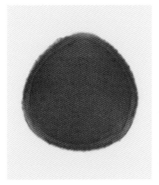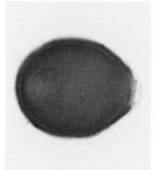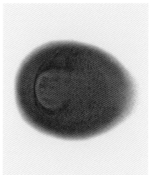

310. 薔薇科 Rosaceae 李属 *Prunus* L.

中文：紫叶李

学名：*Prunus cerasifera* Ehrh. f. *atropurpurea* Rehder

落叶小乔木，高达 8m。小枝光滑无毛，紫红色。叶卵圆形或椭圆状倒卵形，稀椭圆状披针形，先端急尖，基部楔形或近圆形，叶缘具圆钝锯齿或重锯齿。花单生，稀 2 朵簇生。花瓣 5，淡粉红色或白色，长圆形。雄蕊 25 ~ 30。

花期： 4 月份。

分布： 原产亚洲西部，我国各地园林常见栽培。

采集地点： 北京市海淀区。

采集日期： 2016 年 4 月 1 日。

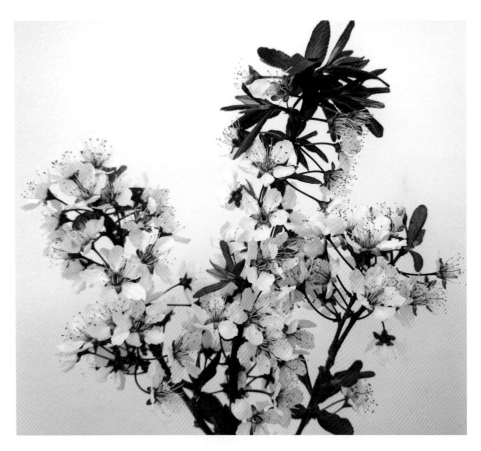

光学显微镜： 花粉粒长球形。P/E=1.29（1.15 ~ 1.48）。极面观三裂圆形，赤道面观椭圆形。花粉粒大小为 28.1（25.3 ~ 32.5）μm×21.9（18.4 ~ 23.9）μm。具 3 孔沟。表面具粗条纹状纹饰。

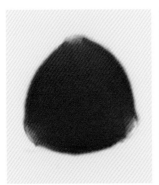 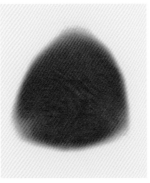 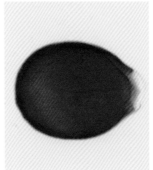 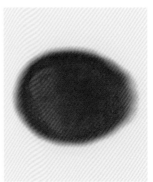

311. 蔷薇科 Rosaceae 李属 *Prunus* L.

中文：白花山碧桃

学名：*Prunus persica* ×*davidiana* 'Baihua Shanbitao'

　　落叶小乔木，高 5m。树皮深灰色或暗红褐色，光滑，小枝黄褐色。叶椭圆状披针形。叶缘具细锯齿。花白色，花瓣卵形，复瓣。雄蕊与花瓣近等长，花药黄色，无雌蕊。

花期：3—4 月份。

分布：我国园林常见栽培。

采集地点：北京市海淀区。

采集日期：2016 年 4 月 2 日。

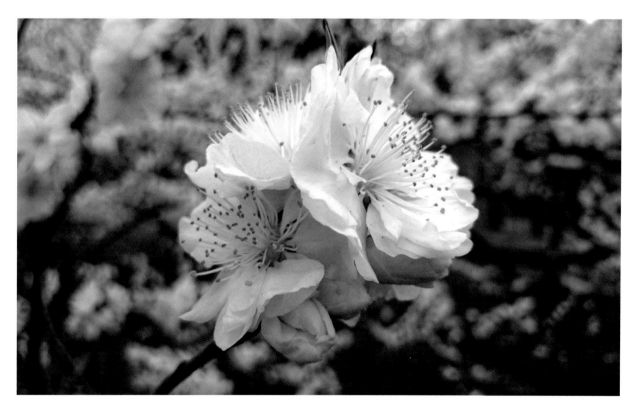

　　光学显微镜：花粉粒长球形。P/E=1.59（1.36 ～ 1.97）。极面观三裂圆形。花粉粒大小为 36.8（30.6 ～ 48.5）μm×23.5（18.5 ～ 32.9）μm。具 3 孔沟。表面条纹状纹饰。

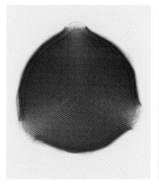 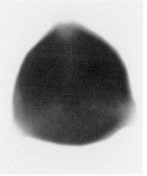 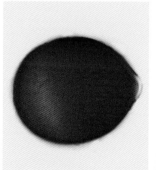 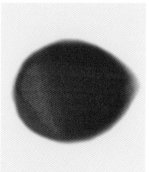

312. 蔷薇科 Rosaceae 梨属 *Pyrus* L.

中文：木梨
学名：*Pyrus xerophila* T. T. Yü

　　落叶乔木或灌木。树皮灰黑色，块状裂。叶卵形，单叶互生，叶缘具锯齿或全缘。伞形总状花序，先于叶开放或与叶同开。萼片 5，花瓣 5，白色，稀粉红色。雄蕊 15 ~ 30，花药深红色或紫色。

花期：3—4 月份。
分布：我国长江流域以南地区及淮河流域一带栽培较多。
采集地点：北京市海淀区。
采集日期：2016 年 4 月 10 日。

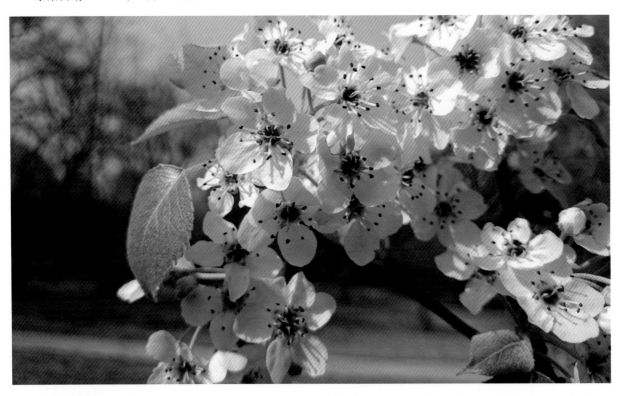

　　光学显微镜：花粉粒长球形。P/E=1.31（1.12 ~ 1.52）。极面观钝三角形。花粉粒大小为 23.5（20.8 ~ 26.5）μm×18.0（14.8 ~ 20.6）μm（15 粒）。具 3 孔沟。表面具模糊条纹状纹饰。

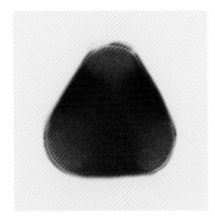
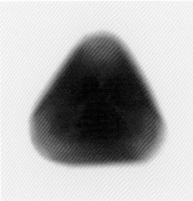

313. 蔷薇科 Rosaceae 鸡麻属 *Rhodotypos* Siebold et Zucc.

中文：鸡麻
学名：*Rhodotypos scandens* (Thunb.) Makino

落叶灌木，高达 2m。小枝紫褐色，无毛。单叶对生，长圆状卵形，先端渐尖，基部圆形或微心形，叶缘具锐重锯齿。花两性，单生于枝顶。花瓣 4，白色，倒卵形。

花期： 4—5 月份。
分布： 我国辽宁、陕西、甘肃、山东、河南、江苏、安徽、浙江、湖北等地。
采集地点： 北京市海淀区。
采集日期： 2016 年 4 月 10 日。

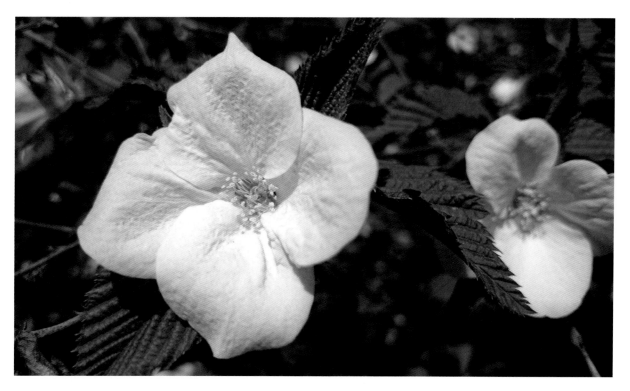

光学显微镜： 花粉粒近球形－长球形。P/E=1.25（1.02～1.49）。极面观三裂圆形，赤道面观椭圆形或近圆形。花粉粒大小为 23.1（19.9～26.8）μm×18.6（14.6～24.2）μm。具 3 孔沟。表面具交错条纹状纹饰。

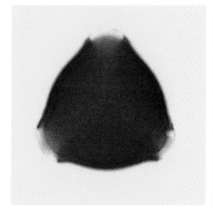 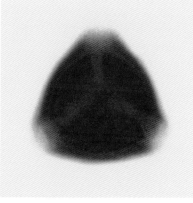 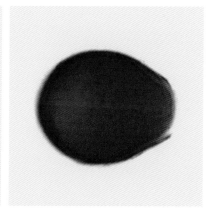

314. 蔷薇科 Rosaceae 蔷薇属 *Rosa* L.

中文：月季花
学名：*Rosa chinensis* Jacq.

常绿或半落叶灌木，高 1 ~ 2m。茎直立。小枝粗壮，圆柱形，具钩状皮刺，近无毛。羽状复叶，小叶宽卵形或卵状长圆形，先端渐尖，基部近圆形或宽楔形，叶缘具锐锯齿。花数朵集生，稀单生。花重瓣，倒卵形，基部楔形，红色、粉红色至白色。

花期：逐月开放，盛花期5—10 月份。
分布：全国广泛栽培。
采集地点：北京市海淀区。
采集日期：2016 年 5 月 13 日。

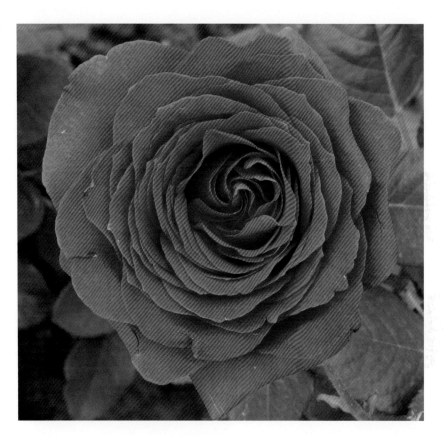

光学显微镜：花粉粒长球形。P/E=1.34（1.15 ~ 1.52）。极面观三裂圆形，赤道面观椭圆形。花粉粒大小为 28.8（26.6 ~ 31.7）μm×21.6（19.5 ~ 23.9）μm。具 3 孔沟。外壁 2 层，外层厚于内层。表面具条纹状纹饰。

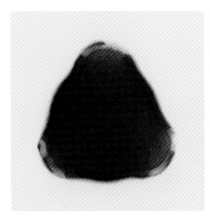

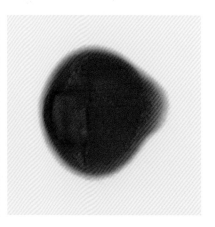

315. 蔷薇科 Rosaceae 蔷薇属 *Rosa* L.

中文：黄蔷薇

学名：*Rosa hugonis* Hemsl.

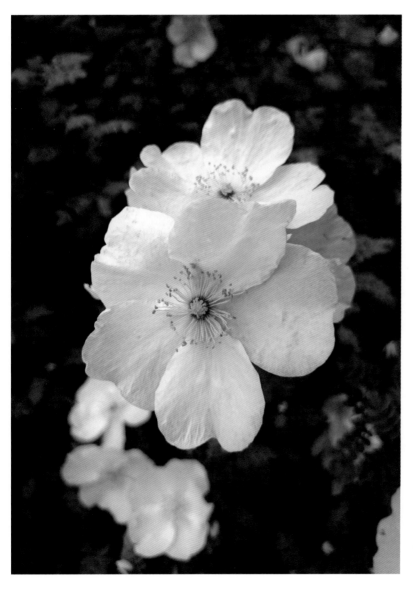

落叶灌木，高约 2.5m。枝粗壮，拱形；小枝圆柱形，具刺。单数羽状复叶，小叶卵形或椭圆状倒卵形，先端圆钝或急尖，叶缘具锐锯齿。花单生，花瓣黄色，雄蕊多数。

花期：5—6 月份。

分布：我国山西、陕西、甘肃、青海、四川等地。

采集地点：北京市海淀区。

采集日期：2016 年 4 月 19 日。

光学显微镜：花粉粒长球形。P/E=1.54（1.13 ～ 1.92）。极面观三裂圆形。花粉粒大小为 27.8（23.7 ～ 34.0）μm×18.3（14.1 ～ 23.1）μm。具 3 孔沟，孔大。外壁表面具模糊条纹状纹饰。

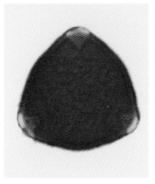 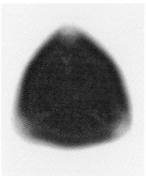 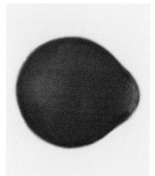 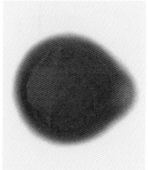

316. 蔷薇科 Rosaceae 蔷薇属 *Rosa* L.

中文：玫瑰
学名：*Rosa rugosa* Thunb.

落叶灌木，高达 2m。茎直立，具皮刺。小枝褐色，密被绒毛和刺毛。叶互生，奇数羽状复叶，小叶椭圆形或椭圆状倒卵形，先端急尖或圆钝，基部圆形或宽楔形，叶缘具锐锯齿。花单生或数朵簇生，花单瓣或重瓣，覆瓦状排列，白色、黄色、粉红色或红色。

花期：5—7 月份。
分布：全国广泛栽培。
采集地点：北京市门头沟区。
采集日期：2016 年 3 月 12 日（室内栽培）。

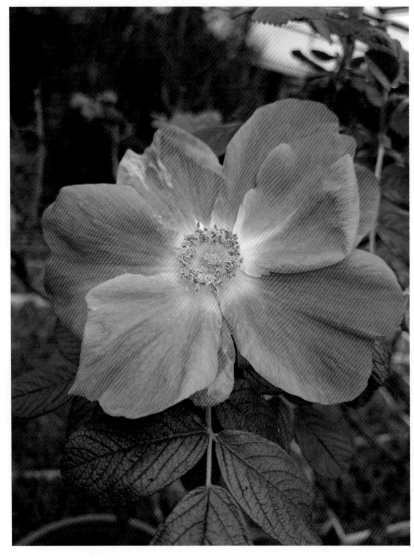

光学显微镜：花粉粒长球形。P/E=1.52（1.39 ~ 1.85）。极面观三裂圆形，赤道面观椭圆形。花粉粒大小为 27.4（25.3 ~ 31.1）μm×18.0（14.3 ~ 20.7）μm。具 3 孔沟，沟细长，孔圆。外壁 2 层，外层厚于内层，表面具条纹 – 拟网状纹饰。

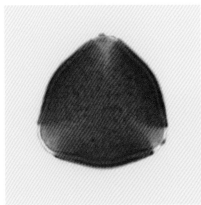
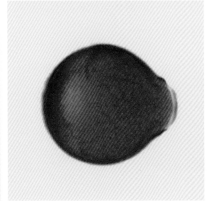
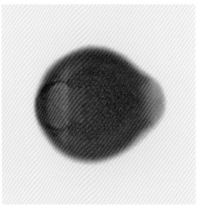

317. 蔷薇科 Rosaceae 蔷薇属 *Rosa* L.

中文：黄刺玫

学名：*Rosa xanthina* Lindl.

落叶灌木，高达 3m。茎直立，粗壮。小枝细长，无毛，紫褐色，具皮刺。奇数羽状复叶，叶 7 ~ 13，宽卵形或近圆形，先端圆钝，基部近圆形或楔形，叶缘具钝锯齿。花单生于叶腋，黄色，重瓣或半重瓣。花瓣倒卵形。

花期：4—6 月份。

分布：我国东北及华北地区广泛栽培。

采集地点：北京市海淀区。

采集日期：2016 年 4 月 19 日。

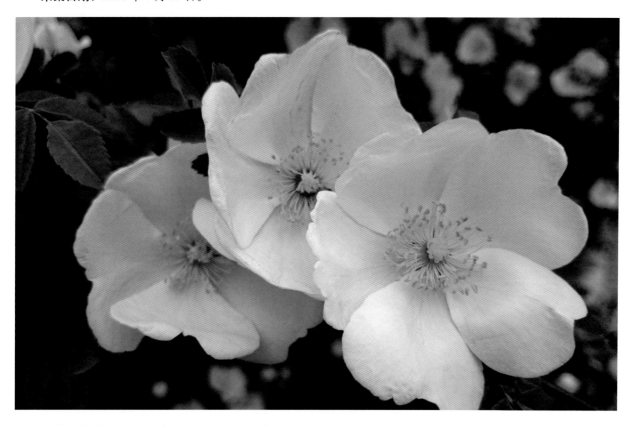

光学显微镜：花粉粒长球形。P/E=1.37（1.20 ~ 1.66）。极面观三裂圆形。花粉粒大小为 26.0（23.2 ~ 30.7）μm×19.0（16.2 ~ 21.2）μm。具 3 孔沟。表面具条纹状纹饰。

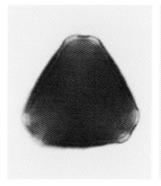 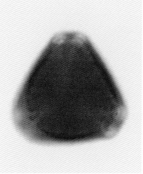 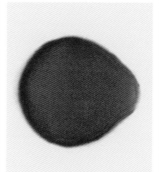 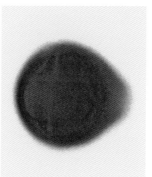

318. 蔷薇科 Rosaceae 地榆属 *Sanguisorba* L.

中文：地榆
学名：*Sanguisorba officinalis* L.

多年生草本，高 0.5 ～ 1.5m。茎直立，无毛，具棱。奇数羽状复叶，小叶对生，长椭圆形或长圆状卵形，先端圆钝，基部心形，叶缘具锐锯齿。穗状花序顶生，花紫红色，无花瓣。雄蕊 4，花药黑色。

花期： 6—7 月份。

分布： 我国东北、华北、西北、华中及华南各地区。

采集地点： 内蒙古赤峰市。

采集日期： 2016 年 6 月 22 日。

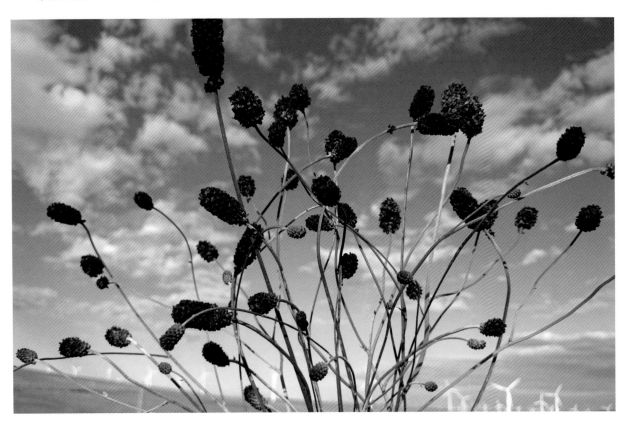

光学显微镜： 花粉粒长球形。P/E=1.34（1.11 ～ 1.70）。极面观为六裂圆形，赤道面观椭圆形。花粉粒大小为 29.0（25.7 ～ 32.2）μm×21.7（18.1 ～ 24.9）μm。具 6 孔沟。表面具颗粒状纹饰。

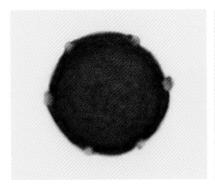 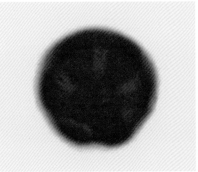 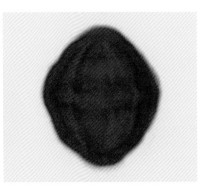

319. 蔷薇科 Rosaceae 珍珠梅属 *Sorbaria* (Ser.) A. Braun

中文：华北珍珠梅

学名：*Sorbaria kirilowii* (Regel) Maxim.

落叶灌木，高达 3m。枝条开展，小枝圆柱形，无毛，幼时绿色，老时浅褐色。奇数羽状复叶互生，小叶近对生，椭圆状披针形或长卵状披针形，先端渐尖，基部圆形或宽楔形，叶缘具锐重锯齿。圆锥花序顶生，花小，芳香，花瓣白色，倒卵形或宽卵形。雄蕊 20。

花期：6—7 月份。

分布：我国华北及西北地区。

采集地点：北京市海淀区。

采集日期：2016 年 5 月 25 日。

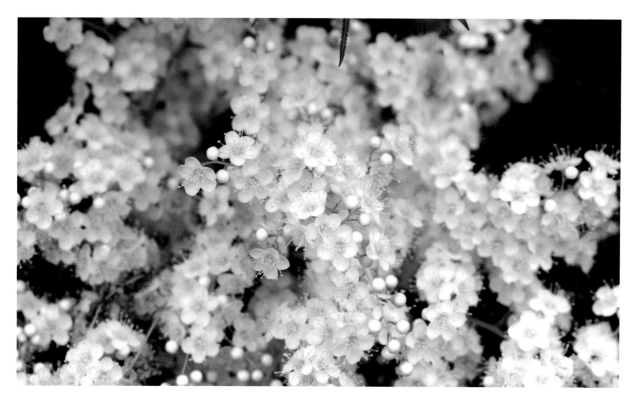

光学显微镜：花粉粒近球形。P/E=1.06（0.91 ～ 1.18）。极面观三裂圆形，赤道面观近圆形。花粉粒大小为 13.6（12.4 ～ 15.3）μm×12.9（11.0 ～ 14.8）μm。具 3 孔沟。外壁层次不明显，表面具模糊条纹状纹饰。

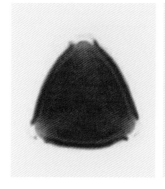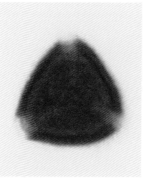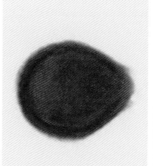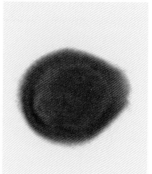

七十、茜草科 Rubiaceae

320. 茜草科 Rubiaceae 拉拉藤属 *Galium* L.

中文：蓬子菜
学名：*Galium verum* L.

多年生草本，高 25 ~ 45cm。茎直立，具四棱，基部稍木质。叶 6 ~ 10 轮生，线形，先端短尖，叶缘极反卷。聚伞花序顶生或腋生，花小，密集，常在枝顶聚集成带叶的圆锥花序状。花冠、花药黄色。

花期：4—8 月份。
分布：我国东北、西北至长江流域。
采集地点：内蒙古多伦县。
采集日期：2016 年 7 月 13 日。

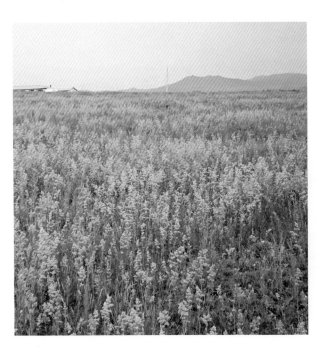

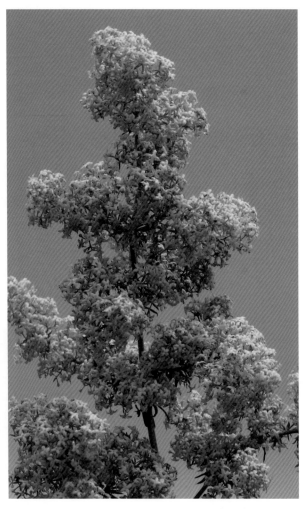

光学显微镜：花粉粒长球形。P/E=1.22（1.11 ~ 1.39）。极面观七裂或八裂圆形。花粉粒大小为 20.6（17.9 ~ 22.5）μm × 16.9（14.6 ~ 18.5）μm。具 7 ~ 8 沟。表面具颗粒状纹饰。

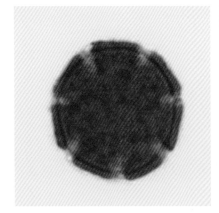

七十一、芸香科 Rutaceae

321. 芸香科 Rutaceae 九里香属 *Murraya* J. Koenig

中文：九里香
学名：*Murraya exotica* L.

常绿灌木或小乔木，高达 8m。枝灰白色或淡黄灰色，当年生枝绿色。叶平展，小叶卵形或倒卵状椭圆形，先端圆钝，基部短尖，叶全缘。聚伞花序顶生或腋生，花大，稀疏，芳香。花瓣 5，白色，长椭圆形。雄蕊 10，花药细小。

花期：4—8 月份。

分布：我国台湾、福建、广东、海南、广西等地。

采集地点：北京市丰台区。

采集日期：2016 年 2 月 29 日（室内栽培）。

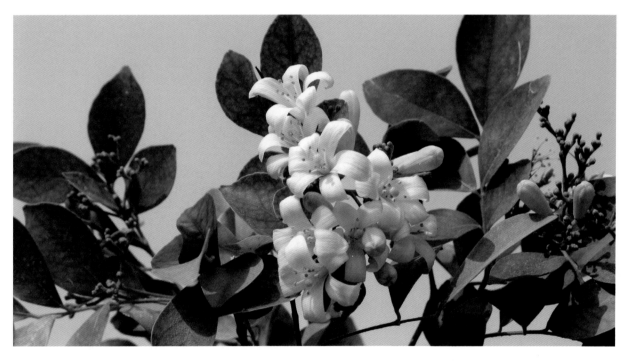

光学显微镜：花粉粒长球形。P/E=1.26（1.18 ～ 1.45）。极面观三裂圆形，赤道面观椭圆形。花粉粒大小为 34.6（31.9 ～ 40.3）μm×27.6（25.4 ～ 31.3）μm。具 3 孔沟，孔椭圆，具孔膜。表面具模糊的条纹－颗粒状纹饰。

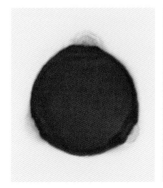  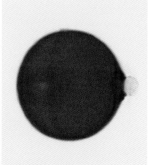 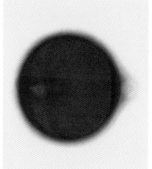

322. 芸香科 Rutaceae 黄檗属 *Phellodendron* Rupr.

中文：黄檗

学名：*Phellodendron amurense* Rupr.

落叶乔木，高达30m。树皮浅灰或灰褐色，纵裂。小枝暗紫色，无毛。奇数羽状复叶互生。小叶卵形或卵状披针形，先端长渐尖，基部宽楔形，叶缘具细锯齿。花单性，雌雄异株。圆锥花序顶生，花瓣紫绿色。雄蕊长于花瓣。

花期：5—6 月份。

分布：主要分布于我国东北及华北地区，河南、安徽、宁夏和内蒙古可见分布。

采集地点：北京市海淀区。

采集日期：2016 年 5 月 6 日。

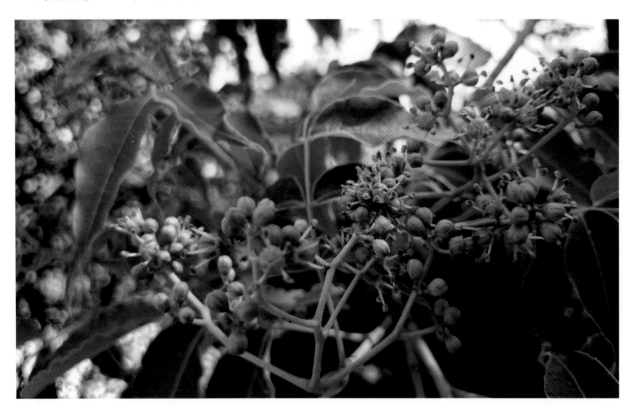

光学显微镜：花粉粒近球形－长球形。P/E=1.11（1.03～1.20）。极面观三裂圆形，赤道面观圆形。花粉粒大小为 27.0（24.7～28.8）μm×24.2（22.1～25.9）μm。具 3 孔，孔突出，具孔膜。表面具网状纹饰。

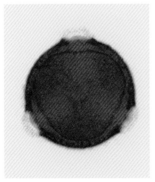 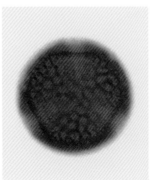 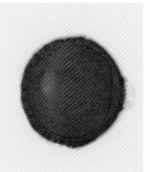 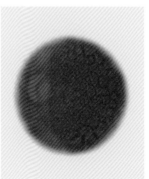

323. 芸香科 Rutaceae 枳属 *Poncirus* Raf.

中文：枳橘（枳）
学名：*Poncirus trifoliata* (L.) Raf.

落叶灌木或小乔木，高 1～5m。干皮灰绿色，浅纵裂，枝绿色，小枝扁，具纵棱，刺长 4cm。3 出复叶互生，小叶倒卵形或椭圆形，先端圆钝或微凹，基部楔形，叶缘具钝锯齿或全缘。花两性，单生或成对腋生，常先叶开放。花瓣 5，白色，匙形。雄蕊 20，花药卵形。

花期：5—6 月份。
分布：我国华北、华东、华南、华中及西南地区。
采集地点：北京市海淀区。
采集日期：2016 年 4 月 10 日。

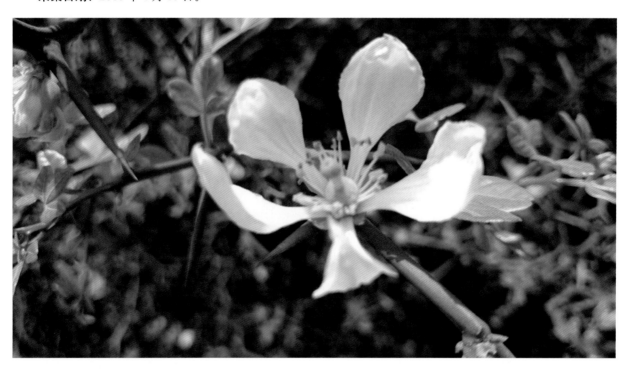

光学显微镜：花粉粒长球形。P/E=1.27（1.12～1.44）。极面观三裂或六裂圆形，赤道面观椭圆形。花粉粒大小为 24.7（23.0～27.5）μm×19.6（17.6～22.0）μm。具 3～6 孔沟。表面具网状纹饰。

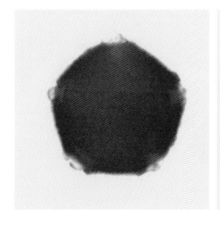  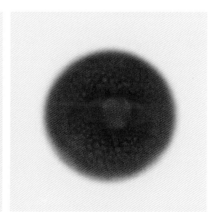

七十二、杨柳科 Salicaceae

324. 杨柳科 Salicaceae 杨属 *Populus* L.

中文：银白杨
学名：*Populus alba* L.

　　落叶乔木，高达35m。树皮灰白色，光滑，老时黑褐色，粗糙。幼枝密生白色绒毛。长枝叶宽卵形或三角状卵形，3～5掌状圆裂或不裂，裂片先端钝尖，基部圆形、截形或近心形。短枝叶椭圆状卵形或卵形。雄花序长3～7cm，雄蕊6～10，花药紫红色。（下图为雌花序）

　　花期：4—5月份。
　　分布：我国东北、华北及西北地区。
　　采集地点：北京市海淀区。
　　采集日期：2017年3月25日。

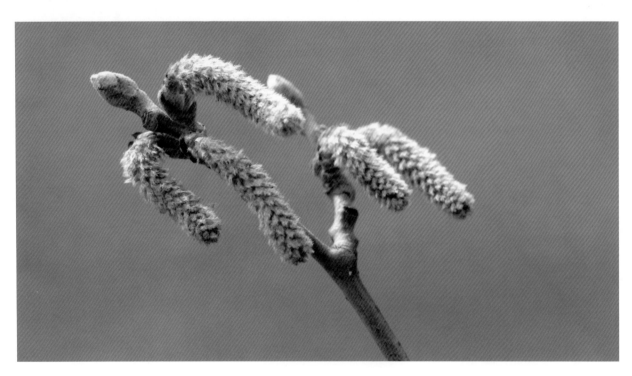

　　光学显微镜：花粉粒近球形。直径为25.7（20.9～32.5）μm。无萌发孔。外壁薄，表面具颗粒状纹饰。

325. 杨柳科 Salicaceae 杨属 *Populus* L.

中文：新疆杨
学名：*Populus alba* L.var. *pyramidalis* Bunge

落叶乔木，高达 30m。树皮灰绿色或灰白色，光滑，树干基部常纵裂。树枝紧抱树冠，小枝灰绿色或鲜绿色。短枝叶近圆状椭圆形，先端钝尖，基部截形或近心形。长枝叶掌状深裂。叶缘具不规则重锯齿。雄花序长 2.5 ~ 4cm，被毛，雄蕊 6 ~ 8，花药红色。

花期：4—5 月份。
分布：我国新疆，东北、华北及西北地区有栽培。
采集地点：北京市海淀区。
采集日期：2017 年 3 月 26 日。

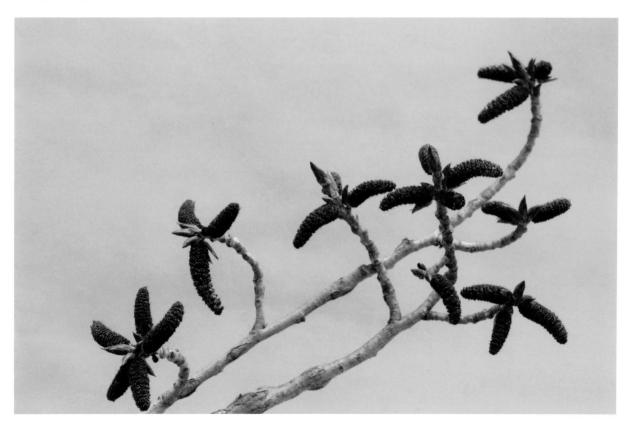

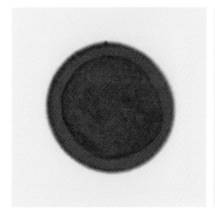

光学显微镜：花粉粒近球形。直径为 29.0（27.2 ~ 29.7）μm。无萌发孔。外壁薄，表面具颗粒状纹饰。

326. 杨柳科 Salicaceae 杨属 *Populus* L.

中文：北京杨
学名：*Populus ×beijingensis* W.Y.Hsu

落叶乔木，高达 25m。树皮灰绿色，无毛。树枝侧枝斜上，小枝带绿色或红色，无棱。长枝叶卵形或三角状宽卵形，先端渐尖或短渐尖，基部圆形或心形，叶缘具波状粗锯齿。短枝叶卵形，先端渐尖或长渐尖，基部圆形或宽楔形，叶缘具腺锯齿。雄花序长 2.5 ～ 3cm，雄蕊 18 ～ 21。

花期：3—4 月份。
分布：我国华北、西北和东北南部地区有栽培。
采集地点：北京市海淀区。
采集日期：2017 年 3 月 14 日。

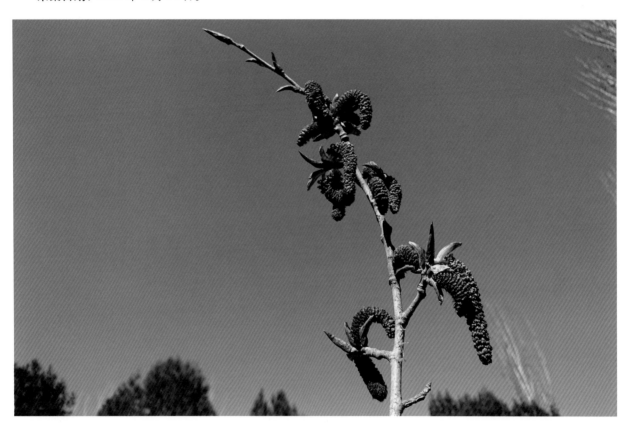

光学显微镜：花粉粒近球形。直径为 27.1（22.1 ～ 30.5）μm。无萌发孔。表面具均匀颗粒状纹饰。

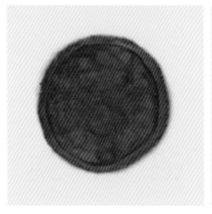 

327. 杨柳科 Salicaceae 杨属 *Populus* L.

中文：波兰 15 号杨
学名：*Populus × canadensis* Moench cv. Polska 15 A

落叶乔木。树皮灰白色，浅纵裂。小枝黄褐色，长枝具明显的棱。短枝叶三角状卵形或三角形，先端渐尖，基部宽楔形或楔形。叶柄侧扁。花单性，雌雄异株，先叶开放。雄株，苞片先端黑褐色。

花期：3—4 月份。

分布：我国东北、华北地区以及新疆、银川等地引种。

采集地点：北京市海淀区。

采集日期：2017 年 3 月 8 日。

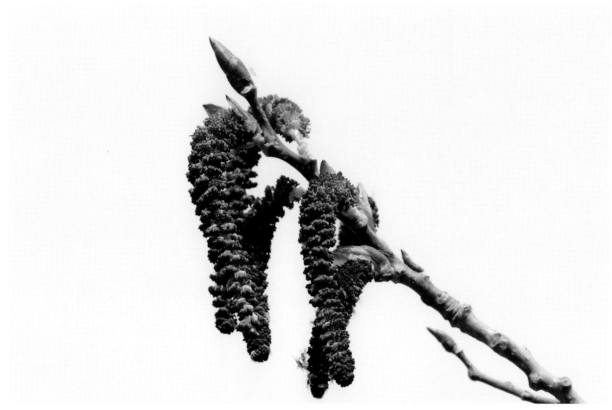

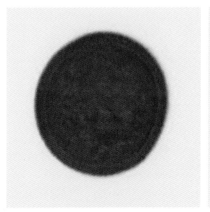

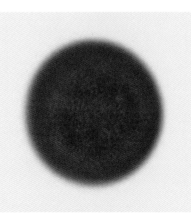

光学显微镜：花粉粒近球形。直径为 25.8（23.5 ～ 28.1）μm，无萌发孔。花粉壁薄，易破碎。表面具颗粒状纹饰。

328. 杨柳科 Salicaceae 杨属 *Populus* L.

中文：健杨
学名：*Populus* × *canadensis* Moench subsp. Robusta

落叶乔木。幼树皮淡灰色或灰绿色，老时基部纵裂。幼枝绿色，微带红色，具棱，被短柔毛。短枝叶扁三角形或三角形，先端渐尖，基部近圆形、近截形或广楔形。叶缘半透明，具粗锯齿。叶柄扁平。只有雄株，柔荑花序长 7 ～ 12cm。

花期：4 月份。

分布：我国东北、华北地区以及新疆、银川等地引种。

采集地点：北京市海淀区。

采集日期：2017 年 3 月 18 日。

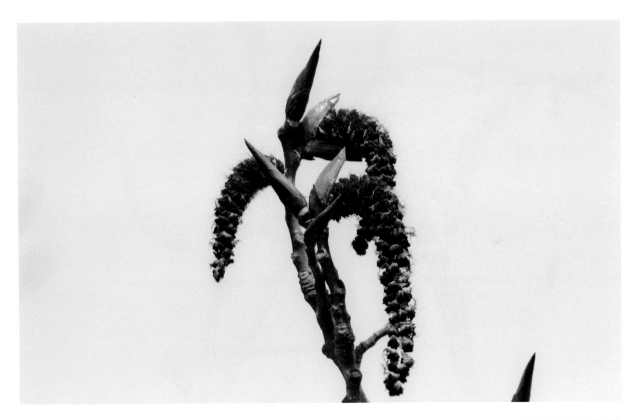

光学显微镜：花粉粒近球形。直径为 27.3（24.1 ～ 36.3）μm，无萌发孔。花粉壁薄，易破碎。表面具颗粒状纹饰。

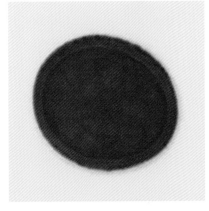 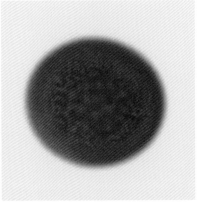

329. 杨柳科 Salicaceae 杨属 *Populus* L.

中文：青杨
学名：*Populus cathayana* Rehder

落叶乔木，高达 30m。树皮灰绿色，光滑；老时暗灰色，纵裂。枝圆柱形，橄榄绿色、橘黄色或灰黄色，无毛。短枝叶卵形、椭圆状卵形或狭卵形，先端渐尖或突渐尖，基部宽楔形或圆形。叶缘具钝锯齿。花单性，雌雄异株，先叶开放，雄花序长 5 ~ 6cm，苞片边缘条裂。

花期：3—5 月份。
分布：我国东北、华北及西北等地区。
采集地点：北京市海淀区。
采集日期：2017 年 3 月 18 日。

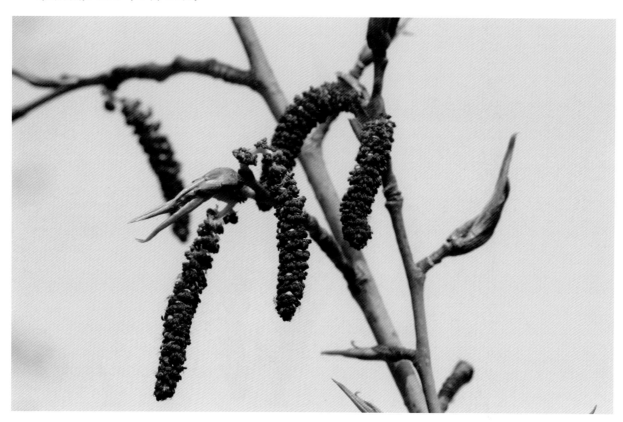

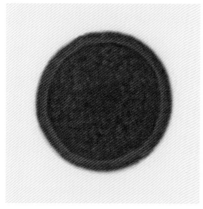

光学显微镜：花粉粒近球形。直径为 24.7（23.2 ~ 27.1）μm，无萌发孔。花粉壁薄，易破碎。表面具颗粒状纹饰。

330. 杨柳科 Salicaceae 杨属 *Populus* L.

中文：钻天杨

学名： *Populus nigra* L. var. *italica* (Moench) Koehne

　　落叶乔木，高达 30m。树皮暗灰色，老时具纵沟。小枝黄褐色，老枝灰色。叶菱状卵形或三角形，先端渐尖，基部楔形或宽楔形。叶缘具钝锯齿。花单性，雌雄异株，先叶开放，雄花序长 6～9cm，苞片边缘条裂。

　　花期： 4 月份。

　　分布： 全国普遍栽培。

　　采集地点： 北京市海淀区。

　　采集日期： 2017 年 3 月 26 日。

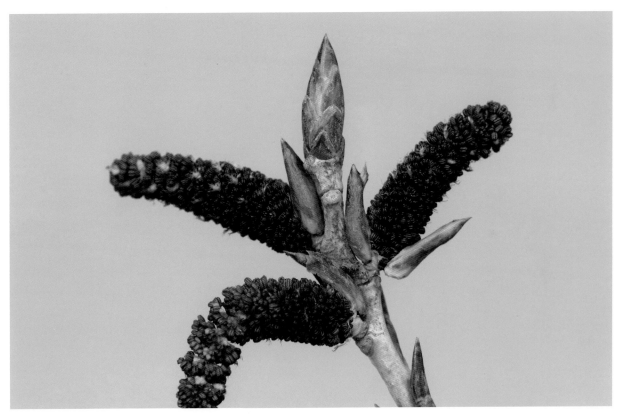

　　光学显微镜： 花粉粒近球形。直径为 29.3（26.8～31.6）μm，无萌发孔。花粉壁薄，易破碎。表面具颗粒状纹饰。

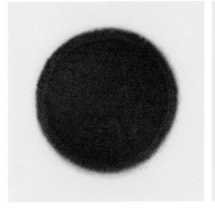 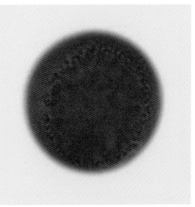

331. 杨柳科 Salicaceae 杨属 *Populus* L.

中文：**毛白杨**

学名：*Populus tomentosa* Carrière

落叶乔木，高达 30m。树皮幼时暗灰色，渐变为灰白色，老时基部黑灰色，纵裂。树枝侧枝开展，老枝下垂。长枝叶宽卵形或三角状卵形，先端短渐尖，基部心形。短枝叶卵形或三角状卵形。叶缘具深波状齿。花单性，雌雄异株。雄花序长 10 ~ 20cm，雄蕊 6 ~ 12，常为 8，花药红色，雌花序长 4 ~ 7cm。

花期：3 月份。

分布：主要分布于华北各省区，辽宁、河北、山西、陕西、甘肃、河南均有分布。

采集地点：北京市海淀区。

采集日期：2017 年 3 月 11 日。

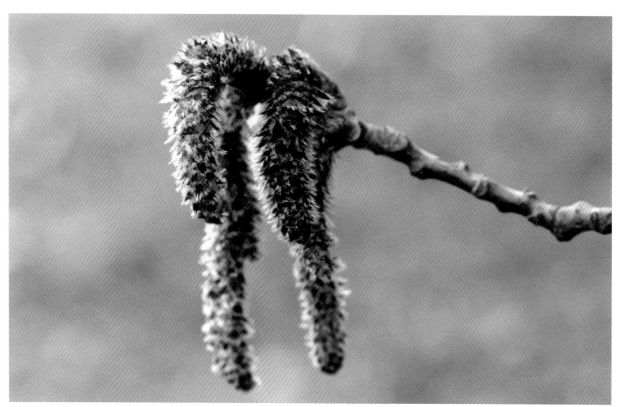

光学显微镜：花粉粒近球形。直径为 29.5（26.0 ~ 32.2）μm。无萌发孔。表面具颗粒状纹饰。

332. 杨柳科 Salicaceae 柳属 *Salix* L.

中文：旱柳
学名：*Salix matsudana* Koidz.

落叶乔木，高达 18m。树冠广圆形。树皮褐色，粗糙，深裂。枝褐黄色或绿色，细长，无毛，幼枝具毛。叶披针形，先端渐尖，基部狭圆形或楔形，叶缘具细腺齿。花单性，雌雄异株。柔荑花序直立或斜展，雄蕊 2，花药黄色。

花期：3—4 月份。

分布：我国东北、华北、西北、西南、华中各地区。

采集地点：北京市海淀区。

采集日期：2017 年 3 月 12 日。

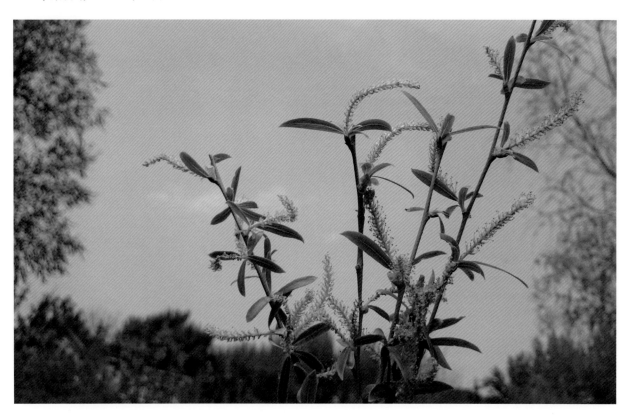

光学显微镜：花粉粒长球形。P/E=1.29（1.11 ～ 1.63）。极面观三裂圆形，赤道面观椭圆形。花粉粒大小为 21.7（19.1 ～ 24.4）μm×15.3（11.0 ～ 18.2）μm。具 3 沟。表面具网状纹饰。

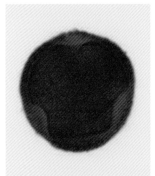 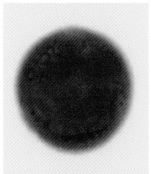 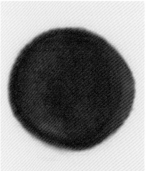 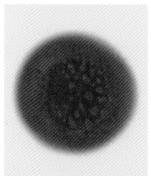

333. 杨柳科 Salicaceae 柳属 *Salix* L.

中文：龙爪柳

学名：*Salix matsudana* kiodz. var. *matsudana* f. *tortuosa* (Vilm.) Rehder

落叶灌木或小乔木，高达 3m。小枝绿色，不规则扭曲向上生长。叶线状披针形，叶缘具细齿。花单性，雌雄异株。柔荑花序，黄色。

花期：4 月份。

分布：我国东北、华北、西北地区常有栽培。

采集地点：北京市海淀区。

采集日期：2017 年 3 月 29 日。

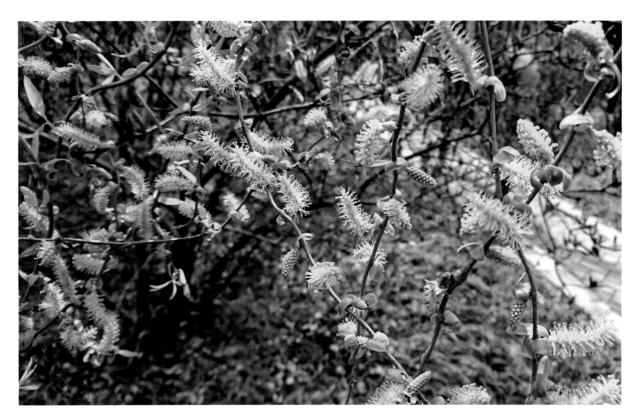

光学显微镜：花粉粒长球形。P/E=1.72（1.33 ~ 2.30）。极面观三裂圆形，赤道面观窄椭圆形。花粉粒大小为 20.8（18.2 ~ 23.5）μm×15.1（12.1 ~ 18.9）μm。具 3 沟。表面具明显的网状纹饰，网眼大小不一。

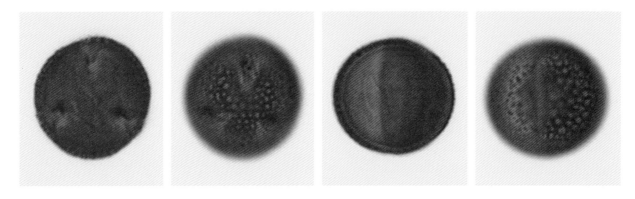

334. 杨柳科 Salicaceae 柳属 *Salix* L.

中文：馒头柳

学名：*Salix matsudana* kiodz. var. *matsudana* f. *umbraculifera* Rehder

落叶乔木，树皮暗灰黑色，纵裂，枝密斜上。与旱柳区别主要为树冠半圆形，枝端整齐，馒头状。

花期：3—4 月份。

分布：全国多地有栽培。

采集地点：北京市海淀区。

采集日期：2016 年 4 月 10 日。

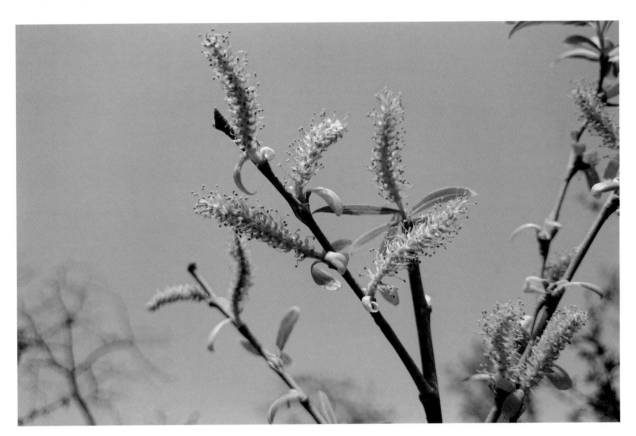

光学显微镜：花粉粒长球形。P/E=1.57（1.25 ～ 1.96）。极面观三裂圆形。花粉粒大小为 23.3（20.3 ～ 26.6）μm× 15.1（12.3 ～ 20.0）μm。具 3 沟。外壁 2 层，内层与外层近等厚，表面具明显网状纹饰。

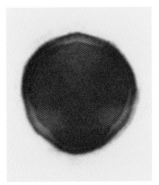 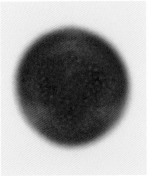 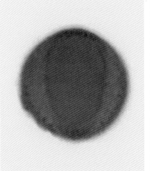 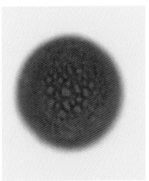

七十三、无患子科 Sapindaceae

335. 无患子科 Sapindaceae 栾树属 *Koelreuteria* Laxm.

中文：栾树
学名：*Koelreuteria paniculata* Laxm.

落叶乔木，高达 10m。树皮灰褐色或灰黑色，老时纵裂。小枝具柔毛。奇数羽状复叶，1 回或 2 回羽状裂。小叶对生或互生，卵形或卵状披针形，先端短渐尖，基部近截形，叶缘具不规则重锯齿。圆锥花序顶生，花瓣 4，瓣片基部开花时橙红色。雄蕊 8。

花期： 6—8 月份。
分布： 我国东北、华北、华东、西南地区以及陕西、甘肃等地。
采集地点： 北京市海淀区。
采集日期： 2016 年 6 月 15 日。

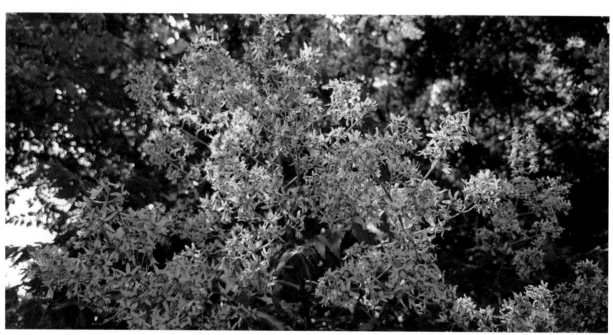

光学显微镜： 花粉粒扁球形。P/E=0.87（0.80 ~ 1.00）。极面观钝三角形，赤道面观椭圆形。花粉粒大小为 20.7（19.5 ~ 23.5）μm×24.0（22.0 ~ 25.4）μm（12 粒）。具 3 孔沟。外壁 2 层，内层与外层等厚，表面颗粒 – 条纹状纹饰。

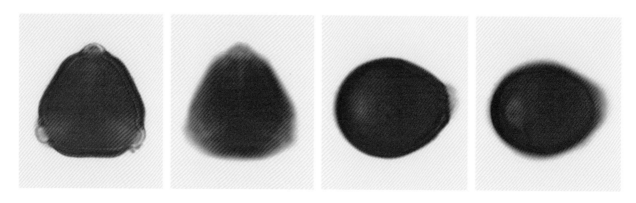

336. 无患子科 Sapindaceae 文冠果属 *Xanthoceras* Bunge

中文：文冠果
学名：*Xanthoceras sorbifolium* Bunge

　　落叶灌木或小乔木，高达 8m。树皮灰褐色，小枝粗壮，紫褐色。奇数羽状复叶互生。小叶 9 ~ 19，窄椭圆状披针形，先端渐尖，基部楔形。叶缘具不规则锐锯齿。花杂性，雄花和两性花同株。两性花花序顶生，雄花序腋生。花瓣 5，白色，雄蕊 8。

花期：4—5 月份。
分布：我国东北、华北地区以及甘肃、河南等地。
采集地点：北京市海淀区。
采集日期：2016 年 4 月 20 日。

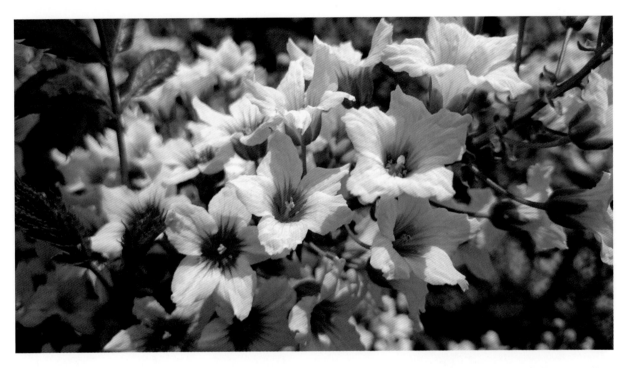

　　光学显微镜：花粉粒近球形 – 长球形。P/E=1.33（1.05 ~ 1.67）。极面观三裂圆形，赤道面观椭圆形。花粉粒大小为 35.0（30.7 ~ 41.0）μm×26.6（22.4 ~ 31.9）μm。具 3 孔沟。表面具细网 – 刺状纹饰。

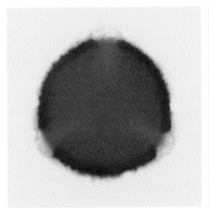 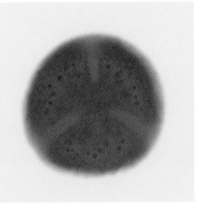 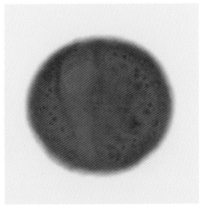

七十四、虎耳草科 Saxifragaceae

337. 虎耳草科 Saxifragaceae 落新妇属 Astilbe Buch. -Ham. ex D. Don

中文：'火焰' 阿兰德落新妇
学名：*Astilbe × arendsii* cv. Fanal 'Hyazinth'

多年生草本，高 40 ~ 80cm。茎直立，根状茎暗褐色。基生叶 2 ~ 3 回 3 出复叶，小叶菱状卵形或卵状长圆形，顶生小叶基部楔形或微心形，先端渐尖，叶缘具重锯齿。圆锥花序顶生，密被长柔毛。花瓣 5，花密集，紫红色，盛开时似"火焰"。

花期：6—7 月份。
分布：我国东北、华中地区以及河北、山西、陕西、甘肃、青海、山东、浙江、四川、云南等地。
采集地点：北京市海淀区。
采集日期：2016 年 6 月 10 日。

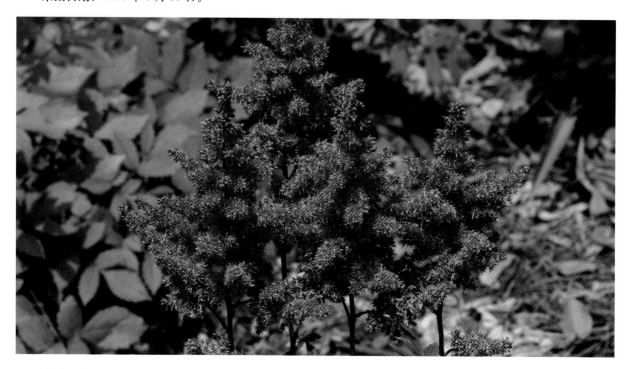

光学显微镜：花粉粒长球形。P/E=1.46（1.17 ~ 1.72）。极面观三裂圆形。花粉粒大小为 14.5（12.1 ~ 17.0）μm ×10.0（9.1 ~ 11.4）μm。具 3 孔沟。外壁 2 层，外层厚于内层，表面具模糊颗粒状纹饰。

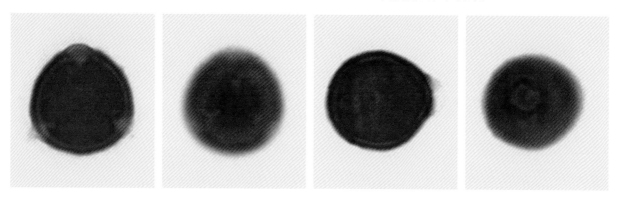

338. 虎耳草科 Saxifragaceae 溲疏属 *Deutzia* Thunb.

中文：大花溲疏
学名：*Deutzia grandiflora* Bunge

落叶灌木，高约 2m。老枝紫褐色或灰褐色，无毛，小枝黄褐色，被星状绒毛。叶菱状卵形或椭圆状卵形，先端急尖，基部宽楔形。叶缘具不整齐锯齿。聚伞花序生于侧枝顶端，稀单花。花瓣 5，白色，长圆状倒卵形，先端圆形。雄蕊常 10，具 2 轮。

花期：4—6 月份。

分布：我国辽宁、内蒙古、河北、山西、陕西、甘肃、山东、江苏、河南、湖北等地。

采集地点：北京市海淀区。

采集日期：2016 年 4 月 14 日。

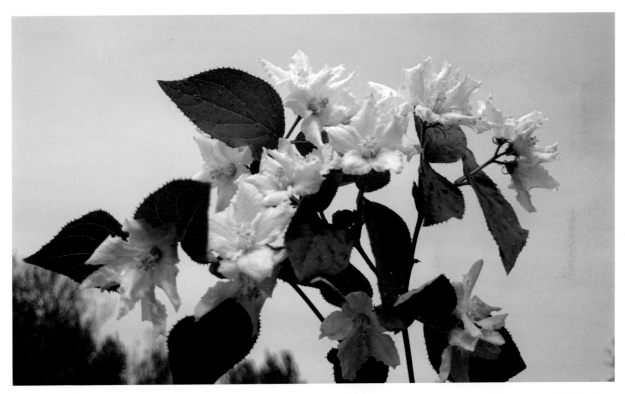

光学显微镜：花粉粒长球形。P/E=1.39（1.16 ～ 1.61）。极面观三裂圆形，赤道面观椭圆形。花粉粒大小为 17.5（15.8 ～ 20.0）μm×12.7（11.0 ～ 14.1）μm。具 3 孔沟。表面具细网状纹饰。

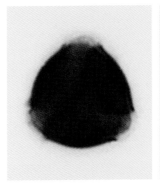 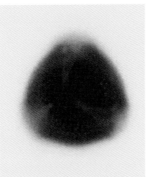 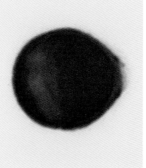 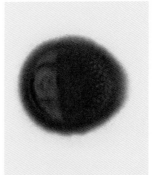

339. 虎耳草科 Saxifragaceae 梅花草属 *Parnassia* L.

中文：梅花草

学名：*Parnassia palustris* L.

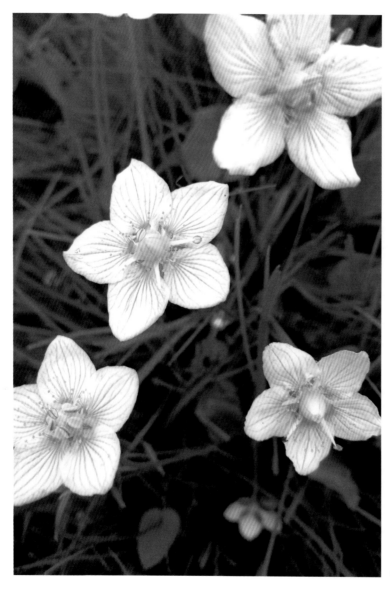

多年生草本，高 12 ~ 30cm。根状茎粗短，具褐色膜质鳞片。叶基生，卵形或长卵形，先端渐尖或圆钝，基部近心形，叶全缘，微向外反卷。花单生于枝顶，花瓣 5，白色，卵形或倒卵形。雄蕊 5，花药椭圆形。

花期：7—9 月份。

分布：产自我国新疆，东北、华北及西北地区可见分布。

采集地点：内蒙古多伦县。

采集日期：2016 年 7 月 29 日。

光学显微镜：花粉粒长球形。P/E=1.51（1.42 ~ 1.79）。极面观三裂圆形。花粉粒大小为 24.7（21.6 ~ 31.5）μm×16.3（13.3 ~ 20.9）μm。具 3 孔沟。表面具网状纹饰。

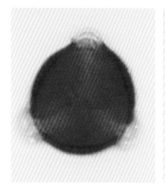
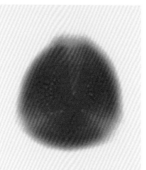
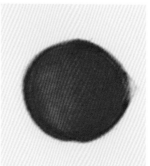

340. 虎耳草科 Saxifragaceae 山梅花属 *Philadelphus* L.

中文：太平花
学名： *Philadelphus pekinensis* Rupr.

落叶灌木，高 1 ～ 2m。树皮褐色，片状脱落。枝对生，小枝红褐色，二年生小枝栗褐色，无毛。叶对生，卵形或椭圆状卵形，基部圆形或楔形，先端渐尖，叶缘具细锯齿。总状花序，花瓣 4，白色，倒卵形。雄蕊多数。

花期： 5—7 月份。
分布： 我国内蒙古、辽宁、河北、河南、山西、陕西、湖北等地。
采集地点： 北京市海淀区。
采集日期： 2016 年 5 月 15 日。

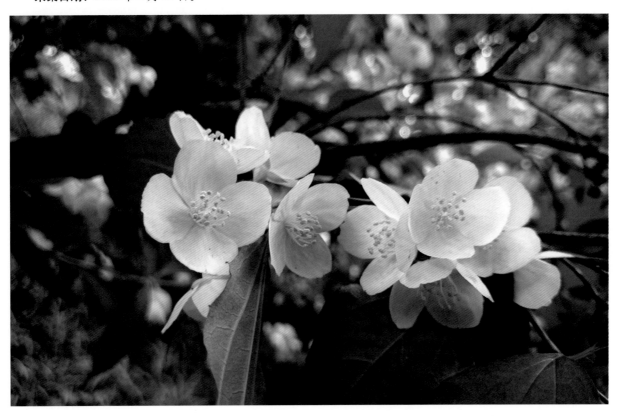

　　光学显微镜： 花粉粒长球形。P/E=1.44（1.19 ～ 1.74）。极面观三裂圆形，赤道面观椭圆形。花粉粒大小为 17.4（15.9 ～ 19.5）μm×12.2（10.8 ～ 14.5）μm。具 3 孔沟。表面具网状纹饰。

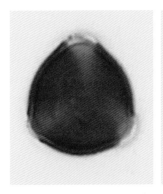 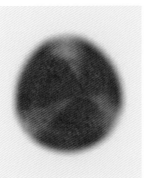 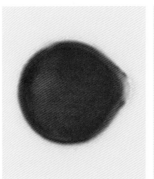 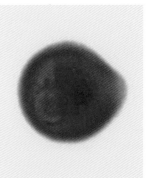

341. 虎耳草科 Saxifragaceae 山梅花属 *Philadelphus* L.

中文：东北山梅花
学名：*Philadelphus schrenkii* Rupr.

灌木，高 2～4m。当年生小枝暗褐色，被柔毛，二年生小枝灰棕色，表皮开裂，无毛。叶卵形或椭圆状卵形，先端渐尖，基部楔形或宽楔形。叶全缘或具锯齿。总状花序，花 5～7。花瓣白色，长圆状倒卵形。雄蕊 25～30。

花期：6—7 月份。
分布：我国东北三省及河北省。
采集地点：北京市海淀区。
采集日期：2016 年 5 月 15 日。

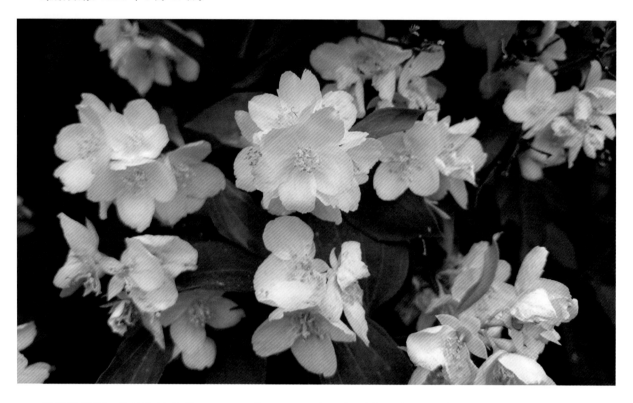

光学显微镜：花粉粒长球形。P/E=1.60（1.35～1.89）。极面观三裂圆形，赤道面观椭圆形。花粉粒大小为 13.5（12.4～15.0）μm×8.5（7.4～10.0）μm。具 3 孔沟。表面具细网状纹饰。

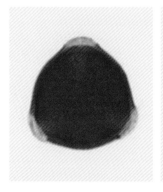 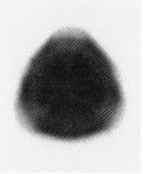 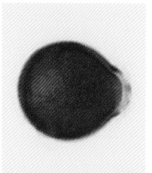 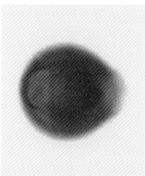

七十五、玄参科 Scrophulariaceae

342. 玄参科 Scrophulariaceae 金鱼草属 *Antirrhinum* L.

中文：金鱼草

学名：*Antirrhinum majus* L.

多年生直立草本，高达 80cm。茎基部无毛，中上部被腺毛。茎下部叶对生，上部叶多互生，披针形或矩圆状披针形，叶全缘。总状花序顶生。花冠红色、紫色或白色等，上唇宽大、直立，下唇3浅裂，雄蕊4。

花期：3—6月份。

分布：原产欧洲南部，我国各地庭院广泛栽培。

采集地点：北京市海淀区。

采集日期：2016年4月26日。

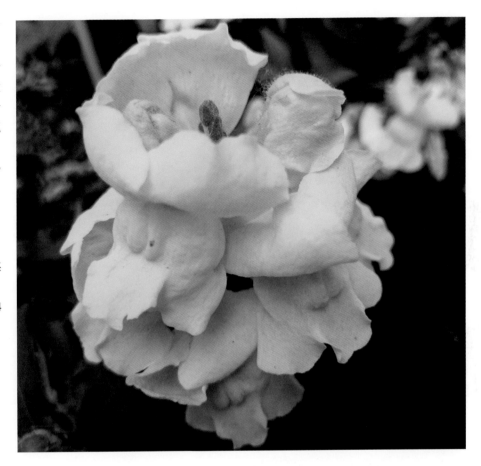

光学显微镜：花粉粒长球形。P/E=1.43（1.23～1.62）。极面观三裂圆形。花粉粒大小为 19.9（18.4～22.5）μm×14.0（12.4～16.3）μm。具3孔沟。外壁2层，内层与外层等厚，表面具清楚的网状纹饰。

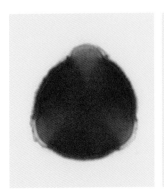 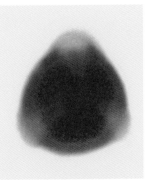 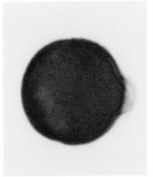 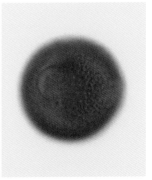

343. 玄参科 Scrophulariaceae 毛地黄属 *Digitalis* L.

中文：毛地黄
学名：*Digitalis purpurea* L.

多年生草本，高 60 ～ 120cm。植株除花冠外，被灰白色短柔毛和腺毛。茎单生或数枝丛生。基生叶莲座状，叶长卵形，先端尖或钝，基部渐狭，叶缘常具圆齿；下部茎生叶与基生叶同形，向上渐小。花冠筒状钟形，上唇2浅裂，下唇3裂，先端被白色柔毛，紫红色，内面有斑点。

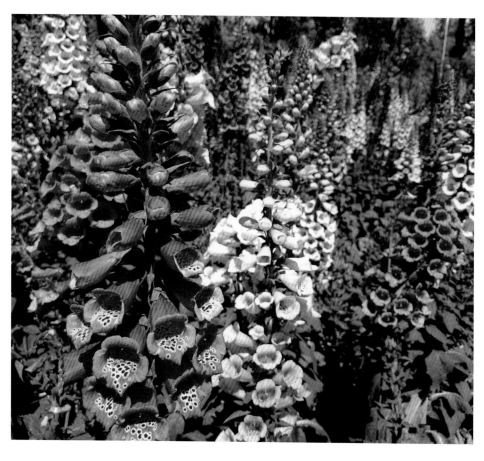

花期：5—6月份。
分布：原产欧洲，我国有栽培。
采集地点：北京市海淀区。
采集日期：2016年4月22日。

光学显微镜：花粉粒长球形。P/E=1.42（1.20 ～ 1.67）。极面观三裂圆形。花粉粒大小为 24.0（21.0 ～ 27.9）μm×17.0（15.5 ～ 18.8）μm。具3孔沟。外壁2层，外层稍厚于内层。表面具细网状纹饰。

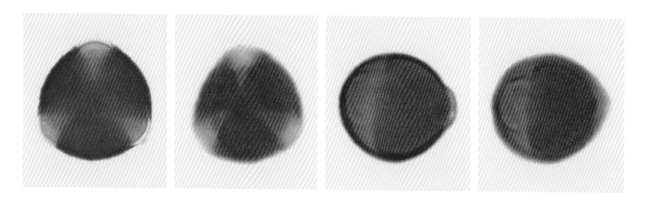

344. 玄参科 Scrophulariaceae 柳穿鱼属 *Linaria* Mill.

中文：柳穿鱼
学名：*Linaria vulgaris* Mill.

多年生草本，高 20 ~ 80cm。茎直立，上部分枝。叶多互生，少轮生，线形或线状披针形，叶全缘。总状花序顶生，花冠二唇形，上唇直立，2 裂，上唇长于下唇，喉部密生毛。雄蕊 4。

花期：6—9 月份。

分布：常见于东北及华北地区，华东、华中及西北地区部分省市可见分布。

采集地点：北京市海淀区。

采集日期：2016 年 4 月 26 日（室内栽培）。

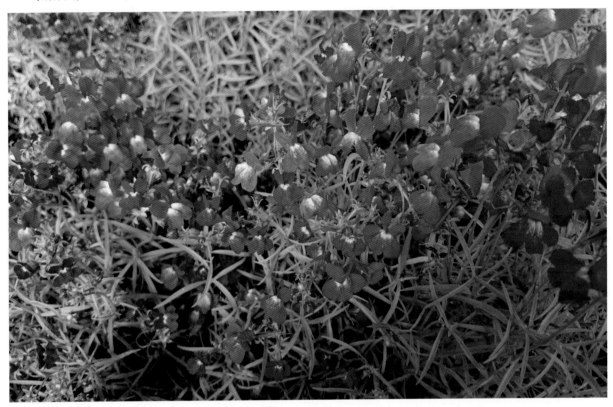

光学显微镜：花粉粒长球形。P/E=1.45（1.18 ~ 1.76）。极面观三裂圆形。花粉粒大小为 14.0（12.5 ~ 16.3）μm×9.7（8.2 ~ 11.3）μm。具 3 孔沟。外壁 2 层，内层与外层等厚，表面具网状纹饰。

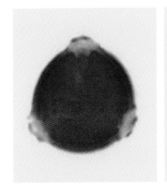 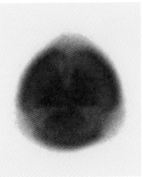 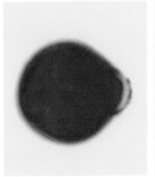 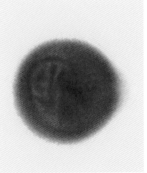

345. 玄参科 Scrophulariaceae 泡桐属 *Paulownia* Siebold et Zucc.

中文：毛泡桐

学名：*Paulownia tomentosa* (Thunb.) Steud.

落叶乔木，高达 20m。树皮灰褐色，幼枝具短腺毛。叶卵状心形，先端急尖，基部心形，叶全缘或具波状浅裂。大型圆锥花序，花萼浅钟状，花冠淡紫色，花具纤腺毛。雄蕊 4，长达 2.5cm。

花期：4—5 月份。

分布：辽宁南部、河北、河南、山东、江苏、安徽、湖北、江西等地有栽培。

采集地点：北京市海淀区。

采集日期：2016 年 4 月 15 日。

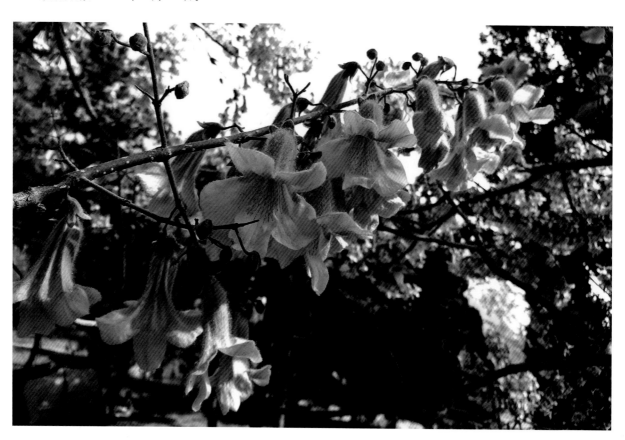

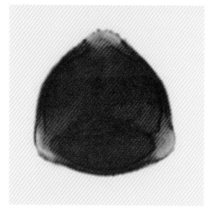
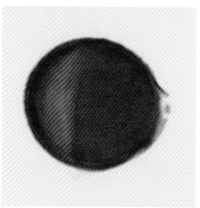

光学显微镜：花粉粒长球形。P/E=1.44（1.28 ~ 1.62）。极面观三裂圆形，赤道面观椭圆形，两端截平。花粉粒大小为 20.8（19.2 ~ 22.6）μm×14.5（13.6 ~ 15.7）μm。具 3 孔沟，沟细。表面具细网状纹饰。

346. 玄参科 Scrophulariaceae 穗花属 *Pseudolysimachion* (W. D. J. Koch) Opiz

中文：东北婆婆纳
学名：*Pseudolysimachion rotundum* (Nakai) Holub subsp. *subintegrum* (Nakai) D. Y. Hong
异名：*Veronica rotunda* Nakai var. *subintegra* (Nakai) Yamaz.

多年生草本，高约 1m。茎直立，不分枝或上部分枝。叶对生，稀轮生，长椭圆状披针形，基部楔形，先端急尖或短渐尖，叶缘具三角状锯齿。总状花序顶生，长穗状，多单生，花冠蓝色，稀白色，雄蕊 2。

花期：6—8 月份。
分布：我国东北地区，部分地区园林可见栽培。
采集地点：北京市海淀区。
采集日期：2016 年 6 月 10 日。

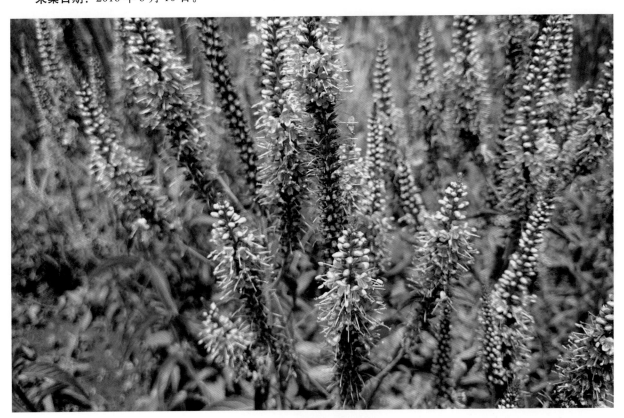

光学显微镜：花粉粒长球形。P/E=1.43（1.14 ～ 1.76）。极面观三裂圆形。花粉粒大小为 20.5（18.1 ～ 23.8）μm×14.4（12.2 ～ 17.3）μm。具 3（拟孔）沟，沟膜具颗粒。表面具细网状纹饰。

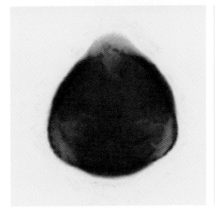
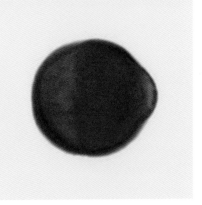

347. 玄参科 Scrophulariaceae 地黄属 *Rehmannia* Libosch.ex Fisch.et C. A. Mey.

中文：地黄

学名：*Rehmannia glutinosa* (Gaertn.) Libosch. ex Fisch. et C. A. Mey.

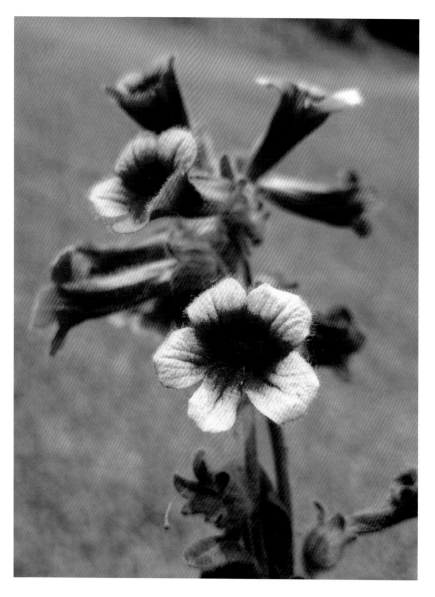

多年生草本，高 10～30cm。茎紫红色，单一或基部分生数枝。叶多基生，莲座状，卵形或长椭圆形，先端钝，基部渐狭成柄，叶缘具不规则钝锯齿。总状花序顶生，花冠紫红色。雄蕊 4。

花期： 4—7 月份。

分布： 我国辽宁、河北、河南、山东、山西、陕西、甘肃、内蒙古、江苏、湖北等地。

采集地点： 北京市海淀区。

采集日期： 2016 年 4 月 26 日。

光学显微镜： 花粉粒长球形。P/E=1.32（1.10～1.55）。极面观三裂或四裂圆形。花粉粒大小为 23.8（22.4～26.1）μm×18.1（15.1～21.3）μm。具 3～4 孔沟。表面具网状纹饰。

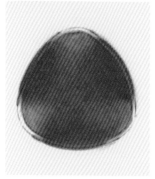
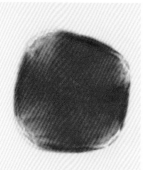
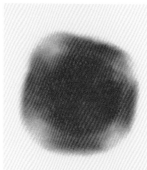

348. 玄参科 Scrophulariaceae 婆婆纳属 *Veronica* L.

中文：'伊芙琳' 长叶婆婆纳

学名：*Veronica longifolia* L. 'Eveline'

多年生草本，高 40 ~ 120cm。茎直立，不分枝或上部分枝。叶对生，稀轮生，披针形，先端渐尖，基部浅心形或宽楔形，叶缘具锐重锯齿。总状花序顶生，长穗状，花冠紫、蓝色，雄蕊伸出。

花期：6—7 月份。

分布：我国东北地区及新疆，其余地区庭院可见栽培。

采集地点：北京市海淀区。

采集日期：2016 年 5 月 3 日。

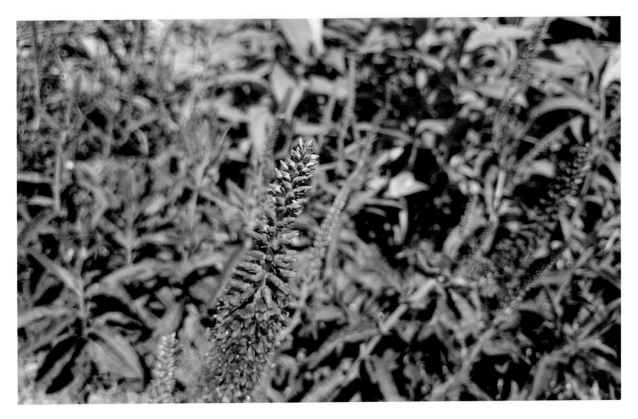

光学显微镜：花粉粒长球形。P/E=1.55（1.13 ~ 1.76）。极面观三裂或四裂圆形。花粉粒大小为 21.9（19.9 ~ 25.0）μm×14.3（11.6 ~ 16.8）μm。具 3 ~ 4（拟孔）沟。表面具模糊网状纹饰。

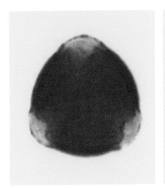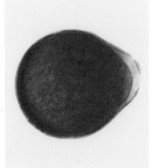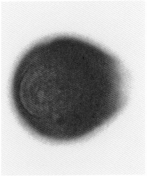

七十六、苦木科 Simaroubaceae

349. 苦木科 Simaroubaceae 臭椿属 *Ailanthus* Desf.

中文：臭椿

学名： *Ailanthus altissima* (Mill.) Swingle

落叶乔木，高达 30m。树皮灰色或灰黑色，浅裂。小枝红褐色，幼时被柔毛。奇数羽状复叶，小叶卵状披针形，先端长渐尖，基部截形或圆形，稍偏斜，叶缘具粗锯齿。花杂性，白色带绿。圆锥花序顶生。花瓣 5，雄蕊 10。

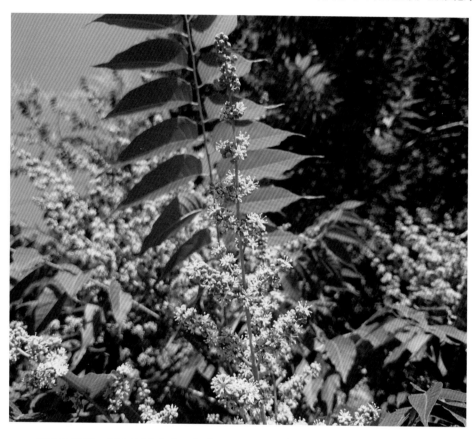

花期： 4—5 月份。

分布： 我国各地广泛栽培。

采集地点： 北京市石景山区。

采集日期： 2016 年 5 月 7 日。

光学显微镜： 花粉粒近球形 – 长球形。P/E=1.19（1.03 ~ 1.48）。极面观三裂圆形。花粉粒大小为 23.9（21.2 ~ 28.0）μm×20.2（17.5 ~ 22.3）μm。具 3 孔沟，沟端截形。外壁 2 层，外层厚于内层，表面具条纹状或条纹 – 网状纹饰。

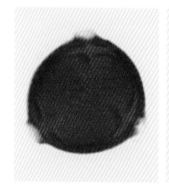

七十七、茄科 Solanaceae

350. 茄科 Solanaceae 辣椒属 *Capsicum* L.

中文：辣椒

学名：*Capsicum annuum* L.

一年生草本或亚灌木，高 40 ～ 80cm。茎分枝"之"字形，近无毛。叶互生，长圆状卵形或卵状披针形，先端短渐尖或急尖，基部楔形，叶全缘。花单生于叶腋或枝腋。花冠白色，雄蕊 5，花药紫色。

花期：5—11 月份。

分布：我国普遍栽培。

采集地点：北京市顺义区。

采集日期：2016 年 5 月 29 日。

光学显微镜：花粉粒近球形－长球形。P/E=1.15（0.97 ～ 1.26）。极面观三裂圆形，赤道面观椭圆形。花粉粒大小为 21.3（19.3 ～ 23.1）μm×18.7（16.7 ～ 21.0）μm（16 粒）。具 3 孔沟，孔膜外突。外壁 2 层，内层与外层等厚，表面具细网状纹饰。

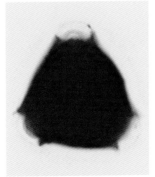 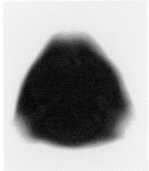 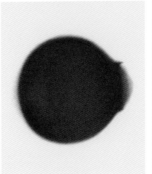 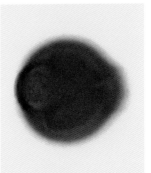

351. 茄科 Solanaceae 番茄属 *Lycopersicon* Mill.

中文：番茄（西红柿）
学名：*Lycopersicon esculentum* Mill.

　　一年生或多年生草本，高 0.6 ～ 2m。茎易倒伏，全株被黏质腺毛，具气味。叶羽状复叶、羽状深裂。小叶卵形或长圆形，叶缘具不规则锯齿。聚伞花序，花冠辐状，黄色，雄蕊 5 ～ 7。

花期：4—7 月份。
分布：全国各地广泛栽培。
采集地点：北京市顺义区。
采集日期：2016 年 5 月 29 日。

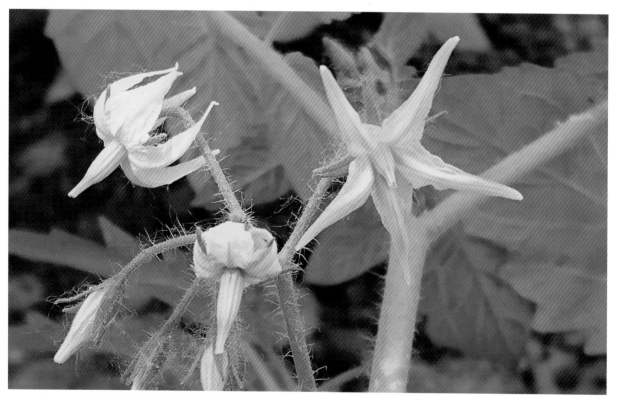

　　光学显微镜：花粉粒近球形－长球形。P/E=1.19（1.11 ～ 1.36）。极面观三裂圆形，赤道面观椭圆形。花粉粒大小为 19.6（18.4 ～ 21.7）μm×16.5（14.6 ～ 18.6）μm。具 3 孔沟，内孔横长，明显。表面具模糊细网状纹饰。

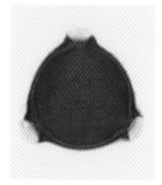 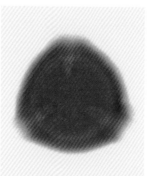  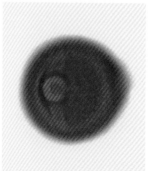

352. 茄科 Solanaceae 烟草属 *Nicotiana* L.

中文：花烟草
学名：*Nicotiana alata* Link et Otto

多年生草本，高 60 ~ 150cm。茎下部叶矩圆形或铲形，向上卵形或矩圆状卵形，近花序叶成披针形。假总状花序，花疏散。花冠紫色，雄蕊 5，不等长。

花期：4—10 月份。

分布：原产巴西，我国哈尔滨、北京、南京等地引种栽培。

采集地点：北京市海淀区。

采集日期：2016 年 4 月 20 日。

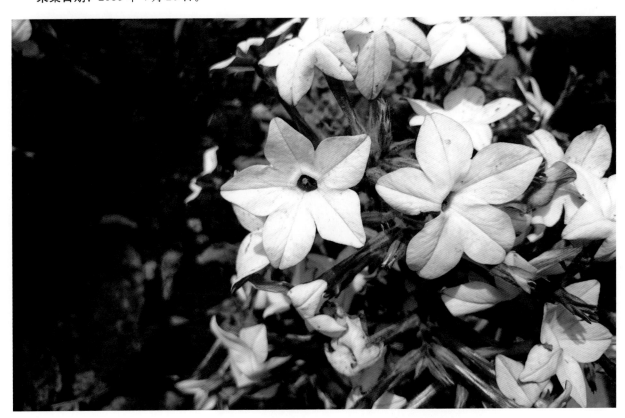

　　光学显微镜：花粉粒长球形。P/E=1.41（1.16 ~ 1.59）。极面观三裂或四裂圆形。花粉粒大小为 25.8（22.8 ~ 28.3）μm×18.6（16.0 ~ 21.6）μm。具 3 ~ 4 孔沟。外壁 2 层，内层与外层近等厚，表面具模糊的条纹 - 网状纹饰。

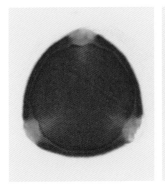
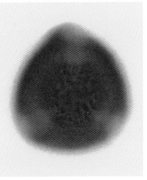
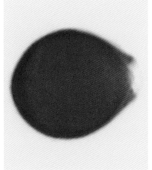
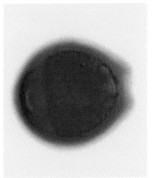

353. 茄科 Solanaceae 茄属 *Solanum* L.

中文：茄子

学名：*Solanum melongena* L.

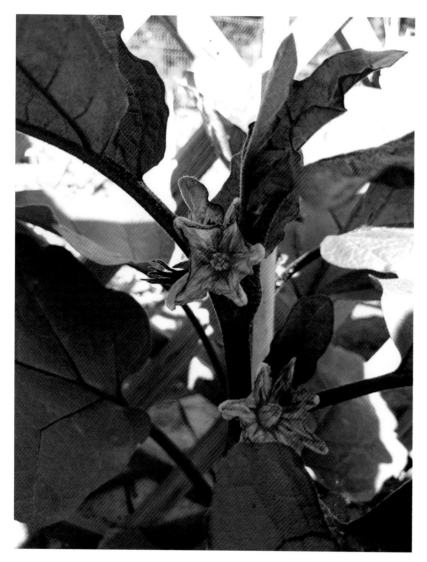

一年生草本或亚灌木，高达1m。小枝紫色，被星状绒毛，后脱落。叶卵形或长圆状卵形，先端钝，基部不等，叶缘浅或深波状圆裂。花两性，能孕花单生，不孕花与能孕花并出。花冠辐状，花色变异较大，常有白色、紫色。

花期：6—8 月份。

分布：我国广泛栽培。

采集地点：北京市顺义区。

采集日期：2016 年 5 月 29 日。

光学显微镜：花粉粒近球形－长球形。P/E=1.14（1.03 ～ 1.25）。极面观三裂圆形，赤道面观椭圆形。花粉粒大小为 24.4（22.1 ～ 26.8）μm×21.5（19.6 ～ 23.0）μm。具 3 ～ 4 孔沟。表面具模糊的细网状纹饰。

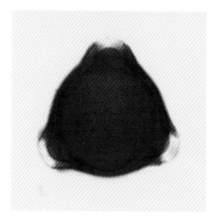
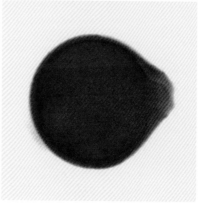
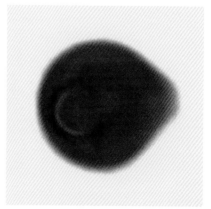

354. 茄科 Solanaceae 茄属 *Solanum* L.

中文：马铃薯（土豆）
学名：*Solanum tuberosum* L.

多年生草本，高 30～100cm。地下茎块状，扁球形或长球形。奇数羽状复叶，卵形或长圆形，先端尖，基部稍不等，叶全缘。伞房花序顶生，后侧生。花白色或蓝紫色。雄蕊长约 6mm。

花期：7—8 月份。
分布：全国各地广泛栽培。
采集地点：内蒙古多伦县。
采集日期：2016 年 7 月 13 日。

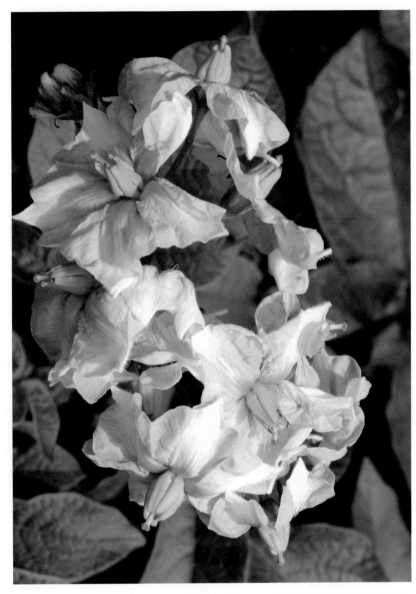

光学显微镜：花粉粒近球形 - 长球形。P/E=1.23（1.09～1.38）。极面观三裂圆形，赤道面观椭圆形。花粉粒大小为 23.3（20.5～32.1）μm × 18.9（16.9～24.2）μm。具 3～4 孔沟。外壁 2 层，内层与外层近等厚，表面具细网状纹饰。

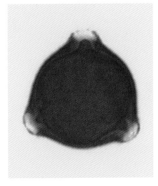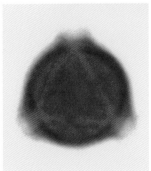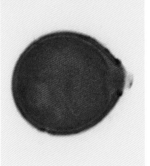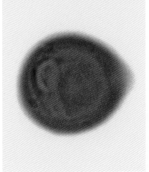

七十八、安息香科 Styracaceae

355. 安息香科 Styracaceae 秤锤树属 *Sinojackia* H. H. Hu

中文：秤锤树
学名：*Sinojackia xylocarpa* H. H. Hu

落叶乔木，高达 7m。茎直立，稍斜展。树皮棕色，纤维状脱落。小枝灰褐色，被短柔毛，后红褐色，无毛。叶倒卵形或椭圆状卵形，先端急尖，基部楔形或近圆形，叶缘具细硬锯齿。总状聚伞花序腋生，具花 3 ~ 5。花白色，雄蕊 10 ~ 14。

花期： 4—5 月份。

分布： 产自我国江苏，杭州、上海、武汉等地有栽培。

采集地点： 北京市海淀区。

采集日期： 2016 年 4 月 23 日。

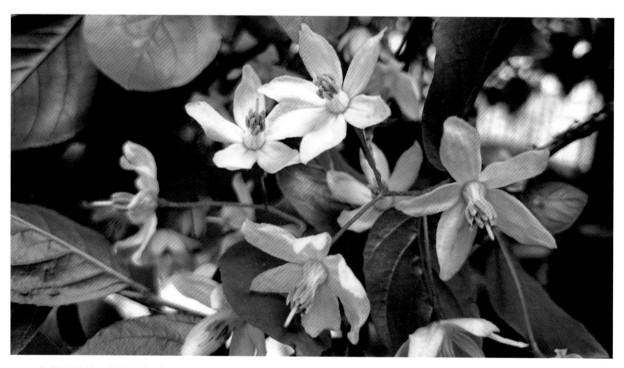

光学显微镜： 花粉粒长球形。P/E=1.28（1.03 ~ 1.54）。极面观钝三角形或四方形。花粉粒大小为 23.2（22.6 ~ 30.3）μm×20.2（17.2 ~ 23.2）μm。具 3 ~ 4 沟，沟较宽。外壁 2 层，内层与外层近等厚，表面具网状纹饰。

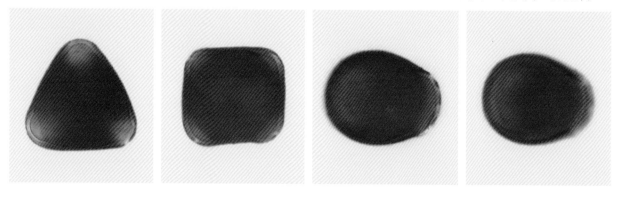

七十九、柽柳科 Tamaricaceae

356. 柽柳科 Tamaricaceae 柽柳属 *Tamarix* L.

中文：甘蒙柽柳
学名：*Tamarix austromongolica* Nakai

灌木或乔木，高 1.5 ~ 6m。老枝栗红色，枝常直立或斜升。叶灰蓝绿色，木质化生长枝上基部的叶宽卵形，上部叶卵状披针形，先端急尖，刺芒状。小枝上叶长圆形或长圆状披针形，先端渐尖。花春、夏、秋季均开放。春季总状花序侧生于去年生枝上，夏、秋季总状花序生于当年生枝上，组成顶生圆锥花序。花瓣 5，淡紫红色。雄蕊 5。

花期：5—9 月份。
分布：我国青海、甘肃、宁夏、内蒙古、陕西、山西、河北、河南等地。
采集地点：北京市海淀区。
采集日期：2016 年 4 月 25 日。

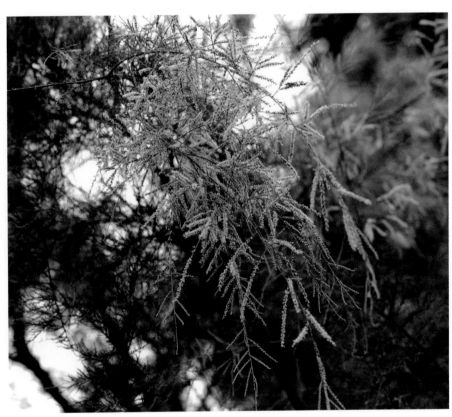

光学显微镜：花粉粒长球形。P/E=1.42（1.21 ~ 1.67）。极面观三裂圆形。花粉粒大小为 17.4（16.2 ~ 19.9）μm×12.3（10.9 ~ 15.9）μm。具 3 沟。外壁 2 层，内层与外层近等厚，表面具细网状纹饰。

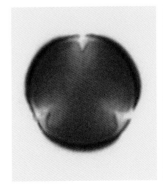
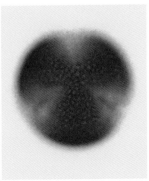
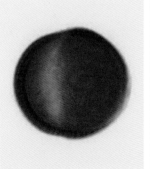
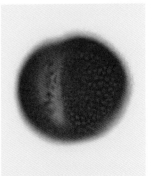

八十、椴树科 Tiliaceae

357. 椴树科 Tiliaceae 椴树属 *Tilia* L.

中文：紫椴
学名：*Tilia amurensis* Rupr.

落叶乔木，高达 30m。树皮暗灰色，纵裂，片状脱落。小枝被绒毛，后无毛。叶宽卵形或卵圆形，先端尾尖或渐尖，基部心形，叶缘具粗锯齿。聚伞花序，花两性，萼片 5，花瓣 5，黄白色，雄蕊多数。

花期：6—7 月份。

分布：我国东北及华北地区。

采集地点：北京市海淀区。

采集日期：2016 年 6 月 3 日。

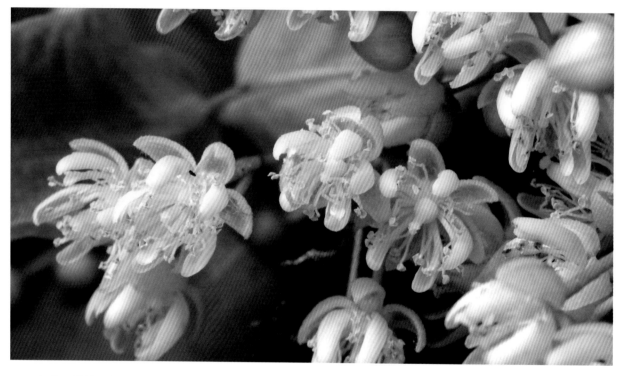

光学显微镜：花粉粒扁球形。P/E=0.71（0.62 ～ 0.76）。极面观三裂圆形，赤道面观椭圆形。花粉粒大小为 25.0（21.3 ～ 26.9）μm× 35.1（33.2 ～ 37.3）μm。具 3 孔沟，沟较短。表面具网状纹饰。

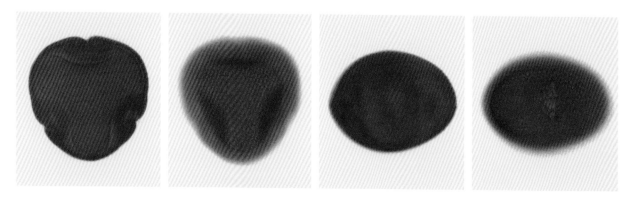

358. 椴树科 Tiliaceae 椴树属 *Tilia* L.

中文： 南京椴

学名： *Tilia miqueliana* Maxim.

落叶乔木，高达 15m。树皮灰白色。小枝密被星状毛。叶卵形或三角状卵形，先端尖，基部偏斜截形或心形。叶缘具整齐锯齿。花两性。聚伞花序，具花 3 ～ 12。花瓣 5，无毛。

花期： 6—7 月份。

分布： 我国华北、华中、华东等地区。

采集地点： 北京市海淀区。

采集日期： 2016 年 6 月 10 日。

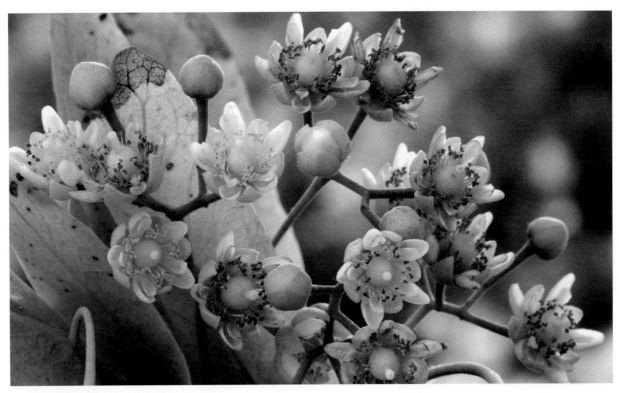

光学显微镜： 花粉粒扁球形。P/E=0.70（0.64 ～ 0.76）。极面观三裂圆形，内孔凹下较深，内孔周围内层明显加厚。花粉粒大小为 25.4（22.2 ～ 27.4）μm×36.2（32.9 ～ 40.4）μm。具 3 孔沟，沟细而短。表面具细网状纹饰。

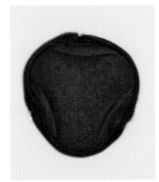 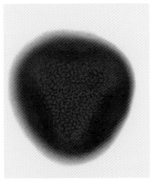 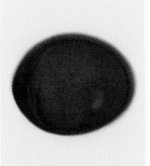 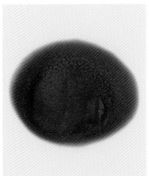

359. 椴树科 Tiliaceae 椴树属 *Tilia* L.

中文：蒙椴
学名：*Tilia mongolica* Maxim.

落叶乔木，高达 10m。树皮淡灰色，不规则片状脱落。小枝无毛。叶宽卵形或三角状卵形，常 3 裂，先端渐尖，基部微心形或斜截形，叶缘具不规则粗锯齿。聚伞花序，花两性，萼片 5，花瓣 5，黄色，雄蕊多数。

花期：6—7 月份。

分布：我国内蒙古、河北、河南、山西及江苏南京等地。

采集地点：北京市海淀区。

采集日期：2016 年 6 月 3 日。

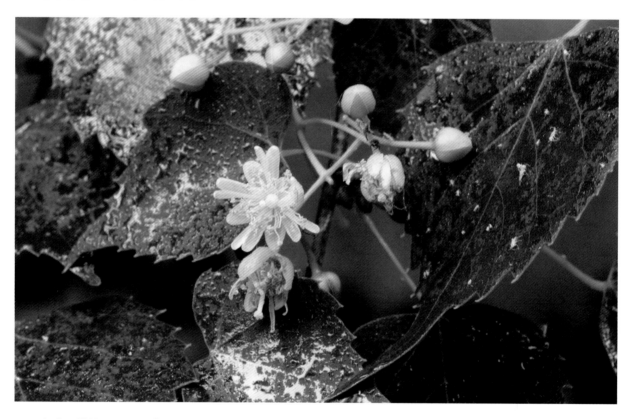

光学显微镜：花粉粒扁球形。P/E=0.71（0.64 ~ 0.79）。极面观三裂圆形，赤道面观椭圆形。花粉粒大小为 25.0（22.2 ~ 27.7）μm× 35.4（33.9 ~ 37.8）μm。具 3 孔沟，沟短。表面具细网状纹饰。

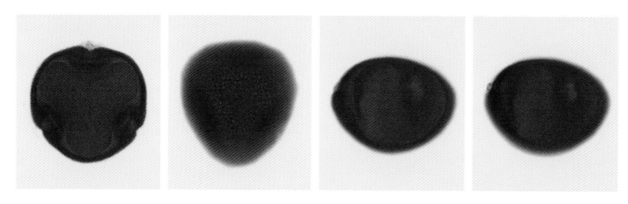

360. 椴树科 Tiliaceae 椴树属 *Tilia* L.

中文：葡萄叶椴

学名：*Tilia vitifolia* H. H. Hu et F. H. Chen

落叶乔木，高达 20m。树皮灰白色，纵裂。小枝鲜绿色，无毛或密被绒毛。叶卵形或三角状卵形，上、下表面均被表皮毛，先端急尖或渐尖，基部近心形或截形，叶缘具疏锯齿。聚伞花序，花瓣乳白色，花药黄色，退化雄蕊稍短于花瓣。

花期：6 月份。

分布：主要分布于安徽、福建、广东、广西、湖南、江西、浙江等地，部分地区园林可见栽培。

采集地点：北京市海淀区。

采集日期：2016 年 6 月 3 日。

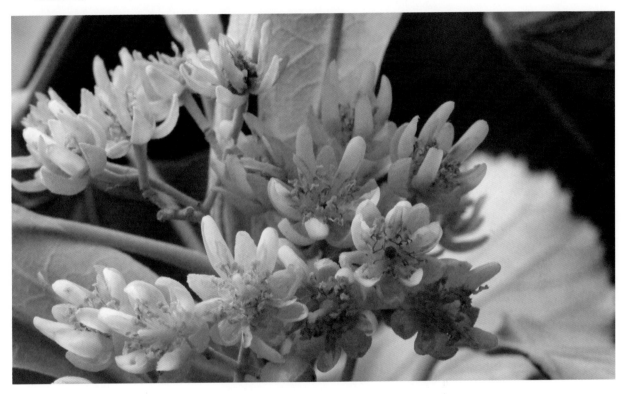

光学显微镜：花粉粒扁球形。P/E=0.75（0.68 ~ 0.80）。极面观三裂圆形。花粉粒大小为 24.8（21.5 ~ 29.0）μm×33.1（29.7 ~ 37.0）μm。具 3 孔沟，沟短。表面具网状纹饰。

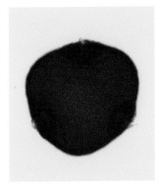 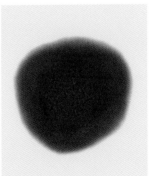 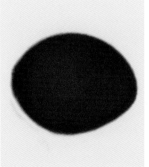 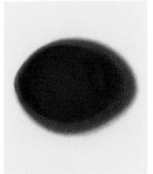

八十一、旱金莲科 Tropaeolaceae

361. 旱金莲科 Tropaeolaceae 旱金莲属 *Tropaeolum* L.

中文：旱金莲
学名：*Tropaeolum majus* L.

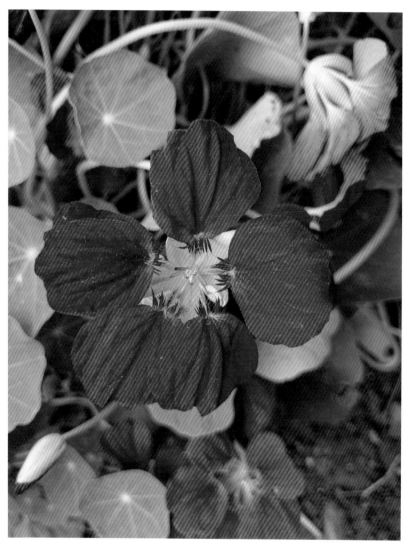

一年生草本，攀援肉质。植株无毛或近无毛。叶互生，近圆形，有9条主脉。叶缘具波状钝角。叶柄长。花单生叶腋，具长柄。花瓣5，基部有长爪，近爪处边缘细撕裂状。花黄色、橘黄色或杂色。

花期：6—10月份。（环境适宜时，全年均可开花）

分布：全国各地均有栽培。

采集地点：北京市海淀区。

采集日期：2016年4月20日。

光学显微镜：花粉粒扁球形。P/E=0.77（0.69 ～ 0.83）。极面观三裂圆形。花粉粒大小为24.7（20.3 ～ 29.3）μm×32.1（29.4 ～ 35.4）μm。具3孔沟，孔大，孔膜上有颗粒。表面具细网状纹饰。

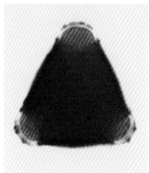 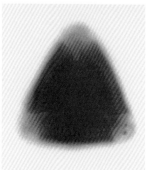 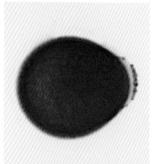 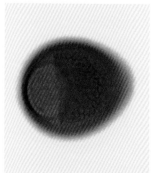

八十二、香蒲科 Typhaceae

362. 香蒲科 Typhaceae 香蒲属 *Typha* L.

中文：狭叶香蒲（水烛）
学名：*Typha angustifolia* L.

多年生草本，高 1.5 ～ 3m。茎直立，具白色髓部。叶狭条形，宽 5 ～ 12mm，下部具圆筒形叶鞘。穗状花序圆柱形，雌雄花序不连接，雄花序在上，长 20 ～ 30cm，雌花序在下，长 10 ～ 30cm，雌花具匙形小苞叶。

花期：5—6 月份。

分布：我国东北、华北、华东、西南等地区。

采集地点：北京市海淀区。

采集日期：2016 年 6 月 3 日。

光学显微镜：花粉粒形状不规则，近球形、椭圆形等。花粉粒长轴为 26.9（23.3 ～ 31.4）μm，短轴为 24.6（20.7 ～ 28.0）μm。具单孔，孔大。表面具网状纹饰。

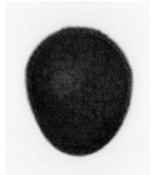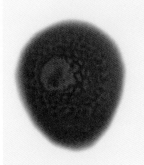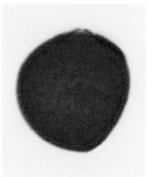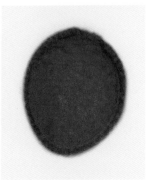

八十三、榆科 Ulmaceae

363. 榆科 Ulmaceae 朴属 *Celtis* L.

中文：小叶朴（黑弹树）
学名：*Celtis bungeana* Blume

落叶乔木，高达 10m。树皮灰色或暗灰色。小枝褐色，无毛。叶常卵状椭圆形或卵形，先端渐尖，基部稍偏斜。叶缘具疏齿或近全缘。花单性同株。雄花簇生于叶腋；雌花单生。

花期：4—5 月份。
分布：我国华北、东北等地区。
采集地点：北京市海淀区。
采集日期：2016 年 3 月 30 日。

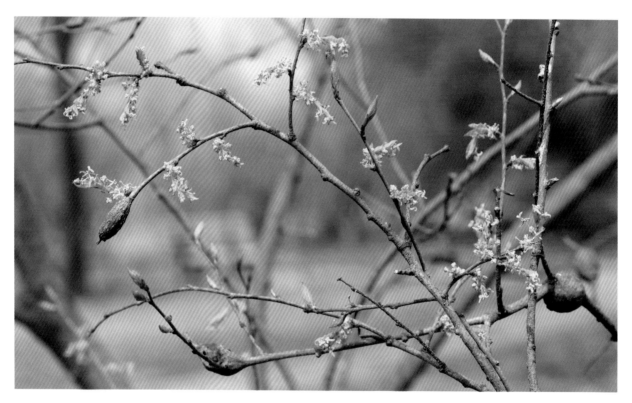

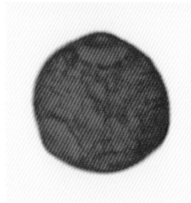

光学显微镜：花粉粒扁球形。P/E=0.85（0.81～0.88）。极面观近圆形。花粉粒大小为 26.0（24.4～29.0）μm×30.4（28.3～33.4）μm。具 3 孔，稀 4 孔。表面具颗粒状纹饰。

364. 榆科 Ulmaceae 刺榆属 *Hemiptelea* Planch.

中文：刺榆
学名：*Hemiptelea davidii* (Hance) Planch.

落叶小乔木，高达10m。树皮灰色，不规则条状深裂。小枝紫褐色，具坚硬的长刺。叶椭圆形至长圆形，先端钝尖，基部浅心形或圆形。叶缘具整齐的粗锯齿。花杂性，两性花和单性花同株。花 1 ～ 4 朵簇生于当年生枝的叶腋。

花期：4—5 月份。
分布：我国东北、华北、西北、华东等地区。
采集地点：北京市海淀区。
采集日期：2017 年 3 月 22 日。

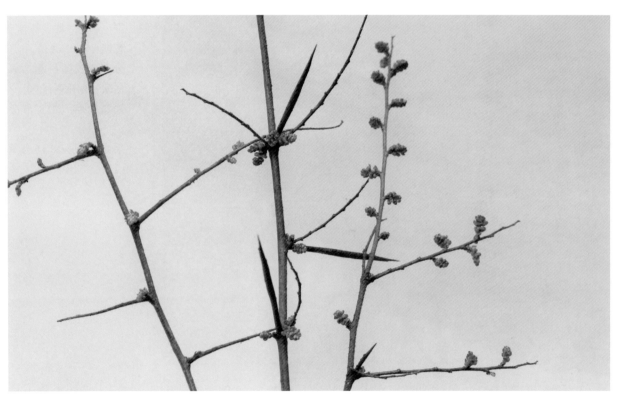

光学显微镜：花粉粒扁球形 – 近球形。P/E=0.90（0.82 ～ 0.95）。极面观常呈五角状圆形。花粉粒大小为 30.3（24.8 ～ 37.4）μm ×33.6（28.2 ～ 41.4）μm。具 4 ～ 6 孔，多为 5 孔，孔近圆形，孔膜上有颗粒。表面具模糊的细网状纹饰。

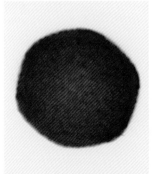 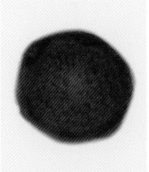 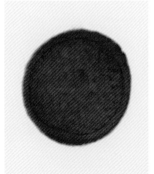 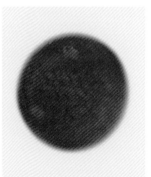

365. 榆科 Ulmaceae 青檀属 *Pteroceltis* Maxim.

中文：青檀
学名：*Pteroceltis tatarinowii* Maxim.

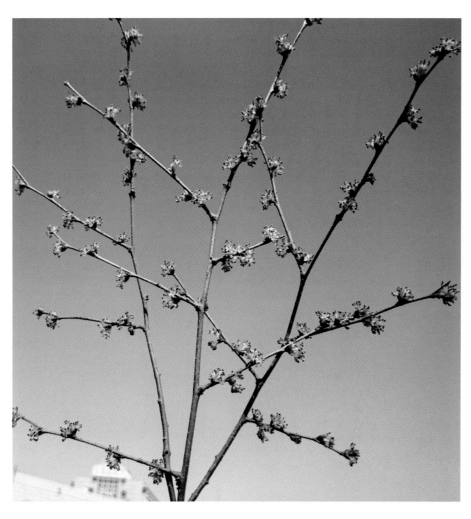

落叶乔木，高达20m。树皮淡灰色，不规则长片状剥落。小枝暗褐色，无毛。叶宽卵形或长卵形，先端长尾状渐尖，基部3出脉。叶缘具锐锯齿。花两性，雌雄同株，生于叶腋。雄花簇生，雌花单生。

花期：4—5月份。

分布：我国华北、华东、华南、西南等地区。

采集地点：北京市海淀区。

采集日期：2016年3月30日。

光学显微镜：花粉粒扁球形－近球形。P/E=0.86（0.82～0.98）。极面观近圆形。花粉粒大小为21.4（20.0～23.5）μm×24.8（23.0～27.1）μm。具3～4孔，多为3孔，孔周加厚。表面具模糊的颗粒状纹饰。

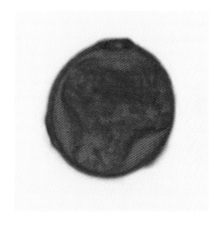

366. 榆科 Ulmaceae 榆属 *Ulmus* L.

中文：多脉榆
学名：*Ulmus castaneifolia* Hemsl.

落叶乔木，高达 20m。树皮浅灰色至黑褐色，条状或长圆状块片剥落。小枝无木栓翅和木栓层，密被长柔毛。叶矩圆状椭圆形至矩圆形，先端长尖或骤凸，基部明显偏斜。叶缘具重锯齿。花着生在去年生枝叶腋，排成簇状聚伞花序。

花期：3—4 月份。

分布：我国华南、华中地区以及北京有栽培。

采集地点：北京市海淀区。

采集日期：2017 年 3 月 22 日。

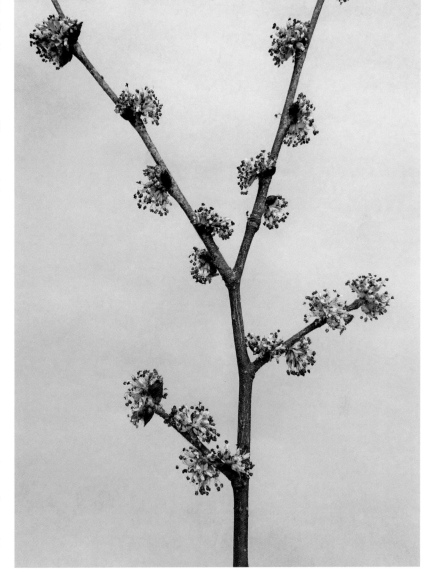

光学显微镜：花粉粒扁球形 – 近球形。P/E=0.84（0.79 ～ 0.88）。极面观近圆形。花粉粒大小为 24.7（22.6 ～ 26.6）μm×29.4（28.1 ～ 31.3）μm。具 5 孔。表面具脑纹状纹饰。

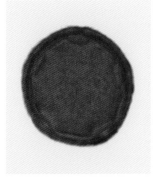
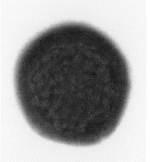

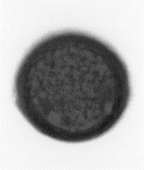

367. 榆科 Ulmaceae 榆属 *Ulmus* L.

中文：黑榆
学名：*Ulmus davidiana* Planch.

落叶乔木，高达 15m。树皮灰色或浅灰色，不规则纵裂。小枝褐色或暗紫褐色。老枝常有木栓翅。叶倒卵状椭圆形或倒卵形，先端渐尖或钝圆，基部偏斜。叶缘具重锯齿。花先叶开放，簇生于上一年生枝叶腋。

花期：3—4 月份。
分布：我国辽宁、河北、山西等地。
采集地点：北京市海淀区。
采集日期：2017 年 3 月 11 日。

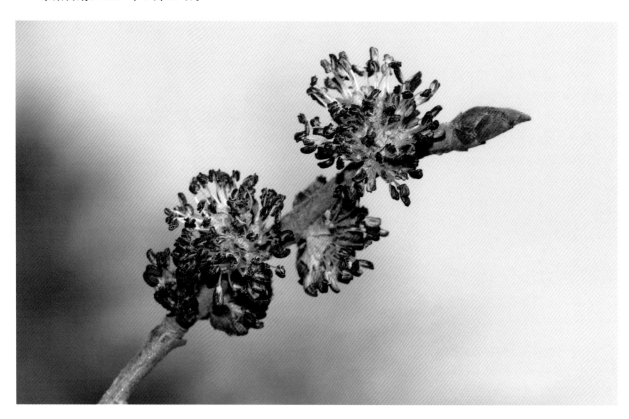

光学显微镜：花粉粒扁球形 – 近球形。P/E=0.87（0.82 ～ 0.92）。极面观近圆形。花粉粒大小为 26.9（25.0 ～ 28.3）μm × 30.9（28.9 ～ 32.2）μm。具 5 孔。表面具脑纹状纹饰。

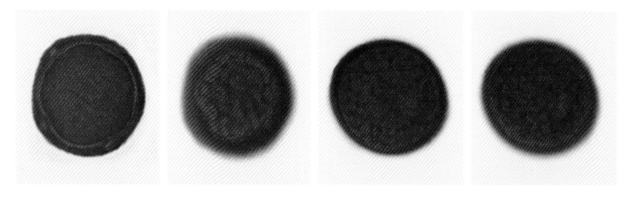

368. 榆科 Ulmaceae 榆属 *Ulmus* L.

中文：裂叶榆
学名：*Ulmus laciniata* Mayr

　　落叶乔木，高达 27m。树皮灰褐色，浅纵裂。小枝淡灰褐色或淡红褐色，无木栓翅。叶倒卵形，先端常 3 ～ 7 裂，基部明显偏斜。叶缘具重锯齿。花先叶开放，簇生于上一年生枝叶腋。

花期：4—5 月份。
分布：我国东北地区以及河北、山西等地。
采集地点：北京市海淀区。
采集日期：2016 年 3 月 27 日。

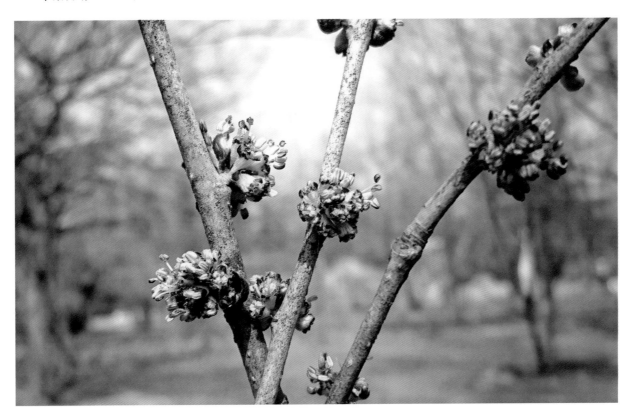

　　光学显微镜：花粉粒扁球形 - 近球形。P/E=0.86（0.81 ～ 0.91）。极面观近圆形。花粉粒大小为 27.0（25.0 ～ 30.3）μm× 31.5（30.2 ～ 33.6）μm。具 4 ～ 5 孔，稀 6 孔。表面具脑纹状纹饰。

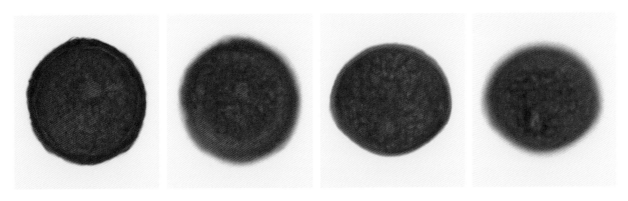

369. 榆科 Ulmaceae 榆属 *Ulmus* L.

中文：欧洲白榆
学名：*Ulmus laevis* Pall.

落叶乔木，原产地高达 30m。树皮灰褐色，老时不规则纵裂。当年生枝被柔毛或近无毛。叶倒卵状椭圆形，先端凸尖，基部明显偏斜。叶缘具重锯齿。花 20 ～ 30 朵排成短聚伞花序，生于上一年生枝或新枝基部。
花期：3—4 月份。
分布：原产欧洲，我国北京、山东、新疆、内蒙古等地有引种栽培。
采集地点：北京市海淀区。
采集日期：2016 年 3 月 21 日。

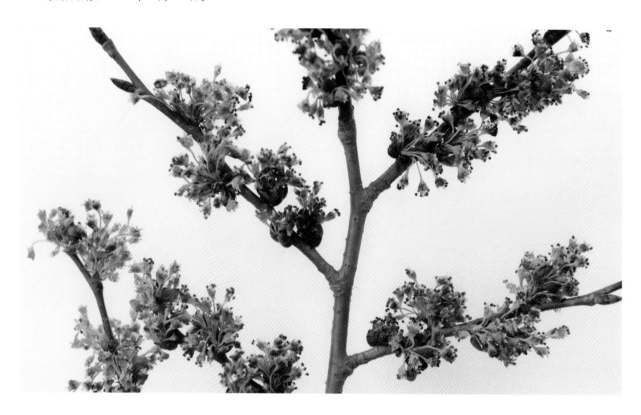

光学显微镜：花粉粒扁球形。P/E=0.79（0.74 ～ 0.84）。极面观近圆形。花粉粒大小为 24.4（23.0 ～ 25.9）μm×30.9（29.6 ～ 33.0）μm。具 5 孔。表面具脑纹状纹饰。

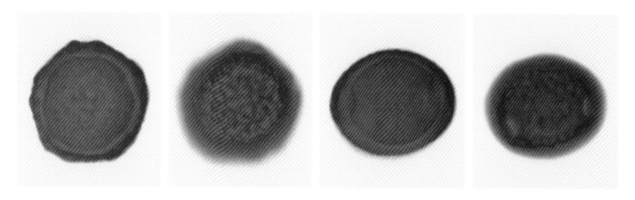

370. 榆科 Ulmaceae 榆属 *Ulmus* L.

中文：脱皮榆
学名：*Ulmus lamellosa* C. Wang et S. L. Chang

落叶小乔木，高达 10m。树皮灰色或灰白色，裂成薄片脱落。幼枝紫褐色，密生腺毛和柔毛。二年至三年生枝淡褐色，无毛。叶椭圆状倒卵形或倒卵形，先端尾尖或骤凸，基部稍偏斜。叶缘具单锯齿和重锯齿。花发自混合芽。

花期：3—4 月份。

分布：我国河北、山西、内蒙古等地。

采集地点：北京市海淀区。

采集日期：2017 年 3 月 22 日。

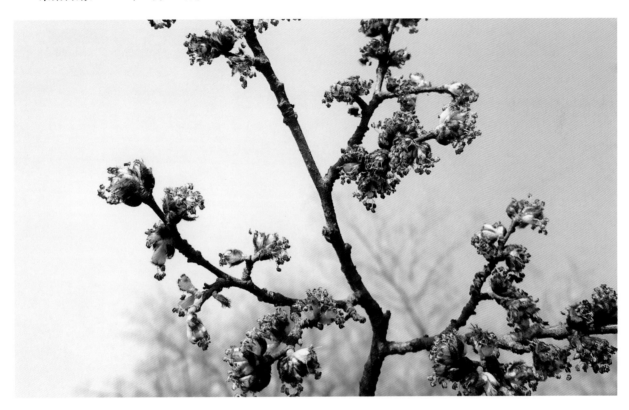

光学显微镜：花粉粒扁球形－近球形。P/E=0.87（0.81～0.91）。极面观近圆形。花粉粒大小为 32.7（29.9～36.0）μm×37.8（36.0～40.4）μm。具 5～6 孔，稀 4 孔，孔近圆形，孔内有颗粒。表面具脑纹状纹饰。

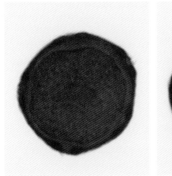  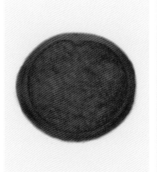 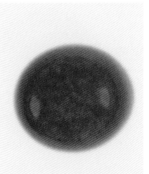

371. 榆科 Ulmaceae 榆属 *Ulmus* L.

中文： 大果榆

学名： *Ulmus macrocarpa* Hance

落叶乔木或灌木，高达 20m。树皮灰褐色，浅纵裂。枝常具木栓翅。小枝常淡黄褐色。叶椭圆状倒卵形或宽倒卵形，先端常突尖，基部常偏斜。叶缘常具钝的重锯齿。花先叶开放，着生在去年生枝的叶腋或当年枝的基部。

花期： 3—4 月份。

分布： 我国东北、华北、西北、华东等地区。

采集地点： 北京市海淀区。

采集日期： 2017 年 3 月 22 日。

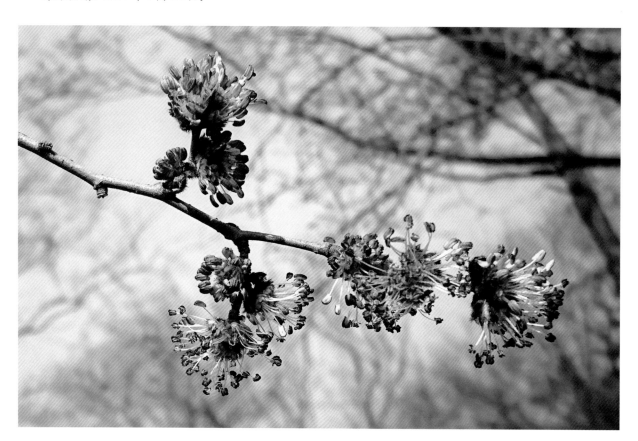

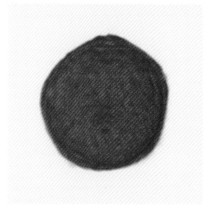

光学显微镜： 花粉粒扁球形 - 近球形。P/E=0.87（0.79 ~ 0.92）。极面观圆形。花粉粒大小为 32.3（28.3 ~ 39.8）μm×37.0（33.1 ~ 43.3）μm。具 5 ~ 6 孔。孔近圆形，孔内有颗粒。表面具脑纹状纹饰。

372. 榆科 Ulmaceae 榆属 *Ulmus* L.

中文：垂枝榆

学名：*Ulmus pumila* L.'Tenue'

落叶小乔木，高达 5m。树皮灰白色，较光滑。一至三年生枝下垂，不扭曲或弯曲。叶卵状披针形，先端尖。叶缘具不规则的复锯齿。花两性，雌雄同株，先叶开放。

花期：3—4 月份。

分布：我国东北、华北、西北地区有栽培。

采集地点：北京市海淀区。

采集日期：2017 年 3 月 7 日。

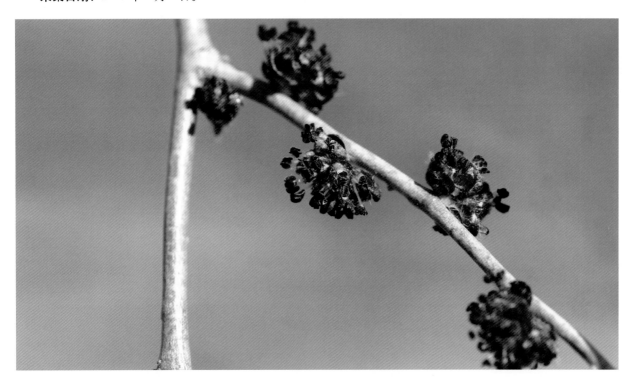

光学显微镜：花粉粒扁球形 – 近球形。P/E=0.92（0.81 ~ 1.00）。极面观近圆形。花粉粒大小为 25.8（22.0 ~ 29.6）μm×28.1（24.5 ~ 30.6）μm。具 5 孔，孔内颗粒明显。表面具脑纹状纹饰。

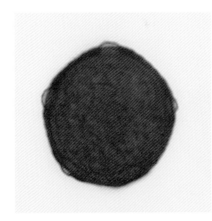  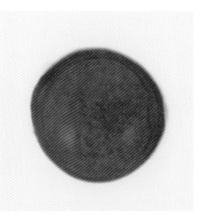

373. 榆科 Ulmaceae 榉属 *Zelkova* Spach

中文：光叶榉
学名：*Zelkova serrata* (Thunb.) Makino

　　落叶乔木，高达 30m。树皮灰褐色或灰白色，不规则片状剥落。小枝紫褐色，无毛。叶卵形、卵状披针形或椭圆状卵形，先端尖或渐尖，基部圆形或近心形。叶缘具锐尖锯齿。花杂性，与叶近同放。雄花簇生于幼枝下部叶腋，雌花或两性花常单生于幼枝的上部叶腋。

花期：3—4 月份。
分布：我国陕西、甘肃、山东、河南、北京等地。
采集地点：北京市海淀区。
采集日期：2016 年 4 月 4 日。

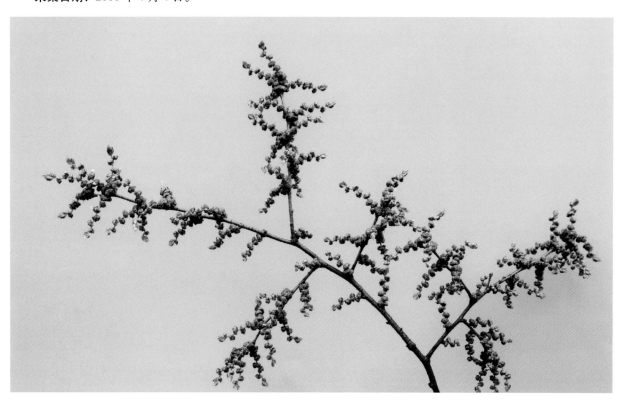

　　光学显微镜：花粉粒扁球形 - 近球形。P/E=0.85（0.78 ～ 0.90）。极面观近圆形，赤道面观椭圆形。花粉粒大小为 31.4（28.5 ～ 33.8）μm×37.0（34.4 ～ 39.5）μm。具 4 ～ 5 孔。表面具脑纹状纹饰。

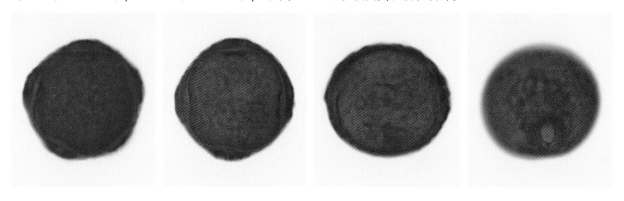

八十四、伞形科 Umbelliferae

374. 伞形科 Umbelliferae 毒芹属 *Cicuta* L.

中文：毒芹
学名：*Cicuta virosa* L.

多年生草本，高约 1m。茎直立，节间中空，上部有分枝。基生叶和茎下部叶卵状三角形，2～3 回羽状全裂，先端锐尖，基部楔形；叶缘具缺刻状或尖锯齿；具长柄。最上部茎生叶 1～2 回羽状分裂；叶缘疏生锯齿。复伞形花序顶生或腋生；伞辐多数，近等长；小伞形花序具小花 20～40；花瓣白色。

花期：7—8 月份。
分布：我国华北、东北地区以及内蒙古等地。
采集地点：内蒙古多伦县。
采集日期：2016 年 7 月 13 日。

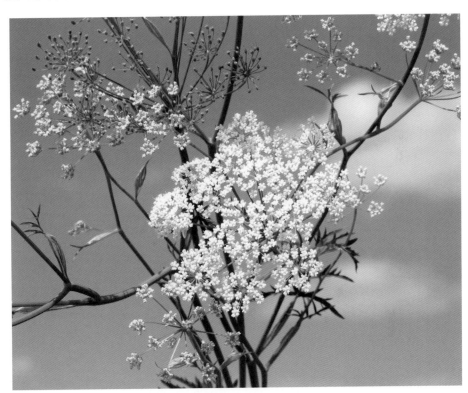

光学显微镜：花粉粒长球形－超长球形。P/E=1.91（1.71～2.06）。极面观三裂圆形。花粉粒大小为 23.9（22.3～26.3）μm×12.6（11.6～13.5）μm。具 3 孔沟，沟细。外壁 2 层，外层基柱明显。表面具颗粒－网状纹饰。

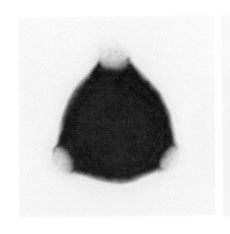
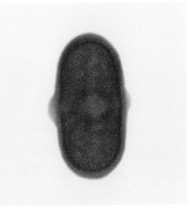
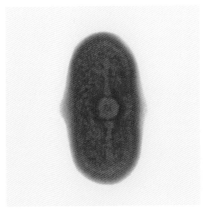

375. 伞形科 Umbelliferae 迷果芹属 *Sphallerocarpus* Besser ex DC.

中文：迷果芹

学名：*Sphallerocarpus gracilis* (Besser ex Trevir.) Koso-Pol.

二年生草本，高 50 ~ 120cm。茎直立，下部被白毛。基生叶花时枯萎；茎生叶三角状卵形或卵形，2 ~ 3 回羽状全裂，末回裂片披针形至条状披针形。复伞形花序顶生和侧生；伞辐 5 ~ 10，不等长；小伞形花序具小花 12 ~ 20；花瓣白色。

花期：7—9 月份。

分布：我国东北、华北地区以及内蒙古等地。

采集地点：内蒙古多伦县。

采集日期：2016 年 7 月 15 日。

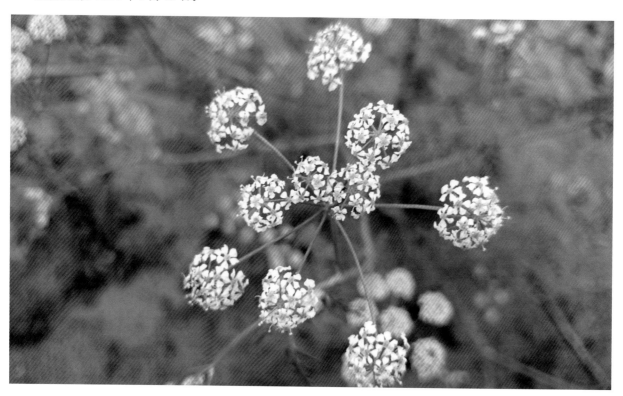

光学显微镜：花粉粒长球形 – 超长球形。P/E=1.90（1.73 ~ 2.13）。赤道部分缢缩，呈茧形。花粉粒大小为 28.0（25.1 ~ 30.1）μm×14.7（13.0 ~ 16.9）μm。具 3 孔沟，沟细。外壁 2 层，外层基柱明显。表面具细网状纹饰。

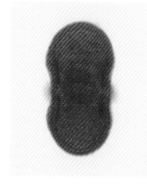 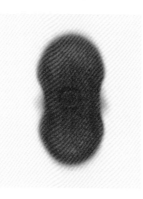 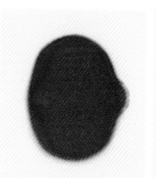 

八十五、荨麻科 Urticaceae

376. 荨麻科 Urticaceae 荨麻属 *Urtica* L.

中文：麻叶荨麻

学名：*Urtica cannabina* L.

多年生草本，高50～150cm。植株被螫毛和微柔毛。茎直立，具纵棱，常不分枝。叶对生，轮廓五角形，掌状3全裂或3深裂，1回裂片再羽状深裂，小裂片边缘具疏生缺刻状锯齿，上面深绿色，疏生短柔毛或近无毛，背面淡绿色，疏生短柔毛和螫毛。托叶离生，宽条形或披针形。花单性，雌雄同株或异株，同株者雌花序位于下方。雄花花被4深裂，雄蕊4。雌花花被4中裂，背生2枚裂片花后增大。

花期：7—8月份。

分布：我国东北、华北、西北。

采集地点：内蒙古锡林郭勒盟正蓝旗。

采集日期：2017年8月4日。

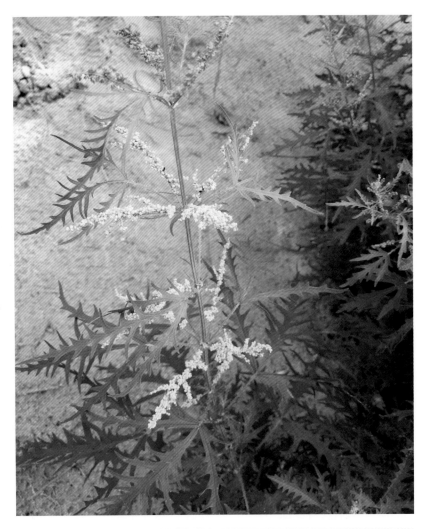

光学显微镜：花粉粒扁球形。P/E=0.84（0.79～0.90）。极面观圆形，赤道面观宽椭圆形。花粉粒大小为13.6（13.0～14.3）μm×16.1（15.5～17.0）μm（14粒）。具3孔。表面具颗粒状纹饰。

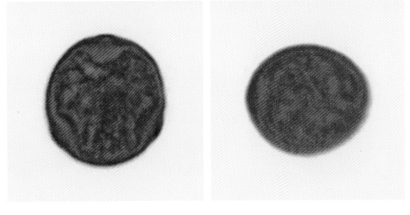

八十六、马鞭草科 Verbenaceae

377. 马鞭草科 Verbenaceae 莸属 *Caryopteris* Bunge

中文：莸

学名：*Caryopteris divaricata* (Siebold et Zucc.) Maxim.

多年生草本，高约 80cm。茎四方形，疏被柔毛或无毛。叶卵圆形、卵状披针形至长圆形，先端渐尖至尾尖，基部楔形或近圆形。叶缘具锯齿。二歧聚伞花序腋生；花冠 5 裂，裂片全缘，红色或紫色。

花期：7—8 月份。

分布：我国山西、河南、湖北、陕西、甘肃等地。

采集地点：北京市海淀区。

采集日期：2016 年 6 月 23 日。

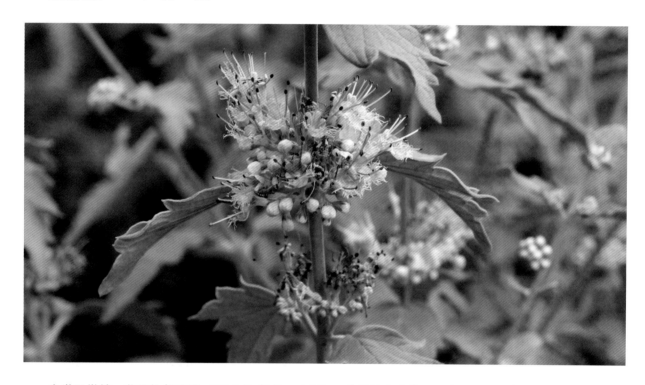

光学显微镜：花粉粒长球形。P/E=1.48（1.18 ～ 1.88）。花粉粒大小为 22.7（20.0 ～ 27.6）μm×15.5（13.1 ～ 18.9）μm。具 3 沟，沟膜上有颗粒。外壁 2 层，内层与外层近等厚，表面具网状纹饰。

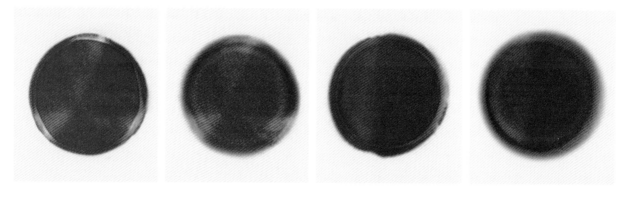

378. 马鞭草科 Verbenaceae 牡荆属 *Vitex* L.

中文：荆条

学名：*Vitex negundo* L. var. *heterophylla* (Franch.) Rehder

落叶灌木，高 1 ~ 5m。小枝四棱形。5 ~ 7 出掌状复叶；小叶椭圆状卵形，先端锐尖，背面密被灰白色绒毛。叶缘具缺刻状锯齿、浅裂至深裂。圆锥花序；花冠二唇形，蓝紫色，雄蕊 4，2 强。

花期：6—8 月份。

分布：我国东北、华北、西北、华中等地区。

采集地点：北京市海淀区。

采集日期：2016 年 6 月 1 日。

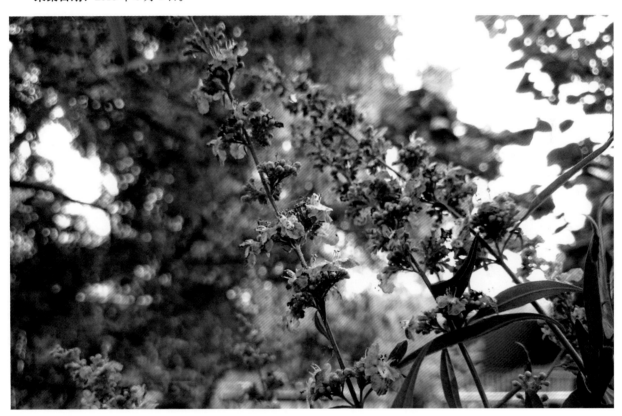

光学显微镜：花粉粒长球形。P/E=1.36（1.15 ~ 1.87）。花粉粒大小为 28.0（21.3 ~ 36.3）μm×20.8（14.7 ~ 25.2）μm。具 3 沟。外壁 2 层，内层与外层近等厚。表面具细网状纹饰。

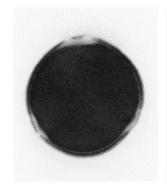 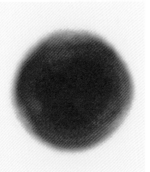 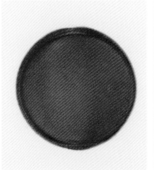 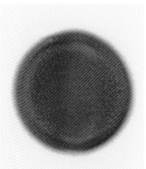

八十七、董菜科 Violaceae

379. 董菜科 Violaceae 董菜属 *Viola* L.

中文：早开董菜
学名：*Viola prionantha* Bunge

多年生草本，高 9 ～ 13cm。通常无地上茎。叶基生，长圆状卵形或卵形，先端钝或稍尖，基部宽楔形、截形或微心形。叶缘具细圆齿。花瓣 5，淡紫色或紫董色。花冠喉部色淡并有紫色条纹。

花期：4—9 月份。
分布：我国东北、华北等地区。
采集地点：北京市海淀区。
采集日期：2017 年 4 月 4 日。

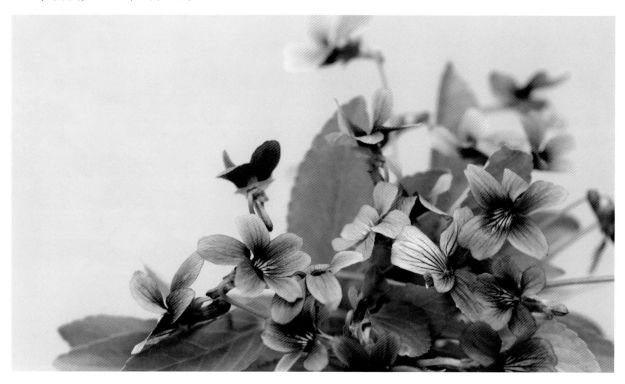

光学显微镜：花粉粒长球形。P/E=1.27（1.09 ～ 1.45）。极面观三裂或四裂圆形。花粉粒大小为 36.0（27.7 ～ 40.4）μm× 28.5（21.2 ～ 34.9）μm。具 3 ～ 4 孔沟，沟膜上有颗粒。表面具模糊的颗粒状纹饰。

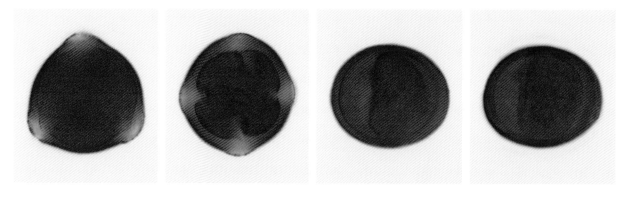

八十八、葡萄科 Vitaceae

380. 葡萄科 Vitaceae 地锦属 *Parthenocissus* Planch.

中文：五叶地锦

学名：*Parthenocissus quinquefolia* (L.) Planch.

木质藤本，茎长 5～10m。树皮红褐色。小枝圆柱形，无毛。卷须具 5～8 分枝，遇附着物扩大成吸盘。掌状 5 小叶；小叶长圆状卵形至倒卵形，先端短尾尖，基部常楔形。叶缘具粗锯齿。圆锥状聚伞花序，无毛。花瓣 5，长椭圆形，黄绿色。

花期：6—7 月份。

分布：原产北美，我国东北、华北地区有栽培。

采集地点：北京市石景山区。

采集日期：2016 年 6 月 12 日。

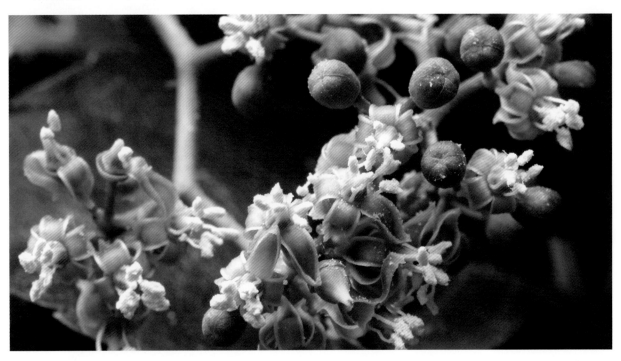

光学显微镜：花粉粒长球形。P/E=1.28（1.17～1.46）。花粉粒大小为 38.2（36.0～41.4）μm×30.0（25.0～32.2）μm。具 3 孔沟，沟长近达两极。外壁 2 层，外层基柱明显，表面具网状纹饰。

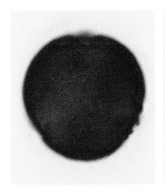 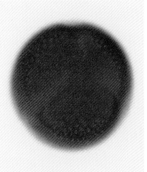 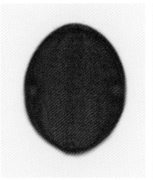 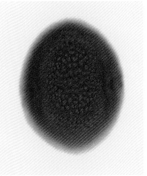

八十九、姜科 Zingiberaceae

381. 姜科 Zingiberaceae 山姜属 *Alpinia* Roxb.

中文：花叶艳山姜
学名：*Alpinia zerumbet* (Pers.) B. L. Burtt et R. M. Sm. 'Variegata'

多年生草本，高 1～2m。具根茎。叶革质，矩圆状披针形，先端渐尖，叶面有不规则金黄色纵斑纹。叶全缘。
圆锥花序顶生，常弯曲下垂。花漏斗形，白色；唇瓣黄色。

花期：4—6 月份。

分布：我国东南部至南部地区以及北京等地有栽培。

采集地点：北京市海淀区。

采集日期：2016 年 4 月 29 日。

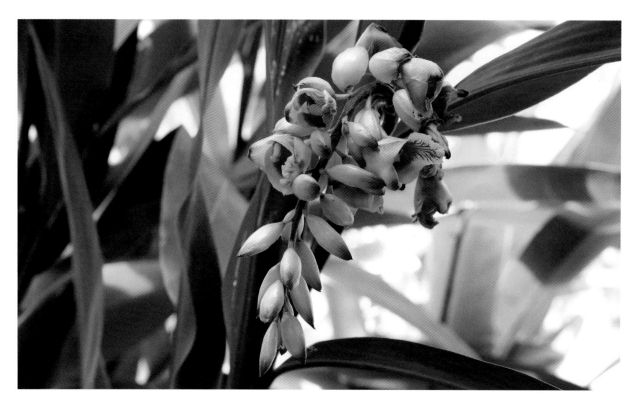

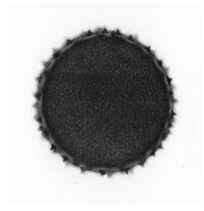
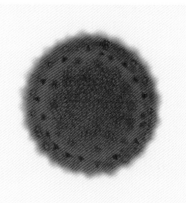

光学显微镜：花粉粒近球形。
直径为 76.7（63.1～89.8）μm。无萌
发孔。表面具颗粒－瘤状纹饰。

九十、蒺藜科 Zygophyllaceae

382. 蒺藜科 Zygophyllaceae 骆驼蓬属 *Peganum* L.

中文：骆驼蓬
学名：*Peganum harmala* L.

多年生草本，高 30 ~ 70cm。多分枝，分枝铺地散生。叶卵形，3 ~ 5 全裂，裂片条状披针形；托叶条形。花单生枝端，与叶对生。花瓣 5，倒卵状矩圆形，黄白色。

花期：6—8 月份。
分布：我国北部各省区。
采集地点：内蒙古锡林浩特市。
采集日期：2016 年 7 月 8 日。

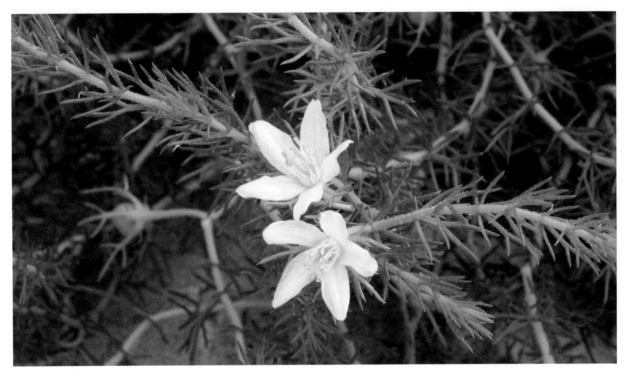

光学显微镜：花粉粒长球形。P/E=1.34（1.16 ~ 1.82）。极面观三裂圆形。花粉粒大小为 17.2（14.6 ~ 20.6）μm×12.9（10.1 ~ 14.8）μm。具 3 孔沟。表面具网状纹饰。

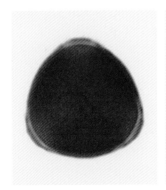 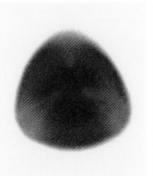  

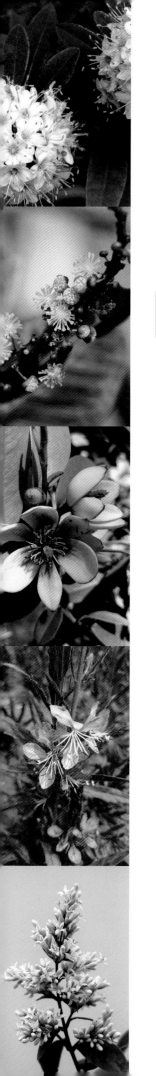

第二部分
主要致敏花粉的
流行病学调研

第四章 主要致敏花粉监测

近半个世纪以来，随着过敏性疾病患病率的逐年增加，花粉颗粒导致的变应性鼻炎、结膜炎和哮喘等过敏性疾病越来越受到关注。这类由花粉导致的一系列变态反应被称为花粉症（pollinosis）。研究证实，花粉过敏患者症状的严重程度与空气中花粉颗粒的浓度及播散时间密切相关。因此，空气中致敏花粉种属和数量的监测研究对于花粉症预防和治疗有重要作用。

一、致敏花粉监测的国内现状

20 世纪 20 年代，欧美国家及日本开始了气传致敏花粉监测研究（后文简称"花粉监测"），很多国家已经建立了全国范围的气传致敏花粉监测网。我国的花粉监测始于 20 世纪 50 年代。北京协和医院变态反应科根据花粉曝片、植物普查及鼻黏膜激发试验的结果，在国内首次明确我国北方地区夏、秋季的主要致敏花粉是蒿属花粉，并在 20 世纪 90 年代初出版了《中国气传致敏花粉调查》。

随着我国经济的快速持续发展、城市绿化速度的加快、栽培植物种类的改变以及外来植物的引进等，各个地区大气中的花粉种类和数量有了很大的改变。重新开展全国范围的花粉调查，明确当前我国各地的主要致敏花粉的种类、数量及其季节消长规律，将为花粉相关过敏性疾病的流行病学调查、花粉症的精准治疗以及国家有关部门决策提供可靠的依据。

2014 年开始，首都医科大学附属北京世纪坛医院变态反应中心根据卫生计生委国家临床重点专科建设项目规划内容，培训花粉监测员 30 余名，分别在北京、内蒙古地区建立花粉监测点 13 个，分布在：北京市（海淀区、房山区），内蒙古通辽市区、扎鲁特旗、开鲁县，锡林郭勒盟锡林浩特市市内，中国科学院内蒙古草原生态系统定位研究站（锡林浩特市白音锡勒牧场），二连浩特市，多伦县，西乌珠穆沁旗。2017 年，新增花粉监测点 4 个，分布在内蒙古通辽市科尔沁区、赤峰市、山西省大同市和河北省张北县。目前，共建立花粉监测点 17 个。该变态反应中心常年持续监测北京及内蒙古地区的空气致敏花粉，初步掌握了监测点气传致敏花粉的种类、数量及消长规律，着重分析了内蒙古不同地区的植物花粉种类组成及季节变化规律，建立了内蒙古地区花粉地图。图 2-1 ~ 2-13 为 2015 年度内蒙古地区不同月份花粉监测结果。

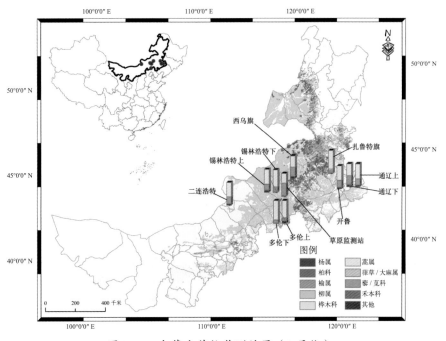

图 2-1 内蒙古花粉监测结果（1 月份）

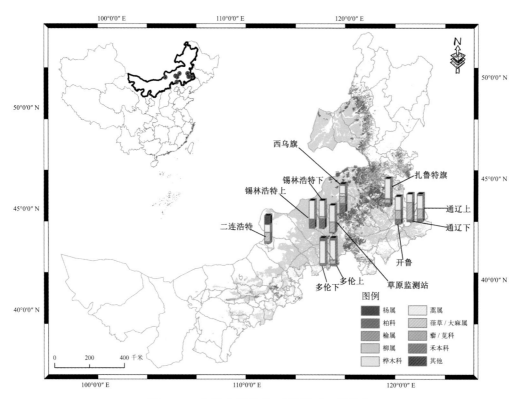

图2-2　内蒙古花粉监测结果（2月份）

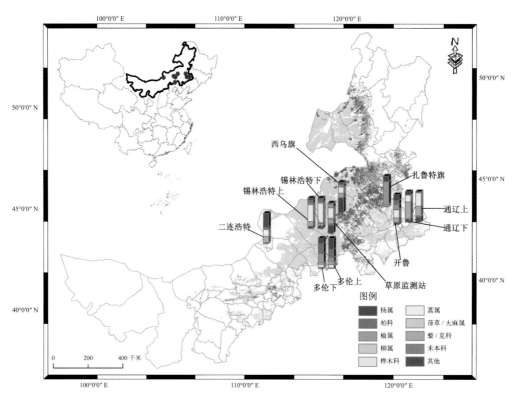

图2-3　内蒙古花粉监测结果（3月份）

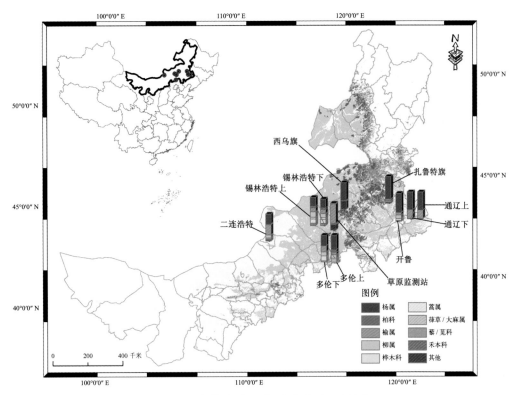

图 2-4　内蒙古花粉监测结果（4 月份）

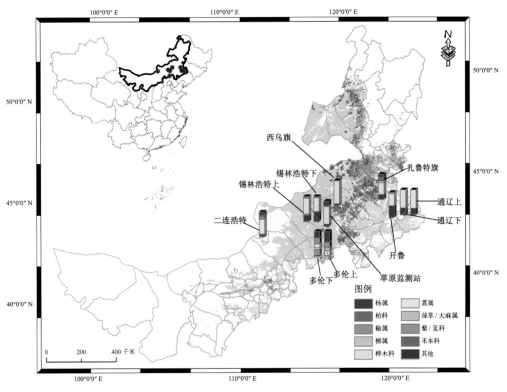

图 2-5　内蒙古花粉监测结果（5 月份）

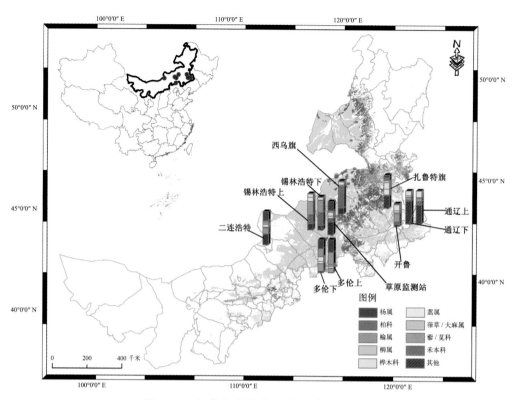

图 2-6　内蒙古花粉监测结果（6 月份）

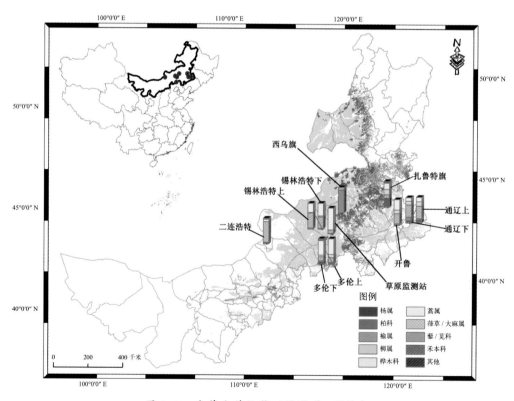

图 2-7　内蒙古花粉监测结果（7 月份）

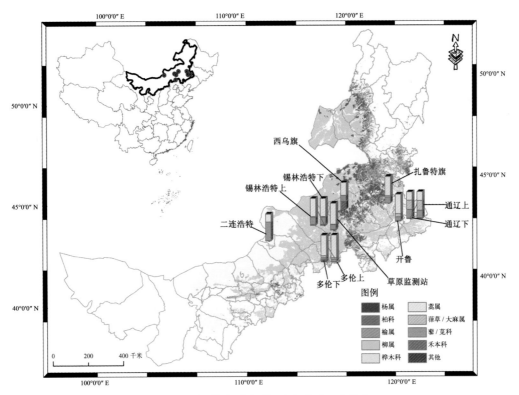

图2-8　内蒙古花粉监测结果（8月份）

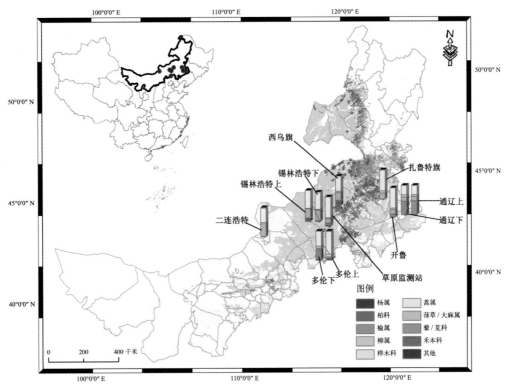

图2-9　内蒙古花粉监测结果（9月份）

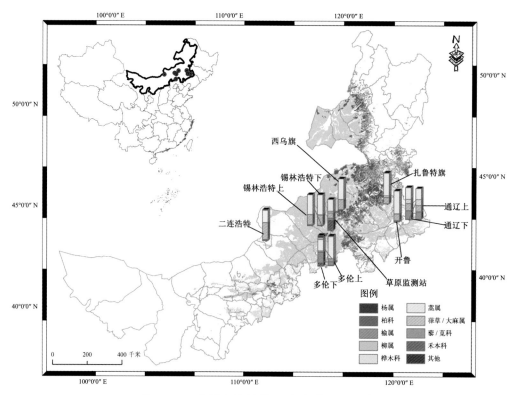

图 2-10　内蒙古花粉监测结果（10 月份）

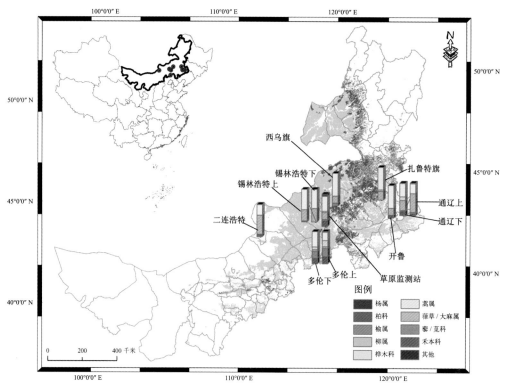

图 2-11　内蒙古花粉监测结果（11 月份）

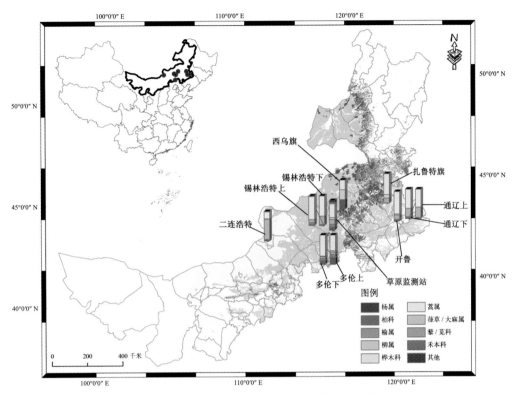

图 2-12　内蒙古花粉监测结果（12 月份）

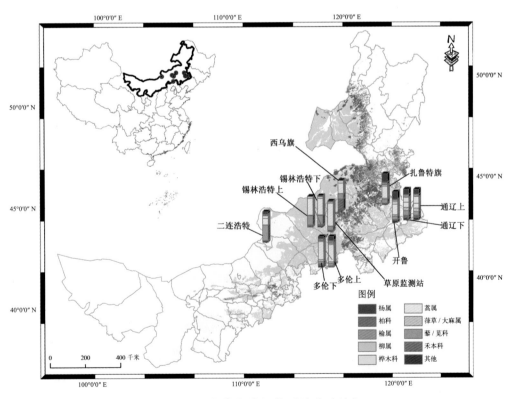

图 2-13　内蒙古花粉监测结果（总）

自 2009 年开始，北京市耳鼻咽喉科研究所与北京市气象局合作在北京市的城郊各区建立了 13 个花粉监测点，分布在东城区、朝阳区、海淀区、丰台区、石景山区、顺义区、昌平区、房山区、平谷区、延庆县、密云县、门头沟区和怀柔区。每年 3—9 月份持续监测各区的空气花粉浓度和种属（图 2-14 ～ 2-20）。

通过上述两个中心多年来的监测工作，目前已初步形成了北方地区花粉监测网络。

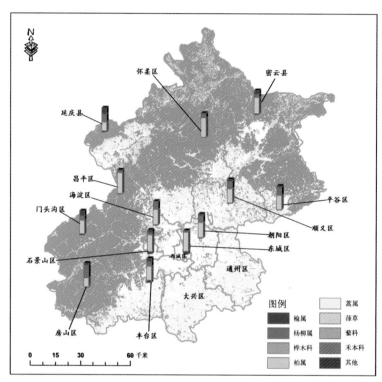

图 2-14　北京市花粉监测结果（3 月份）

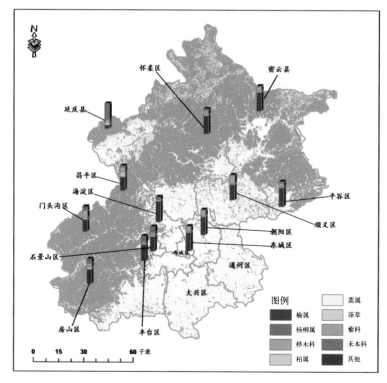

图 2-15　北京市花粉监测结果（4 月份）

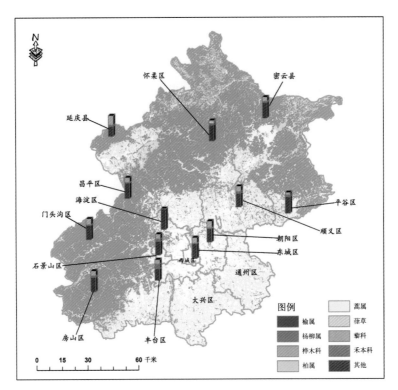

图 2-16　北京市花粉监测结果（5 月份）

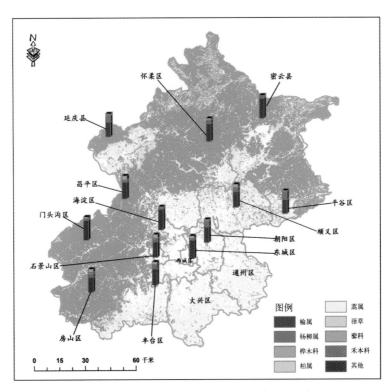

图 2-17　北京市花粉监测结果（6 月份）

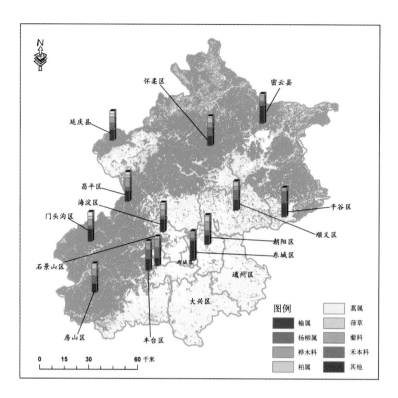

图 2-18 北京市花粉监测结果（7 月份）

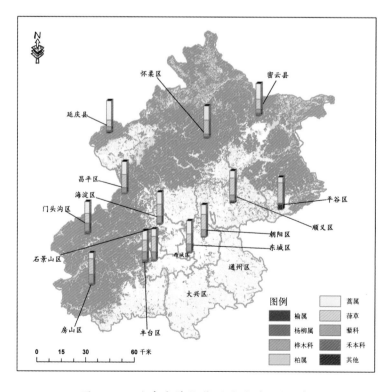

图 2-19 北京市花粉监测结果（8 月份）

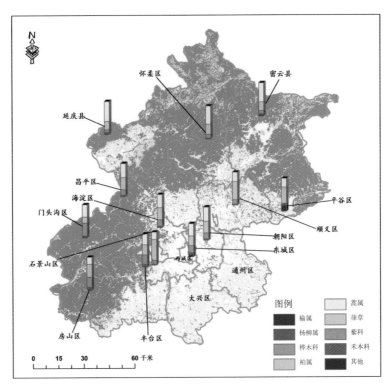

图 2-20   北京市花粉监测结果（9 月份）

二、致敏花粉的特点和我国北方地区主要致敏植物

空气中的致敏花粉多为风媒花，具有以下特点。①颗粒无蜜质、无黏性，易随风播散。②体积多数较小，常见直径为 10 ～ 100μm。③重量轻，容易飞散。花粉可随风播散很远，有资料显示少数可播散至 14000m 高空，或距海岸 740 千米的海面。④产量高，花粉播散期长，可在空气中长时间存留和播散。⑤致敏花粉主要为非观赏花，具有顽强的适应力和生命力。⑥具有显著的地域性和季节性，由于不同地区的气候和植被的差异，植物的开花时间、种类及数量各不相同。

我国北方地区产生致敏花粉的植物绝大部分属于北极植物区的中国－日本植物亚区。北方地区春季致敏花粉以木本植物花粉为主，常见为榆科、柏科、杨柳科、木犀科、悬铃木科、桦木科等。夏季以草本植物花粉为主，常见为藜科、苋科、禾本科。秋季亦以草本植物为主，常见为菊科蒿属、菊科豚草属、藜科、苋科、桑科大麻／葎草属、禾本科。其中秋季杂草类花粉的致敏性最强。

三、致敏花粉监测的方法

气传致敏花粉监测的工具为花粉采集仪。花粉采集的方法主要包括重力沉降法（gravitational method）和容量法（volumetric method）。

重力沉降法的基本原理是花粉受重力的作用，随风自然飘落在涂有凡士林的载玻片上，载玻片回收后，经染色在显微镜下分类、计数。最常用的采样仪器是 Durham 采样仪。该方法是国内花粉监测中最经典、最经济的方法，符合我国国情。

容量法是指在监测仪器内部配真空泵，空气中的微粒以一定的速度被抽吸进入采样孔，花粉颗粒被收集，黏附于黏性采样带上，然后在显微镜下计数、分类。最常见的采样仪器是 Burkard 采样仪。

日本大和公司对容量法进行改善后推出了 KH3000-1 自动花粉采样仪。该仪器采用半导体激光的前方波和侧方波的散乱形式，分辨一定范围大小的花粉颗粒，实现了花粉实时监测，提高了花粉监测的效率。但是该仪器一直未被广泛推广应用，原因是不能辨别与花粉同等大小的空气中的粉尘颗粒。

另外，德国近年研发了全自动花粉监测仪 BAA500，原理是自动气溶胶采样装置将花粉颗粒吸入并黏附到仪器内的载玻片上，仪器配置的成像系统进行自动图像采集、识别、鉴定植物科属组成后，在线预报实时数据。

四、致敏花粉监测结果的发布形式

致敏花粉监测的结果需要通过网络、媒体等公众平台向公众发布。目前北京市的日花粉浓度，一方面通过电视媒体，与天气预报一起每日播报；另一方面，通过手机 APP 和微博、微信公众号等形式每日播报。致敏花粉监测的结果也可以定期总结，编撰不同地区的花粉地图、花粉日历等，用于指导临床。

根据花粉的花期与气象学参数的相关性分析以及花粉过敏人群发病时间与气象学参数的相关性分析，我国已初步建立了空气花粉浓度预报的数学模型和花粉过敏级别指数模型，提供花粉预报和花粉症发病指数预报。

第五章　主要致敏植物实地调研

2014—2016年，我们对北京市、河北省和内蒙古自治区19个市（区）、县具有代表性的区域开展了北方致敏性植物花粉调研。北京市采样点为北京市城区、大兴区、门头沟区、昌平区及密云县；河北省采样点为张北县；内蒙古自治区采样点为赤峰市市区及克什克腾旗，通辽市为通辽市市区、扎鲁特旗、开鲁县及霍林河市，锡林郭勒盟为锡林浩特市、东乌珠穆沁旗、西乌珠穆沁旗、正蓝旗、太仆寺旗、阿巴嘎旗及乌拉盖开发区。调研工作在植物盛花期进行，主要针对当地主要致敏植物及其分布进行实地调研，并对当地相关医务人员进行植物识别、花粉采集和标本制作方面的培训。

通过多地调查取样，基本掌握了北方地区植被分布特点，发现北方地区夏秋季节最主要的致敏花粉是蒿属和藜科植物，主要分布在城镇绿化带、建筑工地、城乡接合部、农牧民房前屋后、道路两旁和田间地头等。

针对上述关键变应原及其生长分布情况，提出如下防控建议。

第一，适时割草可以有效控制致敏植物的开花和爆粉，减少人与花粉变应原的近距离接触，减轻花粉过敏症状，减少发生频率。例如，锡林浩特市白音锡勒牧场3户人家中6人多年患有严重花粉过敏症，每年7—9月发病，经变应原检查确定为蒿属和藜科植物花粉过敏。根据病史、检查结果和当地植被组成，我们建议其将房前屋后的蒿属和藜科植物全部割掉，3天后这6人过敏症状明显好转。2017年，在蒿草花期前2周，将蒿属和藜科植物割掉，6人在花粉期过敏症状轻微。我们认为这是一种非常有效的预防措施。

第二，花粉监测工作要继续做下去，尤其是提前预报花粉期对临床防治工作具有重要意义。

第三，花粉期提前1~2周进行干预，预防性用药。花粉高峰期主要采用对症治疗及花粉防护措施。

第四，花粉期过后可进行特异性免疫治疗，使患者产生免疫耐受，经过3~5年的治疗，大多数人减少用药或不用药，不再发病。

第六章　内蒙古花粉过敏相关性疾病流行病学调查

过敏性疾病属于全身性疾病，涉及临床各个学科。过敏性疾病的发病率逐渐升高，成为全球性的流行性疾病，是世界卫生组织重点防治的疾病之一。以变应性鼻炎（allergy rhinitis, AR）为例，2005 年张罗团队对全国 11 个城市 AR 患病率进行了调查，发现自报鼻炎患病率为 8.7% ~ 24.1%（校正年龄和性别）。2011 年，随访调查扩大到 18 个城市，发现自报鼻炎患病率增长为 9.6% ~ 23.9%（校正年龄和性别）。2011 年，王学艳团队针对北京某大型社区 1988 例患者的研究显示，AR 患病率为 9.76%。过敏性疾病的高发，对患病人群的生活质量造成了巨大影响，也增加了公共卫生医疗支出，突显了过敏性疾病流行病学调查的重要性和迫切性。

在 AR 等过敏性疾病的诱发因素中，花粉占据了重要作用，国内外相关学者对此进行了一系列研究。在国外，欧美及日本地区均为花粉症流行地区。1991 年，瑞士对 9651 名成年人（18 ~ 60 岁）进行大气污染对成人健康状况影响的调查，结果发现，瑞士花粉症的患病率约为 14%。比利时一项针对 2320 名患者的研究发现，树木花粉引起变应性鼻炎占 9.7%、杂草花粉引起变应性鼻炎占 17.6%。2009 年，在荷兰进行的一项针对 2946 名学龄前儿童的调查中发现，7% 的儿童对杂草花粉过敏。在美国，花粉症的患病率约为 10.8%。法国南部的一项针对 6185 例患者的研究显示，20.7% 的患者对柏树花粉过敏，46.4% 在花粉季出现症状。德国一项针对 628 名患者的研究显示，百慕大草、白蜡和橡树花粉过敏的患者比例分别为 26.0%、24.0% 和 23.0%。2012 年，日本在全国范围内进行了 AR 的流行病调查，发现雪松花粉症在日本人群中的发病率为 17.3%。同年，调查小组对 56108 名日本小学生进行调查，发现柳杉致病率为 5.2%。

在我国，花粉过敏诱导的 AR 也是重要的流行病之一。2006 年，王成硕等对北京 AR 患者吸入性变应原谱分析显示，北京近 30% 的 AR 的发生是由花粉导致。北京协和医院一项针对 20 万项次特异性 IgE 的调查显示，最常见的变应原是艾蒿花粉（64.4%），其次为葎草花粉（49.3%）和梧桐花粉（48.8%）。王学艳团队 2015 年发现锡林浩特地区诱发变应性鼻炎最常见的变应原为艾蒿花粉（74.9%）、葎草花粉（61.9%）、灰藜花粉（58.5%）、豚草花粉（56.2%）。新疆石河子市的一项研究也显示新疆 9 ~ 10 岁儿童 AR 的最主要变应原为蒿属花粉。李靖团队进行了一项多中心的针对 6304 名变应性鼻炎 / 哮喘患者的流行病学调查，被调查者接受 13 种常见气传花粉变应原的皮肤点刺试验（SPT）。被调查者中有 72.1% 的人至少一项变应原皮肤点刺试验阳性。其中大籽蒿花粉阳性率为 11.3%，豚草花粉阳性率为 6.5%，混合的牧草花粉阳性率为 3.5%，混合的树木花粉阳性率为 2.2%。

在上述研究中，学者们发现，我国北方地区花粉致敏人群显著高于南方地区。2009 年李靖等的调查结果显示，中国北方地区的秋季花粉过敏患者占 24.1%，而南方仅占 2.6%。我们在北京临床工作中发现大量花粉过敏患者来自于我国内蒙古地区，该地区是花粉相关过敏性疾病的高发地区。内蒙古草原属欧亚大陆一部分，从东到西有不同的草原类型：草甸草原、典型草原、荒漠草原。锡林郭勒草原（中国四大草原之一）和通辽科尔沁草原是内蒙古的两大草原，植被丰富、花粉种类繁多，具有独特的地理及气候环境，较有代表性。

首都医科大学附属北京世纪坛医院变态反应科依托卫生计生委（卫计委）国家临床重点专科建设项目 2014 年启动，2015 年实施完成了内蒙古地区花粉相关过敏性疾病流行病学调查。目的是调查中国北方内蒙古草原地区常住居民的 AR 患病率，特别是花粉诱导的变应性鼻炎（pollen-induced allergic rhinitis, PiAR）的患病率、人群分布特点、易感人群、主要危险因素、主要变应原分布情况，研究花粉种类、浓度、消长规律和环境、气候因素等对于 AR 和 PiAR 患病率的影响。这是本地区首次进行的多中心的 AR 的流行病学调查，为 AR 患者发病的区域性防治提供可靠的流行病学资料和临床依据，将为后续研究奠定基础。

通过流行病学调查，了解当地气传花粉变应原的种类、数量以及流行季节等不仅有助于过敏患者避免接触变应原，还能作为预后评价的指标，对于花粉症患者发病的预防和治疗尤为重要。

一、顶层设计

流行病学调查的顶层设计专家主要有 7 名，分别是王学艳教授、张罗教授、单广良教授、王德云教授、白永飞研究员、闫勇教授、王勇教授。专家组经过先后 6 次讨论，确定了流行病学调查方案，在流行病学调查地区建立了花粉监测点，进行了植被实地调研、前期预实验，为后期流行病学调查工作的顺利完成做出了完整规划，打下了坚实的基础。

（1）本次流行病学调查研究为横断面研究，采用分层、多阶段、整群、随机抽样的流行病学调查方法，所有受访者均由专业医师和护士进行现场面对面问卷调查并接受 10 种内蒙古草原常见变应原皮肤点刺试验（皮肤点刺变应原包括蒿属花粉、藜科花粉、葎草花粉、玉米花粉、杨树花粉、柳树花粉、榆树花粉、桦树花粉、柏树花粉等 9 种花粉和 1 种户尘螨），同时监测 6 个地区每天的花粉数量。AR 的诊断主要根据 ARIA 指南（https://www.ncbi.nlm.nih.gov/pubmed/18331513）。

（2）本次流行病学调查地点在锡林郭勒草原和通辽科尔沁草原的 6 个地区：二连浩特市、锡林浩特市、多伦县、扎鲁特旗、开鲁县、通辽市。6 个地区共覆盖面积 262130km²，经度在 111°～122° 之间，纬度在 40°～43° 之间，海拔在 190～1280m 之间，年平均温度在 2.8～7.1℃ 之间。

二、流行病学调查的实施过程

各个地区流行病学调查启动前，项目组反复、积极与当地有关部门沟通，建立各个地区标准化的流行病学调查流程，发放流行病学调查工作手册，对当地参与流行病学调查的医务人员进行统一现场培训，使得流行病学调查的质量控制得到保障。

本次流行病学调查对内蒙古地区 2 个区域（通辽市和锡林郭勒盟）进行了调查。由专科医生对被调查人群的基本信息、临床病史、症状、相关危险因素、诊断治疗情况进行问卷调查，同时行皮肤变应原点刺试验，并留取患者血清标本做相应变应原血清特异性 IgE 检测。

现场流行病学调查具体的流程如下：身份证实名登记→签知情同意书→测量身高、体重、腰围→采血→皮肤点刺试验检查→问卷调查→核对问卷、收问卷→发放早餐。

三、流行病学调查初步结果

（1）本次研究自 2014 年 1 月启动，2015 年 9 月结束。6043 名受访者完成了本次调查，男性占 48.0%（2900 名），女性占 52.0%（3143 名），成人占 59.6%（3600 名），儿童及青少年占 40.4%（2443 名）。自报 AR 患病率为 32.4%（1958 名），调查的 6 个地区患病率具有统计学差异（18.6%～52.9%，$P < 0.001$）（锡林浩特市 52.9%、二连浩特市 41.3%、多伦县 28.1%、扎鲁特旗 35.7%、通辽市 18.6%、开鲁县 21.0%）；PiAR 患病率为 18.5%（1115 名），6 个地区的患病率具有统计学差异（10.5%～31.4%，$P < 0.001$）（锡林浩特市 31.4%、二连浩特市 24.0%、多伦县 13.1%、扎鲁特旗 21.3%、通辽市 10.5%、开鲁县 12.4%）。男性 PiAR 患病率高于女性 PiAR 患病率（19.6% vs.17.4%，$P = 0.024$），城市 PiAR 患病率高于农村 PiAR 患病率（23.1% vs.14.0%，$P < 0.001$），蒙古族和汉族之间无统计学差异。

（2）变应原皮肤点试验结果。总人群（6043 名）中皮肤点刺试验阳性率为 37.4%（2262 名），尘螨点刺阳性率为 11.7%（708 名），1 种花粉过敏占 12.1%，2 种花粉过敏占 4.8%，3 种及以上花粉过敏占 20.6%。自报 AR（1958 名）皮肤点刺试验阳性率为 57.9%（1134 名），尘螨点刺阳性率为 18.2%（357 名）。PiAR 中尘螨点刺阳性率为 30.4%（338

名），PiAR 皮肤点刺试验居于前三位的花粉及阳性率分别为：蒿属花粉，点刺阳性率为 77.9%；藜科花粉，点刺阳性率 71.4%；葎草花粉，点刺阳性率为 71.0%。1 种花粉过敏占 20.6%，2 种花粉过敏占 7.8%，3 种及以上花粉过敏占 71.6%；9 种花粉任意一种皮肤点刺试验结果阳性，患者患 PiAR 风险均明显增高。

（3）花粉监测结果显示 6 个地区总的花粉分布为：蒿属花粉占 35.3%，杨树花粉占 17.4%，藜科花粉占 16.7%。6 个地区花粉的分布各不相同，除二连浩特市和通辽市以外，花粉分布均以蒿属花粉居首位。9 种气传花粉在不同月份变化趋势不同：6 个地区 12 个月份中，春季以杨树、桦树花粉为主，夏秋季以蒿属、藜科花粉为主。花粉呈现两个高峰期：春季高峰期（3—5 月份），夏秋季高峰期（7—9 月份）；二连浩特市、锡林浩特市和多伦县的花粉高峰期出现在夏秋季，通辽市、开鲁县和扎鲁特旗的春秋季均有花粉高峰期。

（4）PiAR 临床症状与花粉的关系。PiAR 春季出现临床症状的高峰期与春季花粉高峰期大致相同，但是夏季出现临床症状的高峰期是 7 月份，较夏秋季花粉高峰期（8 月份）提前。花粉症患者的症状高峰早于花粉高峰，提示花粉监测对患者症状的预警意义非常重要。危险因素分析中遗传和混合喂养是 PiAR 患病的危险性因素；燃煤、燃木取暖方式、养宠物均是保护性因素。PiAR 的症状与花粉的数量、温度、降水量呈正相关（$P < 0.05$），与风速、气压呈负相关（$P < 0.05$）。通过以上研究我们发现内蒙古当地的环境和气候条件影响花粉，季节性花粉高暴露是引起中国北方草原地区 PiAR 患病率增高的主要原因。随着空气中致敏花粉浓度的增加，花粉症患者出现症状的概率显著增加，两者之间具有高度的相关性。

四、流行病学调查的创新点

（1）首次结合花粉和皮肤点刺试验对中国北方内蒙古草原地区进行过敏性疾病流行病学调查。

（2）对自报 AR 和 PiAR 患病率、危险因素、

人群分布特点、易感人群进行了系统调查。

（3）建立了花粉监测网络及花粉防治示范区。

（4）进行了当地植被调研、花粉采集及实地拍摄。

（5）结合流行病学调查，规范当地变态反应诊疗工作及患者健康教育。

这是我们第一次在欧亚大陆中国北方草原地区进行的 AR 的流行病学调查，填补了中国北方草原内蒙古地区 AR 流行病学调查的空白。本研究可以为学术界和公众了解中国北方内蒙古草原 AR 的患病现状提供客观数据，也为今后内蒙古地区 AR 防治和制定公共卫生决策提供可靠的流行病学资料和临床依据。

五、流行病学调查的意义

（1）获得中国北方地区花粉相关 AR、支气管哮喘、荨麻疹等主要过敏性疾病在人群中的患病率、人群分布特点、易感人群和主要危险因素，并建立风险因素模型。

（2）获得不同民族人群花粉症的患病率是否存在差异，是否存在遗传学差别的数据，为主要过敏性疾病的诊断和治疗奠定基础。

（3）对调查中发现的花粉症患者，进行健康教育、治疗干预，随访观察效果，为卫生部门的过敏性疾病、花粉防治工作提供依据，进一步可以建立花粉防治示范区，争取在未来推广至全国，普及花粉过敏相关知识，造福百姓。

该项目历时 4 年，调查 6043 人，了解了当地的主要过敏性疾病的发病率、相关危险因素，可以作为卫生经济数据，为政府和卫生管理部门制定有关政策提供依据，造福内蒙古地区人民！

六、流行病学调查的成果

通过本次流行病学调查我们取得了多项成果：① 2018 年 6 月题名为 *Prevalence of pollen-induced allergic rhinitis with high pollen exposure in grasslands of northern China* 的论文在 *ALLERGY* 杂志正式发表（https://www.ncbi.nlm.nih.gov/pmc/ articles/PMC6033040/）；

② 2016 年出版《食物过敏诊疗与病例分析》著作 1 部；③获得北京市科委课题、北京市医院管理局临床医学发展专项课题等多项课题资助。

七、致谢

本次流行病学调查工作过程中发生了很多感人的故事，至今难以忘怀！特别感谢北京世纪坛医院院领导、6 个调查地区当地政府及卫计委的鼎力支持与帮助！特别感谢一直参与顶层设计的国内外专家及调研过程中所有参与的人员！

以下研究团队参与了本次流行病学调查：中国科学院植物研究所，中国医学科学院基础医学研究所，内蒙古通辽市医院，内蒙古扎鲁特旗人民医院，内蒙古开鲁县医院，内蒙古锡林郭勒盟蒙医医院，内蒙古多伦县人民医院，内蒙古西乌珠穆沁旗医院，内蒙古二连浩特市东城社区卫生服务中心，内蒙古正蓝旗医院，中国科学院植物研究所内蒙古草原生态系统定位站，首都医科大学附属北京同仁医院北京市耳鼻喉科研究所。

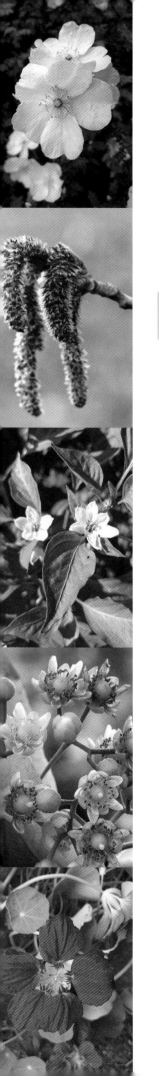

第三部分

花粉症及过敏相关疾病

第七章　花粉症的诊治

花粉症曾称为"枯草热"，后来发现本病并非由枯草引起，而是由花粉所致，所以改称为"花粉症"。该病是特应性体质患者被花粉变应原致敏后引起的一系列的病理生理过程，主要表现为上下气道和眼部的卡他性炎症，偶尔也引起皮肤或其他器官的病变。花粉症有明显的季节性和地域性。随着城市建设、环境绿化和工业化的发展，花粉症患者逐年增多。据统计，我国花粉症的发病率逐年上升，其发病主要与地理因素有关，如草原地区的发病率增加更明显。这也提示不同地区进行花粉监测及个体化治疗的重要性。

一、花粉症的症状

花粉症的症状主要表现在鼻、眼和支气管。

1. 鼻痒和打喷嚏

花粉引起的变态反应使组胺等炎症介质释放进入鼻黏膜，引起鼻痒和打喷嚏。通常一次发作会出现 5 ~ 20 个喷嚏。因为花粉同时从鼻腔吸入咽部，所以亦会出现咽痒。部分患者自觉耳痒，这并不是花粉落入耳内所致，而是连接咽后壁和耳朵的神经受到刺激而引起的症状。

2. 流涕

鼻腔不断分泌大量的清水样鼻涕，量大、质清。

3. 鼻塞

50% 的花粉症患者伴有鼻塞。如果鼻塞严重，可引起头痛，从而影响睡眠。此外，由于鼻塞严重只能张口呼吸，晨起会感到口干舌燥，严重时可丧失嗅觉和味觉。

4. 鼻窦炎

鼻黏膜肿胀时堵塞鼻窦，导致鼻窦内细菌大量繁殖，从而引起感染。急性鼻窦炎还会引起发热、头痛等不适。

5. 眼部瘙痒与流泪

植物花粉易进入眼睛，并激活眼结膜表面的肥大细胞脱颗粒，导致眼睛发红、瘙痒。为冲掉异物，机体会分泌更多眼泪。一些花粉颗粒积聚在眼角，若患者加以揉搓，可进一步刺激眼睛，使眼部瘙痒加重。

6. 口腔瘙痒

部分患者出现上腭、咽喉、口腔黏膜瘙痒、麻木、水肿，多见于花粉 - 食物交叉变态反应患者。

7. 咳喘等支气管症状

严重花粉过敏患者可出现胸闷、咳嗽、喘憋、呼吸困难等症状，部分患者可被诊为"支气管哮喘"并需吸入糖皮质激素治疗。

8. 其他

花粉过敏也可出现皮肤红斑瘙痒、荨麻疹、腹痛，甚至过敏性休克的表现。全身伴随症状，如发热等亦可见到。

二、花粉症的诊断及鉴别诊断

1. 花粉症的诊断

（1）典型病史。每年的花粉期患者都出现类似症状，如打喷嚏、流清水样鼻涕以及鼻、眼、耳、口腔瘙痒，部分可伴有喘憋或荨麻疹、湿疹。有明显的季节性：主要是春季和秋季发病，秋季发病率高于春季，连续 2 年以上同一季节发病。

（2）体征。发病期鼻黏膜检查发现鼻黏膜特征性苍白水肿。眼结膜充血明显，有时可见滤泡。

（3）实验室检查。主要包括体内试验和体外试验两种，其中变应原皮肤点刺试验是寻找变应原最常用的方法。其优点为容易操作、可重复、可靠和相对安全。临床中必要时可选择使用血清特异性 IgE 检测，其根据免疫学原理测定患者血液对花粉变应原的特异性，适用于以下情况：①不能停用抗过敏等干扰皮肤试验药物的患者；②对变应原极其敏感，行皮肤试验有风险的患者；③皮肤划痕试验呈阳性的患者；④ 5 岁以下的儿童。其最大的优点是安全。但多数体外的免疫学检测需要特殊的精密设备，操作亦较复杂，且价格昂贵。因此，对一些病史和症状都比较典型而又查不出变应原的患者，应结合病史及变应原检查结果进行综合诊断。

2.花粉症的鉴别诊断

花粉症的症状如打喷嚏、流鼻涕等与感冒的症状相似，在临床上有很多患者认为自己患了"感冒"，反复应用感冒药物，甚至有些患者滥用抗生素，造成严重后果。另外，因为感冒药中含有抗过敏药物和减充血剂，可以减轻打喷嚏及鼻塞等症状，短期内有效，更使患者确定自己是"感冒"。由于没有针对病因治疗，可导致发病时间延长，甚至迁延为哮喘。

根据典型的病史、体征和检查，诊断花粉症并不困难。但由于部分医务人员缺乏有关变态反应方面的知识，患者也缺乏科普教育，造成相当一部分患者没有得到恰当的诊疗。花粉症与感冒的鉴别见表3-1。

表3-1　花粉症与感冒的鉴别

鉴别要点	花粉症	感冒
发病季节	有明显季节性	无季节性、冬季好发
个人或家庭过敏史	常有	常无
喷嚏	多且剧烈	有，较少
鼻痒	明显	初期有、不明显
鼻塞	重，变化多	明显，持续
鼻分泌物	多，水样或黏性	黏性或脓性
全身症状	一般无，部分伴有哮喘	有，较重如发热、肌痛
传染性	无	有
病程	时间较长可达1至数月	1～2周
鼻黏膜	苍白、水肿	充血、肿胀
鼻分泌物涂片	嗜酸性粒细胞、肥大细胞	主要为中性粒细胞

三、花粉症的治疗原则

1.首先应尽量避免接触花粉变应原

每年的4—5月份和7—9月份，对花粉过敏的患者应减少户外活动，尽量待在室内，出门时戴花粉防护口罩和眼镜。开车时关紧门窗；买新车时，选择通气系统里装有过滤花粉装置的；定期清洗空调积尘网。如有条件，可以在花粉期选择到外地花粉较少地区度假，花粉期过后返回。

2.对症药物治疗

主要针对发作期患者。

（1）抗组胺药物。抗组胺药物是最常用的一类药物，大多能有效控制花粉症的急性鼻、眼部症状，但不能抑制病情的发展。

（2）白三烯受体拮抗剂和减充血剂。如孟鲁司特、麻黄碱滴鼻剂等，可辅助控制症状和快速有效地疏通鼻塞。

（3）局部应用糖皮质激素。由于局部用药效果良好，全身吸收很少，可作为鼻部症状的一线治疗药物。

（4）如合并支气管哮喘，其处理原则与支气管哮喘相同。

（5）全身注射长效糖皮质激素。对于中、重度的花粉症的患者，应用抗组胺药物及局部用糖皮质激素不能很好地缓解症状时，需要应用长效糖皮质激素。

（6）其他。局部应用抗组胺鼻喷剂、滴眼液；鼻腔冲洗；花粉阻隔剂等也可有效缓解症状。

3.特异性免疫治疗

特异性免疫治疗是针对致敏花粉而采取的病因治疗措施，主要针对缓解期的患者，这也是世界过敏组织（WAO）正式推荐的唯一针对病因的治疗措施。其可以提高机体对相应致敏花粉的耐受能力。特异性免疫治疗方法包括皮下免疫治疗、舌下免疫治疗等。目前针对花粉症的特异性免疫治疗，疗程3～5年，大量的临床资料表明，其总有效率可达70%～80%，甚至80%以上。但以上治疗均需在专科医师指导下进行，由专科医师做出诊断后制订个体化治疗方案。

（王学艳）

第八章　花粉相关疑难病例

病例 1

患者男，45 岁。

主诉： 反复鼻塞、鼻痒、流涕，每于春秋发病 20 余年，伴咳喘加重 5 年。

现病史： 患者自述 20 余年前开始，每年春秋季节出现"感冒"症状，表现为鼻塞、鼻痒、流涕，严重时伴咽痒、眼痒、耳痒及咳嗽等表现，一直在当地医院诊断为"感冒""支气管炎"，服用感冒药及抗生素治疗，严重时输液（抗生素及激素），病程时间逐渐延长，治疗效果逐年变差。近 5 年来，患者觉症状加重，发病时伴喘憋、胸闷、咳嗽等不适，在当地医院诊断为"哮喘""上呼吸道感染"，每次均大量输注抗生素及激素等治疗后症状控制，停药后不久症状复发。目前，患者自觉胸闷、乏力明显，于我科就诊。

既往史： 既往体健。对青霉素过敏。

个人史及家族史： 其母亲患有哮喘，余无特殊。

体格检查： 一般情况尚可，神志清，搀扶就诊，精神疲软，轻微气促，双眼结膜有充血，鼻黏膜苍白水肿，脉搏 90 次 / 分，呼吸 18 次 / 分，血压 130/70mmHg，听诊双肺呼吸音粗，可闻及哮鸣音，心律齐，腹部无压痛，四肢活动无异常。

辅助检查：

1. 血常规及红细胞沉降率：正常。

2. 胸部 X 线：两肺纹理粗，其他无明显异常。

3. 支气管舒张试验：阳性，改善率 18%。

4. 肺功能：FEV_1 占预计值百分比为 68%。

5. 变应原皮肤点刺试验：春季花粉 I ++++、春季花粉 II ++++、春季花粉 III ++++、夏秋花粉 ++++、蒿属花粉 ++++。

6. 血清特异性 IgE 检测：艾蒿 3.71 KUA/L（3 级），藜草 2.3 KUA/L（2 级），杨树 1.71 KUA/L（2 级）。

诊断：

1. 花粉症

2. 支气管哮喘

治疗：

1. 花粉期嘱戴口罩，减少室外活动。

2. 抗组胺药物西替利嗪及白三烯受体拮抗剂孟鲁司特钠片口服，1 次 / 日，花粉期提前应用；鼻部外用布地奈德鼻喷剂，2 次 / 日；沙美特罗替卡松吸入剂（舒利迭）(250 μg/ 盒)，1 喷 / 次，2 次 / 日。

3. 硫酸沙丁胺醇气雾剂（万托林），必要时吸入。

4. 花粉季节过后择期行特异性免疫治疗。

提示： 该例患者为典型的花粉症患者，出现了鼻部、眼部、咽部、下呼吸道受累表现。患者病史 20 余年，由于在当地一直未正确诊断治疗，而是按照感染性疾病用药，对病情有所延误，导致支气管哮喘的发生，应引起各个学科医师的注意。对于典型的季节性发作的上、下气道受累的患者，应考虑到过敏，尤其是花粉过敏的可能性。此例患者花粉期后（11 月中旬）在北京世纪坛医院变态反应中心开始花粉特异性免疫治疗，现已坚持 2 年余，患者春秋两季鼻部、眼部症状及胸闷、憋气、咳喘等表现明显好转，严重时仅服用抗过敏药物就可缓解，已不再输注抗生素及糖皮质激素治疗。

（王学艳）

病例 2

患者男，54 岁。

主诉： 常年间断打喷嚏、流水样涕伴鼻塞 12 年，双侧鼻塞加重半年。

现病史： 患者 12 年前开始出现连续性打喷嚏，每次连续 6 ～ 7 个，伴水样涕，鼻塞呈常年性，接触尘土时及秋冬季症状明显，有时出现黄脓涕，不伴头痛。诊断为"慢性鼻窦炎、变应性鼻炎"，给予丙酸氟替卡松鼻喷雾剂（辅舒良）、孟鲁司特钠（顺尔宁）治疗，症状略好转。约 10 年前开始鼻塞加重，逐渐转为持续性，检查发现"双侧鼻腔鼻息肉"。2 年前开始吸入冷空气后出现咳嗽、喘息、轻度呼吸困难，曾确诊"支气管哮喘"，规律吸入糖皮质激素治疗，控制症状，未曾出现哮喘大发作。近半年来自觉鼻塞症状明显加重，夜间需张口呼吸，且嗅觉明显减退，咳嗽症状加重，药物治疗效果欠佳。

既往史： 14年前曾行鼻中隔偏曲矫正术。否认药物过敏史。否认冠心病、高血压、糖尿病病史。

个人史及家族史： 原籍出生，否认外地久居史，否认毒物、粉尘及放射性物质接触史，生活较规律。吸烟20余年，约15支/日；饮酒30余年，多为白酒，约250 ml/日。家族史无特殊记载。

体格检查： 鼻外形正常，鼻黏膜苍白水肿，双侧鼻腔可见光滑半透明荔枝样新生物，质软。双中鼻甲、中鼻道无法暴露，鼻中隔前部居中，后部无法窥见，下鼻甲无明显肥大。

辅助检查：

1. 鼻窦CT显示双侧上颌窦、筛窦、蝶窦、额窦黏膜增厚，可见不规则软组织密度影，以筛区为重。部分窦壁、中鼻甲、上鼻甲、钩突骨质吸收毛糙。双侧窦口鼻道复合体不通畅。左侧可见 Hallers 气房。鼻中隔欠连续，呈术后改变（图3-1）。

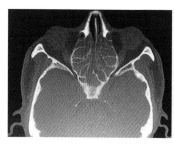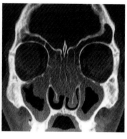

图3-1　鼻窦CT检查

2. 变应原皮肤点刺试验：圆柏+-，杨树+，柳树++，槐树+，梧桐+，榆树+；葎草++，灰藜+，油菜花++，户尘螨+++，尘土+，粉尘螨+++，蟑螂+。

3. 血清特异性IgE检测：尘土0.22 KUA/L（0级），户尘螨0.30 KUA/L（0级），粉尘螨0.83 KUA/L（2级）。

4. 肺功能检查：肺呈过度充气状态，通气功能正常，流速容量曲线正常，弥散功能正常。

诊断：

1. 慢性鼻窦炎伴鼻息肉

2. 变应性鼻炎

3. 支气管哮喘

治疗：

1. 全麻内镜下行双侧全组鼻窦开放、窦内病变

去除术。术后1个月开始行舌下含服畅迪1～5号进行尘螨特异性免疫治疗，并鼻腔冲洗。目前治疗8个月。

2. 阶段治疗效果：术后4个月内每2周复查内镜，其后每个月复查内镜，患者鼻腔通气好，嗅觉有时好有时欠佳，今年5月份花粉季患者鼻腔过敏症状加重，并出现失嗅、脓涕等症状，内镜检查发现鼻黏膜肿胀，阻塞嗅区，各窦口开放好，黏膜肿胀明显，并可见少许脓性分泌物，给予头孢克洛（希刻劳）抗炎、辅舒良喷鼻及甲泼尼龙4 mg治疗2周，症状好转。目前嗅觉仍略差，但通气好。

提示： 该患者为慢性鼻窦炎伴鼻息肉，同时有变应性鼻炎的特殊病例，目前患者仍有嗅觉障碍，提示鼻黏膜水肿仍存在，仅对尘螨行特异性免疫治疗效果并不令人十分满意，因此可考虑对春秋季花粉也进行特异性免疫治疗，可能会对患者的鼻部症状改善有所帮助。一般变应性鼻炎伴鼻息肉患者脱敏治疗持续1年以上者无效果，可考虑停止特异性免疫治疗。

（尹金淑）

病例3

患者男，28岁。

主诉： 近10年来，患者每年8、9月份出现鼻痒、眼痒、鼻塞、打喷嚏、流清水样涕等不适症状，嗅觉减退。

现病史： 患者于10年前无明显诱因出现鼻痒、眼痒、打喷嚏、流清水样涕症状，伴有持续性鼻塞，轻度嗅觉障碍。病情呈季节性，8、9月份症状加重，10月份初症状消失。未行特殊治疗，曾间断使用鼻喷激素、氯雷他定（开瑞坦）及盐酸萘甲唑林滴鼻液（滴鼻净）等，症状有所改善。

诊疗思维提示： 根据患者主诉，可初步形成变应性鼻炎的印象。详细的病史问询在变应性鼻炎的诊断中占有很重要的地位，其主要目的是了解临床症状的特点、诱发症状的可能原因、环境和职业接触病史、个人及家族的过敏性疾病史。①症状。以

"您有什么不舒服来看病"开始了解；变应性鼻炎常见的症状为打喷嚏、流清涕及鼻塞，发作多在早晨起床时，鼻痒、打喷嚏、流清涕、鼻塞相继出现；接触花粉等户外变应原可见有眼痒流泪等始发症状；小儿的变应性鼻炎除以上症状外，多伴有揉鼻、鼻出血、鼻痒甚或全身痒的可能，而打喷嚏、流清涕等典型变应性鼻炎症状很少。要注意患者有没有头痛、面部肿胀感、脓涕等可能提示鼻窦炎的症状；此时应注意和急性鼻炎、鼻窦炎以及感冒的症状相鉴别。②发病时间。"您的症状首次出现在什么时间？"可以成为问诊的第二个问题。虽然所有年龄段的人群中都有变应性鼻炎患者，但是主要的患病人群是青少年儿童。作为首次发病发生在老年患者的非常少。过敏性疾病往往从 2 ~ 3 岁开始，在 30 岁左右到达高峰，60 岁以后则发病率大幅下降。需要注意的是人在晚年由于生活环境的改变，仍有发病的可能。③症状变化。"您的症状是一直如此还是随时间变化明显？"可以成为问诊的第三个问题。如果患者症状不随时间和地点变化，可能提示常年性变应性鼻炎，变应原可能是患者经常接触的尘螨、霉菌或动物皮毛等；如果患者的症状随季节变化而变化，则提示患者可能有季节性变应原过敏的可能，如杂草、树木花粉等。一些患者初始仅有一两个季节发病，而后进展到全年发病，该状况亦支持变应性鼻炎的诊断。④暴露因素。"您的生活环境是否发生变化？"可成为问诊的第四个问题。该问题涉及住址的搬迁、生活环境的绿化、家庭装修等对症状的影响。该变化可能不会对症状产生即时影响，但是往往在随后的生活中表现出来，该部分比较容易忽视。⑤个人和家族史。"您是否有其他过敏性疾病史？您的家人中是否有人患有过敏性疾病？"可以成为问诊的第五个问题。过敏性疾病是一种逐渐进展的疾病：易感患者在婴幼儿时表现为过敏性皮炎，皮炎好转后可出现哮喘，之后可转变为变应性鼻炎，但也可以变应性鼻炎为首发表现，病程复杂。该变化在小儿的诊断中尤为重要。另外，变应性鼻炎是一种具有家族遗传倾向的疾病，因此要询问患者家族中是否有哮喘、花粉症等疾病史。

体格检查： 双侧鼻黏膜苍白、肿胀，表面具有较多稀薄水样分泌物（图 3-2），鼻中隔基本居中，双下鼻甲水肿明显。双侧鼻道、鼻道窦口复合体处未见明显新生物，鼻腔通畅程度可。面部检查未见异常。

诊疗思维提示： 体格检查时要关注鼻黏膜的色泽和湿润度。正常情况下鼻黏膜呈粉红色，下鼻甲前端及其相对的鼻中隔间距为 2 ~ 3 mm，可见部分下鼻道和鼻腔底部，中鼻甲前缘稍直，呈游离状，色泽较下鼻甲淡，不与鼻中隔接触。变应性鼻炎的典型体征是鼻黏膜苍白水肿、表面具有稀薄水样分泌物等；但是暴露变应原量的差异、鼻黏膜反应严重程度不同及药物治疗与否等都可能影响体征表现；如季节性变应性鼻炎非发作期可能失去原有体征，长期的变应原刺激也可能使鼻黏膜的表现失去典型性，表现为红色的炎性肿大或不肿大；在上呼吸道感染时可能见到类似的症状，分泌物稀少、微黄并可能合并有黄痂。如本例患者，仅有鼻黏膜的充血肿胀、双下鼻甲的水肿增生，并没有出现所谓典型的变应性鼻炎的体征。研究认为，有近 1/3 的变应性鼻炎患者鼻黏膜不呈典型的苍白色，而有近 1/3 的非变应性鼻炎患者可能出现鼻黏膜的苍白水肿，因此缺乏特异性；另外，鼻黏膜呈红色并非表示炎症感染，大量的黄脓涕或黏白涕可能提示感染，而干燥较硬的黏膜也往往表现为淡黄色或绿褐色鼻涕；这些分泌物颜色的改变可能是由于寄生菌的感染导致，也可能是由于鼻黏膜脱水导致，因此仅凭鼻黏膜颜色和分泌物的表现往往不能认为炎症存在，也不能排除过敏性疾病的存在。

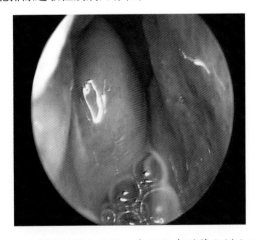

图 3-2 鼻黏膜苍白水肿，表面有稀薄水样分泌物

辅助检查：

1. 变应原皮肤点刺试验：艾蒿 ++++，豚草 ++++。

2. 鼻分泌物检查：嗜酸性粒细胞满视野（图3-3）。

3. 血清特异性IgE检查：艾蒿2.79KUA/L，豚草3.16KUA/L。

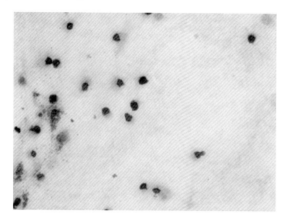

图3-3　鼻分泌物涂片（嗜酸性粒细胞满视野）

诊疗思维提示： 变应原皮肤点刺试验的原理是由IgE介导的皮肤I型变态反应，血清IgE是变应性炎症的免疫学基础，肥大细胞、嗜酸性粒细胞等是变应性炎症的效应性细胞。变应原特异性检查在变应性鼻炎的诊断中居核心地位。现在认为，当患者病史体征提示某种变应原激发阳性，而实验室检查如皮肤点刺试验和（或）血清学特异性IgE检查结果为阳性时，诊断患者为变应性鼻炎。其中，皮肤点刺试验因为其反应程度和症状有良好的相关性，且安全性好，已被美国和欧洲的专业学会推荐为一线的变应原实验室检查方法。但是，当病史不提示敏感性，而皮肤试验结果为阳性时，应该在高浓度的自然变应原暴露中观察患者出现症状或症状加重与否；当病史提示敏感性而皮肤点刺试验结果为阴性时，则需要回顾患者的用药情况，特别是抗组胺、抗抑郁类药物的使用情况，回顾是否存在其他引起假阴性的原因，如操作不当、试验材料质量差等，再者应该在高浓度的自然变应原暴露中观察患者的症状变化，必要的时候可以进行鼻黏膜激发试验以进行最后的确定诊断。相较于皮肤点刺试验，血清特异性IgE检查除费用昂贵外，还具有不受皮肤疾病及药物应用影响且安全性更好等优势；需要注意的是，必须建立血清特异性IgE浓度升高和变应性症状发生之间的相互关系。一般认为，鼻分泌物中嗜酸性粒细胞增多是变应性鼻炎诊断的证据之一，但该现象也见于非变应性嗜酸性粒细胞增多性鼻炎患者及阿司匹林三联症患者。变应性鼻炎患者的鼻分泌物中嗜酸性粒细胞的数量受多种因素的影响，如接触变应原的情况、季节性的变化以及抗过敏药物的应用等。一般认为，鼻分泌物中嗜酸性粒细胞的大量出现提示变应性炎症处于活化状态。应用特殊的方法，鼻分泌物中可见到肥大细胞和嗜碱性粒细胞，但此类细胞在数量上远远少于嗜酸性粒细胞，而其出现的诊断意义则强于嗜酸性粒细胞。

诊断： 根据ARIA指南（2008），变应性鼻炎分为轻度间歇性、轻度持续性、中重度间歇性以及中重度持续性四种类型。本例诊断为：变应性鼻炎（重度持续性）。

治疗： 本例属于中重度变应性鼻炎患者，给予鼻喷激素类药物联合抗组胺药物规范治疗2周后，患者复诊，症状控制。嘱其继续用药至花粉期结束。

提示： 总体而言，变应性鼻炎的治疗体系由环境控制、药物治疗和变应原特异性免疫治疗三部分构成。由于患者存在花粉过敏，在进行健康宣教时应强调生活环境的控制，如花粉期外出戴口罩、室内空气净化，必要时花粉季节迁移至南方以达到避免接触花粉的目的，从根本上减轻症状的发生。根据ARIA推荐的阶梯治疗方案，给予药物治疗。药物治疗的要点有：①口服或鼻用第二代H₁抗组胺药物适用于成人和儿童变应性鼻炎和结膜炎患者；②局部H₁抗组胺药物可用于治疗变应性鼻炎和结膜炎；③鼻用糖皮质激素可用于成人和儿童患者，是治疗变应性鼻炎最有效的药物；④出于药物安全性方面的考虑，不推荐肌内注射糖皮质激素和长期口服糖皮质激素治疗成人和儿童变应性鼻炎；⑤抗白三烯受体拮抗剂孟鲁司特钠可用于治疗季节性变应性鼻炎的辅助治疗；⑥鼻用减充血剂可短期应用控制严重的鼻塞症状。总之，变应性鼻炎的治疗应考虑疾病的严重程度、病程的长短、患者的意愿、药物的疗效、药物是否容易获得，以及药物价格等因素，根据变应性鼻炎的严重程度和病程长短提出阶梯治疗方案。

（王成硕）

病例 4

患者男，26 岁。

主诉：左侧进行性鼻塞 1 年半。

现病史：患者于 1 年半前出现左侧鼻塞，进行加重，伴有打喷嚏和鼻痒，左侧额面部伴闷胀感。

既往史：既往无其他全身性疾病。

个人史及家族史：父亲患变应性鼻炎，母亲否认过敏性疾病。

体格检查：鼻内镜检查可见鼻中隔轻度左偏，左侧鼻黏膜轻度充血，左侧中鼻道可见少量灰黄色黏稠分泌物。

辅助检查：

1. 影像学检查：采用高分辨率螺旋 CT 骨窗扫描和软组织窗扫描，重建冠状位和矢状位，鼻窦 CT 表现为受累的鼻窦呈现中央部位云絮状高信号（图 3-4）。鼻窦 MRI T2 加权像和 T1 加权增强像有典型的鼻窦周边高信号，中央部低信号或者信号缺失（图 3-5）。

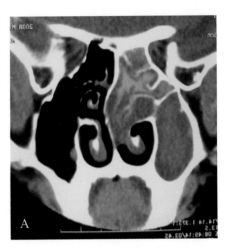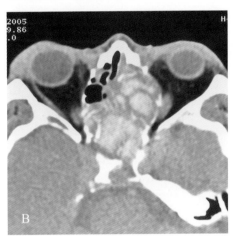

图 3-4　CT 软组织窗冠状位显示左侧筛窦和上颌窦内可见絮状高密度影（A）；水平位显示左侧后组筛窦和蝶窦内絮状高密度影（B）

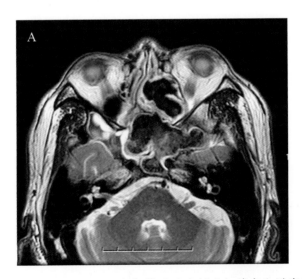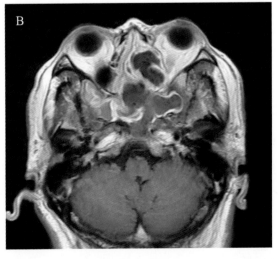

图 3-5　MRI T2 加权像显示左侧后组筛窦和蝶窦黏膜长 T2 信号影，提示黏膜高度水肿，鼻窦中央部信号缺失或混杂信号影（A）；MRI T1 加权增强像显示左侧后组筛窦和蝶窦黏膜增强信号影，提示黏膜血运丰富，鼻窦中央部信号缺失或混杂信号影（B）

2. 变应原皮肤点刺试验和血清特异性 IgE 检查：烟曲霉菌和特异青霉阳性。血清特异性 IgE 检测也证实主要的致敏真菌是烟曲霉菌和特异青霉。血清总 IgE 为 250KUA/L。

诊断： 变应性真菌性鼻－鼻窦炎（AFRS）。

治疗： 全麻鼻内镜下，行左侧全组鼻窦开放术。

术中左侧中鼻道灰黄色真菌团块来源于左侧筛窦、上颌窦、额窦及蝶窦，中鼻道可见鼻息肉样新生物，黄色分泌物非常黏稠不易吸出（图 3-6A），开放左侧全组鼻窦，彻底清除黏稠分泌物，可见左侧上颌窦黏膜高度苍白水肿，表面呈鹅卵石样（图 3-6B）。

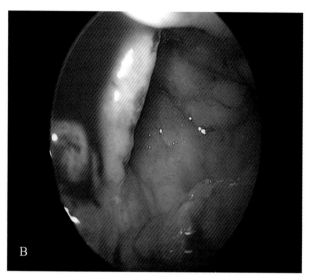

图 3-6 上颌窦口黄色高度黏稠的变应性黏蛋白（A）；黏蛋白清除后可见上颌窦黏膜高度水肿（B）

术后鼻窦黏蛋白真菌压/涂片和培养：将术中取出的窦腔分泌物标本，直接涂于载物玻片上，采用乳酸棉蓝染色，观察可见菌丝和孢子，呈曲霉菌特征（图 3-7）。

定，其他菌种转入马铃薯培养基培养并鉴定，鉴定为曲霉菌属。

病理学检查： 取术中黏膜标本和变应性黏蛋白，石蜡包埋切片，HE 染色，结合 PAS 染色、GMS 染色和六氨银染色，检查黏膜及附着的黏液中可见真菌菌丝和孢子。AFRS 鼻息肉和黏膜组织表现为大量嗜酸性粒细胞浸润，黏膜组织中没有真菌浸润。变应性黏蛋白 HE 染色可见嗜酸性粒细胞和夏科－莱登（Charcot-Leyden）晶体（图 3-8）。

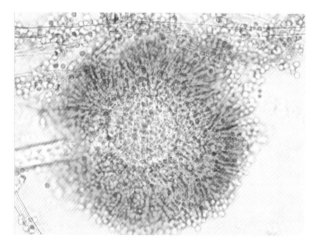

图 3-7 鼻分泌物涂片乳酸棉蓝染色（曲霉菌）

真菌培养结果： 将窦腔分泌物接种两管沙保罗培养基中，置 25℃ 恒温箱内培养 1～4 周，培养结果初步定为曲霉菌者转察氏培养基再培养 1 周备鉴

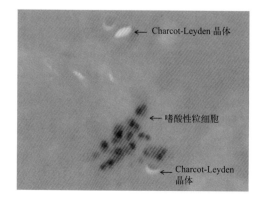

图 3-8 变应性黏蛋白 HE 染色可见嗜酸性粒细胞和 Charcot-Leyden 晶体

治疗: 术后给予甲泼尼龙片口服,一般 0.5 mg/kg 体重开始,逐渐减量,疗程根据患者鼻窦黏膜恢复情况和临床症状改善程度,一般可以给予 2 周用药。之后改用鼻喷激素。术后 2 ~ 4 周可以用两性霉素 B 鼻腔冲洗,清除残余的真菌。

提示: 变应性真菌性鼻 – 鼻窦炎(allergic fungal rhinosinusitis, AFRS)属于非侵袭性真菌性鼻窦炎,1981 年首先由 Millar 等描述。青壮年和老年均可发病,病程数月到数年,部分患者伴有哮喘和阿司匹林耐受不良。AFRS 的诊断主要依靠临床表现、影像学检查、真菌变应原检查和病理学检查,治疗主要依靠手术和以鼻用和口服糖皮质激素为主的药物综合治疗。在临床上,嗜酸性真菌性黏蛋白性鼻 – 鼻窦炎(eosinophilic fungal rhinosinusitis)和嗜酸性粒细胞性黏蛋白性鼻 – 鼻窦炎(eosinophilic mucin rhinosinusitis)与 AFRS 不易区分,表现为鼻窦内黄褐色的变应性黏蛋白或稠厚的黏液。也有学者建议把合并变应性支气管肺曲霉菌病(allergic bronchopulmonary aspergillosis)者称为鼻支气管变应性真菌病综合征(sinobronchial allergic mycosis syndrome)。Kuhn 和 Javer 提出 AFRS 的主要临床诊断标准是目前诊断 AFRS 的主要依据:①病史、皮肤点刺试验和血清学检查对真菌过敏,总 IgE 明显升高,针对一种或多种真菌的特异性 IgE 阳性;②鼻息肉;③特征性 CT 影像学表现,窦腔内云絮状不规则高密度影,周边为软组织影,在软组织窗更明显;④嗜酸性粒细胞性黏蛋白;⑤分泌物涂片真菌阳性。次要诊断标准:①哮喘;②病变以单侧为主;③ CT 表现骨质吸收;④黏蛋白中可见 Charcot-Leyden 晶体;⑤分泌物培养真菌阳性;⑥血液嗜酸性粒细胞增多。但是需要指出的是,在诊断 AFRS 时一定要综合考虑以上诊断依据。由于真菌的变态反应很常见,很多慢性鼻窦炎、鼻息肉患者也合并真菌皮肤点刺试验阳性,因此不能据此诊断为 AFRS。在诊断 AFRS 时,首先要有典型的临床表现,特别是在鼻窦内可见花生酱样的非常黏稠的变应性黏蛋白,区别于真菌球性鼻窦炎的真菌团块;结合典型的 CT 和 MRI 影像学表现,提示 AFRS。为了进一步明确是否有致病真菌引起的变态反应,必须结合变应原皮肤点刺试验和血清总 IgE 和特异性 IgE 检测结果。据此证实真菌引起的变态反应,50% ~ 80% 可见烟曲霉菌过敏,特异青霉阳性也可达 50%,另有 20% 可以检出交链孢霉和白色念珠菌过敏。作为病原学诊断,通过黏蛋白涂片和培养发现真菌菌丝、孢子以及明确真菌的种类。为了鉴定嗜酸性粒细胞性黏蛋白,通过黏蛋白病理学染色发现黏蛋白中是否有 Charcot-Leyden 晶体以及真菌菌丝和孢子。综合以上几点来确诊 AFRS。而真菌性鼻窦炎表现为窦腔内黄褐色至灰黑色的真菌团块,鼻窦 CT 表现为受累的窦壁骨质增生,窦口骨质吸收,窦内常可见钙化影,与 AFRS 易于鉴别。

AFRS 的治疗主要包括手术治疗、药物治疗和免疫治疗。手术治疗要求充分开放鼻窦,清除黏蛋白和鼻息肉等病变黏膜,恢复鼻窦引流。口服糖皮质激素的疗效比较确切,但是疗程较长,全身副作用较大,需要注意评估长期使用糖皮质激素的禁忌证。局部糖皮质激素使用相对安全,可以使用治疗变应性鼻炎的 3 ~ 4 倍剂量。全身使用抗真菌药物的疗效不肯定,而且有明显的副作用,不推荐使用。局部使用两性霉素 B 冲洗可供选择,也有使用伊曲康唑鼻腔冲洗治疗的建议。术后使用致敏真菌的免疫治疗有较好疗效,但是术前使用免疫治疗有可能加重病情,可能和手术前鼻窦内的真菌数量有关。

(王向东 张罗)

病例 5

患者男,20 岁。

主诉: 鼻塞、喷嚏、流涕伴喘憋、腹痛 6 年,加重 1 年。

现病史: 6 年前无明显诱因出现鼻塞、喷嚏、流涕,严重时出现喘憋,春秋两季发病。患者自诉每年 8、9 月份发病时,常伴有左侧腹痛,疼痛剧烈,间断发作,夜间加重,影响睡眠。外院诊断为"花粉症",行花粉特异性免疫治疗3年,自觉症状无明显缓解。就诊时,自诉当年秋季症状持续时间延长,由1个月延长至2个月,腹痛发作频繁。外院行腹部B超、肠镜等相关检查均未见异常。自诉进食芒果及多种热带水果后出现口周皮疹,进食西红柿后腹部不适、恶心。

既往史: 曾患圆锥角膜。

个人史及家族史: 母亲患变应性鼻炎。

体格检查: 一般情况好,面部可见眼周黑晕。鼻部可见双下鼻甲肥大、鼻黏膜苍白,伴水样分泌物。双肺呼吸音清,未闻及干湿啰音及哮鸣音。

辅助检查:

1. 血常规:嗜酸性粒细胞百分比为6.3%。

2. 变应原皮肤点刺试验:尘土++++、夏秋花粉++++、艾蒿++++、豚草++++、春季花粉Ⅱ++++、霉菌Ⅰ++++、霉菌Ⅲ++++、春季花粉Ⅲ+++、尘螨+、霉菌Ⅱ+。

3. 血清特异性IgE检测:w6艾蒿65.78 KUA/L(5级),w1豚草2.54 KUA/L(2级),h1室内灰尘0.38 KUA/L(1级)。

4. 肺功能:肺部通气功能未见异常,支气管舒张试验阴性。

诊断: 花粉症。

分析: ①该患者出现典型的季节性鼻炎及结膜炎表现,以春秋季节为主,变应原皮肤点刺试验及血清特异性IgE检测均提示花粉过敏,故而诊断花粉症明确。②患者平素无典型腹痛表现,腹部B超及肠镜检测均未发现异常。但患者每于春秋季节出现阵发性腹痛,与花粉症发作时间一致,考虑其慢性周期性腹痛可能与花粉致敏相关。

鉴别诊断: 该患者花粉症诊断明确。容易出现误诊的是腹痛症状,需与急腹症、急性胃肠炎、急性阑尾炎鉴别诊断。

治疗: 对症抗组胺治疗,并调整既往特异性免疫治疗方案继续治疗。

随访: 1个月后复诊,腹痛共发作2次,次数较前明显减少。

提示: 变应性鼻炎、花粉症患者往往同时伴随其他系统过敏的临床表现,病情较复杂。此患

者除常见的鼻眼部症状外,还伴有相对少见的腹痛、腹泻症状。考虑患者为过敏体质,弥散在空气中的花粉通过呼吸道进入口腔,吞咽后进入胃肠道,刺激胃肠黏膜发生充血水肿,引起腹痛、腹泻。因此,对花粉症伴腹痛、腹泻的患者,要考虑可能为同一病因所致。针对花粉变应原进行特异性免疫治疗,消化道症状同样会得到缓解。

(于睿莉)

病例6

患者男,27岁。

主诉: 反复出现鼻痒、鼻塞、流涕,严重时伴憋气5年。

现病史: 患者5年来,发生鼻痒、鼻塞、流涕,严重时伴憋气表现,春季较重。进食苹果或樱桃后出现口舌麻木、灼热,严重时伴憋气等表现。来院前1年春季曾因进食苹果后出现憋气及全身泛发性风团,急诊科就诊后,诊断为"严重过敏反应",监测血压显著下降,静脉输注激素及皮下注射肾上腺素后好转。现患者因春季鼻部症状再次发作,于我科就诊。

既往史: 幼年曾患湿疹,其他无特殊重大病史。对青霉素过敏。

个人史及家族史: 无其他特殊记载。

体格检查: 一般情况可,神态无异常,眼结膜略充血,外鼻镜检查示鼻黏膜苍白、水肿,听诊双肺呼吸音粗,未闻及明显哮鸣音。

辅助检查:

1. 变应原皮肤点刺试验:桦树花粉++++;苹果++++;樱桃++++,其他变应原检查阴性。

2. 血清特异性IgE检测:春季树木花粉tx5(灰桤木、榛子树、榆树、柳树、三角叶杨)1.78 KUA/L(2级)。

3. 肺功能检查:肺通气功能正常,无异常。

诊断:

1. 花粉症

2. 食物过敏

诊断思维提示: 患者间断发生鼻部症状,表现为鼻痒、鼻塞、流涕,严重时伴憋气,春季较重,鼻部检查鼻黏膜苍白、水肿,变应原皮肤点刺试验桦树花粉强阳性,血清特异性 IgE 检测春季树木花粉阳性,花粉症诊断可明确。另外,患者进食苹果或樱桃后出现口舌麻木、灼热,严重时伴憋气等表现,且来院前 1 年春季曾因进食苹果后出现严重过敏反应到医院急救,本次检查提示苹果、樱桃均强阳性,诊断水果(苹果、樱桃)过敏成立。因为桦树花粉与苹果、樱桃有交叉变应原成分,所以对花粉过敏的患者容易发生对此类水果过敏。病情较轻者可只表现为口腔局部症状,严重时可伴有全身症状甚至严重过敏反应样表现。

治疗: 经取得患者知情同意后,我们在花粉期后给予患者桦树花粉变应原特异性免疫治疗至今,随访过程中患者花粉期鼻部症状减轻,平素进食以上水果后未再发生不适反应,花粉期尝试进食少量苹果也未出现全身不适反应。

提示: 本例患者平素进食苹果或樱桃后有时发生口舌麻木、灼热等症状,在春季花粉飘散期则发生过严重过敏反应 1 次,说明患者当时机体处于高度致敏状态,这提示我们对花粉症伴有相关水果过敏患者,在花粉期要忌食或尽量避免易过敏水果,经过针对花粉变应原的脱敏治疗,患者除花粉期鼻部症状减轻外,进食水果过敏现象减轻也证实两者有明显的相关性。

(石海云)

病例 7

患者女,50 岁。

主诉: 鼻痒、鼻塞、喷嚏、流涕 5 年,伴咳嗽半年。

现病史: 反复鼻痒、鼻塞、喷嚏、流清涕 5 年,以秋季为重,未就诊。近 2 年,患者症状逐年加重,逐渐出现眼痒、流泪等不适。半年前,患者开始出现咳嗽,为剧烈干咳。外院就诊诊断为"变应性鼻结膜炎""变应性咳嗽",给予口服抗组胺药物、白三烯受体拮抗剂、止咳药物等对症治疗,鼻部及眼睛症状可控制,但停药后复发,咳嗽症状改善不明显,仍呈顽固性剧烈干咳。患者于 8 月中旬来我科就诊,要求进一步诊疗。

既往史: 糖尿病病史 2 年,平素口服二甲双胍;高血压病史半年余,平素口服卡托普利片。

个人史及家族史: 父亲患变应性鼻炎。个人史无特殊。

体格检查: 一般情况可,神志清,精神欠佳,脉搏 72 次 / 分,呼吸 18 次 / 分,血压 125/75 mmHg,鼻黏膜苍白水肿,结膜轻度充血,双肺呼吸音清,未闻及干湿啰音及哮鸣音,心律齐。腹部无压痛,脊柱四肢无异常。

辅助检查:

1. 血常规(−),胸部正侧位片(−)。

2. 变应原皮肤点刺试验:粉尘螨 +++,户尘螨 ++++,豚草花粉 ++++(伪足),灰藜花粉 ++++(伪足),蒿属花粉 ++++(伪足)。

3. 血清特异性 IgE 检测:粉尘螨 1.78 KUA/L(2级),户尘螨 2.51 KUA/L(2级),豚草 2.13 KUA/L(2级),藜草 3.73 KUA/L(3级),蒿属花粉 67.1 KUA/L(5级)。

诊断:

1. 变应性鼻结膜炎

2. 药源性咳嗽

治疗:

1. 嘱花粉暴露季节佩戴口罩,注意防护。

2. 更换降压药物卡托普利片。

3. 抗组胺药物氯雷他定,一日 1 次,一次 10mg;白三烯受体拮抗剂孟鲁司特钠,每晚 1 次,一次 10mg;吡嘧司特钾滴眼液,一次 2 滴,一日 2 次滴眼。

4. 花粉期后,行花粉特异性免疫治疗。

随访: 患者在内科医师指导下,将降压药物卡托普利片更换为厄贝沙坦片,5 天后,咳嗽明显减轻,10 天后,咳嗽症状消失。花粉期后来我院变态反应中心开始特异性免疫治疗,现已坚持 1 年余,患者变应性鼻结膜炎症状较前明显好转,目前仍在脱敏治疗中。

提示：变应性疾病在临床上是一组综合症候群。患者患变应性鼻结膜炎时，常伴发咳嗽，给予抗组胺药物及止咳等对症治疗，可有效控制症状。但用药后该患者变应性鼻结膜炎症状能得到有效控制，咳嗽症状改善却不明显。结合既往病史，患者半年前患高血压，开始口服卡托普利片，于我中心就诊前一直未间断。卡托普利为血管紧张素转换酶抑制剂，咳嗽是其最常见的不良反应，多为干咳，较剧烈，对止咳药效果差。患者将药物更换为血管紧张素Ⅱ受体拮抗剂厄贝沙坦（一般不引起咳嗽），10天后，咳嗽症状消失。因此，该患者的咳嗽症状为降压药引起的不良反应。在此提醒广大临床医师，在过敏性疾病伴发咳嗽时，咳嗽不一定属于变态反应综合症候群，要详细询问病史，注意甄别，警惕药物不良反应等相关可疑因素，以防误诊误治。

（陈艳蕾）

病例 8

患者男，31岁。

主诉：间断皮肤瘙痒、鼻部流涕、喘息5年。

现病史：5年前始发，间断皮肤瘙痒、风团疹，伴鼻部流涕，室内重，外出居住酒店时偶出现症状。每于夏秋季节时加重，发作频次增加，严重时伴喘息。多次于当地医院就诊，严重时诊断为哮喘持续状态，静脉滴注激素后缓解。欲明确病因，来我院就诊。追问病史，患者曾因食用荞麦食品后出现耳痒，伴红色风团，持续1天后可消退，无胃胀胃痛，无腹泻。荞麦盛花季节，患者进入荞麦地即刻喘息发作；接触新荞麦皮后流涕，严重时伴喘息，呼吸困难。患者自诉若不接触荞麦壳、荞麦花粉、荞麦食品，对症自服抗过敏药物休息后就可缓解。

既往史：自幼患湿疹，成年后未再复发。无其他重大疾病史。

个人史及家族史：无药物过敏史。父亲患变应性鼻炎。

体格检查：一般情况可，皮肤无皮疹，眼结膜略充血，外鼻镜检查示鼻黏膜苍白、水肿，双肺呼吸音粗，未闻及哮鸣音及干湿啰音。

辅助检查：

1. 变应原皮肤点刺试验：尘螨+，荞麦壳++++，荞麦花粉++++。

2. 血清特异性IgE检测（ImmunoCAP检测系统）：荞麦特异性IgE 0.91 KUA/L（2级）。

3. 肺功能：通气功能正常，支气管舒张试验阳性，改善率12.6%。

4. 胸部X线：可见肺纹理增粗。

诊断：

1. 变应性鼻炎伴哮喘

2. 急性荨麻疹

治疗：

1. 更换荞麦壳枕头、花粉期远离荞麦地。

2. 急性期使用氯雷他定，一日1次，一次10 mg口服，孟鲁司特钠，一日1次，一次10 mg口服。

随访：随访一年来发病一次，住酒店时皮肤瘙痒伴流涕，服用抗过敏药物缓解，更换酒店枕头后未再发病。

提示：根据典型症状和体征（流涕，季节性加重，鼻黏膜苍白、水肿），以及变应原皮肤点刺试验结果（荞麦壳++++，荞麦花粉++++），诊断明确。根据病史，荞麦花开时进入荞麦地后流涕，符合变应性鼻炎诊断。荞麦花开时，进入荞麦地即刻喘息发作；该患者多次接触荞麦壳、食用荞麦面及接触荞麦花粉均有喘息发作。对症自服抗过敏药物休息后可以缓解、支气管舒张试验阳性、服用抗过敏药物有效符合哮喘诊断。食用荞麦食品后红色风团符合荨麻疹诊断。故该患者诊断为变应性鼻炎伴哮喘及荨麻疹。

荞麦过敏可引起皮肤、消化道、呼吸道症状甚至全身反应。主要症状包括口唇或面部肿胀、荨麻疹、咳嗽或哮喘、腹痛、呕吐或腹泻，严重时可引起喉头水肿或血压下降，危及患者生命。荞麦过敏诊断依据：接触荞麦的病史，血清特异性IgE较正常值升高，避免接触荞麦后不发病，再次接触再次发病。该患者接触荞麦面、荞麦壳后即有皮肤、呼吸道症状，不接触不发病，荞麦特异性IgE 0.91

KUA/L，注明主要变应原为荞麦花粉及荞麦壳。

荞麦属于蓼科植物，在我国广泛分布，是我国北方常见食物，且荞麦过敏的报道逐渐增加。荞麦致敏蛋白的检测和鉴定是目前荞麦过敏机制研究的热点。食物变应原大多数是糖蛋白，这些蛋白分子量常在 10 000 ~ 70 000，等电点多为酸性，通常能耐受食品加工、加热和烹调，并能抵抗消化道的消化分解作用。因为食物原料非常复杂，且各地对食物的使用、种植、收获、贮存和烹调方式不同，所以同一种食物的致敏蛋白组分在世界各地也会存有差异。荞麦变应原成分包括 FAG E1（13S 球蛋白）、FAG E2（2S 白蛋白），FAG E3（7S 球蛋白）和 FAG E10 kD（2S 白蛋白）。多项研究显示，相对分子质量 16kD 和 40 ~ 50kD 蛋白与症状严重程度有关。

荞麦过敏患者多出现在儿童及青少年人群，也有报道部分患者随着年龄增长逐步自愈。在日本、韩国和我国均有接触荞麦皮枕头后呼吸道过敏的病例报道。荞麦花粉过敏少见报道。

（庄　严）

病例 9

患者女，26 岁。

主诉：反复鼻痒、鼻塞、流清涕、咽痒 6 年，春秋季节加重，伴食物过敏、外阴肿胀 2 年。

现病史：患者 6 年前开始出现春秋季节打喷嚏、流清涕、鼻痒、鼻塞，伴眼痒、眼红肿，无明显咳喘、胸闷。每次发病时，均到医院按照"变应性鼻炎""变应性结膜炎"对症抗组胺药物治疗，未进行变应原检测。2 年前，患者秋季时出现鼻部、眼部症状时，突发外阴红肿，剧烈瘙痒，口服抗组胺药物可缓解。同时，患者自诉每次进食芹菜时出现口腔麻木、瘙痒、舌头肿胀，外阴瘙痒加剧。但仅限于生食，若烹饪后则无明显症状。自诉无明显进食樱桃、苹果、桃子等出现不适。因外阴症状严重影响其生活质量，于我科就诊，要求进行变应原检测及进一步诊疗。

既往史：否认重大疾病史。自幼对青霉素、磺胺类药物过敏。

个人史及家族史：其母亲患变应性鼻炎，其姐姐患花粉症。

体格检查：一般情况好，淋巴结未触及肿大，咽后壁红肿，未见滤泡及脓性分泌物。外阴可见水肿、红斑，未见分泌物及渗出。眼结膜充血，可见滤泡。鼻黏膜苍白，可见大量清亮分泌物，下鼻甲肥大，鼻中隔无偏曲。双肺呼吸音清，未闻及干湿啰音及哮鸣音。腹软，无压痛。

辅助检查：

1. 变应原皮肤点刺试验：吸入物检测提示圆柏 ++++，杨树 ++，柳树 ++，豚草 ++，葎草 ++，藜科 +，大籽蒿 ++++（伪足），向日葵 +，油菜花 ++；食物检测提示芹菜 +++，菠菜 ++，余蔬菜水果未见异常。

2. 血清特异性 IgE 检测：春季树木花粉 tx5 0.95 KUA/L（2 级）、秋季混合花粉 wx5 9.67 KUA/L（3 级）、艾蒿 204.4 KUA/ml（6 级）。

3. 血常规：嗜酸性粒细胞 18.3%，余未见异常。

4. 红细胞沉降率：增快；血清总 IgE 升高。

5. 肺功能：通气功能正常，支气管舒张试验阴性。

诊断：

1. 花粉症

2. 食物过敏

3. 口腔过敏综合征（OAS）

4. 过敏性皮炎

治疗：

1. 对症抗组胺、白三烯受体拮抗剂治疗。

2. 外阴处皮肤康洗液外洗，外涂糠酸莫米松乳膏（艾洛松）。

3. 防护花粉。

4. 花粉期过后择期行特异性免疫治疗。

提示：①患者为年轻女性，具有典型的花粉过敏病史，诊断不难，但其伴有花粉症较为少见的皮肤表现，累及外阴部位，较为少见，应引起变态反应科和皮肤科医师注意；②患者进食烹饪后的芹菜无明显症状，而生食则会出现典型表现，也应注意到这是花粉—食物交叉变态反应（口腔过敏综合征）的典型表现，烹饪后，尤其是高温加热后变应原遭到破坏，因此其致敏性下降；另外，值得注意的是，花粉症在北方地区多发于春秋季节，因为这两个季节为树木、杂草等花粉的飘散季节，但对花粉相关的食物变态反应，其发生则和接触的食物有关，在非花粉的飘散季节也会发生，应注意鉴别；③伴有食物过敏的花粉症患者，经特异性免疫治疗（花粉）后，部分患者症状可显著缓解，对患者提高生活质量、改善生活状态非常重要。

（王晓艳）

病例 10

患者女，54 岁。

主诉： 流清涕、打喷嚏伴咳喘、呼吸困难 2 个月。

现病史： 患者 2 个月前购买两盆白色杜鹃花摆放于卧室中，此后在家中频繁出现流清涕、打喷嚏，伴咳喘、胸闷、头晕、头痛，夜间不能平卧，无发热、咯血等不适。离开家中环境后上述症状明显减轻。就诊于当地医院呼吸科行肺功能检查示：支气管舒张试验阳性。肺部 CT 未见异常，血常规提示嗜酸性粒细胞略高于正常，考虑"变应性鼻炎合并支气管哮喘"，给予"开瑞坦、舒利迭、顺尔宁"等药物治疗后症状缓解，但每于家中上述症状就加重明显，辗转就诊于多家医院。

既往史： 既往患 2 型糖尿病，平素口服"二甲双胍"治疗，血糖控制可。

个人史及家族史： 其母亲患支气管哮喘。余无特殊。

体格检查： 神清语利，鼻黏膜苍白水肿，双肺呼吸音粗，未闻及干湿啰音及喘鸣音，心律正常，腹软，无压痛及反跳痛，双下肢不肿。

辅助检查：

1. 血常规：无异常。

2. 肺部 CT：双肺未见异常。

3. 肺功能检查：肺容量正常，支气管舒张试验阳性，改善率 40.43%。

初步诊断：

1. 变应性鼻炎

2. 支气管哮喘

分析：

1. 变应性鼻炎：患者为中年女性、亚急性病程，接触室内杜鹃花后流清涕、打喷嚏 2 个月，鼻黏膜苍白水肿，根据 ARIA 指南（2008），诊断变应性鼻炎明确。虽未行杜鹃花皮肤点刺试验，但本患者变应性鼻炎高度怀疑是杜鹃花诱发。

2. 支气管哮喘：患者接触室内杜鹃花后出现咳嗽、喘息、胸闷，肺功能提示支气管舒张试验阳性，根据《支气管哮喘防治指南（2016 年版）》哮喘诊断标准，并除外其他疾病所引起的喘息、气急、胸闷及咳嗽，诊断支气管哮喘明确。

鉴别诊断： 其他变应原所致的变应性鼻炎、支气管哮喘。除了杜鹃花，其他类花粉或者刺激性气体、装修材料等化学性物质、尘螨也可以引起上述的临床症状，需要详细询问病史鉴别。

治疗：

1. 移除卧室中杜鹃花。

2. 维持原来的舒利迭、顺尔宁治疗，加用鼻喷激素药物抗过敏治疗。

随访： 随访 3 个月上述症状未再发作。

提示： 杜鹃花是人们比较喜欢的一种花卉植物，又称山踯躅、山石榴、映山红，系杜鹃花科落叶灌木。全世界的杜鹃花约有 900 种。中国是杜鹃花分布最多的国家，约有 530 余种，杜鹃花种类繁多，花色绚丽，花、叶兼美、地栽、盆栽皆宜，是中国十大传统名花之一。黄色杜鹃的植株和花内均含有毒素，误食后会引起中毒；白色杜鹃的花中含有四环二萜类毒素，中毒后引起呕吐、呼吸困难、四肢麻木等。目前杜鹃花过敏的人群不在少数，本患者杜鹃花过敏后出现流清涕、打喷嚏、咳喘的症状，移除后症状明显好转，考虑杜鹃花过敏。建议杜鹃花最好不要摆放在卧室中，室内美化的同时要注意是否有花粉过敏。

（马婷婷）

病例 11

患者女，67 岁。

主诉：反复间断鼻痒、鼻塞伴眼痒 15 年，春秋加重，进食桂花馅食品后出现风团、水肿 4 天。

现病史：患者自 15 年前开始出现间断性打喷嚏、流清涕、鼻痒、鼻塞，13 年前开始出现眼痒、红肿、流泪，春秋季节加重，无明显咳嗽、喘憋、胸闷等不适。症状轻微，自行口服抗组胺药物后好转，一直未予检测变应原。患者 4 天前进食桂花馅食品，数分钟后出现全身风团、眼睑水肿，伴喉头水肿、呼吸困难，腹泻及呕吐，并出现眩晕。因在外地旅游，外院急诊就诊后，给予输液治疗（具体不详）后好转，于我科就诊明确变应原。

既往史：体健，无药物过敏史，无其他水果、蔬菜等过敏史。

个人史及家族史：其母亲患变应性鼻炎。

体格检查：一般情况好，鼻结构无异常，未见鼻中隔偏曲。下鼻甲稍肥大，鼻结膜充血、肿胀，可见水样分泌物。眼结膜充血、肿胀。咽红肿，咽后壁未见滤泡，扁桃体未见肿大。双肺呼吸音清，未闻及干湿啰音。

辅助检查：

1. 变应原皮肤点刺试验：圆柏 ++++，桦树 ++++，杨树 +++，柳树 ++++，梧桐 +++，榆树 ++，豚草 ++，葎草 ++++，灰藜草 ++++，艾蒿 ++++（伪足）。点刺试验食物 40 项提示：菠菜 +，芹菜 +，菠萝 +。

2. 血清特异性 IgE 检测：豚草 5.73 KUA/L（3 级），艾蒿 58.72 KUA/L（5 级），藜草 1 级，tx5（灰桤木、榛子树、榆树、柳树、三角叶杨）1.85 KUA/L（2 级）。

诊断：

1. 严重过敏反应

2. 花粉症

鉴别诊断：本病需要与食物中毒、急性胃肠炎、急性上呼吸道感染、急性支气管炎等相鉴别。

治疗：

1. 忌食桂花相关食品。

2. 患者自行在家进食与花粉有交叉反应的食物如：苹果、桃子等，观察是否出现过敏表现，如有症状均应忌口。

3. 必要时口服抗组胺药物：氯雷他定、西替利嗪等。

4. 必要时针对花粉进行特异性免疫治疗。

随访：随访至今，病情控制良好。

提示：口腔过敏综合征（oral allergy syndrome，OAS）是一种特殊的食物变态反应，指花粉症患者在进食某些新鲜水果或蔬菜后出现的口腔过敏症状，又称为花粉 - 食物过敏综合征（pollen food allergy syndrome，PFAS）。最早由 Amlot 等在 1987 年进行定义，至今已 30 余年。据报道，OAS 可发生于 10%～70% 的花粉症患者中，主要症状包括唇、舌、口腔黏膜的瘙痒。严重的 OAS 患者，可出现呕吐、腹泻、支气管哮喘、全身泛发性风团，甚至严重过敏反应。OAS 的发生机制是由于变应原组分结构的类似而引起的交叉变态反应。

OAS 的致敏食物谱广，多来自新鲜水果及蔬菜，如苹果、桃、甜瓜、猕猴桃、樱桃、葡萄等，本例中患者进食新鲜的桂花馅食品后诱发严重过敏反应，为较少见的致敏食物。本例患者就诊时并无花粉过敏诱发的鼻部、眼部症状，为非花粉期诱发的食物 - 花粉交叉变态反应，应引起临床医师的注意。

（王晓艳）

病例 12

患者女，18 岁。

主诉：间断流清涕、打喷嚏 6 年，反复咳喘、呼吸困难 2 年。

现病史：患者 6 年来每于秋季出现流清涕、打喷嚏、鼻塞，伴眼痒，自以为是"感冒"，口服感冒药后症状略好转，未予重视。近 2 年上述症状加重，并出现反复咳喘、呼吸困难，进食芹菜及桃、苹果、樱桃后出现口腔肿胀、麻木，间断有口腔溃疡。1 年前外出草原游玩时突然出现胸闷、呼吸困难，乏力，出汗明显，持续不能缓解，家人急呼 120 送至医院，当时测心率 45 次 / 分，血压 80/55 mmHg，考虑"过敏性休克"，给予肾上腺素、抗过敏药物治疗后好转，自此秋季未敢外出，严重影响生活质量。

既往史： 否认高血压、冠心病。

个人史及家族史： 父母均患变应性鼻炎，余无特殊。

体格检查： 神清语利，双肺呼吸音清，未闻及干湿啰音，心律正常，腹软，双下肢无水肿。

辅助检查：

1. 血清总 IgE 为 601.60KUA/L。

2. 血清特异性 IgE 检测：艾蒿 > 100 KUA/L（6级），豚草 0.04 KUA/L（0级），藜 0.07 KUA/L（0级）。

3. 变应原皮肤点刺试验：豚草 ++，葎草 ++，蒿属花粉 ++++（伪足），灰藜 +++。

4. 肺功能：支气管舒张试验阳性，改善率25%，阻塞性肺通气功能障碍。

诊断：

1. 花粉症

2. 支气管哮喘

3. 严重过敏反应

4. 口腔过敏综合征（OAS）

分析：

1. 花粉症：患者为青年女性，病程 6 年，间断出现流鼻涕、打喷嚏、鼻塞、眼痒 6 年，季节性发作，变应原皮肤点刺试验示多种花粉过敏，血清特异性 IgE 检测艾蒿 > 100 KUA/L（6级），故诊断花粉症明确，根据变应原皮肤点刺试验及血清学检测结果考虑秋季花粉症，最主要的变应原是蒿属花粉。

2. 支气管哮喘：患者近 2 年每于秋季出现反复咳喘、呼吸困难，肺功能检查示支气管舒张试验阳性，除外其他疾病所引起的喘息、气急、胸闷及咳嗽，根据《支气管哮喘防治指南（2016 年版）》哮喘诊断标准，诊断支气管哮喘明确。

3. 严重过敏反应：患者曾出现心率、血压下降，外院诊断为"过敏性休克"，肾上腺素及抗过敏治疗有效，考虑严重过敏反应。

4. 口腔过敏综合征：患者秋季进食芹菜及桃、苹果、樱桃后出现口腔肿胀、麻木，考虑口腔过敏综合征。

鉴别诊断： 普通感冒。也有流清涕、打喷嚏等症状，但多伴随肌肉酸痛、发热等全身症状，病程多为 3～7 天。本患者虽有流清涕、打喷嚏的症状，但没有全身症状，且具有明显的季节性，持续时间长，可以鉴别。

治疗： 包括环境治疗、药物治疗、特异性免疫治疗、饮食、健康宣教。

1. 环境治疗：患者存在花粉过敏，建议花粉期避免外出、外出戴口罩、室内空气净化等手段减少花粉接触。

2. 鼻喷激素联合抗组胺药物、吸入"舒利迭"、白三烯受体阻滞剂"顺尔宁"治疗。

3. 经患者同意后给予花粉特异性免疫治疗，监测随访。

4. 忌口致敏食物，记食物日记。

随访： 随访 2 年，秋季流鼻涕、打喷嚏、鼻塞、喘息症状明显好转，复查肺功能正常，进食少量苹果及桃未再出现口腔麻木、肿胀及口腔溃疡，未再发生严重的变态反应。

提示： 花粉症主要累及眼及上呼吸道，也有下呼吸道、消化道及其他系统的表现。该病绝大部分是由风媒花粉作为变应原。我国的主要致敏花粉有蒿属花粉以及向日葵、大麻、梧桐、蓖麻、苋属植物、葎属植物、杨树、榆树的花粉等。花粉症具有明显的季节性和地区性。

口腔过敏综合征是一种食物过敏后的口腔变态反应。患者通常对一些新鲜的水果、坚果和蔬菜发生变态反应。口腔过敏综合征并不是一个单独的食物过敏，而是某些水果和蔬菜与树木或杂草花粉之间的交叉反应。因此，口腔过敏综合征多在季节性花粉过敏人群中出现，通常仅限于新鲜的水果或未经烹饪的蔬菜。口腔过敏综合征的治疗必须与患者的其他过敏症（主要是花粉过敏）一起进行管理。有研究表明，针对花粉的特异性免疫治疗可改善口腔过敏综合征的症状。

（马婷婷）

病例 13

患者男，28 岁。

主诉： 间断黏液血便伴乏力5年，加重伴腹痛、呕吐10天。

现病史： 5年前进食凉皮后出现黏液脓血便，当地医院行结肠镜检查，诊断为"溃疡性结肠炎"，口服柳氮磺吡啶及中医中药治疗，时有轻重，每日大便1～2次，间断偶见便鲜血，腹痛不明显，长期乏力。3年前再次吃凉食（凉皮）后，30分钟内即出现腹痛、脓血便，每日1～2次，二次肠镜检查，诊断为"结肠炎"，腹痛呈钝性，长期反复发作，腹痛与进食有关，多在饭后发生。外院确诊为"溃疡性结肠炎，糜烂性直肠炎？"中药灌肠治疗，每日一次，连续半年，腹痛血便时有轻重，乏力明显。大便每日1～2次，便带鲜血丝，偶有较多鲜血。当地医院准备手术治疗，切掉部分结直肠，做肛门腹壁造瘘。入院10天前，吃杏肉后不到2小时，腹痛加重，伴大量鲜血便，先后3次，饭后出现，并伴有恶心呕吐，呕吐物为胃内容物。

既往史： 晨起打喷嚏，常年性，接触尘土、打扫卫生时症状加重。每年7—9月份，眼痒、打喷嚏、流清鼻涕症状加重，无发热。

个人史及家族史： 父亲患变应性鼻炎，姨妈食物过敏。

体格检查： 发育正常，营养较差，神清，表情淡漠。查体合作，鼻黏膜苍白，鼻腔有少许水样分泌物，腹部正中有明显压痛，反跳痛（±）。

入院初步诊断： 便血原因待查，溃疡性结肠炎？急性胃炎？过敏性紫癜？

辅助检查：

1. 便潜血（++），尿酮体（+++），其他血常规、大生化等未见明显异常。

2. 结肠内镜检查：结肠糜烂，胃黏膜慢性炎症，固有层内可见中性粒细胞浸润。

3. 变应原皮肤点刺试验：尘土+++、尘螨+++，艾蒿++++、夏秋花粉++++。

4. 血清特异性IgG检测：鸡蛋、芝麻3级；大米、蛤2级；牛奶、虾、龙虾、杂色豌豆1级；其他均阴性。

消化内科治疗： 抗酸药洛赛克，乳酸菌素助消化，补液盐支持疗法。

出院诊断：

1. 急性胃炎

2. 溃疡性结肠炎

3. 变应性鼻炎

4. 腹型过敏性紫癜

治疗： 2006年5月7日，患者对检测阳性的食物进行忌口，做食物日记。开瑞坦10mg/d口服；主食以白面、小米为主；辅食以豆制品、肉类、蔬菜混合搭配。当天进食后未出现腹痛，第二天饮食大增，观察3天，患者一般状态好，饮食正常，体重增加，于2006年5月10日下午出院。

出院医嘱：

1. 忌口，做食物日记。

2. 花粉期预防用药及戴口罩。

3. 出现症状时，应用抗组胺药物。

随访： 9年后随访，至今未发病。平时尽量减少与变应原的接触，戴口罩。经过2年的忌口，对于过敏食物采取少量递增法，逐渐恢复到正常饮食中，做饮食生活日记。3年后，又发现新的食物辣椒出现了过敏反应，主要表现为腹部不适、乏力，忌口后，不再发病。

> **提示：** 鼻痒、打喷嚏、流清涕10年，呈常年性，每于8—9月份加重，无发热，接触尘土、闻到花露水加重，一直误认为"感冒"。腹痛呈钝痛、无绞痛，间断血便、伴乏力5年。腹痛加重时伴血便，多与进食有关，多在饭后发生。一直按炎症治疗，中医中药治疗效果不显著。该病有反复性、发作性、特应性的特点，并有家族遗传倾向，父亲患变应性鼻炎，姨妈患食物过敏。能够查到变应原，吸入组尘土、尘螨均为+++，艾蒿、夏秋花粉均为++++。检查结果与病史相符。血清特异性IgG检测提示鸡蛋、芝麻、大米增高，忌口明显有效。应用抗组胺药物有效。

该病例进一步提示，过敏性疾病详细询问病史最重要，病史是诊断疾病的基石。检查结果必须和病史相符，过敏性疾病的诊断要符合其发病规律，要到正规的医院专业的科室进行检查，排除相关器质性病变，以免严重后果的发生。

（王学艳）

病例 14

患者男，21 岁，运动员。

主诉： 2 周前进食香椿、菠菜后快速出现全身风团、瘙痒，喉头水肿、呼吸困难，意识丧失。

现病史： 患者 2 周前午餐时进食香椿、菠菜等食品，饭后 2 小时内进行剧烈运动（体育训练），10 分钟后突发全身瘙痒，伴泛发性风团，随后出现喉头肿胀、呼吸困难、喘憋症状，自觉心悸，并在运动场地中出现一过性意识丧失、昏厥。约半小时后患者自行苏醒后觉四肢乏力、困倦无其他不适。患者自行口服氯雷他定 10 mg，并于次日进食菠菜后，未出现不适症状。患者 1 周前于我科就诊，进一步诊疗。

既往史： 既往体健，否认鼻炎、结膜炎、哮喘史。

个人史及家族史： 无特殊。

体格检查： 一般情况好，血压 120/80 mmHg，咽无红肿、滤泡，无喉头水肿。心肺（－），全身未见皮疹。

辅助检查：

1. 血常规、尿常规、血清总 IgE 均未见异常，自身免疫常规检查（ASO，CRP，CH50，C3，C4）未见异常。

2. 胸部 X 线及心电图检查未见异常。

3. 变应原皮肤点刺试验：吸入性变应原如春季花粉、夏秋花粉均为（－）；常见食物变应原包括菠菜、芹菜、白菜、土豆等均为（－）。

4. 血清特异性 IgE 检测（－）。

5. 考虑患者的病史与进食香椿有强烈的相关性，采用新鲜的香椿叶进行皮肤点刺试验后提示强阳性（＋＋＋）。考虑患者为香椿相关过敏性疾病。

诊断： 根据世界过敏组织制定的严重过敏反应诊断标准，该患者有以下特点：①有明显的诱发因素，香椿进食后出现症状；②进食后短时间内剧烈运动；③变应原皮肤点刺试验阳性；④临床表现包括皮肤、呼吸道、心血管及神经系统症状，符合该病的诊断标准，考虑该患者为香椿依赖运动诱发严重过敏反应。

鉴别诊断： 本病应与急性荨麻疹、分离性障碍、哮喘、神经官能症及其他原因引起的晕厥相鉴别。

治疗： 嘱患者严格禁食香椿及相关制品，避免饭后 2 小时内剧烈运动。处方肾上腺素便携装随身携带，处方 2 代抗组胺药随身携带。教育患者如何使用。

随访： 患者至目前无复发。

提示： 本例患者属于香椿诱发的严重过敏反应，较为少见，详细询问病史对该例诊断非常重要。该病例也提示我们，严重过敏反应的发生应按照世界过敏组织出台的指南，给予一线治疗——肾上腺素。同时，根据病史，积极寻找可疑变应原，避免患者反复多次发生严重过敏反应。

（王晓艳）

病例 15

患儿男，4 岁。

主诉： 全身反复起风团、瘙痒，严重时伴喘憋近 1 年。

现病史： 患儿于来院前 1 年开始反复出现全身风团及瘙痒，严重时伴憋喘，曾于某儿童医院皮肤科就诊，考虑为"荨麻疹"。给予抗组胺药物口服后缓解消退，但停抗过敏药物数日后皮疹复发，追问病史，患儿伴喘憋发作均为秋季。

既往史： 鼻炎病史 2 年，秋季易发。

个人史及家族史： 其父亲患变应性鼻炎，余无特殊记载。

体格检查： 一般情况好，生命体征平稳，无明显气促表现，全身散在大小不一红色风团，鼻部外鼻镜检查可见鼻黏膜苍白水肿，有清涕。

血清特异性 IgE 检测： 牛奶 3.18 KUA/L（2 级），艾蒿 2.17 KUA/L（2 级），其他无异常。

初步诊断：

1. 慢性荨麻疹

2. 季节性变应性鼻炎

治疗：

1. 避免进食牛奶及含有牛奶的食物，必要时更换奶粉，如氨基酸或深度水解奶粉。

2. 发作时如有必要按需口服抗组胺药物。

3.喘憋发作口服白三烯受体拮抗剂。

随访：忌食2周后，患儿皮疹未再发生，后患者家长又自行尝试牛奶制品后皮疹又出现，加用抗组胺药物后皮疹再次消退。

确定诊断：

1.慢性荨麻疹

2.季节性变应性鼻炎

诊断思维提示：本患儿父亲属过敏体质，患儿有过敏遗传素质，本次表现为皮肤荨麻疹样表现，经我院检查提示牛奶阳性2级，艾蒿阳性2级，经忌食牛奶后患儿皮疹消退，再次尝试进食后又发生类似皮疹，故可明确诊断。本患儿食物过敏主要表现为皮肤症状，病程中伴有喘憋发作，均为秋季，考虑为合并花粉过敏所致。皮疹发作时一般抗组胺药物可缓解，判断患儿病情程度并不算严重，所以建议此患儿在严格忌食一段时间后，尝试少量摄入观察是否形成耐受。

后续治疗：建议患者短期内继续避免进食过敏食物牛奶及含有牛奶的食物，在严格忌食3~6个月后，可少量摄入牛奶及制品，频率可为1次/2周，后逐渐增加到1次/周，进食量可根据患者体重由小量开始逐渐加量尝试，以患儿不发生严重皮疹为限。但病情严重者不建议自行添加过敏食品，需在医师严格观察下进行。

随访：本患儿在严格忌食4个多月后，开始1次/2周少量进食牛奶或奶制品，在随后3个月内逐步增加到1次/周，开始患儿仍偶有皮疹发生，随访1年后，患儿1~2次/周进食中量牛奶制品基本无皮疹发生。

提示：临床上可发现很多对牛奶、鸡蛋过敏的幼儿，如果让患儿终身禁食，实际生活中会带来很多不便，也容易导致营养不均衡，这也使很多家长困惑。本例患儿对牛奶过敏仅表现为皮肤症状，过敏程度较轻，经过短期严格忌食后，逐渐添加牛奶制品成功诱发耐受，这提示我们对临床类似患儿，在严格评估患儿病情程度后，可慎重选择使用此类治疗方法。

（石海云）

病例16

患儿女，10岁。

主诉：反复挤眼、咽部不适，肢体多动8年。

现病史：母亲代诉病史。患儿自2岁开始出现经常性挤眼，冬季较重，渐加重呈常年性；6岁时出现反复鼓腮，7岁时出现经常性清嗓，8—9岁时出现摇头、四肢反复抽拉行为；眼部反复红肿。在外院诊断为"注意缺陷/多动障碍"，给予阿立哌唑后症状缓解，肢体多动频率降至每10分钟1次。自发病以来注意力降低，学习成绩下降。为进一步诊治就诊。

既往史：曾患荨麻疹、过敏性皮炎。

个人史及家族史：父亲患过敏性皮炎，余无异常。

体格检查：球结膜轻度充血，眼周黑晕明显；咽后壁淋巴滤泡增生。

辅助检查：

1.变应原皮肤点刺试验：圆柏++++、柳树++++、梧桐++++、洋白蜡++++；葎草+++、灰藜++++；链格孢霉++++，总状毛霉++、产黄青霉++。

2.血清特异性IgG食物90项：鸡蛋、牛奶、白软干酪3级。

诊断：

1.变应性结膜炎

2.慢性咽炎

3.注意缺陷/多动障碍

鉴别诊断：注意缺陷/多动障碍（attention-deficit/hyperactivity disorder，ADHD）的临床表现具有非特异性，可见于多种情况，必须确定症状不是由精神分裂症或其他精神病性障碍引起；也不能由其他精神障碍来解释。须与如下疾病鉴别。

1.精神分裂症或其他精神病性障碍：精神分裂症或其他精神病性障碍也可出现注意力不集中和多动症状，但是究其原因，一般很容易发现思维形式混乱、逻辑推理障碍、幻觉和妄想等症状。即使以认知缺陷症状为主要初期表现者，其认知缺陷也主要不是注意力缺陷，多表现为前瞻性记忆、分析判断力障碍。总之，临床症状以"怪异"为主，而不单纯是注意力不集中和多动。病前性格多为内向，发病年龄以青年为主，病前学习一般很好。不难与ADHD鉴别。

2. 心境障碍的躁狂发作：儿童躁狂发作的早期症状常表现为多动不宁、注意力涣散、学习成绩下降及睡眠不安，类似于ADHD。鉴别要点如下。

（1）起病年龄。躁狂发作常起病于12岁后，病前社会功能良好；部分躁狂儿童早期有ADHD史，病后多动、注意障碍有明显加重。

（2）精神症状。患儿有明显情绪高涨的主观体验，或明显易激惹，思维奔逸，夸大观念。

（3）病程。躁狂为发作性病程，双相障碍为反复发作的情绪高涨和情感低落交替，间歇期社会功能正常。

（4）家族史。常有情感性障碍阳性家族史。

3. 焦虑障碍：儿童焦虑常出现与ADHD相似的症状，美国《精神疾病诊断与统计手册（第五版）》（DSM–Ⅴ）广泛性焦虑障碍的诊断标准6条中有4条与ADHD类似，如坐立不安、注意力不集中、易激惹、睡眠问题。鉴别要点：通过与儿童交谈，可发现儿童具有焦虑、烦躁、不快乐的主观体验。而且症状常表现在紧张和不愉快的环境中，一般轻松环境下没有症状。

4. 品行障碍：表现为违反与年龄相应的社会规范和道德准则行为，如打架、说谎、偷盗、逃学、纵火、欺诈、破坏和攻击行为。与环境影响和教育不当有关，智力正常。注意缺陷和活动过多症状可以存在，但不占重要位置，严重时会触犯法律，兴奋剂治疗无效。

5. 学习困难：是指智力基本正常的儿童学习成绩明显落后于其他儿童。可能由于感知觉障碍、语言发育不良、学习技能障碍、家庭环境或教育方式不当所致，注意缺陷和多动不是主要临床特征。

治疗： 食物适当忌口并做食物生活日记；给予花粉和霉菌变应原特异性免疫治疗。

随访： 3、6、9个月后分别在我院和北京大学第六医院复诊，ADHD诊断量表评分分别为31分、20分、17分。肢体多动频率明显减少，球结膜无充血，黑眼圈消失。

提示： 儿童ADHD是儿童和青少年最常见的神经行为障碍。有研究表明，多种过敏性疾病均能增加儿童ADHD发生的风险，如过敏性皮炎、支气管哮喘，其发病机制尚未完全阐明，涉及遗传和环境因素之间相互作用，也可能有更多高危通路参与此病的发生。国外文献报道，过敏性疾病，尤其是变应性鼻炎伴哮喘可增加儿童ADHD的发生风险。目前国内ADHD的治疗多采用抗精神失常药物（如硫必利、阿哌立唑、羚羊角散等），服药后儿童出现嗜睡、困倦、头晕、乏力。此患儿进行变应原检查结果显示，花粉、霉菌均严重过敏，同时有多种食物不耐受，且治疗后抗精神失常药物均可减量至停药。因此，对诊断为ADHD同时伴有过敏相关疾病患儿应考虑到就诊变态反应科，且进行吸入物和食物变应原检查是非常必要的。

尽管血清特异性IgG检测是目前尚存争议的检测手段，但我们在长期临床实践中发现，在神经系统异常兴奋、偏头痛、慢性结肠炎等患者，针对血清特异性IgG阳性食物适当忌口后，症状可得到不同程度的缓解；过敏相关性疾病可能与ADHD密切相关，食物特异性IgG也与二者有一定的关联。但不应将此检测作为常规检查手段并完全依靠食物特异性IgG结果进行指导治疗。

此例患儿经过食物适当忌口、特异性免疫治疗后，变应性结膜炎、慢性咽炎症状得到缓解的同时，ADHD也得到明显缓解。因此，对于ADHD合并有变应性鼻结膜炎，或过敏性皮炎患者，非常有必要同时进行吸入物和食物变应原检测；对特异性IgG阳性食物适当忌口，可显著提高疗效，改善ADHD患者的症状。

（于睿莉）

病例 17

患儿男，5岁。

主诉： 打喷嚏、流涕伴口周肿胀3年，咳嗽、喘息半年。

现病史： 3 年前接触粉尘后出现打喷嚏、流涕，秋季加重，发作时喷嚏连续 10 余个，鼻涕呈清水样，不伴咳嗽、胸闷、喘息，不伴眼痒、流泪。进食催熟西瓜、催熟香蕉后立即出现口周红斑、口唇水肿、口腔瘙痒，1 小时后可自行缓解，但进食自然熟西瓜及香蕉后无症状。当地医院就诊，行胸部 X 线检查未见明显异常，未明确诊断。近半年开始出现咳嗽、喘息，接触粉尘可诱发症状发作，为进一步诊治就诊我院。发病以来夜间睡眠欠佳，饮食尚可，大小便正常，体重未见明显变化。

既往史： 否认慢性病及先天性疾病病史。

个人史及家族史： 否认药物过敏史。否认过敏性疾病家族史。

体格检查： 体温 36.5℃，呼吸 21 次 / 分，脉搏 80 次 / 分，血压 120/65 mmHg。神志清，精神欠佳。鼻黏膜苍白水肿。听诊双肺偶可闻及哮鸣音，未闻及湿啰音。心律齐，各瓣膜未闻及杂音。腹软，无压痛及反跳痛。双下肢无水肿。

辅助检查：

1. 变应原皮肤点刺试验：尘土＋、荞麦壳＋、灰藜＋＋＋＋、大籽蒿＋＋＋＋、豚草＋、柳＋、梧桐＋、西瓜－、香蕉－。

2. 肺功能检查提示：支气管舒张试验（＋），FEV_1 占预计值百分比为 78%，吸入沙丁胺醇后 FEV_1 占预计值百分比为 92%。

诊断：

1. 变应性鼻炎

2. 支气管哮喘

3. 口腔过敏综合征

治疗：

1. 更换荞麦壳枕头，改用乳胶枕头；保持室内清洁；秋季花粉期避免外出，外出时戴口罩、护目镜。

2. 西替利嗪口服＋布地奈德（80 μg/ 吸）/ 富马酸福莫特罗（4.5 μg/ 吸）吸入，定期复查肺功能，根据症状及肺功能结果及时调整治疗方案。

3. 花粉季节过后行特异性免疫治疗。

4. 禁食催熟水果。

随访： 多次电话随诊肺功能 FEV_1 占预计值百分比维持在 90% 以上，已根据症状调整吸入药物剂量。

禁食催熟水果后未再出现口腔过敏综合征。

> **提示：** 花粉及水果存在交叉变应原，部分花粉过敏患者进食相关食物后出现口周红斑、水肿、瘙痒，可考虑为"口腔过敏综合征"。本例花粉过敏患者进食催熟西瓜及香蕉后出现口腔过敏综合征表现，但进食自然熟水果无症状，且西瓜及香蕉点刺试验均阴性，考虑患者口周表现为接触催熟剂而非接触水果本身所致。该病例提示我们当花粉过敏患者出现口腔过敏综合征表现时，除了要排查食物过敏可能之外，还要警惕食物添加剂导致的过敏。

（孔　瑞　王学艳）

病例 18

患者男，17 岁。

主诉： 进食牛奶后出现皮疹伴呼吸困难 17 年。

现病史： 患者自幼开始进食牛奶后，数分钟即出现全身瘙痒伴红斑、风团疹，继而出现气短、心悸、腹痛等不适，严重时伴有喉头水肿、意识丧失。多次于发病后到我院急诊静脉滴注糖皮质激素后好转，每年抢救数十次。来变态反应科就诊，医师考虑诱发因素为食品相关。为避免引起严重过敏反应，未进行变应原皮肤点刺试验检测，给予体外血清变应原检测。近 2 年来，患者出现春季鼻痒、鼻塞、流清涕、眼痒，其余季节无不适。

既往史： 体健，曾对双黄连口服液和阿奇霉素过敏。

个人史及家族史： 爷爷患支气管哮喘。

体格检查： 一般情况可，神志清，对答切题。全身浅表淋巴结无肿大，咽（－），双肺呼吸音清，未闻及干湿啰音。心律齐，心率 78 次 / 分，全腹软，无压痛，肝脾不大，肠鸣音不亢。

辅助检查：

1. 血清特异性 IgE 检测：牛奶 >100 KUA/L（6 级），tx5 0.42 KUA/L（1 级）。

2. 追问病史：每次发病均与进食牛奶相关；随着年龄的增长，摄入牛奶次数减少，发病次数也减少；严重时，闻到牛奶气味亦会发病；忌食牛奶饮食后不再发病。另外，患者近 5 年移居天坛公园附近。

诊断：

1. 严重过敏反应

2. 花粉症

鉴别诊断： 应与食物中毒、哮喘、其他原因引起的休克等相鉴别。

治疗： 嘱患者避免接触变应原，忌食牛奶及含牛奶成分食品，处方简易肾上腺素笔备用，进行患者培训，一旦发生变态反应，立即注射。花粉季节嘱患者外出戴口罩。

随访： 患者经严格忌口不再发病。

提示： ①青年男性，病史表现为常年性、反复性；②发病迅速，症状严重，累及多个脏器；③与反复接触某种食物相关；④忌食后症状明显缓解甚至消失；⑤约 2/3 的严重过敏反应与食物过敏相关，应引起重视；⑥患者为过敏体质，近 2 年出现花粉过敏表现，但症状为轻中度，以防护和对症治疗为主；⑦该患者主要为食物严重过敏反应，伴发其他过敏也亦常见，应针对性治疗。

（王晓艳）

病例 19

患者女，60 岁。

主诉： 心悸、胸闷、气短、皮肤反复发风团疹 11 年。

现病史： 11 年前，无明显诱因出现心悸、胸闷、气短、皮肤风团疹，皮疹 24 小时内可以消退，常年反复发作，自觉瘙痒。每次皮肤发风团疹，几分钟后即出现心悸、胸闷、气短、心前区压榨性疼痛或大汗淋漓等不适症状，口服硝酸甘油、速效救心丸等症状缓解。每于春秋季症状加重，连续 8 年均到当地三甲医院心内科住院治疗，诊断为"冠心病"。妇科及内分泌科诊断为"更年期综合征"，应用更年期对症治疗药物后，症状加重。2006 年 3 月来北京世纪坛医院变态反应科进一步求治。

既往史： 高脂血症 13 年。

个人史及家族史： 母亲患变应性鼻炎伴哮喘。

体格检查： 一般情况欠佳，慢性病容，神志清，行走困难，脉搏 98 次 / 分，呼吸 20 次 / 分，血压 135/90mmHg，双肺呼吸音清，未闻及干湿啰音及哮鸣音。躯干及四肢见大片红斑、风团，压之退色。

辅助检查：

1. 血常规：未见异常。

2. 变应原皮肤点刺试验：小麦 ++++，蒿属花粉 ++++，豚草花粉 ++，杨树花粉 ++++（伪足），柳树花粉 ++++（伪足）。

3. 血清特异性 IgE 检测：小麦 38.49 KUA/L（4 级），蒿属花粉 13.93 KUA/L（3 级），豚草花粉 0.49 KUA/L（1 级），tx5 11.25 KUA/L（3 级）。

4. 心电图：窦性心动过速，S-T 段低平。

5. 肺功能及胸部正侧位片：未见异常。

诊断：

1. 花粉症

2. 食物过敏

治疗：

1. 暂时忌食小麦制品，症状消失后，少量递增法摄入。

2. 戴口罩，春秋季节减少室外活动。

3. 口服抗组胺药物西替利嗪 10 mg/d。

4. 花粉期过后行特异性免疫治疗。

随访： 经忌口及抗过敏对症治疗 1 个月，患者心脏不适症状明显减轻，3 个月后症状完全消失。春秋季花粉变应原特异性免疫治疗 2 年，期间少量递增法逐渐恢复小麦制品饮食，偶发皮肤风团，心脏不适症状未再发作。8 年后随访，症状无复发。

提示： 该病例是一例心脏及皮肤过敏的特殊病例。患者患病 11 年，长期按照"冠心病""更年期综合征"诊治，病情逐年加重。经变应原检测，小麦及春秋季花粉变应原检测结果阳性，且患者常年发病，春秋季加重，考虑患者患病与食物及花粉过敏有关，经忌口、抗过敏及特异性免疫治疗后，心脏及皮肤症状得到有效控制，说明其临床表现属于变态反应。过敏性疾病是一种全身性疾病，可累及多个系统和器官，发生变态反应时不仅会累及皮肤、呼吸、消化系统，还会波及心脏。花粉过敏多表现为皮肤及呼吸系统症状，诊断相对较易，但心脏症状少见，临床中容易忽略其与变态反应的关系，往往导致误诊或漏诊。该病例就是一个误诊误治的典型病例。因此，对于同时出现心脏及皮肤不适的患者，对症治疗效果欠佳时，要考虑到心脏过敏的可能性，以防误诊误治。

（陈艳蕾　王学艳）

病例 20

患儿男，4 岁。

主诉：全身皮疹伴瘙痒 3 年，鼻痒、鼻塞、流清涕 1 年余。

现病史：患儿于 3 年前开始出现躯干部位红色皮疹，伴有皮肤干燥及瘙痒，面积逐渐扩大，渐泛至全身。外院诊为"湿疹"，给予抗组胺药物口服、糖皮质激素药膏外用后可缓解，易反复。1 年前，患儿出现鼻痒、鼻塞、流清涕、打喷嚏，未伴眼痒、流泪、咳嗽、呼吸困难等不适，一直未予诊疗。此次为明确变应原就诊于我科。

既往史：体健，无药物、食物过敏史。

个人史及家族史：其父亲患变应性鼻炎。

体格检查：一般情况好，生命体征平稳。全身散见片状红斑、丘疹，部分融合，可见抓痕及结痂。鼻结构无异常，未见鼻中隔偏曲。下鼻甲稍肥大，鼻黏膜充血、肿胀，可见水样分泌物。咽无红肿。双肺呼吸音清，未闻及哮鸣音及干湿啰音。

辅助检查：

1. 血常规：EO%12.1%，余（－）。

2. 血清特异性 IgE 检测：牛奶 0.67 KUA/L（1级），鸡蛋 0.78 KUA/L（2 级），户尘螨 2.3 KUA/L（2 级），艾蒿 0.79 KUA/L（2 级），小麦面粉 1.27 KUA/L（2 级）。

初步诊断：

1. 变应性鼻炎

2. 过敏性皮炎

3. 食物过敏

鉴别诊断：本病需要与急性鼻炎、病毒性感冒等相鉴别。

治疗：

1. 避免进食过敏食物，如面食、鸡蛋、牛奶等，进食深度水解奶粉。

2. 避免尘螨，做好环境清理工作；防护花粉（艾蒿）。

3. 必要时口服抗组胺药物：氯雷他定、西替利嗪等。

4. 口服调节免疫药物：细菌溶解产物（泛福舒）。

随访：忌食 2 周后，患儿皮疹及鼻部症状明显改善。

提示：①具有特应性（遗传过敏）体质的患儿易患多种过敏性疾病，应全面排查患者，给予相应的诊疗；②儿童鼻部及皮肤过敏表现多与过敏相关，尤其是食物过敏的发生率高于成人，应引起医师重视并注意查找变应原；③此例患儿定期于我科随诊，半年后复诊症状明显好转；1 年后开始给予粉尘螨滴剂口服特异性免疫治疗，鼻炎及皮炎显著改善。

（王晓艳）

病例 21

患儿男，5 岁。

主诉：多动、注意力不集中 2 年，加重并合并鼻塞、流涕半年。

现病史：2 年前无明显诱因出现易怒、多动、注意力不集中，外院诊断为"儿童多动症"，未特殊治疗，近半年上述症状加重，并出现明显学习困难，记忆力较差，学习成绩下降，同时开始出现接触尘土后鼻塞、打喷嚏、流涕症状，晨起症状明显，自觉与抖被子、拉窗帘、翻旧书等行为相关。发作时喷嚏连续 10 余个，鼻涕呈清水样，伴咽痒，不伴眼痒、流泪，不伴咳嗽、胸闷、憋气表现，脱离尘土环境后症状可明显缓解。季节交替时症状明显加重，不接触尘土亦可出现症状。曾于外院就诊查肺功能正常，未行变应原检查。发病以来睡眠欠佳，饮食可，大小便正常，体重未见明显变化。

既往史： 出生后 2 个月患湿疹，应用抗组胺药物后好转，后有反复。

个人史及家族史： 家中无饲养宠物史，居住环境较潮湿。父母均患变应性鼻炎。

体格检查： 体温 36.3℃，呼吸 17 次 / 分，脉搏 75 次 / 分，血压 115/65 mmHg。神志清，精神尚可。鼻黏膜苍白或淡红，水肿。听诊双肺未闻及干湿啰音。心律齐，各瓣膜未闻及杂音。腹软，无压痛及反跳痛。双下肢无水肿。

辅助检查：

1. 变应原皮肤点刺试验：圆柏 ++、杨树 +、柳树 +、槐树 +、桦树 ++、梧桐 +++、洋白蜡 +++、榆树 ++++、葎草 ++、灰藜 +、大籽蒿 ++、玉米 +、向日葵 ++、银杏 ++、油菜花 +、尘土 +、猫毛 +、黑曲霉 +、链格孢霉 ++++。

2. 血清特异性 IgE 检测：烟曲霉菌 0.45 KUA/L（1 级）、链格孢霉 45.5 KUA/L（4 级）、蒿属花粉 1.25 KUA/L（2 级）、户尘螨 0.6 KUA/L（1 级）。

3. 血清特异性 IgG 检测：鸡蛋 +1、大豆 +1、小麦 +1、牛奶 +2、西红柿 +2。

诊断：

1. 儿童多动症

2. 变应性鼻炎

3. 湿疹

治疗：

1. 暂禁食西红柿及牛奶 1 周，观察易怒、多动、注意力不集中症状的变化。

2. 避免接触陈旧布艺家居用品（如布艺沙发、布艺床垫、窗帘等）以及旧书等尘土较多物品；保持室内干燥，及时清除厨余垃圾，避免到湿润的草坪或树林，以免接触霉菌；春秋季花粉期避免外出，外出时戴口罩、护目镜。

3. 1 周后开始口服西替利嗪 5 mg/d、孟鲁司特钠咀嚼片 4 mg/d，鼻喷激素制剂（糠酸莫米松）2 喷 /（次·天）喷鼻；生理盐水洗鼻，鼻阻隔剂减少鼻黏膜与变应原接触。

随访： 2 周后北京世纪坛医院变态反应科门诊随诊。禁食牛奶、西红柿 1 周后，易怒、多动、注意力不集中症状明显好转，但仍有鼻炎症状。加用治疗药物后易怒、多动、注意力不集中症状进一步好转，鼻炎症状明显好转。

提示：

1. 过敏性疾病是一种系统性疾病，可累及全身多个器官，大部分过敏性疾病由 IgE 介导，部分少见病由其他机制介导。食物过敏较常累及皮肤，严重时可出现喉头水肿、血压下降、意识丧失等危及生命的严重过敏反应，上述反应均由 IgE 介导。该患者出生后反复出现湿疹，考虑患者属过敏体质。2 年前开始出现"多动症"表现，禁食血清特异性 IgG 阳性食物后症状明显好转，口服抗组胺药物后进一步好转，考虑"多动症"与食物相关，但发病机制并不明确。该患者同时明确诊断"变应性鼻炎""湿疹"，那么"多动症"与"变应性鼻炎""湿疹"同属过敏性疾病不同系统表现，还是作为单独的疾病与"变应性鼻炎""湿疹"并存仍待商榷。

2. 患者出现鼻塞、打喷嚏、流涕症状，检查发现鼻黏膜苍白、水肿，查常年变应原尘螨、霉菌以及季节变应原春秋季多种花粉皮肤点刺及血清特异性 IgE 阳性，为典型变应性鼻炎表现，患者满足变应性鼻炎典型症状、体格检查及实验室检查的条件便可得到明确诊断。

（孔　瑞　王学艳）

病例 22

患者女，39 岁。

主诉： 长期反复"感冒"6 年余，伴困倦、乏力 2 年。

现病史： 常年反复出现鼻塞、鼻痒、打喷嚏 6 年，患者自认为"感冒"，常服用"氨咖黄敏、复方酚烷胺片（感康）、头孢克洛"等药物，病情时轻时重，一直未愈。3 年前症状加重，偶伴咳喘，当地医院诊断为"慢性鼻炎、上呼吸道感染"，给予抗生素治疗，无明显好转。近 2 年患者出现困倦、乏力，每年夏季加重,曾于当地医院神经内科诊断为"神经衰弱"、中医科诊断为"肾虚",给予对症治疗及中药调理,未见好转。患者为进一步诊疗于我科就诊。接诊后,详细询问病史,患者接触尘土,尤其是开空调、叠被子等活动时,症状明显加重。同时,患者每年8—9月份到郊区游玩时会出现症状加重。

既往史:既往体健,无重大疾病史。

个人史及家族史:自诉可疑青霉素过敏史,其母亲患支气管哮喘,余无特殊。

体格检查:一般情况尚可,神志清,精神差,自主体位,脉搏78次/分,呼吸18次/分,血压120/70 mmHg。鼻黏膜苍白水肿,双肺呼吸音清,可闻及哮鸣音,心律齐。腹部无压痛,脊柱四肢无异常。

辅助检查:

1. 血常规及红细胞沉降率:未见异常。

2. 头颅CT:未见异常。

3. 胸部正侧位片:两肺纹理粗,其余未见明显异常。

4. 肺功能:FEV_1 占预计值百分比68%;支气管舒张试验,FEV_1 上升20%且绝对值增加 >200 ml。

5. 变应原皮肤点刺试验:粉尘螨 ++++ 伴伪足,户尘螨 ++++ 伴伪足,蒿属花粉 ++,葎草花粉 +。

6. 血清特异性IgE检测:粉尘螨 12.53 KUA/L(3级),户尘螨 9.26 KUA/L(3级),蒿属花粉 0.39 KUA/L(1级),葎草花粉 0.08 KUA/L(0级)。

诊断:变应性鼻炎伴哮喘。

治疗:

1. 注意防护,佩戴口罩。

2. 抗组胺药物西替利嗪及白三烯受体拮抗剂孟鲁司特钠片口服,10 mg/次,1次/日;鼻喷激素制剂(糠酸莫米松)2喷/次,1次/日。

3. 肺功能 FEV_1 占预计值百分比恢复至70%以上后,行特异性免疫治疗。

随访:患者治疗2个月后,鼻部及咳喘症状基本消失,困倦及乏力症状明显缓解,肺功能 FEV_1 占预计值百分比为79%。在我院变态反应中心依据主抗原脱敏原则,行尘螨特异性免疫治疗2年10个月,患者鼻塞、流涕、咳喘、困倦、乏力等症状消失。8—9月份外出郊游,也未有症状发作。

提示:变应性鼻炎伴哮喘是变态反应科的常见病、多发病,根据病史、临床症状及相关检查,较易确诊。但因其鼻塞、打喷嚏、咳嗽等症状与感冒类似,常常被误认为是感冒,延误治疗。除上述症状外,感冒常伴有发热、头痛、全身肌肉酸痛等不适,且持续时间短,病程通常在3～7天,一般不超过2周。同时,该患者出现困倦、乏力等不适,经对症及中药调理等治疗未见好转,给予抗过敏治疗及特异性免疫治疗后症状消失,因此困倦、乏力为变应性鼻炎伴哮喘的伴发症状。提示广大临床医师在变应性鼻炎伴哮喘的临床诊治过程中应注意与感冒相鉴别,同时注意困倦乏力与该疾病的相关性。另外,当患者出现尘螨、花粉等多种变应原检测结果阳性,需要特异性免疫治疗时,应根据病史、临床症状和检测结果,有针对性地选择主抗原脱敏,往往即可达到良好的治疗效果。

(陈艳蕾)

病例 23

患者男性,69岁,退休人员,无特殊职业史。

主诉:进食面食后出现全身风团,伴喘憋、血压下降、晕厥2年。

现病史:2年前患者自觉无明显诱因后出现全身风团伴瘙痒,于外院就诊,因患者起病前曾注射青霉素,考虑药物过敏。查变应原提示青霉素特异性IgE(-)。进一步检测其他变应原,皮肤点刺试验提示小麦(+++),余食物阴性。吸入物提示:户尘螨(+++)、豚草(++)、艾蒿(+++)。行血清特异性IgE检测提示小麦 0.07 KUA/L(0级),麦胶蛋白 7.34 KUA/L(3级),属重度过敏。考虑患者为麦胶蛋白过敏引起的急性荨麻疹,遂嘱患者避免进食面食,尤其是含麸质的食品。给予抗组胺药物西替利嗪对症治疗,患者症状消失,1年未再复发。1年前,患者进食面食(牛舌饼)后1小时内饭后散步,突发风团伴瘙痒,迅速泛发全身,患者迅速骑车赶往医院急诊。30分钟后到达急诊,自觉全身大汗、心悸，突发晕厥倒地，约5分钟后自行苏醒，急诊给予对症抗过敏治疗后症状消失。此后1年内患者偶尔食用面食，全身偶尔散见风团，并未泛发全身，自行口服西替利嗪后好转。10天前，患者家中聚餐饮啤酒后骑自行车，半小时后出现全身风团，自觉四肢无力、头晕、视物模糊、呼吸困难，于急诊查血压90/60 mmHg，心率100次/分，给予静脉滴注地塞米松、吸氧、口服抗组胺药物后1小时内缓解。

既往史： 高血压、糖尿病，否认鼻炎、哮喘病史。无药物、食物过敏史。

个人史及家族史： 无特殊。

体格检查： 一般情况好，血压130/90 mmHg，心肺（−），全身未见皮疹及水肿。

辅助检查：

血清特异性IgE检测：小麦0.07 KUA/L（0级），麦胶蛋白7.34 KUA/L（3级），户尘螨2.11 KUA/L（2级），豚草0.38 KUA/L（1级），艾蒿0.98 KUA/L（2级）。

变应原皮肤点刺试验：小麦+++、豚草++、艾蒿+++。

诊断： 根据世界过敏组织制定的严重过敏反应诊断标准，诊断该患者为小麦依赖性运动诱发性严重过敏反应（WDEIA）。

鉴别诊断： 本病需要与荨麻疹、心源性休克、心绞痛、感染性休克、短暂性脑缺血发作（TIA）等病相鉴别。

治疗： 嘱患者严格禁食小麦及相关制品，避免饭后2小时内剧烈运动。

随访： 患者至今未再复发。

提示： 食物诱发严重过敏反应最常见的症状为皮肤、胃肠道和呼吸道，青年患者更易出现严重全身症状。食物依赖性运动诱发性严重过敏反应是其中一种特殊类型的变态反应。诱发严重过敏反应最常见的食物为：小麦、花生、坚果、牛奶、鸡蛋、鱼和贝壳类等。其中，国内小麦为较常见的诱发严重过敏反应的变应原。小麦依赖性运动诱发性严重过敏反应（Wheat-dependent exercise-induced anaphylaxis，WDEIA）是一种特殊类型的严重过敏反应，主要由小麦麦胶蛋白 ω5 致敏蛋

白组分所致。根据年龄、区域性饮食习惯、制备食物的方法、摄入食物的数量、首次摄入的时间等的不同，该病的发病率各有不同。病史对诊断食物诱发严重过敏反应非常重要。既往曾对某种食物出现变态反应，或既往曾诊断为食物过敏，有助于该病的诊断。然而，任何年龄段的患者均可在初次进食某种食物时发生严重过敏反应，在儿童中更常见。在学校中发生的严重过敏反应的病例中，20%发生于初次进食某种食物。

本例病例中，患者最后一次发病并未进食面食，但饮用了较多量啤酒后运动。啤酒多数由大麦、小麦等制成，可含有麦胶蛋白，部分对麦胶蛋白过敏的患者饮用啤酒也可发病，该患者即属于此例。故患者忌口的食品范围应扩大至小麦、燕麦、裸麦面食、面包、啤酒。后随诊患者至今未再复发。

本病例患者变应原皮肤点刺试验及血清特异性IgE抗体均出现季节花粉阳性。但患者并无典型的季节性变应性鼻炎表现。因小麦变应原蛋白中含有脂质转移蛋白（LTP），小麦过敏患者可伴有各种花粉致敏，是由于交叉反应所致，患者不一定出现花粉过敏症状。但应嘱患者密切观察秋季是否出现不适，以便对症诊治。

（王晓艳）

病例 24

患者女，45岁。

主诉： 腹胀、腹泻伴乏力15年。

现病史： 患者15年来反复出现腹胀、腹泻伴乏力，平日大便每天3～4次，每年8—9月份及进食海鲜、辛辣食物后腹泻加重，平均每天5～6次，稀水便为主。近2年来腹泻、乏力症状较前加重，每天腹泻7～8次，均为稀糊便，无腹痛、恶心、呕吐、发热，就诊于北京多家医院，完善血常规示嗜酸性粒细胞升高，便常规正常，肠镜示肠黏膜轻度水肿、肠壁增厚，腹部CT未发现异常。曾于多家医院诊断为"胃肠炎、胃肠功能紊乱"，给予"思

密达"止泻、"整肠生"调节菌群、中药等治疗后症状缓解不明显。

既往史： 既往变应性鼻炎6年，高血压8年，平素规律服用"硝苯地平缓释片"治疗，血压控制良好。

个人史及家族史： 母亲患变应性鼻炎。

体格检查： 一般情况良好，鼻黏膜苍白，眼结膜充血明显，双肺呼吸音清，未闻及干湿啰音，腹软，无压痛、反跳痛及肌紧张，肠鸣音10次/分，双下肢不肿。

辅助检查：

1. 血常规：白细胞 7.0×10^9/L，嗜酸性粒细胞 1.15×10^9/L（参考值 $0 \sim 0.5$）。

2. 变应原皮肤点刺试验：花生 ++、大豆 ±、核桃 ++、海虾 +++、海蟹 ++、芹菜 ++、辣椒 ++、芒果 ±、苹果 ±、桃子 ±；蒿属花粉 ++++、豚草 +++、藜科花粉 ++++。

3. 血清特异性IgE检测：蒿属花粉 22.47 KUA/L（4级），葎草花粉 3.20 KUA/L（2级），海虾 3.0 KUA/L（2级），海蟹 0.93 KUA/L（1级）。

4. 血清总IgE检查：623.87 KUA/L。

5. 肠镜：升结肠、横结肠、降结肠、乙状结肠弥漫性充血、水肿，肠壁增厚。

诊断：

1. 食物过敏

2. 花粉症

分析：

1. 患者腹部不适、腹泻伴乏力15年，进食海鲜、辛辣食物后腹泻加重，变应原皮肤点刺试验示海虾、海蟹等多种食物过敏，血清特异性IgE检测示海虾、海蟹过敏。诊断食物过敏明确。

2. 患者既往变应性鼻炎6年，偶有流鼻涕、打喷嚏的症状，且每于8—9月份鼻炎症状加重，变应原皮肤点刺试验示蒿属花粉 ++++、豚草 +++、藜科花粉 ++++，诊断花粉症明确。

鉴别诊断：

该患者腹泻需与急性胃肠炎、感染性腹泻、溃疡性结肠炎等疾病相鉴别。

治疗：

1. 过敏食物忌口，记食物日记。

2. 秋季做好花粉防护工作：戴口罩，尽量减少外出，回避花粉变应原。

3. 抗组胺药物、止泻和调节菌群药物对症治疗。

4. 针对秋季花粉进行特异性免疫治疗。

随访： 患者治疗6个月后腹泻、乏力症状较前明显减轻，复查血常规嗜酸性粒细胞及总IgE下降，复查肠镜肠壁增厚、水肿较前减轻，治疗2年后腹泻、乏力症状消失，复查血常规正常，总IgE正常，肠镜检查正常。

> **提示：** 食物过敏是指摄入某种食物后出现可反复发生、由特异性免疫反应所介导的不良反应，是多系统多器官的全身性过敏性疾病。一般认为食物过敏主要引起皮肤和消化道症状，但引起全身的症状往往被忽略。本患者食物过敏胃肠道症状及全身症状明显，皮肤及呼吸道症状不明显，且经详细询问病史并完善相关检查后发现患者还有花粉过敏的问题，给予食物忌口、抗组胺药物、针对性的秋季花粉特异性免疫治疗后腹泻及乏力症状明显缓解。患者腹泻伴乏力15年，一直没有得到很好的诊治，严重影响患者身心健康，造成家庭和社会的经济负担。因此要引起我们临床医师特别是基层医师对过敏性疾病的高度重视。提示我们在诊治过程中，要详细询问病史，积极寻找可疑致病原因，找到治疗患者的最佳方案。

（马婷婷　王学艳）

病例 25

患者女，55岁。

主诉： 皮疹2个月。

现病史： 患者2个月前无明显诱因出现面颈部暴露部位多发红色皮疹，伴瘙痒明显。皮疹反复出现，不伴关节疼痛、脱发、肢端发凉，不伴发热、疼痛。外用维生素E乳膏可部分缓解。室内、室外均可出现症状，自觉柳絮飞扬时皮疹明显。与进食无关，日晒后无加重，近期未更换洗化用品，平日喜穿深颜色衣物，否认蚊虫叮咬史。追问病史，既往 2 ~ 3 年每年春季均有类似症状。发病以来睡眠、饮食可，大小便正常，体重未见明显变化。

既往史： 慢性肾小球肾炎。否认鼻炎、哮喘及结膜炎病史。

个人史及家族史： 否认药物、食物过敏史。否认过敏性疾病家族史。否认疫水、疫区接触史，否认传染性疾病接触史，否认冶游史。

体格检查： 体温 36.6℃，呼吸 18 次 / 分，脉搏 69 次 / 分，血压 125/65 mmHg。神志清，精神可。面部及颈部可见红色斑丘疹，直径 5 ~ 10mm，部分融合成片，压之可褪色，无渗液，无明显鳞屑。听诊双肺呼吸音清，未闻及湿啰音。心律齐，各瓣膜未闻及病理性杂音。腹软，无压痛及反跳痛。双下肢无水肿。

辅助检查：

1. 变应原皮肤点刺试验：户尘螨、粉尘螨、杨树、柳树、桦树、梧桐、洋白蜡、灰藜、向日葵、油菜花均 +。

2. 斑贴试验：秘鲁香脂、硫酸镍、纺织染料混合物均 ±。

诊断： 过敏性皮炎。

治疗：

1. 避免接触陈旧布艺家居用品（如布艺沙发、布艺床垫、窗帘等）以及旧书等尘土较多物品；花粉期外出戴口罩及头巾，防护面部；避免接触含有秘鲁香脂增香剂的食物、饮料以及洗化用品，穿纯棉未染色衣物，避免佩戴含有金属镍的饰品。

2. 依巴斯汀 10 mg/d，一日 1 次口服，薄荷酚洗剂外用。

随访： 1 周后复诊皮疹明显缓解。

提示：

1. 该患者斑贴试验出现可疑阳性物质，但患者否认接触含有前述可疑物质后出现症状。因此，秘鲁香脂、硫酸镍及纺织染料导致的皮疹可初步排除。

2. 患者否认蚊虫叮咬史，否认疫水、疫区接触史，否认传染性疾病接触史，否认冶游史，无关节疼痛及雷诺现象，无发热，系统性疾病如自身免疫性疾病及传染性疾病等导致的皮疹可能性小，暂不考虑。

3. 患者有尘螨及春秋季花粉皮肤点刺试验阳性，自觉杨柳树开花月份皮疹加重，与进食及日晒无关，结合患者皮疹仅出现于面颈部，考虑皮肤接触花粉导致的过敏性皮炎可能性大。

4. 尘螨及花粉属常见的吸入变应原，多导致患者出现变应性鼻炎及支气管哮喘呼吸道表现，皮疹相对少见，但对于有特殊病史患者，仍需考虑吸入变应原导致的皮肤表现。

（孔 瑞）

参考文献

[1] 蔡继炯, 俞中仁. 蜜源植物花粉形态与成分[M]. 杭州：浙江科学技术出版社, 1987.

[2] 陈定如. 红花羊蹄甲(红花紫荆、香港紫荆、洋紫荆)苏木科[J]. 广东园林, 2006, 28(6):10–13.

[3] 陈智忠. 牡丹花粉形态研究初报[J]. 林业实用技术, 1999(5):33–34.

[4] 戴雄泽. 干辣椒地方品种资源花粉形态研究[J]. 湖南农业大学学报(自然科学版), 2001, 27(2):107–109.

[5] 邓明华, 文锦芬, 朱海山, 等. 辣椒花粉形态特征及分类初探[J]. 西北植物学报, 2010, 30(7):1366–1370.

[6] 狄维忠, 仲铭锦. 中国丁香属花粉形态的研究[J]. 植物研究, 1991, 11(3):55–68.

[7] 董凤祥, 裴东. 美国东部黑核桃的的经济价值及生物学特性[J]. 经济林研究, 1999, 17(2):57–58.

[8] G.额尔特曼. 花粉形态与植物分类 [M]. 王伏雄, 钱南芬, 译. 北京：科学出版社, 1962.

[9] 高厚强. 皇甫山黄精属几种植物花粉粒的研究[J]. 安徽农学通报, 2003, 9(3):74–75.

[10] 桂炳中, 及德忠, 慕颖. 华北地区垂红忍冬栽培[J]. 中国花卉园艺, 2016(18):53–54.

[11] 郭成源. 杂种鹅掌楸[J]. 农业知识：瓜果菜, 2007(11):35–35.

[12] 郭学民, 徐兴友, 孟宪东, 等. 榆叶梅种内花粉的扫描电镜观察[J]. 河北科技师范学院学报, 2010, 24(3):44–49.

[13] 郝海平, 张金谈, 阎顺. 藜科花粉的扫描电镜观察[J]. Journal of Integrative Plant Biology, 1989, 31(8):650–652.

[14] 何玉友, 秦国峰, 高爱新, 等. 马尾松等松属树种花粉形态研究[J]. 林业科学研究, 2008, 21(4):456–463.

[15] 贺士元, 刑其华, 尹祖堂. 北京植物志上、下册[M]. 北京：北京出版社, 1992.

[16] 胡德昌, 张萍, 王艳杰, 等. 部分桑树品种花粉亚显微形态观察及比较[J]. 安徽农业科学, 2012, 40(35):17026–17028.

[17] 胡蕙露, 杨景华, 陈慧, 等. 若干科观赏植物花粉形态电镜观察与比较[J]. 安徽农业大学学报, 2001, 28(3):320–325.

[18] 华北树木志编写组. 华北树木志 [M]. 北京：中国林业出版社, 1984.

[19] 黄荣凤, 安守芹, 秦月明. 油松(Pinus tabulaeformis Carr.)花粉及其相关性状的数量遗传分析[J]. 内蒙古林学院学报, 1997, 19(1):56–60.

[20] 贾继文, 麻文俊, 王军辉, 等. 几种梓属植物花粉形态及分类学意义[J]. 林业科学, 2012, 48(7):182–185.

[21] 蒋林, 林有润. 中国蒿属植物比较形态和解剖学研究：II 花粉形态[J]. 热带亚热带植物学报, 1996, 25(3):1–14.

[22] 孔红, 王庆瑞. 中国西北地区萱草属花粉形态研究[J]. 植物研究, 1991, 11(1):85–90.

[23] 李冬玲. 绿化观赏树种——杂种鹅掌楸[J]. 特种经济动植物, 2006, 9(9):38–38.

[24] 李天庆, 曹慧娟, 康木生, 等. 中国木本植物花粉电镜扫描图志[M]. 北京：科学出版社, 2011.

[25] 李晓辉, 吕庭春. 蛇鞭菊栽培技术及应用[J]. 现代化农业, 2015(8):27–28.

[26] 李扬汉. 中国杂草志[M]. 北京：中国农业出版社, 1998.

[27] 林飚文, 梁普兴. 珠三角地区近年畅销的花卉——花叶艳山姜[J]. 中国花卉盆景, 2006(9):5–6.

[28] 林金星, 胡玉熹, 吴鸿. 裸子植物花粉生物学[M]. 北京：科学出版社, 2013.

[29] 凌裕平, 徐红艳, 秦建方, 等. 萱草属几种主要观赏植物的孢粉学研究[J]. 园艺学报, 1995, 22(4):399–400.

[30] 刘炳仑, 张金谈. 我国旋花科植物花粉形态的研究[J]. 植物研究, 1983, 3(2):130–152.

[31] 刘炳仑. 北京地区某些百合科蜜粉源植物的花粉形态[J]. 养蜂科技, 1995(5):3–8.

[32] 刘炳仑. 我国芸香科辅助粉源植物的花粉形态(一)[J]. 养蜂科技, 2000(3):5–7.

[33] 刘炳仑. 我国芸香料辅助蜜粉源植物的花粉形态(二)[J]. 养蜂科技, 2000(5):3–5.

[34] 刘炳仑. 中国芸香科植物的花粉形态[J]. 植物研究, 1987, 7(3):11–56.

[35] 刘畅, 张恕茗. 荷包牡丹花粉电镜扫描观察[J]. 吉林农业科学, 1996(4):85–86.

[36] 刘桂云. 勋章菊的栽培管理[J]. 花木盆景(花卉园艺), 2009(11):15–15.

[37] 刘树珍. 斑斓秀丽的花叶艳山姜[J]. 花木盆景(花卉园艺), 2004(10):28–29.

[38] 鲁琳, 康木生. 中国榆科花粉形态及其在分类上的意义[J]. 北京林业大学学报, 1991, 13(4):26–31.

[39] 吕秀立. 形色俱佳的杂交鹅掌楸[J]. 园林, 2005(12):33–33.

[40] 马德伟. 中国蔬菜花粉扫描电镜图解[M]. 北京：中国农业出版社, 1999.

[41] 马跃. 观花藤本植物——垂红忍冬[J]. 西南园艺, 2005, 33(6):58–58.

[42] 孟献旗. 吉祥之树——金叶白蜡[J]. 花木盆景(花卉园艺), 2013(10):6–6.

[43] 内蒙古植物志编辑委员会. 内蒙古植物志1–5卷 [M]. 呼和浩特：内蒙古人民出版社, 1989–1998.

[44] 内蒙古自治区革命委员会卫生局. 内蒙古中草药[M]. 内蒙古：内蒙古人民出版社, 1973.

[45] 潘安定. 新疆藜科花粉形态研究[J]. 干旱区地理(汉文版), 1993(1):22–27.

[46] 庞春花, 田飞. 临汾地区三种常见旋花的比较形态学研究[J]. 山西师范大学学报(自然科学版), 2005, 19(3):74–76.

[47] 坡克罗夫斯卡娅. 花粉分析 [M]. 王伏雄, 张金谈, 译. 北京：科学出版社, 1956.

[48] 钱又宇, 薛隽. 光叶七叶树与欧洲七叶树[J]. 园林, 2008(10):66–67.

[49] 乔秉善. 中国气传花粉和植物彩色图谱[M]. 北京：中国协和医科大学出版社, 2005.

[50] 乔秉善. 中国气传花粉和植物彩色图谱. 2版[M]. 北京：中国协和医科大学出版社, 2014.

[51] 秦素平, 张志雯, 陈于和. 3种木犀科药用植物花粉形态比较研究[J]. 安徽农业科学, 2009, 37(35):17821–17822.

[52] 任华丽, 王学艳. 北京地区过敏性鼻炎及非过敏性鼻炎发病情况调查报告[J]. 山东医药, 2012, 52(22):15–17.

[53] 任毅. 中国萱草属植物的孢粉学研究(Ⅱ)[J]. 西北大学学报：自然科学版, 1995, 25(5):521–524.

[54] 山宝琴, 贺学礼, 陈彦生. 黄土高原蒿属植物花粉形态研究[J]. 西北植物学报, 2007, 27(7):1373–1379.

[55] 邵邻相, 范晓萍. 几种芸香科植物花粉形态观察[J]. 果树学报, 2003, 20(2):146–148.

[56] 石硕. 河北小五台山蒿属植物资源与系统学研究[D]. 河北大学, 2008.

[57] 宋立波, 杨德奎. 秋海棠属植物花粉形态的扫描电镜研究[J]. 山东科学, 2009, 22(2):19–21.

[58] 苏利红, 焦峰. 不同倍数体桑树花粉粒的形态观察[J]. 北方蚕业, 1998, 3(78):9–10.

[59] 苏卫忠. 美丽的萱草属植物——红蕾萱草[J]. 中国花卉园艺, 2003(15):40–41.

[60] 苏亚拉图, 音扎布, 哈斯巴根. 内蒙古野豌豆属(*Vicia* L.)植物的花粉形态研究[J]. 内蒙古师范大学学报(自然科学汉文版), 1998, 27(3):215–222.

[61] 苏亚拉图, 哈斯巴根, 音扎布. 内蒙古野豌豆属一新变种及其花粉形态[J]. 内蒙古师范大学学报(自然科学汉文版), 2000, 29(2):135–136.

[62] 孙辉. 金叶白蜡的栽培和园林技术管护[J]. 现代园艺, 2011(11):23–24.

[63] 孙京田, 张连东. 山东旋花科植物花粉亚显微形态结构研究及其分类学意义[J]. 山东科学, 2003, 16(4):21–24.

[64] 孙京田, 徐砚田. 山东蒿属花粉形态研究及其在分类上的意义[J]. 山东师大学报(自然科学版), 1997, 12(2):67–71.

[65] 田欣, 金巧军, 李德铢, 等. 槭树科花粉形态及其系统学意义[J]. 植物分类与资源学报, 2001, 23(4):457–465.

[66] 宛涛, 蔡萍, 伊卫东, 等. 内蒙古森林草原五种裸子植物的花粉形态观察[J]. 中国草地学报, 2010, 32(6):105–109.

[67] 宛涛, 傅秉良. 内蒙古部分常见小杂粮作物花粉形态扫描电镜观察[J]. 内蒙古农牧学院学报, 1998, 19(2):37–42.

[68] 宛涛, 王茹. 内蒙古主要油料作物花粉形态的观察[J]. 内蒙古农牧学院学报, 1994, 15(2):64–68.

[69] 宛涛, 卫智军, 杨静, 等. 内蒙古草地现代植物花粉形态[M]. 北京：中国农业出版社, 1999.

[70] 王成硕, 张罗, 韩德民, 等. 北京地区变应性鼻炎患者吸入变应原谱分析[J]. 临床耳鼻咽喉科杂志, 2006, 20(5):204–207.

[71] 王伏雄, 钱南芬, 张玉龙, 等. 中国植物花粉形态[M]. 北京：科学出版社, 1995.

[72] 王开发, 黄秀兰. 我国鼠尾草属花粉形态研究[J]. 植物研究, 1986, 6(4):55–71.

[73] 王开发, 王宪曾. 孢粉学概论[M]. 北京：北京大学出版社, 1983.

[74] 王开运, 陈新露. 山茱萸科花粉形态研究[J]. 广西植物, 1990(2):121–126.

[75] 王萌, 李国锐. 四川鼠尾草属植物的形态学特征比较研究[J]. 园艺与种苗, 2016(7):13–18.

[76] 王萍莉, 溥发鼎. 壳斗科植物花粉形态及生物地理[M]. 广东科技出版社, 2004.

[77] 王萍莉. 中国实用花粉[M]. 北京：四川科学技术出版社, 1997.

[78] 王瑞琦, 张宏誉. 20万项次过敏特异性IgE检测结果[J]. 中华临床免疫和变态反应杂志, 2012, 6(1):18–23.

[79] 王晓艳, 宁慧宇, 韩班布拉, 等. 草原地区气传花粉可诱发应变性鼻炎[J]. 基因组学与应用生物学, 2017, 36(7):2793–2798.

[80] 王秀芝, 刘明星, 张永忠. 凤尾丝兰花粉形态的研究[J]. 聊城大学学报(自然科学版), 1996, 9(2):78–80.

[81] 王亚敏, 汪洪捷, 张卓勇. 松花粉的红外光谱、扫描电镜和X射线能谱仪分析[J]. 光谱学与光谱分析, 2005, 25(11):1797–1800.

[82] 王耘. 绚丽多彩的圆叶牵牛[J]. 中国花卉盆景, 2007(1):10–11.

[83] 王振江, 罗国庆, 戴凡炜, 等. 不同倍性广东桑的花粉形态[J]. 林业科学, 2015, 51(4):71–77.

[84] 温都苏. 种子植物名称[M]. 内蒙古：内蒙古人民出版社, 1976.

[85] 席以珍. 唐松草属(*Thalictrum* L.)花粉形态的研究[J]. Journal of Integrative Plant Biology, 1973, 15(2):11–18.

[86]　解新明, 马万里, 杨锡麟. 内蒙古5种冰草属(*Agropyron* J. Gaertn.)植物的花粉形态[J]. 内蒙古师范大学学报(自然科学汉文版), 1993(4):39–44.

[87]　辛益群, 张玉龙. 中国榆属花粉形态研究及其分类意义[J]. Journal of Integrative Plant Biology, 1993, 35(2):91–95.

[88]　熊钢. 江苏地区蜡梅品种资源调查及孢粉学研究[D]. 南京林业大学, 2009.

[89]　许炳强, 郝刚, 胡晓颖. 中国木犀属花粉形态研究及其系统学意义[J]. 热带亚热带植物学报, 2005, 13(1):29–39.

[90]　许清海. 中国常见栽培植物花粉形态[M]. 北京：科学出版社，2015.

[91]　许玉凤, 张轲, 王文元, 等. 9种鸢尾植物花粉形态的扫描电镜观察[J]. 沈阳农业大学学报, 2008, 39(6):733–736.

[92]　荀守华, 孙蕾, 王开芳, 等. 东部黑核桃优树选择研究[J]. 山东农业大学学报(自然科学版), 2005, 36(3):359–362.

[93]　燕玲, 宛涛, 王一君. 内蒙古蒺藜科(Zygophyllaceae) 植物花粉形态观察[J]. 草原与草业, 2000(4): 58–60.

[94]　杨德奎, 宋立波, 宋艳. 悬铃木科花粉形态的研究[J]. 山东科学, 2007, 20(5):21–23.

[95]　杨瑞林. 射干和马蔺的花粉形态[J]. 广西植物, 2002, 22(3):237–238.

[96]　杨小丽. 中国亚热带壳斗科植物的花粉形态学研究[D]. 华中师范大学, 2012.

[97]　余世金, 周忠泽, 潘少兵, 等. 安徽岳西县四望山初秋部分开花植物的花粉形态[J]. 华中师范大学学报(自然科学版), 2013, 47(2):233–241.

[98]　余涛, 周忠泽, 岳春. 江淮丘陵区秋季开花植物的花粉形态与生态因子[J]. 世界地质, 2009, 28(1):1–10.

[99]　余小芳, 张海琴, 何雪梅, 等. 鸢尾属12种(变种)植物花粉形态及其系统学意义[J]. 园艺学报, 2010, 37(7):1175–1182.

[100]　曾珂, 朱玉琼, 于静文, 等. 三裂叶豚草花粉形态及雄配子体发育的研究[J]. 电子显微学报, 2009, 28(5):432–436.

[101]　曾宋君. 叶花俱美花叶艳山姜[J]. 园林, 2001(7):19–20.

[102]　张德怀, 韩晓丽, 孙爱芝, 等. 缙云山自然保护区常见菊科植物花粉形态特征分析[J]. 西南大学学报(自然科学版), 2013, 35(3):44–51.

[103]　张剑锋. 紫露草的扦插繁殖技术及推广应用[J]. 科技创新与生产力, 2014(9):80–81.

[104]　张金谈, 王萍莉, 郝海平, 等. 现代花粉应用研究[M]. 北京：科学出版社, 1990.

[105]　张金谈. 中国松科花粉形态研究[J]. 植物研究, 1989, 9(3):87–98.

[106]　张静敏, 朱庆如, 历锡亮. 中国东北槭树属(*Acer* L.)七种植物花粉形态研究[J]. 东北师大学报：自然科学版, 1998(3):75–80.

[107]　张鹍, 邱明, 金孝锋. 诸葛菜复合体(十字花科)的花粉形态及其分类学意义[J]. 杭州师范大学学报(自然科学版), 2009, 8(3):214–217.

[108]　张茹春, 阳小兰. 河北省平原地区常见伴人植物花粉形态研究[J]. 微体古生物学报, 2015, 32(2):174–183.

[109]　张天麟. 园林树木1600种[M]. 北京：中国建筑工业出版社, 2010.

[110]　张小平, 王琼. 菊科花粉形态与系统分类的研究现状与发展趋势[J]. 安徽师范大学学报(自科版), 2007,

30(3):326–330.

[111] 张永朝, 郭松波. 黑核桃[J]. 北方果树, 2001(5):34–35.

[112] 赵先贵, 肖玲. 槭树科花粉形态的研究[J]. 西北植物学报, 1998, 18(2):252–255.

[113] 郑维列, 徐阿生. 乔松 *Pinus wallichiana* 与不丹松 *Pinus bhutanica* 之初步辨析[J]. 西藏科技, 2003 (1): 55–59.

[114] 中国科学院植物研究所. 中国高等植物图鉴1–5卷+补编1–2卷 [M].北京：科学出版社, 1972–1983.

[115] 中国科学院植物研究所古植物室孢粉组, 中国科学院华南植物研究所形态研究室. 中国热带亚热带被子植物花粉形态[M]. 北京：科学出版社, 1982.

[116] 中国科学院中国植物志编辑委员会. 中国植物志1–80卷 [M]. 北京：科学出版社, 1978–2004.

[117] 中国农田杂草原色图谱编委会. 中国农田杂草原色图谱[M]. 北京：农业出版社, 1992.

[118] 周非, 韩飞园, 杨春蕾, 等. 皖南山区杉山林场春季木本植物花粉形态特征分析[J]. 植物资源与环境学报, 2012, 21(4):16–28.

[119] 周誉, 郭允珍, 孟宪纾. 唐松草属五种植物的花粉形态研究[J]. 沈阳药科大学学报, 1990, 7(4):274–276.

[120] 周肇基. 清雅秀丽的花叶艳山姜[J]. 花木盆景(花卉园艺), 2003(4):14–14.

[121] Annesi-Maesano I, Rouve S, Desqueyroux H, et al. Grass pollen counts, air pollution levels and allergic rhinitis severity[J]. Int Arch Allergy Immunol, 2012, 158(4):397–404.

[122] Arbes SJ Jr, Gergen PJ, Elliott L, et al. Prevalences of positive skin test responses to 10 common allergens in the US population: Results from the Third National Health and Nutrition Examination Survey[J]. J Allergy Clin Immunol, 2005, 116(2):377–383.

[123] Ariano R, Berra D, Chiodini E, et al. Ragweed allergy: Pollen count and sensitization and allergy prevalence in two Italian allergy centers[J]. Allergy Rhinol, 2015, 6(3):177.

[124] Asam C, Hofer H, Wolf M, et al. Tree pollen allergens-an update from a molecular perspective[J]. Allergy, 2015, 70(10):1201–1211.

[125] Bake B, Viklund E, Olin A C. Effects of pollen season on central and peripheral nitric oxide production in subjects with pollen asthma[J]. Respir Med, 2014, 108(9):1277–1283.

[126] Bao Y, Chen J, Cheng L, et al. Chinese Guideline on allergen immunotherapy for allergic rhinitis[J]. J Thorac Dis, 2017, 9(11):4607–4650.

[127] Blanca-Lopez N, Campo P, Salas M, et al. Seasonal Local Allergic Rhinitis in Areas With High Concentrations of Grass Pollen[J]. J Investig Allergol Clin Immunol, 2016, 26(2):83–91.

[128] Blomme K, Tomassen P, Lapeere H, et al. Prevalence of Allergic Sensitization versus Allergic Rhinitis Symptoms in an Unselected Population[J]. Int Arch Allergy Immunol, 2013, 160(2):200–207.

[129] Bousquet J, Khaltaev N, Cruz AA, et al. Allergic Rhinitis and its Impact on Asthma (ARIA) 2008 Update (in collaboration with the World Health Organization, GA (2) LEN and AllerGen) [J]. Allergy, 2008, 63(Suppl.86):8–160.

[130] Buters JTM, Antunes C, Galveias A, et al. Pollen and spore monitoring in the world[J]. Clin Transl Allergy, 2018, 8:9–9.

[131] Caillaud DM, Martin S, Segala C, et al. Airborne pollen levels and drug consumption for seasonal allergic

rhinoconjunctivitis: a 10-year study in France[J]. Allergy, 2015, 70(1):99–106.

[132]　Caimmi D, Raschetti R, Pons P, et al. Epidemiology of cypress pollen allergy in Montpellier[J]. J Investig Allergol Clin Immunol, 2012, 22(4):280–285.

[133]　Cecchi L, Dell'Albani I, Frati F. Towards a global vision of molecular allergology: a map of exposure to airborne molecular allergens[J]. Eur Ann Allergy Clin Immunol, 2013, 45 Suppl 2:17–23.

[134]　Cheng L, Chen J, Fu Q, et al. Chinese Society of Allergy Guidelines for Diagnosis and Treatment of Allergic Rhinitis[J]. Allergy Asthma Immunol Res, 2018, 10(4):300.

[135]　Coskun ZO, Erdivanli OC, Kazikdas KC, et al. High sensitization to house-dust mites in patients with allergic rhinitis in the eastern Black Sea region of Turkey: A retrospective study[J]. Am J Rhinol Allergy, 2016, 30(5):351–355

[136]　Cui L, Yin J. Association of serum specific IgE levels with asthma in autumn pollen-induced allergic rhinitis: a retrospective analysis[J]. J Asthma, 2018, 18:1–7.

[137]　D'Amato G, Cecchi L, Bonini S, et al. Allergenic pollen and pollen allergy in Europe[J]. Allergy, 2007, 62(9):976–990.

[138]　D'Amato G, Vitale C, Sanduzzi A, et al. Allergenic Pollen and Pollen Allergy in Europe: New Mechanisms and Strategies[M]// Allergy and Allergen Immunotherapy. 2017.

[139]　Devadas R, Huete AR, Vicendese D, et al. Dynamic ecological observations from satellites inform aerobiology of allergenic grass pollen[J]. Sci Total Environ, 2018, 633:441–451.

[140]　de Weger LA, Beerthuizen T, Gaststrookman JM, et al. Difference in symptom severity between early and late grass pollen season in patients with seasonal allergic rhinitis[J]. Clin Transl Allergy, 2011, 1(1):18–18.

[141]　De-Yuan H, Kai-Yu P. Pollen morphology of the platycodonoid group (Campanulaceae s. str.) and its systematic implications[J]. J Integr Plant Biol, 2012, 54(10):773–789.

[142]　Di Cara G, Panfili E, Marseglia GL, et al. Association Between Pollen Exposure and Nasal Cytokines in Grass Pollen-Allergic Children[J]. J Investig Allergol Clin Immunol, 2017, 27(4):261–263.

[143]　Dondi A, Tripodi S, Panetta V, et al. Pollen-induced allergic rhinitis in 1360 Italian children: Comorbidities and determinants of severity[J]. Pediatr Allergy Immunol, 2013, 24(8):742–751.

[144]　Gangl K, Niederberger V, Davies JM, et al. Marker Allergens and Panallergens in Tree and Grass Pollen Allergy[M]// Molecular Allergy Diagnostics. Springer International Publishing, 2017.

[145]　Gonzalez-Barcala FJ, Aboal-Vinas J, Aira MJ, et al. Influence of pollen level on hospitalizations for asthma[J]. Arch Environ Occup Health, 2013, 68(2):66–71.

[146]　Guilbert A, Simons K, Hoebeke L, et al. Short-Term Effect of Pollen and Spore Exposure on Allergy Morbidity in the Brussels-Capital Region[J]. Ecohealth, 2016, 13(2):303–315.

[147]　Han Y, Zhang H. Epidemiological investigation of allergic rhinitis in the primary school students in grade three of Shihezi city[J]. J Clin Orl Hns, 2009, 23(23):1074.

[148]　Hellgren J, Cervin A, Nordling S, et al. Allergic rhinitis and the common cold-high cost to society[J]. Allergy, 2010, 65(6):776–783.

[149]　Hoppin JA, Jaramillo R, Salo P, et al. Questionnaire Predictors of Atopy in a US Population Sample:

Findings From the National Health and Nutrition Examination Survey, 2005–2006[J]. Am J Epidemiol, 2011, 173(5):544–552.

[150] Jong ABD, Dikkeschei LD, Brand PLP. High prevalence of sensitization to aeroallergens in children 4 yrs of age or younger with symptoms of allergic disease[J]. Pediatr Allergy Immunol, 2009, 20(8):735–740.

[151] Kang L, Han X, Zhang Z, et al. Grassland ecosystems in China: review of current knowledge and research advancement[J]. Philos Trans R Soc Lond B Biol Sci, 2007, 362(1482):997–1008.

[152] Kawashima K, Miyabe H, Umatani M, et al. A Study on Pollen-associated Food Allergy Syndrome with the Genus Alnus Antigen[J]. Practica Oto-Rhino-Laryngologica, 2017, 110(4):265–273.

[153] Khwarahm NR, Dash J, Skjth CA, et al. Mapping the birch and grass pollen seasons in the UK using satellite sensor time-series[J]. Sci Total Environ, 2017, 578:586–600.

[154] Kim DH, Park YS, Jang HJ, et al. Prevalence and allergen of allergic rhinitis in Korean children[J]. Am J Rhinol Allergy, 2016, 30(3):72–78.

[155] Kim H, Park Y, Park K, et al. Association between Pollen Risk Indexes, Air Pollutants, and Allergic Diseases in Korea[J]. Osong Public Health Res Perspect, 2016, 7(3):172–179.

[156] Kmenta M, Zetter R, Berger U, et al. Pollen information consumption as an indicator of pollen allergy burden[J]. Wiener Klinische Wochenschrift, 2016, 128(1–2):59–67.

[157] Kusunoki T, Korematsu S, Nakahata T, et al. Cedar pollinosis in Japanese schoolchildren: results from a large questionnaire-based survey[J]. Arerugi, 2002, 51(1):15–19.

[158] Lake IR, Jones NR, Agnew M, et al. Climate Change and Future Pollen Allergy in Europe[J]. Environ Health Perspect, 2016, 125(3):385–391.

[159] Larenaslinnemann D, Michels A, Dinger H, et al. Allergen sensitization linked to climate and age, not to intermittent-persistent rhinitis in a cross-sectional cohort study in the (sub)tropics[J]. Clinical and Translational Allergy, 2014, 4(1):20.

[160] Li J, Sun B, Huang Y, et al. A multicentre study assessing the prevalence of sensitizations in patients with asthma and/or rhinitis in China[J]. Allergy, 2009, 64(7):1083–1092.

[161] Luo W, Huang H, Zheng P, et al. Major grass pollen allergens and components detected in a southern Chinese cohort of patients with allergic rhinitis and/or asthma[J]. Mol Immunol, 2016, 78(4):105–112.

[162] Luo Z, Han DM, Dan H, et al. Prevalence of self-reported allergic rhinitis in eleven major cities in China [J]. Int Arch Allergy Immunol, 2008, 149(1):47–57.

[163] Marchetti P, Pesce G, Villani S, et al. Pollen concentrations and prevalence of asthma and allergic rhinitis in Italy: Evidence from the GEIRD study[J]. Sci Total Environ, 2017, 584–585:1093–1099.

[164] Otte M, Mahler V, Kerpes A, et al. Persistence of the IgE repertoire in birch pollen allergy[J]. J Allergy Clin Immunol, 2016, 137(6):1884–1887.

[165] Pahus L, Gouitaa M, Sofalvi T, et al. Cypress pollen allergy is responsible for two distinct phenotypes of allergic rhinitis different from other pollinosis[J].Eur Ann Allergy Clin Immunol, 2018, 50(1):28–35.

[166] Rossi RE, Monasterolo G, Prina P, et al. IgE profiles of Bermuda grass pollen sensitised patients evaluated by Phleum pratense allergens Phl P 1, 2, 4, 5, 6, 7, 11, 12[J]. Allergol Int, 2008, 57(2):157–164.

[167] Salo PM, Arbes SJ, Jaramillo R, et al. Prevalence of allergic sensitization in the United States: Results from the National Health and Nutrition Examination Survey (NHANES) 2005–2006[J]. J Allergy Clin Immunol, 2014, 134(2):350–359.

[168] Sastre J. Molecular diagnosis in allergy[J]. Clin Exp Allergy, 2010, 40(10):1442–1460.

[169] Savi E, Peveri S, Incorvaia C, et al. Association between a low IgE response to Phl p 5 and absence of asthma in patients with grass pollen allergy[J]. Clin Mol Allergy, 2013, 11(1):3–3.

[170] Schmidt CW. Pollen Overload: Seasonal Allergies in a Changing Climate[J]. Environ Health Perspect, 2016, 124(4):70–75.

[171] Shafer BM, Qiu M, Rapuano CJ, et al. Association Between Hay Fever and High Myopia in United States Adolescents and Adults[J]. Eye Contact Lens, 2017, 43(3):186–191.

[172] Shakun JD. Pollen weighs in on a climate conundrum[J]. Nature, 2018, 554(7690):39–40.

[173] Silver JD, Sutherland MF, Johnston FH, et al. Seasonal asthma in Melbourne, Australia, and some observations on the occurrence of thunderstorm asthma and its predictability[J]. Plos One, 2018, 13(4):e0194929.

[174] Singh N, Singh U, Singh D, et al. Correlation of pollen counts and number of hospital visits of asthmatic and allergic rhinitis patients[J]. Lung India, 2017, 34(2):127–131.

[175] Smith M, Jager S, Berger U, et al. Geographic and temporal variations in pollen exposure across Europe[J]. Allergy, 2014, 69(7):913–923.

[176] Travaglini A, Masieri S, Cavaliere C, et al. Pollens causing allergy and their monitoring by aerobiology and phenology[J]. J Biol Regul Homeost Agents, 2018, 32(1 Suppl. 1):13–18.

[177] Valovirta E, Petersen TH, Piotrowska T, et al. Results from the 5-year SQ grass SLIT-tablet asthma prevention (GAP) trial in children with grass pollen allergy[J]. J Allergy Clin Immunol, 2018, 141(2):529–538.

[178] Wang XD, Zheng M, Lou HF, et al. An increased prevalence of self-reported allergic rhinitis in major Chinese cities from 2005 to 2011[J]. Allergy, 2016, 71 (8):1170–1180.

[179] Wang XY, Ma TT, Wang XY, et al. Prevalence of pollen-induced allergic rhinitis with high pollen exposure in grasslands of northern China[J]. Allergy, 2018, 73(6):1232–1243.

[180] Wang XY, Tian ZM, Ning HY, et al. The ambient pollen distribution in Beijing urban area and its relationship with consumption of outpatient anti-allergic prescriptions[J]. Eur Rev Med Pharmacol Sci, 2017, 21(3 Suppl):108–115.

[181] Warm K, Backman H, Lindberg A, et al. Low incidence and high remission of allergic sensitization among adults[J]. J Allergy Clin Immunol, 2012, 129(1):136–142.

[182] Warm K, Hedman L, Lindberg A, et al. Allergic sensitization is age-dependently associated with rhinitis, but less so with asthma[J]. J Allergy Clin Immunol, 2015, 136(6):1559–1565.

[183] Wassmann-Otto A, Heratizadeh A, Wichmann K, et al. Birch pollen-related foods can cause late eczematous reactions in patients with atopic dermatitis[J]. Allergy, 2018, 13. doi: 10.1111/all.13454. [Epub ahead of print]

[184] Wüthrich B, Schmidgrendelmeier P, Schindler C, et al. Prevalence of atopy and respiratory allergic diseases

in the elderly SAPALDIA Population[J]. Int Arch Allergy Immunol, 2013, 162(2):143–148.

[185] Yamamoto N, Matsuki Y, Yokoyama H, et al. Relationships among indoor, outdoor, and personal airborne Japanese cedar pollen counts[J]. PLoS One, 2015, 10(6):e131710.

[186] Yavuz ST, Siebert S, Akin O, et al. Perinatal risk factors for asthma in children with allergic rhinitis and grass pollen sensitization[J]. Allergy Asthma Proc, 2018, 39(3):1–7.

[187] Yokoi H, Yoshitake H, Matsumoto Y, et al. Involvement of cross-reactive carbohydrate determinants-specific IgE in pollen allergy testing[J]. Asia Pac Allergy, 2017, 7(1):29–36.

[188] Yoshida K, Adachi Y, Akashi M, et al. Cedar and cypress pollen counts are associated with the prevalence of allergic diseases in Japanese schoolchildren[J]. Allergy, 2013, 68(6):757–763.

[189] Zeng G, Luo W, Wu Z, et al. A cross-sectional observational study on allergen-specific IgE positivity in a southeast coastal versus a southwest inland region of China[J]. Sci Rep, 2017, 7(1):9593.

[190] Zhang F, Krafft T, Zhang D, et al. The association between daily outpatient visits for allergic rhinitis and pollen levels in Beijing[J]. Sci Total Environ, 2012, 417–418:39–44.

[191] Zieglmayer P, Focketejkl M, Schmutz R, et al. Mechanisms, safety and efficacy of a B cell epitope-based vaccine for immunotherapy of grass pollen allergy[J]. EBioMedicine, 2016, 11:43–57.

[192] Ziello C, Sparks TH, Estrella N, et al. Changes to airborne pollen counts across Europe[J]. PLoS One, 2012, 7(4):e34076.

[193] Zuberbier T, Bachert C, Bousquet P J, et al. GA^2 LEN/EAACI pocket guide for allergen-specific immunotherapy for allergic rhinitis and asthma[J]. Allergy, 2010, 65(12):1525–1530.

拉丁文名索引

D

中文名索引 *

A

'火焰'阿兰德落新妇　498

阿穆尔莎草　276

矮紫杉（枷罗木）　156

艾蒿　23

安息香科　516

凹头苋　170

B

八角枫科　168

八角枫属　168

八角枫　168

巴天酸模　424

芭蕉科　380

白杆　141

白菜　263

白车轴草（白三叶）　346

白刺花　343

白丁香　402

白花丹科　418

白花山碧桃　472

白桦　8

白鹃梅属　462

白鹃梅　462

白蜡树属（梣属）　113，393

白蜡树（中国白蜡）　394

白莲蒿（铁杆蒿）　71

白皮松　147

白屈菜属　412

白屈菜　412

白颖薹草　275

百合科　104，350

柏科　2，132

瓣蕊唐松草　440

报春花科　426

抱茎苦荬菜　245

暴马丁香　404

北方马兰　246

北京丁香　405

北京杨　487

北美短叶松　146

贝母属　353

蓖麻属　95

蓖麻　95

扁豆属　337

扁豆　337

扁秆藨草　278

变叶木属　287

变叶木　287

藨草属　278

滨藜属　216

冰草属　297

波兰 15 号杨　488

波斯贝母　354

菠菜属　226

菠菜　226

补血草属　418

布朗忍冬　195

C

蚕豆　347

J

M

蒙文名索引